优玛国际伤口治疗师教程
——伤口护理学

主　审　周玉洁
主　编　鲁雪梅　王　艺

中華醫學電子音像出版社
CHINESE MEDICAL MULTIMEDIA PRESS
北　京

图书在版编目（CIP）数据

优玛国际伤口治疗师教程 : 伤口护理学 / 鲁雪梅, 王艺主编. -- 北京 : 中华医学电子音像出版社, 2025. 5. -- ISBN 978-7-83005-486-1

Ⅰ. R473.6

中国国家版本馆CIP数据核字第2025TQ4708号

优玛国际伤口治疗师教程——伤口护理学

YOUMA GUOJI SHANGKOU ZHILIAOSHI JIAOCHENG——SHANGKOU HULIXUE

主　　编：鲁雪梅　王　艺

策划编辑：张　宇　周寇扣

责任编辑：周寇扣

责任印刷：李振坤

出版发行：中华医学电子音像出版社

通信地址：北京市西城区东河沿街69号中华医学会610室

邮　　编：100052

E-Mail：cma-cmc@cma.org.cn

购书热线：010-51322635

经　　销：新华书店

印　　刷：廊坊市佳艺印务有限公司

开　　本：787mm × 1092mm　1/16

印　　张：25.75

字　　数：612千字

版　　次：2025年5月第1版　2025年5月第1次印刷

定　　价：120.00元

内容提要

本书由首都医科大学附属北京积水潭医院鲁雪梅、王艺老师组织全国多位伤口临床护理专家与临床一线伤口护理工作者共同编写而成，主要内容包括伤口护理的历史与现状、基本知识，伤口护理评估及管理、伤口护理基本技术、各类伤口的护理、伤口辅助治疗技术在护理中的应用、伤口护理科研，以及伤口专科护理管理。本书基于循证，内容全面、设计新颖，旨在帮助读者全面掌握伤口护理的理论知识与实践技能，提升伤口护理水平，促进患者伤口愈合与康复。

本书具有科学性和实用性，既适合伤口治疗师、临床从事伤口护理的护士，也适合护理学专业学生、医疗机构管理者及对伤口护理感兴趣的人群阅读与参考。

编委会

主　审　周玉洁

主　编　鲁雪梅　王　艺

副主编　（按姓氏笔画排序）

王　霞　王志新　兰美娟　刘　宏　刘　艳　刘　瑾

李　豹　张彬彬　周清洁　郝　妍　龚雪涛　魏　力

编　委　（按姓氏笔画排序）

于　倩　大连医科大学附属第二医院

马永平　中国医学科学院北京协和医院

王　艺　首都医科大学附属北京积水潭医院

王　霞　北京医院

王汐嫜　中国医学科学院北京协和医院

王志新　中国医学科学院北京协和医院

兰美娟　浙江大学医学院附属第二医院

乔丽娜　西安交通大学附属第一医院

刘　宏　山西医科大学第二医院

刘　畅　北京医院

刘　艳　武汉大学人民医院

刘　瑾　北京大学第一医院

刘晓翔　大连医科大学附属第二医院

刘静雅　首都医科大学附属北京积水潭医院

闫鲜艳　山西医科大学第二医院

江哲珍　武汉大学中南医院

许彩云　浙江大学医学院附属第二医院

孙红玲　浙江大学医学院附属第二医院
李　豹　西安交通大学附属第一医院
李云峰　北京大学第三医院
李会娟　北京大学第一医院
李利英　大连医科大学附属第二医院
李国庆　山西医科大学
杨　晨　武汉大学人民医院
杨　磊　首都医科大学附属北京积水潭医院
张长青　山东大学齐鲁医院德州医院
张佩英　北京大学第一医院
张彬彬　山东大学齐鲁医院
陈玉果　北京医院
邵　蕊　天津医科大学总医院
罗佳音　北京医院
金　梅　北京大学第三医院
金鲜珍　西安交通大学附属第一医院
周清洁　首都医科大学附属北京积水潭医院
赵景会　北京大学第三医院
郝　妍　首都医科大学附属北京积水潭医院
胡春雪　首都医科大学附属北京积水潭医院
夏金萍　浙江大学医学院附属第二医院
殷楷霖　山东第二医科大学
高琳琳　北京医院
郭淑丽　中国医学科学院北京协和医院
龚雪涛　首都医科大学附属北京积水潭医院
彭　历　华中科技大学同济医学院附属协和医院
鲁雪梅　首都医科大学附属北京积水潭医院
蔡　萌　北京大学第三医院
霍　妍　首都医科大学附属北京积水潭医院
魏　力　天津医科大学总医院

前　言

随着现代医学的快速发展，伤口护理学作为一门融合多学科知识的专业领域在临床实践中的重要性日益凸显。慢性伤口、复杂创面及各类损伤的规范化管理，不仅关乎患者的生活质量，更是衡量医疗水平的重要标准。“优玛国际伤口治疗师”是医护人员通过学习由欧洲伤口管理协会（European Wound Management Association，EWMA）授权认证的伤口管理课程并通过考核后获得的专业认证。在此背景下，《优玛国际伤口治疗师教程——伤口护理学》应运而生。本书是一本全面介绍伤口护理知识和技术的专业教材，旨在系统整合伤口护理的理论体系与实践经验，为从业人员提供科学、规范的指导，助力我国伤口护理事业迈向专业化、国际化的新台阶。本书内容涵盖伤口护理的基础知识、评估方法、护理技术、各类伤口的护理策略、伤口科研及管理等内容，以期为伤口护理专业人员提供系统的理论知识和实践指导，提高伤口护理的质量和效果。

本书的编写立足于三大核心目标：①全面梳理伤口护理学的核心内容，包括病理生理机制、评估方法、护理技术及专科管理，帮助读者建立完整的知识体系，为读者构建系统知识框架；②通过详述各类伤口（如糖尿病足、压力性损伤、癌性伤口等）的护理策略及辅助治疗技术（如负压治疗、富血小板血浆的应用等），为临床实践提供可操作性的指导，强化读者的临床实践能力；③结合科研设计与循证护理理念，倡导读者以科学证据指导临床决策，促进伤口护理从经验化向标准化转型，从而推动学科发展。

本书主要面向以下群体：①伤口治疗师及临床从事伤口护理的护士，作为日常工作的工具书，指导伤口评估、处理及患者管理；②伤口治疗师培训学校及护理专业学生和教师，作为教学参考教材，帮助学生掌握伤口护理的基础理论与技能；③医疗机构管理者，为伤口专科门诊建设、人才培养及多学科协作提供参考依据。

本书的出版，凝聚了国内多位伤口临床护理专家与临床一线工作者的智慧与经验。我们衷心希望本教材能成为从业者的良师益友，为提升伤口护理水平、改善患者预后贡献绵薄之力。同时，我们也期待读者在实践中不断反馈与建议，共同推动这一学科的持续进步。

本书内容力求严谨，但因医学领域的复杂性与动态性，难免存在不足之处，敬请各位读者提出宝贵意见。

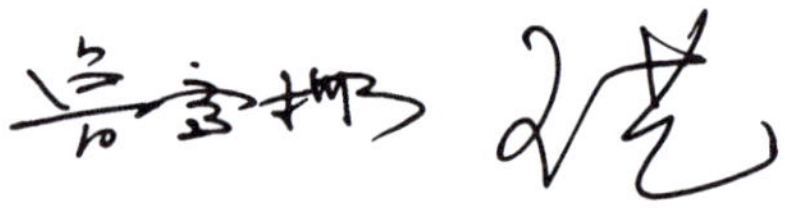

2025年4月

目 录

第一章

绪　论

学习目标

【知识目标】

1. 掌握伤口管理基本策略。
2. 熟悉国内外伤口护理发展史及我国伤口护理现状。
3. 了解国际与伤口相关的学术组织，可以通过提供的网址查询组织的学术动态。

【能力目标】

能够通过伤口学术组织网站查询组织最新动态，了解最新技术与理念，更好地提高国内伤口治疗师的国际视角，有利于伤口技术的革新。

【素质目标】

具有清晰的职业认知，形成初步的职业规划，关注专业发展，改进护理方法，具有强烈的职业认同和职业自豪感。

第一节　伤口护理发展史

伤口护理的发展史是一段漫长而充满创新的历程，可以追溯到古代文明。随着时间的推移，医疗技术不断进步，人们对伤口愈合机制的理解逐渐深入，以下是伤口护理发展的一些重要阶段。

一、早期阶段

在18世纪之前，人类的伤口和损伤主要由意外和斗争导致。当时，由于缺乏科学的医疗知识和技术手段，人们只能依赖天然物品，如茶叶、羽毛、树叶和泥土等物质作为伤口敷料，来减轻伤口疼痛，促进伤口愈合。中国古代，神农氏通过应用各种草药促进伤口的愈合。古埃及人则利用棉纤维、马鬃作为缝合线缝合伤口，并在医学文献中发现使用纸莎草处理伤口的方法。这些自然物质的使用虽然在一定程度上可以缓解伤口的疼痛，但其效果有限，且容易引起感染。

二、无菌理念的诞生

18世纪末，路易·巴斯德开创了无菌理念与细菌感染控制理念，给伤口护理带来新的突破。他认识到细菌是导致伤口感染的主要原因，提出避免伤口感染的重要性。这一理念的提出，为后续的伤口护理研究奠定了基础。

三、棉纱布时代

1867年，约瑟夫·李斯特吸取了路易·巴斯德的相关理论，将无菌技术的概念引用到手术切口及相关创面的护理。他发明了棉纱布敷料，并使用纱布对术后切口进行覆盖，以阻隔空气中的细菌对创面的侵袭。这一创新获得良好的疗效，并很快在西方医学界得到广泛应用。此后的100年里，以干燥、透气为主要护理原则的材料不断出现，棉质敷料在世界范围内得到普及。以棉纱布制品为代表的“干燥、透气”理论成为当时伤口护理的主要材料。但棉纱布敷料粘连在换药时会带来疼痛及二次创伤等，使难愈性创面治疗的局限性越发明显。

四、生物材料时代

1960年以后，随着材料科学的不断进步，敷料的材料也发生了根本变化。1962年，Winter博士提出了湿性愈合的概念，即通过保持创面湿润促进愈合。Winter在猪身上进行的实验发现，湿润的环境更有利于猪上皮细胞增殖。至今，湿性愈合仍是伤口领域促进创面愈合的主要方式，其原理为潮湿的创面环境有利于细胞迁移基质形成，同时能促进创面自溶性清创，且湿性愈合可缓解伤口疼痛。这一理念的提出，推动了生物材料在伤口护理领域的应用。各种具有保湿功能的大分子物质，如透明质酸、胶原蛋白等被广泛应用于伤口护理中。

五、现代伤口护理理念的形成

进入21世纪后，伤口护理理念更加关注患者的舒适度和愈合质量。现代伤口护理不仅要求防止感染，还注重减少瘢痕、促进愈合、减轻疼痛等方面的问题。同时，随着医疗技术不断进步和患者对医疗服务质量需求的提高，伤口护理教育和专业发展也变得越来越重要。

六、人工智能助力伤口护理的发展

随着人工智能、大数据算法的发展，计算机已经可以模拟人脑智力进行深度学习，目前在伤口护理领域，人工智能主要用于图像捕获、电子病历集成、整合伤口数据、远程医疗、风险预测、临床决策等。

总之，伤口护理的发展史是一部人类与疾病斗争的历史，也是医疗技术不断进步的见证。从早期的自然物质应用到现代的生物材料，再到现代伤口护理理念的形成，每一步都凝聚着人类的智慧和汗水。随着医疗技术的不断创新和伤口护理理念的持续更新和发展，伤口护理将更加高效、便捷和人性化。

第二节　我国伤口护理现状

伤口护理是临床医学的重要组成部分，近年来，随着全球人口老龄化和慢性病发病率的升高，其临床需求日益增加。伤口护理不仅关乎患者的身体康复，也涉及临床工作者专业技能的应用和社会医疗资源的合理利用，因此在医疗体系中占有重要地位。

一、伤口护理的临床需求

（一）患者的需求

许多患者面临慢性伤口的困扰，这些伤口不仅影响其身体健康，还严重影响患者的生活质量。患者对伤口护理的需求不仅包括对伤口的有效治疗，还包括对疼痛的管理和生活质量的提升。因此，患者希望能够获得个性化的治疗方案，这些方案应考虑他们的具体状况和需求。此外，患者对护理人员的专业知识和沟通能力也有较高的期待，他们希望能够在治疗过程中获得充分的信息和支持。同时，患者的需求不仅限于生理上的治疗，更包括心理和情感上的支持，这要求医疗工作者在伤口治疗护理中采取综合性的治疗策略。

（二）临床工作者的需求

随着伤口管理的复杂性增加，临床工作者需要不断更新专业知识，以适应新的治疗方法和技术的发展。研究显示，护理人员在伤口评估和处理方面的知识和技能直接影响患者的治疗效果和康复进程。此外，临床工作者还需要具备有效的沟通和协作机制，以便与其他医疗团队成员共享信息，制订综合的护理计划。团队合作在伤口护理中至关重要，研究表明，良好的团队协作能够提高患者的护理质量和满意度。因此，临床工作者需要良好的工作环境和支持系统，以便更好地满足患者的需求。

（三）社会需求

人口老龄化和慢性病患病率的升高，如静脉溃疡、压力性损伤、糖尿病足等，使伤口护理的需求呈上升趋势。社会对伤口护理的需求不仅体现在医疗资源分配上，还体现在对伤口护理专业人员的教育和培训的需求上。我国在内的许多国家在伤口护理领域的专业教育和培训仍显不足，导致护理人员在实际工作中面临知识和技能的不足。此外，我国对伤口护理的关注也体现在政策的制定上，现有的医保政策逐步完善，确保了患者能够获得及时和有效的伤口护理服务。此外，通过建立专门的伤口护理中心，优化医疗资源配置等措施，提高患者就医感受、满足社会需求。

二、伤口护理教育培训

当前，伤口护理教育在各国医疗教育体系中占有重要地位。许多国家的护理和医学课程已经开始将伤口护理纳入其核心课程。而我国在医学学历教育中，并没有针对伤口护理的专门课程。现有的伤口护理教育体系理论与实践之间存在差距，课程内容缺乏系统性和连贯性，许多护士在接受教育时未能获得足够的实践训练，导致其在临床工作中无法有效应用所学知识。

目前，中国有15家医院，获得欧洲伤口管理协会（European Wound Management Association，EWMA）授权开设的伤口管理认证培训班，其目标是培养有国际视野的高级伤口治疗专业人才，提高护理人员对现代伤口治疗理论及各类伤口的评估、处理、评价等技巧的认知及运用能力，具备独立处理各类疑难伤口的能力。课程设置均为理论学习与临床实践相结合，总时长不低于240学时，内容包括伤口护理的理论知识及伤口临床护理的技能等，教学形式多样，包括动物实验、情景模拟、案例分析、工作坊等。学员通过理论知识和实践操作的考核，以及个案和综述的答辩，合格后可获得由EWMA颁发的国际伤口治疗师认证证书。

三、伤口护理管理

伤口护理的管理体系目前面临多方面的挑战。尽管大多数健康专业人员对伤口护理知识有一定了解，但在实际操作中仍然存在显著的差距。调查显示，许多护理人员在伤口评估和管理方面，特别是在复杂伤口的处理上，缺乏最新的知识和技能。此外，医院内部的沟通和团队合作管理也是影响伤口护理质量的重要因素。有效的团队合作和沟通能够提高伤口护理的效果，而缺乏这些元素则可能导致护理质量和患者满意度降低。

政策和管理在伤口护理中发挥至关重要的作用。有效的政策保障可以推动跨学科团队合作，以便更好地管理复杂伤口，提升伤口护理的整体效果。

四、伤口护理的多元化创新发展

目前，伤口护理领域的研究尽管取得了显著的进展，但仍需要在研究设计、临床应用、跨学科协作等方面进一步优化，尤其是慢性伤口护理研究方面。由于愈合过程复杂，慢性伤口通常受到多种因素影响，包括患者的年龄、基础疾病、营养状况、生活方式、局部血液供应不足、感染、炎症等，使得伤口护理难以实现标准化和个性化、增加了治疗的复杂性和不确定性。目前用于伤口评估的量表存在样本量小和验证群体单一的局限性，多用于描述性研究，缺乏对特定伤口类型或特定人群的敏感性。此外，由于许多量表由欧美发达国家开发，在应用中文版量表时应考虑经济和文化差异，进行跨文化调适。在伤口护理中，尽管按照最佳实践指南进行伤口护理，但部分患者的愈合率仍然较低，且部分患者仍未接受标准治疗。此外，慢性伤口的治疗需要长期的护理和多学科协作，这对医疗资源和护理人员的专业性提出了更高的要求。

随着生物材料科学和纳米技术的发展，研究者们正在探索如何利用新型生物材料、非侵入性成像技术和智能传感器等技术实现伤口的实时监测与管理。结合大数据和人工智能技术的应用，有望在伤口护理中制定更为精准的治疗方案。同时，跨学科合作也是未来研究的重要趋势，只有通过多学科协作，才能更好地解决伤口护理中面临的复杂问题。随着对伤口愈合机制的深入了解，伤口护理正逐渐向个性化方向发展。通过整合患者的遗传数据、合并症和特定伤口特征，医疗从业者能够制订高度个性化的护理计划，满足每位患者的独特需求，从而实现更有效甚至高效的愈合。伤口护理领域的科研发展将朝着智能化、个性化和综合化的方向迈进，以期提高伤口愈合的效率和患者的生活质量。

国内外移动医疗在慢性伤口患者中的应用不断拓展，居家护理模式借助“互联网＋”技术，通过远程咨询、线上申请、线下服务等方式，为患者提供更加便捷、高效的护理服务，不仅降低医疗费用，还可以为患者提供可访问的资源和数字平台，鼓励患者积极参与伤口护理，学习基本护理技能，从而提升自我管理能力和依从性，提高治愈率，降低复发率。

第三节 伤口相关学术组织（国际）介绍

EWMA（https：//ewma.org/）成立于1991年，是一个欧洲非营利的联盟组织，其将各国与伤口有关的伤口管理组织、个人和团体联系起来。涵盖欧洲其他伤口管理学会和不同学科的个人及专业团体的非营利组织联盟，涉及46个国家级学会、8个世界级学会、10个国际学术组织。EWMA的核心目标是支持实施跨学科、高质量、性价比高的伤口处理。EWMA提供认证的高标准的伤口管理课程，以便更多的专业人员接受相关技能的培训和教育。2013年，江苏省护理学会获得EWMA课程认证，此后建立了国内第一所EWMA学校。至今，已有14家医院获得EWMA课程认证，为我国伤口治疗师的培养作出了巨大贡献。

除EWMA外，以下对部分国际上比较具有影响力的伤口相关学术组织，做简要介绍。

一、国际造口治疗师协会

国际造口治疗师协会（World Council of Enterostomal Therapists，WCET）（https：//wcetn.org/）成立于1978年，创建的肠造口治疗护理（enterostomal therapy nursing，ETN）专业，致力于培养伤口、造口、失禁专业治疗师，该协会创办的国际造口治疗师学校培养的造口治疗师（enterostomal therapist，ET），是目前世界范围内认可率最高的伤口造口师之一。

二、德国慢性伤口协会

德国慢性伤口协会（Initiative Chronic Wounds，ICW）（http：//www.ic-wunden.de）是专注于慢性伤口护理和治疗的国际性组织。该协会起源于1995年，由德国从事伤口治疗的医师和护士自发创立，并于2002年在德国哥廷根正式注册成立。ICW致力于慢性伤口治疗领域的培训、教学和研究的专业化，其目标是预防慢性伤口，改善慢性伤口患者的整体治疗情况，并提供治疗方案。为了实现这一目标，ICW与第三方认证机构国际质量监督体系（Technischer Überwachungs-Verein，TÜV）合作，于2004年正式推出了"认证伤口师培训项目"，课程涵盖了伤口管理的多个相关学科领域，旨在培养专业的慢性伤口治疗师，提升伤口治疗的专业水平。其认证课程已成为国际高水平的伤口管理培训课程之一，在我国，已经建立了多所ICW伤口治疗师培训学校，培养了大量优秀伤口治疗师。

三、欧洲压力性溃疡咨询委员会

欧洲压力性溃疡咨询委员会（European Pressure Ulcer Advisory Panel，EPUAP）（http：//www.epuap.org/）制定了压力性溃疡/损伤预防和治疗指南。工作范畴包括指南的执行、委员会的发展，在认识和教育方面发挥重要作用，为压力性损伤治疗和护理提供重要的学术依据。

四、美国压疮咨询委员会

美国压疮咨询委员会（National Pressure Ulcer Advisory Panel，NPUAP）（https：//npiap.com/）是一个独立的非营利性专业组织，致力于预防和管理压疮。NPUAP服务于卫生保健专业人员、政府、公众和卫生保健机构，欢迎并鼓励组织对压力伤害问题感兴趣的人，使用NPUAP教育材料、参加国家会议、支持公共政策、参与教育和研究。

五、其他伤口相关国际学术组织

以下排名不分先后。

1. 澳大利亚伤口协会（Wounds Australia）
（https：//www.woundsaustralia.com.au/）
2. 美国伤口、造口和失禁护理学会（Wound，Ostomy and Continence Nurses Society）
（https：//www.wocn.org/）
3. 美国伤口管理委员会（American Board of Wound Management，ABWM）
（http：//www.abwmcertified.org/）
4. 美国专业伤口处理协会（American Professional Wound Care Association，APWCA）
（https：//www.apwca.org/）

5. 美国伤口愈合与组织修复学院（American College of Wound Healing and Tissue Repair，ACWHTR）

（https://acwound.org/）

6. 澳大利亚伤口处理促进协会（Association for the Advancement of Wound Care）

（https://aawconline.memberclicks.net/）

7. 加拿大伤口、造口和失禁护士学会（Nurses Specializing in Wound，Ostomy and Continence Canada）

（http://nswoc.ca/）

8. 加拿大足病医学联合会（Canadian Federation of Podiatric Medicine，CFPM）

（https://www.podiatryinfocanada.ca/）

9. 加拿大足病医学协会（Canadian Podiatric Medical Association，CPMA）

（https://www.podiatrycanada.org/）

10. 伤口愈合医师学院（Academy of Physicians in Wound Healing，APWH）

（https://apwh.org/）

11. 伤口处理利益相关者联盟（Alliance of Wound Care Stakeholders，AWCS）

（https://www.woundcarestakeholders.org/）

12. 美国物理治疗协会（American Physical Therapy Association，APTA）

（http://www.apta.org/）

13. 国际糖尿病足工作组（International Working Group of Diabetic Foot，IWGDF）

（https://iwgdfguidelines.org/）

14. 国际伤口感染研究所（International Wound Infection Institute，IWII）

（http://www.woundinfection-institute.com）

15. 安大略伤口兴趣组织（Ontario Wound Interest Group，OWIG）

（http://ontwig.rnao.ca/）

16. 伤口、造口、失禁护理认证委员会（Wound，Ostomy，Continence Nursing Certification Board）

（http://www.wocncb.org/）

17. 美国伤口愈合协会（Wound Healing Society）

（https://woundheal.org/）

18. 全国（美国）伤口护理和造口联盟（National Alliance of Wound Care and Ostomy，NAWCO）

（https://www.nawccb.org/）

19. 伤口国际（Wounds International）

（https://www.woundsinternational.com）

20. 加拿大伤口处理协会（Wound Care Canada，WCC）

（https://www.woundscanada.ca/）

21. 世界伤口愈合协会联合会（World Union of Wound Healing Societies，WUWHS）

（https://www.woundsource.）

参考文献

[1] WINTER G D. Formation of the scab and the rate of epithelization of superficial wounds in the skin of the young domestic pig [J]. Nature，1962，193：293-294.

[2] EUROPEAN PRESSURE ULCER ADVISORY PANEL，NATIONAL PRESSURE INJURY ADVISORY PANEL，PAN PACIFIC PRESSURE INJURY ALLIANCE. Prevention and treatment of pressure ulcers/injuries：clinical practice guideline [S]. 2019.

[3] 赵鑫，刘岩，王红梅，等. 麻醉对术后伤口愈合机制与影响的研究进展 [J]. 中国医学创新，2022，19（13）：185-188.

[4] 王春立，刘泽云，闫冰，等. 脂质水胶体技术促进伤口愈合的研究进展 [J]. 中华损伤与修复杂志（电子版），2022，17（5）：454-456.

[5] 杨扬，陈德凤，李蓓，等. 人工智能用于慢性伤口护理的研究进展 [J]. 护理学杂志，2024，39（5）：18-21.

[6] SERENA T，KING E，BOYER T，et al. A clinical trial design for evaluating topical antimicrobials in chronic wounds：the BLEU trial [J]. Life，2023，13（10）：1983.

[7] WELLER C D，TEAM V，SUSSMAN G. First-line interactive wound dressing update：a comprehensive review of the evidence [J]. Front Pharmacol，2020，11：155.

[8] ELLIOTT S. A clinically effective primary wound dressing that supports self-care for chronic and acute wounds [J]. Br J Community Nurs，2019，24（Sup6）：S30-S37.

[9] KUHNKE J L，KEAST D，ROSENTHAL S，et al. Health professionals' perspectives on delivering patient-focused wound management：a qualitative study [J]. J Wound Care，2019，28（Sup7）：S4-S13.

[10] GOTO T，WANG C，KWIAT C，et al. Community-based wound care programs for unhoused individuals [J]. J Epidemiol Glob Health，2023，13（4）：604-614.

[11] HE Z H，DELA ROSA R. Management of the wound care clinic during the novel coronavirus pneumonia pandemic period：Sharing of management experience in a general hospital of China [J]. Int Wound J，2022，19（8）：2071-2081.

[12] LI J，LI Z P，XIAO J，et al. Conformable electrochemical devices for closed-loop wound management [J]. Front Bioeng Biotechnol，2023，11：1331567.

[13] KIELO E，SALMINEN L，SUHONEN R，et al. Graduating student nurses' and student podiatrists' wound care competence：a cross-sectional study [J]. J Wound Care，2019，28（3）：136-145.

[14] HULBERT-LEMMEL S，MADHUVU A，TEAM V. Acute care nurses' experience in providing evidence-based care for patients with laparotomy wounds：a scoping review[J]. Int Wound J，2024，21（4）：e14591.

[15] WU Y W，WANG C Y，CHENG N C，et al. 2024 TSOC/TSPS joint consensus：strategies for advanced vascular wound management in arterial and venous diseases [J]. Acta Cardiol Sin，2024，40（1）：1-44.

[16] T A，PRABHU A，BALIGA V，et al. Transforming wound management：nanomaterials and their clinical impact [J]. Pharmaceutics，2023，15（5）：1560.

[17] SHARMA A，SHARMA D，ZHAO F. Updates on recent clinical assessment of commercial chronic wound care products [J]. Adv Healthc Mater，2023，12（25）：e2300556.

[18] HORCH R E，LUDOLPH I，MÜLLER-SEUBERT W，et al. Topical negative-pressure wound therapy：emerging devices and techniques [J]. Expert Rev Med Devices，2020，17（2）：139-148.

[19] SUN Q Y, LI S Y, XU H Y, et al. Experience with wound care in a case with ECMO cannulation using a self-made vacuum-sealing drainage device with constant-temperature flushing [J]. Wound Manag Prev, 2024, 70 (3): 23070.

[20] SHRIVASTAVA S, PATEL S, PUNDKAR A, et al. Decoding the decade: exploring the efficacy of platelet-rich plasma (PRP) in complex wound management-a comprehensive study [J]. Indian J Orthop, 2024, 58 (8): 1043-1052.

[21] MCKNIGHT L, SCHULTZ A, VIDIC N, et al. Learning to make a difference for child: value creation through network collaboration and team science [J]. Pediatr Pulmonol, 2024, 59 (9): 2257-2266.

第二章

伤口护理基本知识

学习目标

【知识目标】

1. 掌握伤口愈合的基本过程及类型。
2. 熟知伤口的分类方式及各类伤口特点。
3. 理解湿性愈合理论及干性愈合的弊端。
4. 了解影响伤口愈合的局部及全身因素。

【能力目标】

1. 准确判断伤口的愈合阶段，并依此选择适宜护理方法及敷料。
2. 运用湿性愈合理论实施伤口护理，制定个性化方案。
3. 评估影响伤口愈合因素，制定干预措施促进愈合。

【素质目标】

1. 培养严谨负责的伤口护理态度，保障护理质量。
2. 培养创新与批判性思维。

第一节　伤口愈合的病理生理

一、伤口愈合的基本过程

伤口愈合是一个复杂而动态的过程，涉及多种细胞、细胞因子和生化反应的协同作用。伤口愈合开始于损伤发生，终止于伤口完全闭合和良好的功能性瘢痕组织重建，短则1周，长则数月甚至数年。了解伤口愈合的病理生理对正确处理伤口、促进愈合及预防并发症至关重要。

（一）生理性愈合

伤口的生理愈合过程分为止血期、炎症期、增生期、重塑期4个阶段，各阶段连续发生，且相互交错、相互影响。

1. **止血期**　有学者将其独立视为修复过程的初始阶段，或者与炎症阶段合并为修复早期的起始部分。止血期的第一阶段在受伤后立即开始，伴有血管收缩和纤维蛋白凝块形成。该阶段首先表现为血管的暂时性收缩，以利于凝血机制的启动，过程持续5～10 min。随后，血小板在血液中聚集并激活凝血系统，进而形成血栓，最终实现止血。凝块和周围的伤口组织释放促炎性细胞因子和生长因子，例如，转化生长因子-β（transforming growth factor-β，TGF-β）、血小板源性生长因子（platelet-derived growth factor，PDGF）、成纤维细胞生长因子（fibroblast growth factor，FGF）和表皮生长因子（epidermal growth factor，EGF）。一旦出血得到控制，炎症细胞会迁移至伤口中（趋化性）并促进炎症期阶段的发生。止血期一般持续24 h。

2. **炎症期**　炎症期是伴随止血期开始的，一般持续3～6天，也有研究认为此期可持续至伤后25天。出血停止后，血管扩张，局部血流增加，血管壁通透性增加，血管内液渗入损伤部位并激活补体系统，宿主的白细胞（主要是中性粒细胞）迅速迁移至伤口附近。中性粒细胞首先到达，其关键功能是清除伤口区域中侵入的微生物和细胞碎片；随后巨噬细胞会逐渐取代白细胞，巨噬细胞在伤口愈合过程中起多种作用，在早期伤口中，巨噬细胞释放细胞因子，通过募集和激活额外的白细胞促进炎症反应，同时还可利用吞噬作用去除细菌和碎片，促进炎症消退。巨噬细胞还是多种生长因子和细胞激素的来源，这些生长因子引起成纤维细胞增生、内皮细胞增生（新生血管）及细胞外基质生成。通过以上过程，巨噬细胞促进伤口过渡到增生阶段。

3. **增生期**　增生期一般约在创伤后第3天开始，持续2～3周，此期的特征是血管和肉芽形成并开始上皮化。此阶段成纤维细胞在3天内迅速增殖，合成伤口基质主要成分并分泌生长因子和血管生成因子，与内皮细胞共同支持毛细血管生长、胶原蛋白和肉芽组织的形成。血管内皮细胞生长，在血管生成中起关键作用，新生血管形成新网络。上皮细胞重建始于伤后数小时，由角质细胞迁移、增生、分化，浅伤口中若真皮未完全破坏，剩余真皮附属器内细胞迁移加速上皮化。增生期的特征是伤口收缩，通常于伤后5天开始，成纤维细胞和肌成纤维细胞产生收缩力，利用整合素等黏附机制与胶原蛋白网结合，使胶原纤维靠近闭合伤口，减少细胞外基质需要量，缩短伤口愈合时间。

4. **重塑期**　重塑期从伤后第20天开始，可持续1～2年。这个阶段的主要目的是调整和优化新形成的组织，使其恢复正常的结构和功能。重塑期包括胶原蛋白重塑、伤口收缩和功能恢复。增生期形成的无序胶原蛋白在成纤维细胞作用下，通过合成和降解进行重塑，同时，调整排列方式和数量可以增强伤口组织的坚韧和稳定性。伤口收缩由肌成纤维细胞介导，使伤口变小、加速愈合，但过度收缩会导致瘢痕形成和挛缩。随着伤口逐渐愈合，新组织逐渐恢复正常功能，如神经和血管再生、肌肉和肌腱修复及皮肤功能恢复，但完全恢复可能仍需要很长时间且有时无法完全实现。

（二）病理性愈合

病理性愈合又称“慢性伤口愈合”。慢性伤口是指无法通过正常、有序且及时的修复过程恢复其解剖结构和功能完整性的伤口，其持续时间通常超过1个月，有时可能持续数月甚至数年。典型的慢性伤口包括糖尿病足溃疡、压力性损伤、下肢静脉性溃疡等。慢性伤口的愈合过程复杂，其特点包括：①慢性伤口的炎症反应持续存在，炎症细胞无法及时消退，导致炎症期延长；②成纤维细胞增殖和胶原蛋白合成缓慢，新生血管形成不足，肉芽组织生长不良，增生期受阻；③胶原蛋白重塑不充分，伤口收缩能力减弱，功能恢复缓慢且不完全，导致重塑期异常。综上所述，慢性伤口的愈合是一个涉及多因素的复杂过程，需要综合考虑局部和全身因素，并采取有效的治疗措施促进伤口的快速愈合。

二、伤口愈合类型

（一）一期愈合

一期愈合（图2-1-1）见于组织缺损少、创缘整齐、无感染、经黏合或缝合后创面对合严密的伤口，如手术切口。此类伤口只有少量血凝块，在受伤24 h内会出现一定程度的炎症反应，伤缘周围的表皮基底层角质形成细胞变大、变扁，迁移并覆盖伤口。受伤48 h内，覆盖切口的单层扁平上皮开始分化形成复层上皮。肉芽组织在伤后第3天可从伤口边缘长出，并迅速将伤口填满，5～6天胶原纤维形成，2～3周完全愈合，留下一条线状瘢痕。一期愈合的时间短、炎症反应轻、形成瘢痕少。

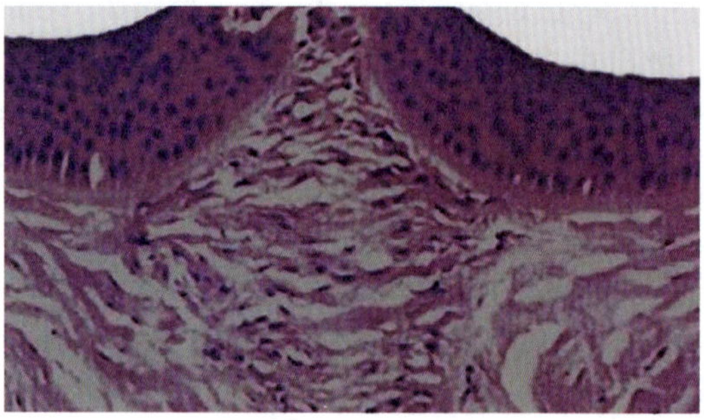

图2-1-1　一期愈合组织

（二）二期愈合

二期愈合（图2-1-2）通常出现在组织缺损严重、创缘不规则、难以整齐对合，或伴有感染的伤口中。由于坏死组织较多或因感染持续导致局部组织变性、坏死，炎症反应显著。待感染得到控制、坏死组织被清除后，再生过程才能启动。此外，二期愈合的伤口较大，伤口收缩显著，大量肉芽组织从伤口底部和边缘生长出来，逐渐填平伤口。此愈合过程耗时较

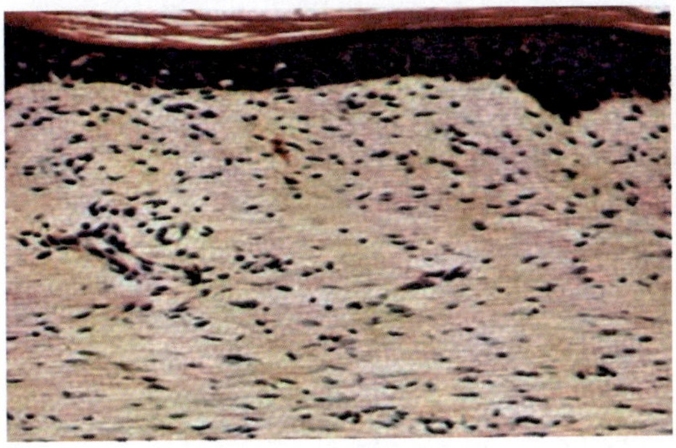

图2-1-2　二期愈合组织

长、炎症反应重、形成的瘢痕也较大。

（三）三期愈合

三期愈合（图2-1-3），又称“延迟一期愈合”，是一种分阶段的愈合方式，适用于污染较重、感染风险高或组织缺损较大的伤口。伤口初期保持开放，通过清创、引流、抗感染等措施控制炎症和感染，促进肉芽组织生长，待到伤口清洁、感染风险降低后（通常需3～7天），通过缝合、皮瓣移植或植皮等方式闭合伤口，最终实现类似一期愈合的效果，但瘢痕较一期愈合明显。

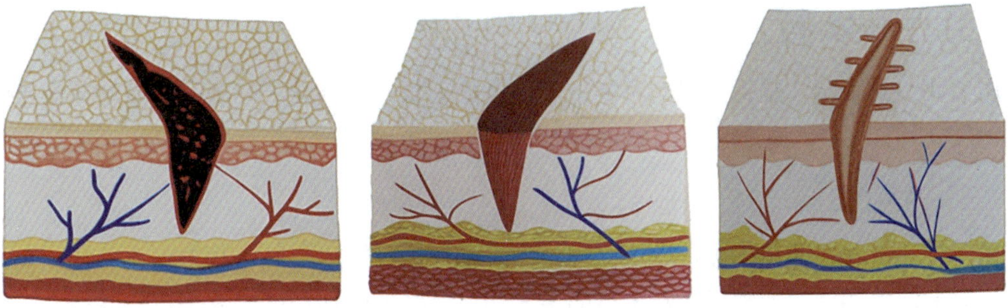

（a）伤口开放　（b）肉芽组织生长　（c）伤口闭合

图2-1-3　三期愈合过程示意图

第二节　伤口的分类

伤口的分类方法有多种，可以根据伤口的愈合时间、伤口清洁程度、皮肤组织受损深度、伤口基底颜色、皮肤完整性及伤口受伤的原因等进行分类。

一、根据伤口的愈合时间分类

（一）急性伤口

急性伤口是指突然出现并且愈合速度较快的伤口。这类伤口的愈合过程通常被称为一期愈合，如择期手术的切口及表浅皮肤创伤等类型的伤口。

（二）慢性伤口

慢性伤口是指感染、异物残留等因素导致伤口正常愈合过程受阻而持续数周，甚至更长时间仍无愈合倾向的伤口，如3期或4期的压力性损伤、下肢静脉性溃疡、下肢动脉性溃疡、术后伤口裂开、糖尿病足、开放性损伤及脓肿切开引流等类型的伤口。

二、根据伤口清洁程度分类

（一）清洁伤口

用“Ⅰ”类表示，通常指未经细菌污染的伤口，常见于外科手术切口及在无菌条件下进行的手术伤口。这类伤口边缘整齐、组织损伤小，无异物和细菌污染，愈合时间相对较短且预后良好。

（二）可能污染伤口

用“Ⅱ”类表示，是指手术时可能带有污染的切口，如消化、呼吸、生殖等系统手术的切口。

（三）污染伤口

用“Ⅲ”类表示，是指邻近感染区或组织直接暴露于污染或感染物的切口，伤口被细菌污染，但未发生感染，如阑尾切除术后的手术切口、肠梗阻坏死的手术切口、开放性骨折伤口、较深的切割伤等在受伤后短时间内未经过严格消毒处理的伤口。这类伤口有一定程度的细菌污染，但细菌数量和毒力尚不能引起感染，经处理后仍有愈合机会。

（四）感染伤口

损伤后时间较长，微生物生长在伤口上且伴有组织反应，伤口内部已出现细菌繁殖，并导致感染和化脓，如涉及继发性感染的手术切口等，包括缝合后继发感染的伤口，其特征是存在感染性炎性分泌物。若能充分引流伤口分泌物，清除坏死组织，并加强换药处理，可以减轻感染程度，促进肉芽组织生长，从而实现伤口的二期愈合。

三、根据皮肤组织受损的深度分类

（一）浅表伤口

浅表伤口的损伤局限于表皮或真皮浅层，未涉及皮下脂肪、肌肉、骨骼及内脏组织。这类伤口通常由外力（如擦伤、刮伤、轻微的切割伤）或热力（如轻度烧伤、烫伤）引起。由于损伤较浅、出血量较少、愈合较快，通常不会留下明显的瘢痕。

（二）深度伤口

深度伤口是指损伤深入至皮下脂肪组织、筋膜、肌肉及骨骼的伤口。由于深度伤口的损伤范围较广，愈合过程相对复杂，故需要更长时间愈合。在处理这类伤口时，除常规清创和消毒措施外，可能还需要进行缝合、植皮或使用特殊敷料促进愈合。

（三）洞穴型伤口

洞穴型伤口一般较深，容易出现引流不畅，可能会导致组织坏死，该类伤口多属于慢性伤口。洞穴型伤口感染的风险显著增加，愈合过程异常缓慢和困难。在这种情况下，坏死的组织不仅会阻碍伤口的正常愈合，还可能进一步导致并发症，如感染扩散或坏疽，造成机体损伤。

四、根据伤口基底颜色分类

（一）红色伤口

红色伤口基底部为健康的红色肉芽组织，边缘整齐清洁（图2-2-1），常见于炎症期或增生期的伤口。

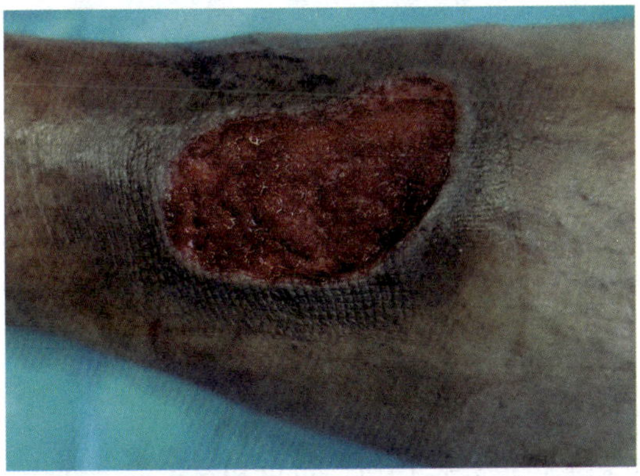

图2-2-1　红色伤口

（二）黄色伤口

黄色伤口基底部为脱落细胞和死亡细菌，伴有腐肉、渗出及感染（图2-2-2），一般存在感染或坏死组织。当伤口被细菌等病原体感染或有坏死组织时，伤口出现黄色的脓性分泌物或黄色渗出物。黄色伤口通常表示伤口存在感染或愈合停滞。

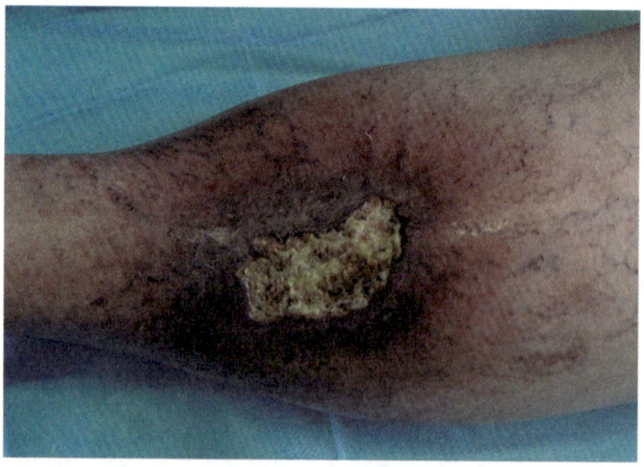

图2-2-2　黄色伤口

（三）黑色伤口

黑色伤口中有黑色坏死组织或黑痂（图2-2-3）。严重缺血、缺氧或感染的伤口可能会出现黑色的坏死组织，且伤口在愈合过程中可能会形成黑色的痂皮。

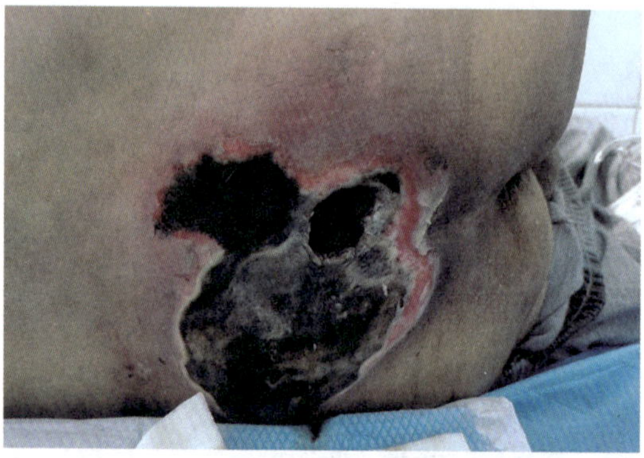

图2-2-3　黑色伤口

（四）混合色伤口

混合色伤口是指红色和黑色混合性伤口，黄色和黑色混合性伤口，以及红色、黄色、黑色混合性伤口（图2-2-4）。此类可能存在感染，愈合情况复杂，需要综合评估和处理。

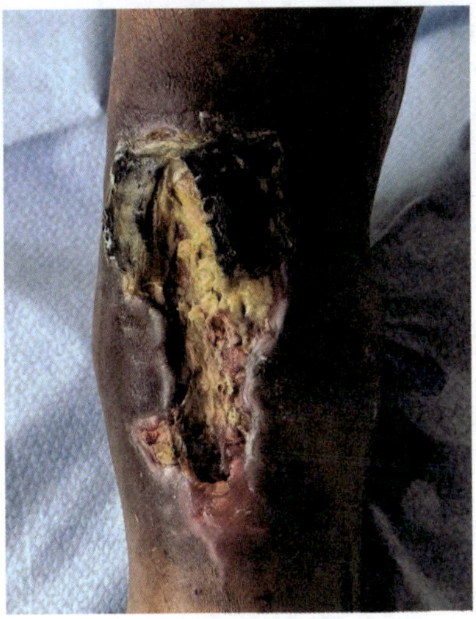

图2-2-4　混合色伤口

五、根据皮肤完整性分类

（一）开放性伤口

开放性伤口是指皮肤完整性遭到破坏，伤口与外界环境相通。常见于切割伤、擦伤、刺伤和撕裂伤等。

（二）闭合性伤口

闭合性伤口是指皮肤表面无破损，但内部组织可能受到损伤。常见于挫伤、扭伤和闭合性骨折等。

六、根据受伤原因分类

常见的受伤原因包括切割伤、刺伤等机械性伤口，烧烫伤等热力伤，化学物质引起的化学性损伤及辐射引起的放射性损伤等。

第三节　湿性愈合理论

一、定义

湿性愈合是通过应用封闭式敷料，使创面处于封闭或半封闭的环境中。封闭式敷料能够完全或部分地保留渗出液在创面上，从而创造出一个类似生理条件的湿润环境。此外，敷料还能有效阻挡液体和细菌的穿透，有助于肉芽组织和皮肤细胞的增殖，进而加速伤口的愈合过程。该方法特别适用于压力性损伤、烧伤等类型的伤口愈合。

二、干性愈合理论的产生及缺点

18世纪以前，伤口护理主要依靠经验。直到19世纪，微生物学家巴斯德使用干性敷料处理伤口，使伤口保持干燥，避免细菌感染，之后该方法成为主要的伤口护理方法，干性愈合理论随之产生。干性愈合理论认为，伤口愈合需要干燥环境，通过大气氧的参与促进伤口愈合，满足细胞生长的各种生化反应。但是，干性愈合可能会导致创面脱水，形成结痂，阻碍上皮细胞生长修复；敷料与伤口新生肉芽组织粘连时，更换敷料可能损伤创面；频繁更换敷料会导致创面局部温度下降，细胞分裂增殖速度减慢；创面与外界无阻隔性屏障，不能阻隔细菌的入侵，感染机会增多。

三、湿性愈合理论的产生

采用潮湿环境治疗伤口是由动物学家Winter等于1962年提出。Winter使用不可渗透的薄膜覆盖猪的皮肤创伤处，该实验结果显示，上层表皮细胞在适宜的湿性环境下移动速度加快，伤口复原速度较干性愈合快2倍。1963年，Hinman及其团队将湿性敷料应用于人体试验，发现暴露于空气中的伤口会形成痂，表皮细胞呈直线生长，而被封闭性敷料覆盖的伤口不会形成痂，表皮细胞能够无障碍地覆盖伤口表面，显著提升了表皮迁移速率。干性愈合理论认为氧气促进伤口愈合，然而实际上，伤口愈合是利用人体内血红蛋白的氧合作用，大气中的氧气并不能被伤口直接利用。基于此，伤口湿性愈合理念应运而生，即适度湿润与密闭的环境相结合有利于伤口愈合（图2-3-1）。

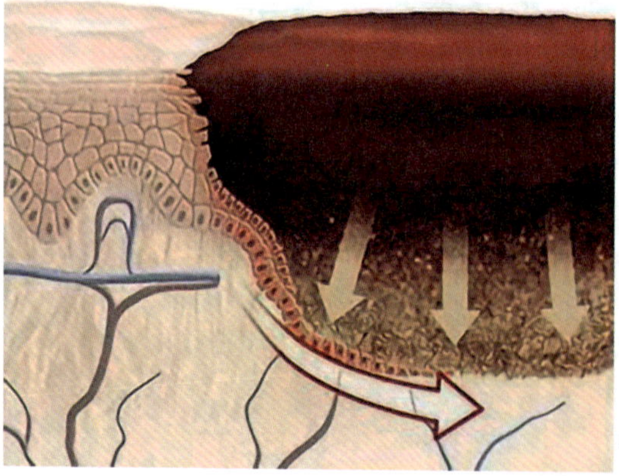

（a）干湿愈合

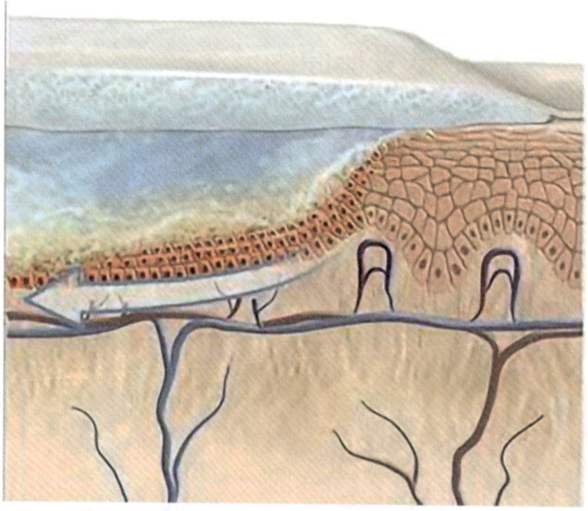

（b）湿性愈合

图2-3-1　干性愈合与湿性愈合组织示意图

四、湿性环境加速伤口愈合的机制

（一）湿性愈合维持创面低氧微环境，促进伤口愈合

皮肤创伤后，伤口附近局部组织因血液供应不足呈低氧状态。低氧是伤口微环境重要表征，可促进血管生成、细胞迁移及坏死组织消除。湿性敷料覆盖伤口可以维系局部低氧环境，加速伤口愈合。

（二）湿性愈合有利于坏死组织的清除

伤口保持一定的温度和湿度有利于渗液中的组织蛋白溶解酶发挥作用，有利于坏死组织的溶解、破坏，从而达到清创的目的。

（三）生长因子协同促进伤口愈合

皮肤损伤后，伤口表面产生的渗出液中含有多种生长因子，如EGF、血小板源性生长因子（platelet-derived growth factor，PDGF）、血管内皮生长因子（vascular endothelial growth factor，VEGF）和角质细胞生长因子-2（keratinocyte growth factor，KGF-2）等，它们通过多种途径参与和促进伤口愈合。此外，肝细胞生长因子（hepatocyte growth factor，HGF）、神经生长因子（nerve growth factor，NGF）等生长因子共同作用促进伤口的修复。

（四）微酸的环境促进胶原蛋白的产生和肉芽组织的生长

微酸的愈合环境可以刺激成纤维细胞合成胶原，而Ⅲ型胶原是肉芽组织的主要成分之一。皮肤pH为弱酸性，封闭伤口环境的pH为6.4±0.5，开放性伤口pH＞7.1。

（五）降低感染风险并保持创面恒温

湿性环境有利于白细胞介导的宿主吞噬细胞发挥作用，提高局部免疫力，增强愈合能力。同时湿性愈合环境能保持创面恒温，有利于组织生长。

五、湿性愈合的优点

湿性愈合是一种现代伤口护理理念，它通过为伤口提供适度湿润的环境促进伤口愈合过程。这种护理方式与干性愈合相比，具有许多显著的优点。

（一）加速愈合速度

湿性愈合通过保持伤口的湿润环境，促进细胞的增殖和迁移，从而加速伤口的愈合过程。与干性愈合相比，湿性愈合能够缩短愈合时间。

（二）减少瘢痕形成

湿性愈合过程中，伤口不会形成硬痂，避免了结痂脱落时对伤口的二次损伤，从而减少瘢痕的形成。此外，湿润环境有助于维持生长因子的活性，进一步促进伤口愈合。

（三）降低感染风险

湿性愈合采用密闭或半密闭的敷料，可以防止细菌侵入，降低感染的风险。此外，还能提高白细胞的杀菌功能，进一步增强伤口的抗感染能力。

（四）减轻疼痛

湿性愈合过程中，创面炎性渗出液在密闭环境下保护创面的神经末梢，从而减轻伤口疼痛。此外，由于伤口不形成硬痂，换药时也不会对伤口造成二次损伤，进一步减轻了患者的痛苦。

（五）促进组织修复

湿润的环境有利于伤口渗出物中组织蛋白溶解酶保留，促进坏死组织及纤维蛋白溶解，预防组织脱水和细胞死亡。此外，湿性环境还能促进各种生长因子的释放，如EGF、成纤维细胞生长因子等，加速伤口的修复。

（六）适用范围广

湿性愈合适用于多种类型的伤口，包括压力性损伤、烧伤、瘘管等。对于一些难以愈合的慢性伤口，湿性愈合可起到重要作用。

六、湿性愈合在慢性伤口治疗中的要点

针对慢性伤口难以愈合的特性，应用湿性愈合时应把握的要点：①彻底清创是关键。必须彻底清除伤口中的坏死组织和异物。②综合评估是前提。必须综合进行全身评估和伤口局部评估。③选择敷料是基础。必须根据伤口评估情况合理选择伤口敷料。④制定个性化方案是核心。必须根据患者的具体情况，包括病情、既往史、用药史、患者需求等制定个性化的伤口治疗护理方案。

第四节　影响伤口愈合的因素

一、全身因素

（一）年龄

随着年龄的增长，人体的组织修复能力下降，因此，细胞增殖率降低、生长因子和胶原

蛋白合成减少。

（二）营养状况

缺乏蛋白质、维生素和微量元素导致组织再生所需的营养供给减少。在伤口愈合期间，身体对营养的需求显著增加，远超日常水平。此外，患者食欲缺乏，摄入的食物量减少可能导致能量供应不足，进而延缓伤口的愈合过程。但是营养过剩或肥胖可能会增加伤口相关并发症的风险，包括感染、伤口裂开、血肿、压力性损伤和静脉溃疡等。

（三）药物使用及放射线

促肾上腺皮质激素及糖皮质激素能够减缓蛋白质合成的速度，稳定溶酶体膜，并抑制正常的炎症反应。大剂量的类固醇类药物会限制毛细血管的新生，抑制成纤维细胞增殖，并减慢上皮组织的形成速度，从而导致伤口愈合过程的延迟。短波长的放射线可能引起组织的慢性改变，而高剂量的放射线照射（特别是在最初的3天内）能够显著减慢切口的愈合速度。

（四）吸烟

吸烟可导致伤口区域血流及氧供减少，尼古丁成分进一步促进血管收缩，从而干扰伤口的愈合过程。

（五）酗酒

酒精摄入对伤口愈合过程中的增生期有显著影响，该阶段涉及再上皮化、血管新生、胶原蛋白合成及伤口闭合等关键过程。

（六）慢性疾病

糖尿病患者因高血糖、血管病变、神经病变及免疫功能受损，常造成伤口愈合能力的减退；心血管疾病导致的周围组织血供不足，可能会引起组织中氧气运输和营养交换障碍，不利于伤口的愈合。此外，贫血、恶性肿瘤、肝肾功能不全等慢性疾病会对伤口愈合产生不利影响。

（七）心理因素

长期压抑、紧张、焦虑等情绪通过对神经内分泌系统的影响导致机体免疫功能受损，从而间接影响伤口的愈合。相反，积极的心态有利于伤口的愈合。

二、局部因素

（一）细菌负荷与创面感染

伤口感染是阻碍伤口愈合的干扰因素，它主要通过破坏剩余的组织延长愈合时间。当发生脓毒血症时，上皮细胞的生长可能会完全停止。虽然炎症反应是伤口愈合的必要基础，但过度的炎症反应会导致局部组织细胞坏死，不利于伤口愈合。如果不及时控制，过度的炎症反应还可能引发全身性感染，这不仅会增加伤口愈合的难度，还可能危及生命。有研究显示，引起感染的微生物在组织中的数量达到或超过10^5/g，可能会损害创面的愈合。当存在感染时，细菌和炎症细胞对氧气和其他营养物质的消耗增加，导致成纤维细胞的代谢障碍。此外，感染引起的渗出物增多，会增加伤口局部的张力，导致伤口裂开。

（二）血液循环

局部血液循环不畅导致伤口部位缺乏必要的氧气和营养物质，从而减慢愈合速度，甚至可能导致伤口感染或恶化。

（三）伤口张力

伤口边缘的张力过高会导致伤口难以闭合，进而延缓愈合速度，甚至可能导致伤口再次裂开，增加感染的风险。因此，在处理伤口时，应尽量减少张力。

（四）伤口湿度和温度

有研究表明，保持伤口局部温度恒定在约37 ℃时，细胞的有丝分裂速度增加108%，且酶的活性也处于最佳状态。湿性愈合理论提倡使用能够维持伤口湿润的敷料，避免伤口干燥结痂，从而减少对新生肉芽组织的机械性损伤。此外，湿性敷料能够吸收伤口分泌物，保持伤口的清洁，同时提供一个适宜的微环境，以促进细胞增殖和迁移，加速伤口愈合。

（五）神经支配受损

自主神经系统受损可能引起局部血液供应障碍，影响组织细胞再生。作为自主神经系统的一部分，它控制无意识生理功能，如心跳、呼吸和消化。局部损伤可能导致上述功能异常，进而引起血液供应不足，影响组织细胞获得氧气和营养，干扰其正常再生和修复。

（六）伤口条件与伤口愈合速度关系紧密

伤口的愈合与多种因素密切相关，包括致伤原因、创面损伤速度、受损范围、创缘状况、伤口基底状况、分泌物性质、坏死组织状况及伤口的位置和持续时间等。不同伤口的愈合速度存在差异。当伤口基底不清洁，存在坏死组织、痂壳或腐烂组织时，毛细血管的再生和增生受阻，从而影响伤口愈合进程。

（七）伤口敷料

在伤口管理中，选择恰当的敷料对于优化伤口愈合至关重要。适当的敷料能够显著减少外界因素对伤口愈合的干扰，从而改善伤口愈合的最终结果。

参考文献

[1] 王泠，胡爱玲. 伤口造口失禁专科护理［M］. 北京：人民卫生出版社，2018.

[2] 陈孝平，汪建平，赵继宗．外科学 [M]．9版．北京：人民卫生出版社，2018．
[3] 田冰洁，王璐，王红红．慢性伤口清创术的研究进展 [J]．护理学杂志，2016，31（16）：101-104．
[4] 刘子怡，张旭娟，蔡子松，等．湿性愈合研究进展 [J]．生物技术进展，2023，13（4）：534-541．
[5] SORG H，TILKORN D J，HAGER S．Skin wound healing：an update on the current knowledge and concepts [J]．Eur Surg Res，2017，58（1/2）：81-94．
[6] GUO S，DIPIETRO L A．Factors affecting wound healing [J]．J Dent Res，2010，89（3）：219-229．
[7] HAN G，CEILLY R．Chronic wound healing：a review of current management and treatments [J]．Adv Ther，2017，34（3）：599-610．
[8] WILKINSON H N，HARDMAN M J．Wound healing：cellular mechanisms and pathological outcomes [J]．Open Biol，2020，10（9）：200223．
[9] JUNKER J P，KAMEL R A，CATERSON E J．Clinical impact upon wound healing and inflammation in moist，wet，and dry environments [J]．Adv Wound Care，2013，2（7）：348-356．

第三章

伤口护理评估及管理

学习目标

【知识目标】

1. 掌握伤口护理评估的实施方法。
2. 熟悉伤口感染、疼痛、营养护理的管理方法。
3. 了解伤口与疾病的关系。

【能力目标】

运用伤口护理评估的相关知识为患者制定个体化的整体护理方案。

【素质目标】

具有较强的医护、护患沟通能力，能够帮助患者协调推进伤口诊疗的责任感和能力。

第一节 患者病因评估及管理

随着经济和社会的发展及人口结构的变化，我国疾病谱也发生了显著改变。付小兵院士分别于1998年、2008年、2018年主持开展了3次全国性的体表难愈性创面流行病学调查。与1998年相比，2008年调查结果显示，急性创面的发生率显著下降至22.8%，而糖尿病足创面的发生率则上升至33.3%，这一变化表明，我国慢性伤口的主要病因已经从创伤型转变为疾病型，同时，这3次调查的结果显示，慢性伤口患者的老龄化趋势也日益凸显。这些变化对医疗体系、患者生活和社会经济都产生了深远的影响。

一、患者病因评估

（一）高龄

随着年龄的增加，身体的衰老随之而来且不可避免。衰老使全身的生理功能下降，细胞修复功能下降或丧失。高龄虽然不是导致伤口的直接因素，却是各种伤口发生的重要间接因素且直接影响伤口的愈合进程，主要表现在以下2个方面。

1. 伤口的应激反应降低　在伤口修复的炎症期，高龄患者的炎症细胞浸润增强，黏附分子表达增强，中性粒细胞反应增加，但单核细胞浸润延迟，成熟的巨噬细胞减少，引起伤口中大量的炎症因子、氧自由基、基质金属蛋白酶积聚，导致伤口早期炎症反应过高。进入细胞增生期和上皮化期后，衰老的成纤维细胞、血管内皮细胞和表皮增殖细胞对缺氧的反应能力下降，导致新生血管能力下降、角质形成细胞数量减少，从而进一步延迟伤口愈合。

2. 细胞基因水平的改变　与年轻细胞相比，衰老的细胞在基因表达方面无变化，且多数基因也无显著变化，但调控应激反应的基因上调，当伤口组织处于氧化应激或缺血应激时，老化的细胞可能由于基因表达的改变无法作出保护性反应；在应激继续加重的情况下，这些细胞甚至可能关闭某些基因的表达，最终导致细胞凋亡或坏死。

世界卫生组织（World Health Organization，WHO）对老年人的定义为年龄在60岁及60岁以上的人群，60～74岁称为老年人，75～89岁称为高龄老人，90周岁以上称为长寿老人。身体衰老的变化不是线性的，也没有清晰的逻辑，且相同年龄老人的衰老状态也并不一致。除了生理上的变化，衰老还与一些生命转折点，如退休、搬迁及朋友和伴侣的死亡等相关。因此，评估高龄对伤口愈合的影响，应以年龄为基础，综合评估其身体功能水平、心理状态及生活方式等方面。

（二）代谢性疾病

代谢性疾病是指与机体代谢异常相关的疾病，包括糖类、蛋白质、脂肪、维生素和矿物质的代谢异常。代谢与人体的组织修复过程密切相关。与伤口有关的代谢性疾病主要包括以下4种。

1. 糖尿病　糖尿病是我国慢性伤口发病的首要原因。其中，糖尿病足在糖尿病患者中的发病率高达25%。糖尿病相关伤口的发病机制比较复杂，涉及多个因素的相互作用，如周围神经病变、周围血管病变、感染、氧化应激、晚期糖基化终末产物蓄积与细胞外基质蛋白交联及皮肤微环境的改变等。

2. 高尿酸血症和痛风　高尿酸血症是嘌呤代谢紊乱引起的代谢异常综合征。当血尿酸超过其在血液或组织液中的饱和度时，会在关节局部形成尿酸钠晶体并沉积，诱发局部炎症反应和组织破坏，即痛风。高尿酸血症和痛风是多系统受累的全身性疾病，与慢性肾病、高血压、心脑血管疾病及糖尿病等疾病密切相关。

3. 代谢综合征　代谢综合征包括胰岛素抵抗、糖耐量减低、腹型肥胖、高密度脂蛋白胆固醇水平降低、甘油三酯水平升高和高血压等，这些因素可能间接影响伤口愈合，是糖尿病等代谢性疾病的危险因素。

4. 非酒精性脂肪性肝病 首先，非酒精性脂肪性肝病患者肝脏中的肝星状细胞被激活，并转化过度产生纤维组织，类似伤口愈合过程中的病理改变，导致全身性结构修复异常，影响伤口的修复。其次，非酒精性脂肪性肝病患者的肝脏持续释放促炎性细胞因子，如肿瘤坏死因子α（tumor necrosis factor α，TNF-α）、白介素-6（interleukin-6，IL-6），进入血液循环，干扰伤口局部的炎症反应，延缓修复进程。此外，非酒精性脂肪性肝病患者肝脏中氧化应激水平升高，过量的活性氧（reactive oxygen species，ROS）会破坏细胞膜和蛋白质，抑制细胞的增殖和迁移。非酒精性脂肪性肝病患者常伴有胰岛素抵抗和糖代谢异常，高血糖会抑制白细胞的功能，胶原蛋白的合成减少，伤口强度降低，脂代谢紊乱会导致血脂升高，影响伤口处的血液供应；非酒精性脂肪性肝病患者的免疫系统处于低度激活和耐受状态，免疫细胞（中性粒细胞、T细胞、B细胞）功能低下，抗感染能力下降，感染风险增加。综上所述，这些因素相互作用，导致伤口愈合延迟、感染风险增加以及愈合质量下降。

在代谢性疾病患者伤口愈合过程中，应密切监测患者实验室指标评估伤口愈合情况及时调整治疗方案，促进愈合并预防并发症的发生。实验室指标包括反映血糖控制情况的空腹血糖、餐后2 h血糖、糖化血红蛋白、糖化白蛋白、C肽等；反映血脂的总胆固醇、低密度脂蛋白、高密度脂蛋白、甘油三酯等；反映肾功能的血肌酐、尿微量白蛋白、肾小球滤过率等；反映肝功能的谷丙转氨酶、谷草转氨酶、碱性磷酸酶、总胆红素、血尿酸等；反映电解质的血清钾、钠、氯、钙、磷等；反映营养状况的血红蛋白、血清白蛋白、前蛋白、维生素含量等。

（三）血管功能不全

血管功能不全是指血管系统在维持正常生理功能方面出现障碍，可能涉及血管的弹性、收缩性、通透性等多个方面。具体来说，血管功能不全可能包括静脉功能不全、动脉功能不全、内皮功能不全，其对伤口的影响具体表现为以下3个方面。

1. 静脉高压和血液循环障碍 慢性静脉功能不全导致的静脉高压会引起局部组织的血液循环及吸收障碍，毛细血管床变形及内皮间隙增宽，血管通透性增高，组织间隙液体和代谢产物等聚积，最终导致皮肤营养改变和慢性伤口的形成。静脉淤血性溃疡是下肢慢性伤口的主要类型之一，占所有下肢慢性伤口的50%以上，尤其多见于女性和老年人。

2. 炎症反应和组织损伤 血管功能不全导致血管通透性增高，大分子物质渗入血管间隙，诱导白细胞浸润，从而引起炎症反应。组织炎性水肿阻碍营养物质、氧气及生长因子向伤口组织转移。

3. 局部组织缺血缺氧 血管的病变（如动脉或静脉内的血栓形成、下肢动脉粥样硬化、血管腔狭窄或闭塞）会导致缺血、缺氧，进一步引发局部组织缺血、缺氧，最终导致组织坏死并形成慢性伤口。动脉溃疡患者的皮温降低、苍白或发绀，伤口的基底苍白且深浅不一，甚至可深及肌腱或骨骼，在处理这类伤口时，除伤口护理外，还需要积极恢复血管功能促进伤口愈合。

通过了解患者的病情，结合影像学和实验室检查结果，可以全面评估血管和心脏功能不全的程度和病因。动脉功能不全需要重点关注动脉狭窄、斑块和血流动力学指标。①影像学检查通过多普勒超声评估动脉血流速度和血管狭窄程度；CT血管成像（computed tomography angiography，CTA）可以显示动脉狭窄、斑块和钙化；磁共振血管成像（magnetic resonance angiography，MRA）可无创评估动脉结构和血流；数字减影血管造影（digital subtraction angiography，DSA）是确诊动脉血管狭窄或闭塞的“金标准”；其他常用的临床指标包括踝肱指数（ankle brachial index，ABI）、脉搏波传导速度（pulse wave velocity，PWV）。②实验室检查指标：包括总胆固醇、甘油三酯、高密度脂蛋白、低密度脂蛋白、糖化血红蛋白、C反应蛋白、红细胞沉降率（erythrocyte sedimentation rate，ESR）、同型半胱氨酸等。

评估静脉回流障碍和静脉瓣功能不全常见的检查包括超声评估静脉血流、瓣膜功能和血栓形成情况；CT静脉造影（computed tomography venography，CTV）显示静脉狭窄、血栓和侧支循环；磁共振静脉成像（magnetic resonance venography，MRV）可无创评估静脉结构和血流；静脉血管造影仍是确诊静脉病变的“金标准”；静脉功能不全需要关注的实验室指标包括D-二聚体、凝血酶原时间、活化部分凝血活酶时间、纤维蛋白原、C反应蛋白、ESR等。

评估血管内皮功能不全可通过超声测量肱动脉在血流增加后的舒张程度、进行血管内皮依赖性血管反应测试；实验室指标包括一氧化氮、内皮素-1、血管性血友病因子等。

心功能不全与心脏泵血功能下降有关，常见的检查有评估心脏结构功能、射血分数、心室壁运动的超声心动图；评估心肌纤维化、瘢痕和心功能的心脏磁共振成像；评估心肌缺血和血流情况的核素心肌灌注显像；评估冠状动脉狭窄和血流的冠状动脉造影；反映心功能不全的实验室指标包括脑钠肽（brain natriuretic peptide,BNP）和N末端脑钠肽前体（N-terminal pro-brain natriuretic peptide，NT-proBNP）、肌钙蛋白、肌酸激酶同工酶、血钾、血钠、血钙等。

（四）凝血功能异常

伤口修复的第一步就是止血，血液凝固有助于止血并形成血块，为伤口愈合提供保护屏障。凝血功能异常可能导致血块形成不足，使伤口暴露于感染风险中，从而延缓愈合过程。造成凝血功能异常的原因主要包括以下3个。

1. 遗传性凝血功能障碍 是常见的原因之一，其中血友病是最典型的例子。血友病包括血友病甲（凝血因子Ⅷ缺乏）和血友病乙（凝血因子Ⅸ缺乏），这些患者有出血倾向，出血时间延长、血小板黏附性降低。

2. 获得性凝血功能障碍 维生素K在凝血过程中起重要作用，当缺乏维生素K时会导致维生素K依赖性凝血因子缺乏，影响凝血功能。肝脏是合成凝血因子的主要器官。严重肝病时多数血浆中凝血因子水平下降，导致凝血异常。此外，由严重感染、创伤、肿瘤等多种病因引起弥散性血管内凝血，也会导致凝血因子及血小板的消耗。

3. 其他因素 如严重外伤或产后大出血等情况导致的凝血因子和血小板含量减少，以及慢性感染、羊水栓塞等情况下凝血功能异常。凝血功能在伤口愈合中至关重要，凝血功能异常对伤口愈合产生不利影响。

评估凝血功能的实验室指标包括：凝血酶原时间、活化部分凝血活酶时间、凝血酶时间、纤维蛋白原、血小板计数、平均血小板体积、血小板聚集试验、D-二聚体、纤维蛋白降解物、凝血因子活性、血管性血友病因子、抗凝血酶Ⅲ、蛋白C和蛋白S及血常规、肝功能、肾功能等。此外，关注患者有无不明原因的皮肤黏膜瘀点、紫癜、瘀斑、鼻出血、牙龈出血；有无深部组织出血，如关节肿胀、疼痛及活动受限，局部肿胀、疼痛等肌肉出血；有无呕血、黑粪、血尿、月经量过多或经期延长、贫血；有无沿静脉走向的红、肿、热、痛。下肢局部红、肿、热、痛可能为静脉血栓等。

（五）神经系统障碍

神经系统障碍患者最常见的伤口类型为压力性损伤，多见于昏迷、偏瘫、截瘫等中枢神经受损的患者，这些伤口主要由患者躯体活动障碍引起，或者因大小便失禁引起失禁性皮炎。此外，糖尿病患者多存在远端对称性多发神经病变，这是导致糖尿病足发病的独立因素，这类症状大多隐匿，早期难以察觉。周围神经系统在伤口修复中发挥正常的功能，依赖于神经所分泌的各类神经多肽，这些神经多肽与神经细胞的增殖、分化和再生密切相关，同时还具有免疫调节、促进血管再生等作用。皮肤组织损伤通常伴有大量神经和感受器的损伤，导致疼痛。在伤口修复的急性炎症期，适度的疼痛可刺激神经免疫调节机制，从而促进伤口愈合。然而，神经多肽过度分泌可导致慢性疼痛，反而会阻碍伤口愈合。

神经系统障碍的筛查需要结合详细的病史、全面的体格检查和必要的辅助检查。病史采集包括患者的主诉、现病史、既往史、家族史、药物史、生活方式等；神经系统体格检查包括意识状态、定向力、记忆力、语言功能、计算力、思维能力等；脑神经检查包括嗅觉测试，视力、视野、眼底检查，眼球运动，瞳孔对光反射，面部感觉，咀嚼肌力，面部表情肌运动，听力，平衡能力，吞咽，发音，舌肌运动；评估运动能力的检查包括肌力评估、肌张力是否正常、是否存在不自主运动、步态是否正常、共济运动是否失调；感觉系统评估包括痛觉、温度觉、触觉、位置觉、振动觉、两点辨别觉、图形觉等；神经反射评估包括腹壁反射、提睾反射、肱二头肌反射、肱三头肌反射、膝反射是否正常，是否存在Babinski征、Hoffmann征等病理反射等；评估患者的自主神经系统是否存在直立性低血压、多汗、少汗、尿潴留、尿失禁、便秘等异常；影像学辅助检查包括头部CT/MRI、脊髓MRI、脑血管造影；电生理检查包括脑电图、肌电图等；实验室辅助检查包括血液检查、脑脊液检查、免疫学检查。

（六）免疫系统疾病

机体免疫系统作为人体的防御机制，负责识别和清除外来病原体及体内异常细胞。当免疫系统功能缺陷时，一些疾病会直接影响皮肤或黏膜组织，导致自发性皮肤伤口溃疡，如贝赫切特综合征、天疱疮、坏疽性脓皮病和遗传性大疱性表皮松解症等。此外，某些常见免疫系统疾病也会侵袭肌肉、关节、血管、骨骼及周围软组织或结缔组织，如类风湿关节炎、系统性红斑狼疮、自身免疫性血管炎、原发性干燥综合征、皮肌炎和成人斯蒂尔病等。患者全身或局部炎症的持续存在，会导致伤口缺血、缺氧，组织结构萎缩，感染风险增加，从而影响伤口愈合过程中的增生期和重塑期。

免疫系统疾病包括自身免疫性疾病、免疫缺陷疾病和过敏性疾病。症状与体征因疾病类型和受累器官不同而异。可表现为全身乏力、发热，局部皮疹、溃疡、组织与器官的炎症与反复感染，以及全身各系统的过敏症状等。患者病情的评估和治疗方案的选择与调整高度依赖各实验室指标，如抗核抗体、抗双链DNA抗体、类风湿因子、免疫球蛋白（如IgG、IgA、IgM、IgE）、补体（如C3、C4）、白细胞、红细胞、血小板、C反应蛋白、ESR等。常见的X线片、CT、MRI、彩色多普勒超声可用于评估关节、内脏、中枢神经系统和淋巴系统的病变情况。

（七）肿瘤

肿瘤导致的伤口又称“癌性伤口”，是指上皮组织完整性被恶性肿瘤细胞破坏形成的不愈合或不断扩大的伤口，包括癌性溃疡和溃疡癌变两类。癌性溃疡是由皮肤恶性肿瘤使皮肤黏膜软组织缺损导致的，通常伴有原发性肿瘤灶，如皮肤鳞状细胞癌、基底细胞癌和恶性黑色素瘤等。这些癌细胞会迅速侵蚀皮肤、皮下组织、淋巴管和血管，导致伤口形态不规则，常伴有大量渗液、局部组织脆弱易出血，坏死组织和增生组织并存，有时可能伴有异味。

溃疡癌变是指各种原因引起的皮肤及皮下组织损伤后，以瘢痕形式愈合，但经常瘙痒，搔抓后反复破溃，长期反复炎症刺激后可能继发癌变。此类溃疡癌变包括瘢痕性溃疡、压力性溃疡、骨髓炎窦道、牛痘接种瘢痕、放射性溃疡等，它们在病理学上有一定的相似性，又称“马乔林溃疡”。此溃疡癌变一般发展极为缓慢，病程可能持续数年或数十年。

肿瘤的评估检查包括病史、体格检查、实验室检查、影像学检查、内镜检查、病理学检查和分子检测等。综合上述检查结果可以明确诊断、肿瘤分期、制定治疗方案和评估疗效，为癌性伤口的治疗提供可靠的依据。

（八）药物

药物治疗对伤口愈合会产生一定程度的影响，其中，类固醇类药物和免疫抑制剂是常见影响伤口愈合的药物。类固醇类药物是临床治疗中的常用药物，而免疫抑制剂则用于治疗各种自身免疫性疾病和器官移植排斥反应。在伤口愈合早期，类固醇类药物都会导致伤口愈合的炎症期被钝化，抑制新生毛细血管形成、成纤维细胞增生和胶原蛋白合成。此外，免疫抑制剂还可能引起白细胞减少、贫血、血小板减少、肝肾毒性和皮肤毒性等不良反应。

化疗药物对伤口愈合的影响也是多方面的。首先，化疗药物属于细胞毒性药物，其在杀伤肿瘤细胞的同时，也可能对正常细胞产生影响，尤其是对表皮或黏膜等细胞。其次，化疗药物可导致骨髓抑制，使白细胞和粒细胞数量减少，这些细胞具有防御细菌的功能，当它们的水平下降时，机体抵御细菌能力也会下降，伤口容易合并感染。最后，化疗药物还可能引起血小板减少，影响凝血功能，使伤口凝血时间延长，从而导致伤口愈合延迟。

需要注意的是，许多药物对伤口的影响机制尚未完全阐明。因此，在伤口治疗中，需要考虑药物的影响因素，并在治疗无进展时警惕药物可能对伤口产生的负面影响。

（九）心理状态和社会支持情况

人的心理活动是一个复杂的过程，主要通过调节内分泌系统（下丘脑-垂体-肾上腺皮质激素轴和交感-肾上腺轴）影响皮质醇和肾上腺素的分泌，进而影响伤口的愈合。患者处于疾病状态下，通常会产生焦虑、抑郁、悲伤等负面情绪，这些情绪能抑制保护性免疫反应，同时加剧病理免疫反应。此外，心理因素还会影响患者的治疗依从性。保持积极的心理状态能够提高患者的治疗依从性，使患者更好地建立健康的行为方式，促进伤口愈合。

患者的社会支持情况也是影响患者伤口愈合的重要因素，包括患者的经济状况、婚姻状况、个人及照护者的照护能力及人际关系等。一项研究显示，慢性伤口患者的社会支持得分与生活质量呈正相关，即社会支持得分越高的患者，其生活质量越好。这表明社会支持对于提高患者的生活质量具有积极作用，而提高生活质量可能有助于伤口的愈合过程。其中，医疗服务作为社会支持的重要组成部分，通过提供专业科学的治疗和护理帮助患者加强自我管理，增强患者康复的信心。

根据评估目的和个体特点选择合适的心理评估方法。常用的方法包括临床访谈、心理测试、观察法、生理测量和神经心理学评估。综合使用多种方法可以提高评估的准确性和全面性。

（十）其他

临床某些少见的伤口可能与特殊类型的细菌或病毒感染有关，如海洋创伤弧菌感染，这种感染多见于处理海鲜或其他水产品时扎伤，或者在海边活动后伤口感染。海洋创伤弧菌感染的病程迅速，可能导致严重的并发症，因此及时识别并进行外科清创和抗生素治疗至关重要。

此外，不良的生活习惯也会影响伤口愈合。吸烟是一个重要的影响因素，香烟中的尼古丁可导致微小血管收缩，减少伤口的血供。同时，吸烟产生的过量一氧化碳会抑制血红蛋白与氧气结合，导致组织灌注不足，进而影响胶原蛋白合成，阻碍伤口愈合。不健康饮食可能导致营养过剩或营养不足，影响机体的正常代谢。例如，缺乏蛋白质、维生素和矿物质等关键营养素会延缓伤口愈合。酗酒和不良的睡眠习惯也会导致人体的免疫功能下降，增加感染的风险，从而进一步影响伤口的愈合过程，故需要引起足够的重视。

二、患者病因管理

（一）病因学治疗原则

根据现阶段我国伤口流行病学调查结果显示，我国慢性伤口已经由创伤型转为疾病型，因此，在伤口的治疗和护理中，首先需要全面了解患者的病情，并深入分析导致伤口的主要致病因素，以便给予针对性的治疗。

以糖尿病足为例，虽然是全身性疾病，但糖尿病足多由血管病变引起。因此，在治疗糖尿病足时，首先要考虑重建大血管通路和改善微循环。局部伤口可先进行姑息性治疗，待伤口局部血流基本恢复供应后，再采取外科治疗。

下肢皮肤溃疡中发病率最高的是静脉性溃疡，其主要致病因素是长期的下肢静脉高压。治疗下肢静脉性溃疡的首要目标是缓解静脉高压导致的下肢血液淤滞，并采取压力治疗、抬高患肢或手术治疗等方法改善伤口愈合情况。

压力性损伤患者的主要发病因素是局部受压时间过长、压力过大。因此，治疗压力性损伤伤口时，减压是最关键的一步。任何治疗措施在不能进行伤口减压的情况下都是无效的。

综上所述，以往的治疗经验已经证明了针对伤口的病因学治疗原则的有效性，并形成了科学的循证依据。因此，坚持病因学的治疗原则是伤口治疗管理的首要原则。随着医疗技术的不断进步和伤口管理理念的更新，人们能够更有效地解决慢性伤口问题，提高患者的生活质量。

（二）伤口病因的检查、诊断与鉴别诊断

伤口修复是机体的自我保护机制，急性伤口通过合适处理通常能愈合。然而，多种全身或局部因素可影响伤口愈合，使急性伤口转变为慢性伤口。随着社会老龄化程度的加深，压力性损伤的发病率逐渐升高，好发于活动受限、脊髓损伤、年老体弱、骨折或外科手术制动患者。压力性损伤最常见发病部位为足跟和骶尾部，其形成与全身营养状况差、局部感觉缺失、体温升高和患者应激状态等因素有关。

明确患者压力性损伤形成的相关致病因素并开展相应的实验室检查，在压力性损伤治疗中尤为重要。糖尿病患者长期高血糖和代谢异常，可导致皮肤微环境恶化，进而引起血管神经病变，是导致伤口难愈的病因之一。静脉淤血性溃疡是由静脉高压引起的，溃疡出现前多表现为下肢水肿、皮肤瘙痒等。动脉缺血性溃疡则是由下肢动脉血流阻塞而侧支循环尚未建立导致的皮肤坏死性溃疡，其症状包括足背动脉搏动减弱或消失，患肢发冷、干燥等。

下肢血管疾病的诊断除进行详细的问诊和体格检查外，还依靠下肢血管彩色多普勒超声检查和数字减影血管造影等手段。由神经病变引发的糖尿病合并下肢溃疡，可以通过感觉定量测定、肌电图检查或音叉振动感觉检查等手段辅助诊断。放射性皮肤溃疡主要见于恶性或良性疾病的放射治疗、职业性或意外事故受照射等，其诊断需结合患者的职业史、皮肤受照射史和临床表现综合分析。

因此，在伤口治疗管理中，针对不同致病因素给予患者有针对性地检查、诊断和鉴别诊断至关重要。

（三）并发症的预防

慢性伤口患者多合并基础疾病，如糖尿病、高血压、动脉性疾病（动脉硬化、动脉狭窄等）、脑卒中及其后遗症、心脏病、呼吸系统感染、静脉性疾病（静脉曲张、深静脉血栓等）、阻塞性肺疾病和代谢紊乱等。随着患者年龄的增长，伴随的基础疾病种类也增多。因此，在慢性伤口诊疗过程中，必须重视患者基础疾病潜在的风险。

接诊医护人员应全面观察患者的一般情况，详细询问基础疾病的相关病史及目前的治疗情况，对可能出现的风险进行预判。伤口治疗涉及一系列的外科操作，可能导致患者疼痛或恐惧等应激状态，有基础疾病的患者可能在应激状态下出现意外。

因此，伤口专科护士应对常见基础疾病在伤口治疗过程中可能引发的意外及处置原则有所了解。例如，糖尿病、高血压、心律失常、甲状腺功能亢进症等病情未得到控制时，可能导致高渗高血糖综合征、低血糖症、高血压危象、心绞痛、心律失常、甲状腺危象等不良事件。此时，应减少伤口处理的刺激，仅给予创面清洗、消毒或抗感染等姑息性处理。同时，建议患者先在相关科室治疗基础疾病，待病情稳定后再对伤口进行进一步的外科治疗或手术，以确保伤口治疗管理的安全性。

第二节 伤口局部评估及记录

在处理伤口过程中，伤口的局部评估是确保患者获得恰当治疗的关键步骤。伤口的局部评估包括伤口的分类及部位、伤口床、伤口边缘、伤口周围皮肤、伤口气味及疼痛等症状、组织受损程度及愈合进展等方面。准确的局部评估不仅能够指导初始治疗决策，而且对于制定长期管理策略、监测愈合进程及预防并发症的发生至关重要。

一、伤口分类

详见第二章第二节伤口的分类。

二、伤口部位

伤口部位是指伤口与身体解剖位置的关系，用专业术语准确描述伤口的解剖位置，能够为确定病因提供线索。例如，压力性损伤常发生在骶尾部，静脉性溃疡常发生在"足靴区"，缺血性溃疡好发于肢体末端，糖尿病足常发生在足底部。有些伤口部位需考虑可能出现的护理问题，如骶尾、臀部的敷料容易被污染，且不易固定，四肢伤口在包扎时要考虑肢体功能等。特殊部位伤口在清创时要注意保护血管、肌腱、神经等，防止二次损伤。

三、伤口床

（一）伤口的测量

伤口的大小随着治疗进展动态变化，是评价伤口治疗效果的重要指标，准确测量及记录伤口的大小是每次评估必做的工作，规范的伤口测量能够保证伤口护理的延续性。伤口的测量主要包括伤口的长度、宽度、深度、容积、潜行及窦道，同时需关注有无瘘管的存在。

1. 长与宽的测量 ①规则伤口的体轴测量法：沿人体长轴测出伤口最长处为伤口的长径，身体横轴测出伤口最宽处为伤口的宽径（图3-2-1），描述为"长××cm/mm×宽××cm/mm"，如6 cm×3.5 cm。②不规则伤口的体轴测量法：用伤口尺测量1个长径和多个宽径/多个长径和1个宽径/多个长径和多个宽径，描述为"长××cm/mm，宽1××cm/mm，宽2××cm/mm，宽3××cm/mm"。③最大长宽法：用伤口尺测量伤口边缘间的最大距离为长径，测量与长径相垂直的伤口边缘间的最大宽度为宽径（图3-2-2）；在测量时，要注意即使伤口外形发生明显的改变，测量的位置与方向也不可以改变，以保证评估的一致性；描述为"最大长径××cm/mm，最大宽径××cm/mm"。④钟表法：测量伤口12点至6点的最大长度为长径。测量伤口9点至3点的最大长度为宽径。描述为"部位（如会阴部），截石位，

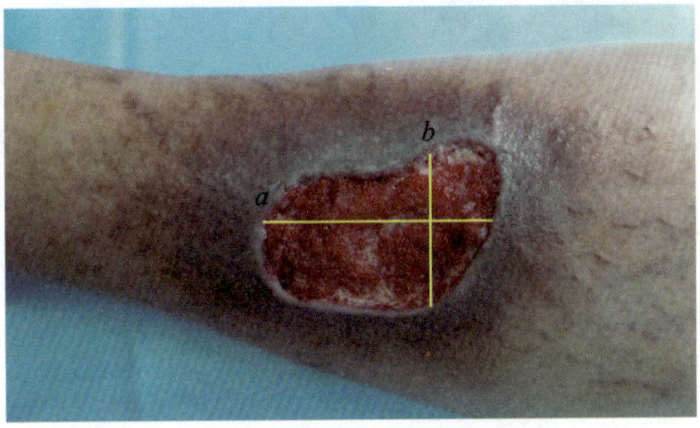

图3-2-1 规则伤口体轴测量法（*a*为长径，*b*为宽径）

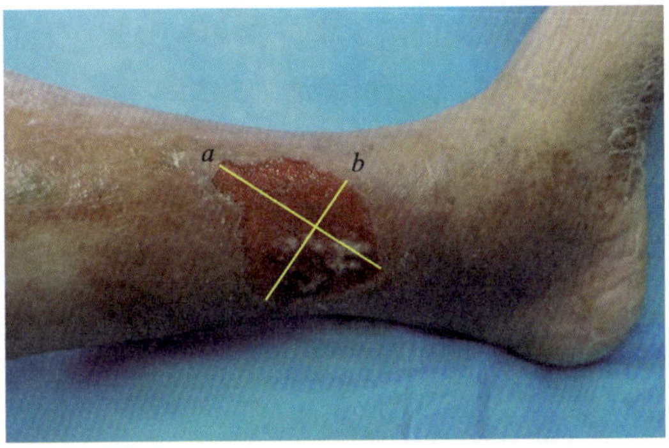

图3-2-2 最大长宽法（*a*为长径，*b*为宽径）

12点至6点长××cm/mm，9点至3点宽××cm/mm”。

2. 深度的测量 ①用无菌棉棒或探针垂直放入伤口最深处，在无菌棉棒或探针与皮肤平齐处标记，采用厘米尺测量棉棒或探针顶端到标记点的长度，即为伤口的深度。当伤口存在深度时，常描述为“长××cm/mm，宽××cm/mm，深××cm/mm”，如3.5 cm×6 cm×1 cm。面积测量，选取面积超过被测量伤口面积的无菌透明薄膜，揭除薄膜背衬。将无菌面平铺在伤口床上。透过薄膜观察伤口边界，并在薄膜上描记伤口轮廓。揭除薄膜，贴在平整物品表面。数伤口轮廓内所占格子数（占1/2及以上格子者，计数有效；小于1/2者，计数无效）。通常每个格子为1 cm^2，描述为“伤口面积为10 cm^2”。②通过数字摄影软件自动识别伤口面积，是目前较为先进的伤口面积测量法。

3. 潜行的测量 在伤口评估中需探测伤口边缘下有无肉眼无法看到的深部组织被破坏，在伤口皮肤边缘与伤口床之间形成袋状空穴，即为潜行，可表现为伤口边缘内卷，周围组织炎症反应。测量潜行时用无菌棉棒或探针先沿伤口四周逐一测量，在皮肤上标记潜行的方向及范围，然后将棉棒或探针放置于潜行最深处，在无菌棉棒或探针与皮肤平齐处标记，采用厘米尺测量棉棒或探针顶端到标记点的长度，即为潜行深度。记录时以时针方向来描述，以患者头部为12点，足部为6点，例如，4～7点间有潜行，最深处为5 cm。

4. 窦道的测量 窦道是指由体表通向深部组织的病理性盲管，仅有一个开口通向体表。探查窦道外口个数，测量每个窦道的方向（钟表法）、长度（潜行测量法），判断各窦道间是否相通。测量时使用探针沿窦道方向伸入盲端，用镊子夹住露在皮肤表面的探针，取出后测量探针顶端至镊子标记处，即为窦道深度。记录为“××个窦道，分别为××点方向，深××cm/mm，相通/不相通”。例如，1个窦道，4点钟方向，深度为3 cm。

5. 瘘管 瘘管是指先天原因或疾病导致体内形成一端通向体表，另一端与空腔脏器相通的管道，会导致内容物丢失。通常情况下瘘管是不能进行测量的，但需要明确瘘管的数量、部位并采用钟表法描述方向。在特殊情况下，如腹部伤口裂开、肠管外露伴有肠瘘，直视下可看到瘘口，则瘘口垂直到腹部皮肤的距离就是瘘管的长度。

（二）伤口组织颜色与组织类型

1. 伤口组织颜色 详见第二章第二节。伤口组织颜色比例，可用“四分之几”或“八分之几”来说明某种伤口颜色约占伤口表面积的比例。通常采用25%、50%、75%及100%表示，并配合“>、<”具体描述伤口床的组织类型，如50%黑色伤口、50%黄色伤口。

2. 伤口组织类型 包括有活力的组织和无活力的组织。有活力的组织主要有肉芽组织、上皮组织等，需要仔细评估这些组织是否有活力。无活力组织主要是指坏死组织、焦痂、腐肉等组织。临床上许多伤口基底并非单一组织，在愈合过程中，伤口的基底可能会有部分的肉芽组织生长，同时还可能伴有部分未被溶解的坏死组织。伤口内各种组织所占的比例及比例的变化能预示伤口愈合的方向及速度。伤口内肉芽组织增生良好，且比例随着时间的推移不断增加，提示伤口愈合趋势好；如果伤口内黄色腐肉及坏死组织比例较多，则提示伤口愈合进程缓慢（表3-2-1）。

表3-2-1 伤口组织类型

组织类型	组织活力	特点
坏死组织	无活力	组织已坏死，失去组织的生理成分与生物活性
焦痂	无活力	黑色或灰色的坏死组织，与组织黏附紧密或松脱
腐肉	无活力	松软而湿润组织，可能为白色、黄色、褐色或绿色，与组织黏附紧密或松脱
肉芽组织	有活力	含有新生血管、连接组织、胶原纤维素及炎性细胞的红色或粉红色组织，表面有肉芽颗粒
无颗粒肉芽组织	有活力	伤口红色肉芽组织无颗粒状，肉芽表面光滑
上皮组织	有活力	再生的上皮组织覆盖伤口，呈粉红色

某些组织可能因颜色相似而被误判，如暴露的肌腱可能被误认为是腐肉，敷料残留也可能与腐肉混淆；某些敷料（如含银或碘的敷料）可能使组织着色，影响对颜色的判断；伤口组织类型会随着愈合过程改变，在临床中需要动态评估。

（三）渗液评估

渗液是指留在组织、伤口床或炎症区域的由创面渗出的间质液，主要成分包括血清、纤维蛋白和白细胞等。渗液的评估结果是伤口处理方案制定与调整的重要依据，评估内容包括伤口渗液量、渗液的颜色及性状。

1. 渗液量　伤口的渗液量随伤口愈合过程而变化，通过渗液量可以预判伤口的愈合趋势。伤口渗液量受全身及局部多种因素影响，当创面较大时渗液量也会增加，以及某些高渗出性伤口的渗液量大，如烫伤、下肢静脉性溃疡、炎症性溃疡等。伤口炎症期与增生期的渗液量较成熟期多。目前，临床上普遍采用国际伤口愈合联合会（World Union of Wound Healing Societies，WUWHS）伤口潮湿程度评估法（表3-2-2）评估渗液量。

表3-2-2　国际伤口愈合联合会伤口潮湿程度评估法

状态	含义
干涸	伤口床干燥，无可见的水分，首层敷料未见痕迹，敷料可贴于伤口表面，如某些缺血性伤口
湿润	去除敷料后可见少量液体；首层敷料有明显痕迹；敷料更换频率适合所用敷料类型。此状态通常是渗液管理的目标
潮湿	去除敷料后可见少量液体；首层敷料有明显痕迹，但尚未渗透；敷料更换频率适合所用敷料类型
饱和	首层敷料潮湿并已渗透；如果不更换敷料种类，换药间隔需缩短
渗漏	敷料饱和，渗液已从首层以及第2层敷料溢出，沾湿衣物；如果不更换敷料种类，换药间隔需缩短

2. 颜色及性状　伤口渗液的颜色及性状（表3-2-3）因伤口的类型及分期而不同，伤口渗液性状主要有血清性、血性、浆液性及脓性，评估时注意部分伤口的渗出液可能为混合性。高黏稠度渗液多考虑与感染或炎症含有大量蛋白质、有坏死物质、肠瘘、敷料残留等因素相关。低黏稠度渗液考虑与静脉疾病或心脏病导致蛋白质含量低，以及泌尿系统、淋巴系统、关节腔漏等因素有关。

表3-2-3　渗液的颜色、性状及临床意义

性状	颜色	主要成分	临床意义
清亮血清性	淡黄色	血清，含有少量细胞	通常为正常渗液颜色，也可能为纤溶酶的细菌感染、尿瘘、淋巴液漏
血性	红色	红细胞及血液的其他成分	提示毛细血管损伤
清亮浆液性	淡红色	红细胞	提示毛细血管损伤
浑浊脓性	绿色	白细胞吞噬后的残留物及微生物	多提示铜绿假单胞菌感染或使用某些新型敷料
	黄、褐色	微生物	伤口内的腐肉或坏死组织溶解所致
	灰白色	白细胞、脂肪、坏死组织或纤维	浑浊灰白色提示炎症反应或感染
	蓝色	临床上较为少见，可能为特定细菌或受药物、敷料影响	可能与使用含银敷料有关

（四）感染评估

伤口感染时的局部表现为红、肿、热、痛、脓性液伴随恶臭；全身表现为发热、白细胞计数增多。临床慢性伤口感染的症状与体征：伤口腐肉增多，渗出液增多，渗液颜色与黏稠度发生变化，肉芽组织生长不良，伤口周围发热，糖尿病患者血糖水平突然升高，疼痛明显感，伤口异味，伤口变大或出现新的损伤。伤口感染的诊断需综合患者的病史、体格检查、实验室检查及伤口组织细菌培养。

四、伤口边缘

在愈合过程中，上皮细胞迁移穿过整个伤口床，覆盖伤口表面，伤口边缘需要湿润、完整，连接伤口基部并与伤口基部同高。通过减少无效腔潜行、增厚或卷边清创及渗出液管理，减少伤口愈合障碍，促进伤口的愈合。伤口边缘评估包括观察伤口边缘的颜色、形态、湿润度。伤口边缘评估能够提供伤口病因、愈合进展和当前伤口管理计划是否有效等信息。伤口干燥时，伤口边缘上皮化和再修复延迟，出现坏死组织和结痂；渗液过多会导致伤口边缘浸渍、发白，上皮化过程也会受阻；肉芽过度增生、伤口菌群失调，伤口边缘会变钝、内卷，提示伤口停止生长或发生变化，此时应查找影响伤口愈合的因素。

五、伤口周围皮肤

伤口周围皮肤是指伤口边缘外围最长4 cm范围内的区域。伤口周围皮肤的评估内容主要有观察伤口周围皮肤颜色、完整性及温度，注意有无红斑、瘀斑、色素沉着、糜烂、浸渍、水肿、表皮脱落、干燥（脆弱）皮肤、过度角化、胼胝和湿疹等情况，并分析导致这些情况出现的原因。伤口周围皮肤的评估不仅能为伤口愈合提供重要线索，同时对制定伤口护理策略非常关键。伤口周围皮肤的颜色苍白且皮温低或皮肤颜色发绀且周围皮肤肿胀明显，提示局部血液循环障碍。如果伤口位于下肢，伤口周围皮肤的颜色可出现较严重的色素沉着，提示可能存在下肢静脉性溃疡；如果伤口周围皮肤长时间受渗出液的浸渍，呈现苍白或灰色，提示需保护周围皮肤，同时做好渗液管理，以免伤口扩大。

六、气味评估

所有伤口均会产生气味，复杂伤口常发出异味，给患者生理心理带来严重不良影响。导致伤口异味的主要原因为坏死组织溶解、感染和渗液3个方面。伤口有粪臭味，提示可能伴有肠瘘或金黄色葡萄球菌感染；伤口有腐臭味，提示可能伴有革兰氏阴性菌感染；伤口有腥臭味，提示可能伴有铜绿假单胞菌感染；伤口有恶臭味，提示可能伴有混合感染。另外，卫生情况不佳、敷料长时间不更换也会导致异味。伤口当出现异味时，应去除敷料后观察伤口渗出液的性状，如果渗出液为血清性、血性或浆液性，通常应无特殊气味，异味应在清洗伤口后消失。评估伤口气味时，除对气味进行描述外，气味的程度也是评估重点。1995年Haughton和Young对伤口气味的描述分级见表3-2-4。2001年Grocott将伤口气味分为6个等级（表3-2-5）。

表 3-2-4 Haughton-Young 伤口气味分级法

等级	伤口气味评估标准
重度	未揭开敷料的情况下，进入房间即闻到（距离患者 2.0 ~ 2.5 m）
中度	揭开敷料，进入房间即闻到
轻度	揭开敷料，近距离接触患者即闻到
无气味	即便揭开敷料，在患者床边，亦无气味

表 3-2-5 Grocott 伤口气味分级法

等级	伤口气味评估标准	得分
1	一进屋/病房/诊室就能闻到	0分
2	进入屋内能闻到	1分
3	与患者一个手臂距离能闻到	2分
4	敷料存在时可闻到	3分
5	移除敷料后可闻到	4分
6	无气味	5分

七、疼痛评估

患者对疼痛的反应可抑制自体免疫系统的活动，间接阻碍伤口愈合。伤口评估中需注意与治疗相关的疼痛，并根据疼痛情况基于伤口治疗计划选择合适的局部药物和敷料，做好疼痛管理，详见第三章第三节。

八、组织受损程度评估

组织受损程度分为部分皮层损伤和全皮层损伤。部分皮层损伤是指皮肤破损至表皮或部分真皮，但未涉及深层真皮，伤口愈合是通过再上皮化的过程；全皮层损伤是指皮肤的表皮、真皮全部损伤，并深入到皮下脂肪、筋膜、肌肉或骨骼，伤口愈合必须通过肉芽组织增生、伤口收缩及再上皮化。若有骨、肌腱暴露，伤口无法自行愈合，需要进行外科皮瓣重建术。评估前需要清除伤口内坏死组织及异物，评估组织受损的最大程度，如是否穿透真皮层或筋膜层，骨骼是否暴露。

九、伤口愈合进展评估

慢性伤口的愈合能力分为可愈合、难愈合和不可愈合3种状态。对于可愈合伤口，应评估愈合进展，一般认为在4周内伤口面积至少缩小20% ~ 40%，表明伤口愈合进展良好，在

12周内愈合的可能性非常大；若在第4周时伤口缩小＜20%，则预示伤口愈合显著延迟或停滞，处于难愈合状态，应重新评估护理计划并咨询伤口专家；不可愈合伤口是指通过正常愈合过程无法恢复的伤口，需要特殊医疗干预。

十、伤口评估记录

伤口评估后要进行认真、客观、准确、及时地记录，并详细记录每个伤口的特点。伤口摄影应客观，以减少观察者间差异，并使专业人员能够准确、一致地评估伤口面积变化，也是伤口持续评估的重要措施。应用合适的表格或文字进行记录，有助于对伤口的愈合进行判断，利于患者在出院或转院后继续进行有效治疗。

第三节　伤口疼痛评估及管理

国际疼痛研究协会将疼痛定义为个体在实际或潜在的组织损伤、疾病或伤害性刺激时的一种不愉快的感觉和情感体验。疼痛成为继心率、呼吸、血压、体温后的第五大生命体征。世界伤口愈合协会将伤口相关性疼痛定义为与开放性皮肤损伤直接相关的一种不良症状和不愉快的经历。伤口疼痛伴随着组织损伤修复的全过程，严重疼痛会导致免疫功能亢进或抑制，免疫球蛋白水平下降；使内分泌代谢紊乱，肾上腺素和儿茶酚胺水平升高，导致小动脉收缩，影响伤口周围血液循环；此外，长期的疼痛可能引起或加重慢性神经性疼痛，严重影响患者的生活质量和心理状态。而不良心理状态也会导致全身的炎症反应细胞因子水平过低，从而抑制正常伤口愈合阶段的炎症反应进程，使伤口缺血、缺氧、水肿过程延长，最终影响伤口的愈合。

一、伤口疼痛评估

疼痛作为一种主观体验，会受到生理、心理、个人经历和社会文化等多方面因素的影响。因此，客观全面地评估伤口疼痛对诊断和治疗方案的制定至关重要，评估内容应包括疼痛的部位和范围、性质、程度、时间、刺激因素及患者对疼痛的认知程度。评估与记录应贯穿疼痛持续变化的全过程。

（一）疼痛的部位和范围

疼痛是由客观损伤刺激导致的主观体验，明确疼痛的部位和范围，有利于对组织损伤部位及范围的准确判断。

1. 局部痛　是指病变所在部位的局限性疼痛，多由感受器或神经末梢受到刺激引起，如体表痛、深部痛和内脏痛等。其中，体表痛性质以锐痛或快痛为主，如皮炎或皮肤损伤；深部痛和内脏痛性质则多为钝痛或慢痛，又称“延迟痛”，如关节部位痛。

2. 扩散痛 是指当某神经的一个分支受损伤刺激时，疼痛除向该分支远端分布区放射外，可扩散至同一神经的近端部分，如牙痛通常可引起单侧头面部疼痛，甚至可扩散至邻近其他周围神经或相距较远的脊髓节段的感觉分布区域。

3. 放射痛 是指感觉通路的病变引起的受累感觉神经纤维所支配躯体部位的疼痛或不适。当周围神经干、神经根或中枢神经系统内的感觉通路受某种病变刺激时，疼痛可沿受累的神经向末梢传导，并致远离病变的部位，但在其分布区域内。如幻肢痛和中枢痛均属放射痛。

4. 牵涉痛 是指当内脏病变时，刺激内脏的痛觉传入纤维，而引起与之相同或邻近脊髓节段所属的某躯体神经支配区疼痛，甚至为躯体更远隔部位的浅表或深部痛。内脏病变均有较固定的皮肤牵涉痛区。牵涉痛区除表现为自发性疼痛外，间歇期还可表现出痛觉过敏和压痛。

（二）疼痛的性质

1. 刺痛 又称“第一痛”“锐痛”“快痛”。刺痛的发生机制与伤害性感受器的激活有关。当组织受到损伤时，刺激冲动是由经周围神经中的A类纤维传入延髓中枢。刺痛主观体验的特点是定位明确，痛觉迅速形成，去除刺激后即刻消失。常引起受刺激的肢体保护性回缩反射，患者情绪反应一般不明显，较稳定，易于进行定量研究。

2. 灼痛 又称“第二痛”“慢痛”“钝痛”，多由化学物质刺激痛觉感受器引起，痛觉信号经周围神经中的C类纤维传入。灼痛主观体验的特点是定位不明确，通常难以忍受。痛觉的形成缓慢，通常在受刺激后出现，而去除刺激后，还要持续数秒钟才能消失。灼痛可反射性地引起同一脊髓节段所支配的横纹肌紧张性强直，并多伴有心血管和呼吸系统的变化，以及带有强烈情绪反应。皮肤烧伤、暴晒伤、局部软组织炎性渗出，亦可引起灼痛，一般来说，灼痛多较表浅。

3. 酸痛 又称“第三痛”，痛觉导入冲动经周围神经中的Aδ类和C类纤维传入。此类痛觉是由内脏和躯体深部组织受到伤害性刺激后所产生，尤其是指机体发热或烧伤时源自深部组织的痛感觉。疼痛在刺激后缓慢地发生于广泛部位，数分钟后达最高值，这是由致痛物质生成缓慢导致。酸痛主观体验的特点是痛感难以描述，定位差，很难确定疼痛部位，常伴有内脏、躯体反应，以及较强的情绪反应。

4. 跳痛 常伴动脉压的搏动而短暂加剧，多发生于炎症区，敏感的神经末梢受所在组织膨胀压力而产生规律性或阵发性痛，疼痛常剧烈难忍。在枕颞部、肩胛区，当神经损伤伴随血管损伤时，两者的炎症可引起难忍的疼痛。

5. 电击痛 为根性痛的一种表现，当神经根受刺激时可产生，神经根被突出的椎间盘挤压或组织短时间内压力升高，如咳嗽、喷嚏，可引起触电样疼痛。

（三）疼痛的程度

我国临床和科研使用的疼痛评估量表多为外文原版的中文翻译版，常用的评估量表有14种，分为单维度疼痛量表、多维度疼痛综合评估量表和神经病理性疼痛筛查专用量表。单维度疼痛量表有评估快速、内容简洁、患者容易理解等优点，多用于临床快速诊疗。但由于疼痛本身是一种多维度综合性的主观体验，多维度疼痛综合评估量表虽然耗时相对较长，却可以更全面地对疼痛进行评估，更适用于进行临床科研或健康调查。由于神经病理性疼痛患者的治疗方法与非神经病理性疼痛患者不同，临床上需要对神经病理性疼痛患者进行筛查则需要使用神经病理性疼痛筛查专用量表。

1. 单维度疼痛量表 单维度疼痛量表是快速评估疼痛的首选，是临床上最常应用的疼痛评估量表类型。单维度疼痛量表通过数字、文字、图像等形式使患者将主观疼痛感受客观地表达出来，具有简单易行、评估快速等特点。经过简单解释，患者一般能很快地理解量表的要求，并在1 min内完成评估。

（1）视觉模拟评分法（visual analogue scale，VAS）：VAS是最常用的一种疼痛强度的单维度测量评估工具。量表主要由一条100 mm的直线组成，该直线的一端表示“完全无痛”，另一端表示“能够想象到的最剧烈的疼痛”或“疼痛到极点”。VAS的评估必须测量者用VAS卡或绘图的方法给出，而不能仅通过语言描述的方式让患者标记其疼痛强度。如果使用绘图法，VAS的绘制需要用尺子严格画出100 mm直线，或者在Word等电脑软件中设置输出100 mm的直线。患者根据当时的疼痛强烈程度在这条线上相应的位置做标记（用一个点或一个“×”等），测量人员需要用尺子，严格地计算出从直线的“完全不痛”点到患者标记出的位置之间距离。0～2分为轻度疼痛，3～5分为中度疼痛，6～8分为重度疼痛，8～10分为极度疼痛。VAS评分具有准确、简便易行、灵敏度高等特点。但需要注意的是，VAS需要患者有一定的抽象思维能力，视力正常并具有书写能力。因此，3岁以下儿童或部分老年患者可以考虑使用脸谱VAS（facial VAS）。脸谱VAS是在上述线性VAS直线上加上卡通表情（高兴、中性、痛苦等），从而使评分更直观、更形象。

（2）修订版Wong-Baker面部表情疼痛评估法（Wong-Baker faces pain scale revision，FPS-R）：最初的面部表情疼痛评估法（Wong-Baker faces pain scale，FPS）是由Donna Wong和Connie Baker博士为儿童疼痛测量开发的，后经修订形成了FPS-R。FPS-R要求患者对整体疼痛程度进行从0分（无痛）到10分（最严重）共11个等级进行评分，同时FPS-R提供了6种面部表情的卡通图片（从微笑、悲伤至痛苦的哭泣等）形象表达分值区域所表示的疼痛程度。评估前先让患者仔细观察辨识卡通表情，然后患者指向与其疼痛程度相符的刻度或卡通面孔即可。FPS-R量表更适用于儿童、老人、文化程度较低或表达困难、意识不清及有认知功能障碍的患者。

（3）数字分级评分法（numerical rating scale，NRS）：NRS评分准确简明，曾被美国疼痛学会视为疼痛评估的“金标准”。NRS有多个版本，其中最常用的是NRS 0～10分版。患者要在4种大类别，共11种评分（0～10分）中选择：即无疼痛（0分）、轻度疼痛（1～3分）、中度疼痛（4～6分）、重度疼痛（7～10分）。NRS比较清晰客观，可以对患者疼痛进行更准确的评估，从而提高不同患者之间在评估上的可比性。NRS具有便利性，常用于临床口头评估或者电话随访评估。NRS需要患者有抽象的数字刻度理解能力和文字阅读理解能力，因此，NRS比较适用于10岁以上有一定文化程度的患者。

（4）口述评分法（verbal rating scale，VRS）：VRS是加拿大McGill疼痛问卷的一部分，后来被临床医护人员独立出来用于测查单维度的疼痛强度问题。VRS有多个版本，但常用为5点评分法（the 5-point VRS，VRS-5），其疼痛等级：1分为轻微的疼痛；2分为引起不适感的疼痛；3分为比较疼痛或难受；4分为严重的疼痛；5分为剧烈的疼痛。VRS的优势是评估简单、快捷，但要求评估对象有一定的语言理解能力。

2. 多维度疼痛综合评估量表　多维度疼痛综合评估量表在测量疼痛强度的同时，还测试疼痛对患者心理、情绪、睡眠、食欲、工作、日常活动的影响。与单维度疼痛量表相比，多维度疼痛量表的评估范围更全面，因此使用起来更为复杂费时。大部分多维度疼痛量表采用语言表述，因此需要评估人员加强对评估条目的理解与应用。

（1）整体疼痛评估量表（global pain scale，GPS）：GPS是一个全面综合性疼痛评估工具，包含20个疼痛相关评估条目，分为疼痛、情绪感受、临床表现、日常行为（即疼痛影响）4个部分。其中，疼痛部分评估疼痛的强度；情绪感受部分的评估内容包括害怕、沮丧、精疲力竭、焦虑、紧张；临床表现部分的评估内容包括睡眠质量、独立工作能力、整体躯体感受等；日常行为部分评估疼痛对日常生活的影响，如对购物、人际关系等活动影响进行评估。GPS具有信度良好、稳定性好、可靠性高的优点，且GPS能够较好地反映慢性疼痛患者近期的心理状态，以及疼痛对其日常生活的影响等。因此，GPS是临床疼痛护理工作中的一个兼顾全面性和便捷性的疼痛评估工具。

（2）麦吉尔疼痛问卷（McGill pain questionnaire，MPQ）：又称“麦吉尔疼痛指数”。Melzack和Torgerson于1971年在麦吉尔大学开发了MPQ，该问卷设计精密，可以对疼痛性质、特点、强度、情绪状态及心理感受等方面进行细致的记录，适用于科研和对非急性患者进行详细地评估。但MPQ所需的评估时间较长（一般需要5～15 min），且结构复杂，受患者的文化程度、情感、性别和种族等因素影响，因此在临床上并不常用。针对MPQ的缺点，Melzack对MPQ进行简化，制作了简化麦吉尔疼痛量表（short-form of McGill pain questionnaire，SF-MPQ），保留11个疼痛强度评估和4个疼痛情感项目，添加VAS用于评估整体疼痛的强度。使评估时间缩短为2～5 min，且保持了原版MPQ的评估灵敏度和可靠性。使用SF-MPQ时需要评估人员全程协助，必要时需要对术语进行相应的解释。

（3）简明疼痛量表（brief pain inventory，BPI）：BPI是常用的多维度疼痛评估工具之一。是由威斯康星大学神经科疼痛小组为评估癌性疼痛而开发的。目前BPI有长表（17项）和简表（9项）两种版本，临床上普遍使用简表版本。BPI主要用于评估过去24 h或过去1周内的疼痛。评估的主要内容包括疼痛原因、疼痛性质（如刀割痛和闪电痛）及疼痛对日常生活的影响等，并采用NRS描述疼痛程度，从多方面对疼痛进行评价。另外，BPI还要求患者对疼痛的位置进行描述，即在一张人体轮廓图上通过涂色的方法表示所有疼痛的位置，并以“×”标记最痛的部位。人体轮廓图建议选用标准的皮节图，以便对疼痛位置进行明确、标准地描述。

（4）健康调查量表36（the medical outcomes study 36-item short-form health survey，SF-36）：SF-36是针对流行病学调查设计的量表，对健康整体状况进行评估，也是国际生活质量评估工程（international quality of life assessment project，IQOLA project）的一部分。疼痛的评估是SF-36整体健康的众多指标之一。SF-36与疼痛相关的测试问题仅2道，即疼痛的躯体感受和由疼痛带来的影响。由于其针对疼痛的问题极少，在实际工作中，通常需要与其他疼痛量表联合使用。

3. 神经病理性疼痛筛查量表　部分伤口患者慢性疼痛会发展为神经性疼痛，而神经病理性疼痛与非神经病理性疼痛的病因和治疗方法不同。因此，部分多维度疼痛量表可专门用于筛查神经病理性疼痛。筛查神经病理性疼痛量表主要包括以下5种。

（1）ID疼痛量表：即neuropathic pain screening tool，以下简称“ID Pain”，是常用的神经病理性疼痛筛选评估工具，具有简明、易操作等特点，特别适合快速筛选。ID Pain对6个选项进行是否评判，其中有5项感觉描述项（针刺、烧灼、麻木、过电、痛觉过敏；每个项目正向计1分）；1项关节疼痛（即疼痛是否只出现于关节部位，用于排除伤害感受性疼痛；反向计1分）。ID Pain总分值为-1 ～ 5分。有研究表明，临床上当患者的ID Pain≥3分时，神经病理性疼痛的可能性为69%，31%可能没有。由于ID Pain原作者在制定ID Pain的评判标准时为了提高灵敏度导致特异度降低，故ID Pain量表更适合作为判断神经病理性疼痛的参考工具，但并不是最终的判断标准。

（2）杜勒神经病理性疼痛问卷（douleur neuropathique 4 questions，DN4）：DN4是对神经病理性疼痛进行筛选的工具。其有10个选项包括7个症状自评项目（烧灼、冷痛、电击样、麻、如坐针毡、麻木与瘙痒）和3个临床检查项目（触摸、针刺感觉减退、触诊诱发疼痛）。目前，临床上多使用DN4简版，包含7个症状自评项目，删除了临床检查项目。DN4简版的优点是简单易懂，且在简单培训后患者可以自评。每个评估项目回答为“是”计1分，回答为“否”计0分。DN4总分为0 ～ 10分，当总评分大于或等于4分时即为神经病理性疼痛。有研究显示，DN4的灵敏度和特异度分别为83%和90%。

（3）神经病理性疼痛问卷（neuropathic pain questionnaire，NPQ）：2003年由Krause和Backonja编制，包括10项症状描述项（如麻木感、针刺痛和触发痛等）和2项自评项目。NPQ对神经病理性疼痛评估最为全面，每个项目是0 ～ 100分整数评分，有利于反映微小差异。NPQ总分计算需使用一个较为复杂的计算公式，总分区间为-1.4 ～ 2.8分。当患者的评分≥0分被认为存在神经病理性疼痛。

（4）利兹神经病理性疼痛症状和体征疼痛评分（Leeds assessment of neuropathic symptoms and sign，LANSS）和自评版LANSS（self-administrative LANSS，S-LANSS）：LANSS用于对神经病理性疼痛进行筛查，包括症状项（5项）和体检项（2项）。研究显示，LANSS的灵敏度为70% ～ 90%，特异度为94% ～ 97%。体检项需要医师使用有刻度的23号针头，使针头垂直接触患者的皮肤，并在皮肤上施加不同的压力，并判断是否诱发患者触痛。由于此项测试需要侵入性操作，因此Bennett对LANSS进行了修订。S-LANSS将所有症状项目保留，并将体检项删除换成自查项目。S-LANSS目前在临床领域使用率很高，可以对由于经济原因或其他客观条件不能做MRI检查的患者进行神经病理性疼痛的排除。

（5）疼痛识别问卷（pain-DETECT questionnaire，PD-Q）：包括7道症状项（0 ～ 5分），1道疼痛性质（-1 ～ 2分）和1道放射性疼痛判断（是或否判断）。PD-Q对神经病理性疼痛类型的筛查比较全面。PD-Q比大多数神经病理性疼痛问卷（ID Pain量表、DN4量表、LANSS）更能反映患者神经病理性疼痛的微小差异。评估人员注意，PD-Q将放射痛单独列出，且放射痛的评分标准与其他7个神经病理性疼痛症状项不同。

（四）疼痛时间

通过评估，仔细记录患者与伤口相关性疼痛的好发时间、持续时间、间歇时间及有无规律，有利于根据患者的实际情况制定相应的个体化治疗，同时需要鉴别患者的疼痛类型，如属于急性疼痛还是慢性疼痛。一般急性疼痛通常是指突然发生的疼痛，持续时间较短（从数分钟到数周不等），通常与伤口、疾病及损伤组织的炎症反应有关。疼痛具有可预测性和自限性，通常对药物治疗反应较好。慢性疼痛持续时间较长，持续时间可超过3个月，甚至数年。疼痛可以是持续性的，也可以是间歇性的。疼痛范围超过受伤区域，甚至可在无明显组织损伤的情况下发生。慢性疼痛可能导致功能障碍、活动受限、生活质量下降和心理问题，如抑郁、焦虑等。

（五）刺激因素

疼痛刺激因素一般包括机械（如压力、冲击力）、化学（如感染时侵入伤口的免疫细胞释放的前列腺素、组胺与缓激肽）、热（如烫伤）等多种类型。疼痛的感受和反应受到个体的精神、心理、情绪及经验等因素的影响，同时也会引起一系列生理反应，如保护性反射。导致伤口疼痛的因素包括伤口周围或局部的环境、用药情况及换药过程中的各项操作等。

（六）患者对疼痛的认知程度

疼痛评估为疼痛管理提供依据，因此患者对疼痛相关知识的掌握程度，对疼痛管理的态度及对镇痛方式的偏好，有助于制定个体化的疼痛管理方案，从而提高患者的治疗依从性，取得良好的疼痛治疗效果。

二、伤口疼痛的管理

（一）伤口疼痛管理的原则

1. **全程化**　对伤口疼痛的管理应贯穿伤口治疗的全过程，包括治疗前的全面评估、治疗过程中的各项操作、治疗后效果评价，以及患者和照顾者的相关健康知识等。

2. **个体化**　针对患者的疼痛情况，结合患者对药物和非药物治疗的意愿制定个体化的疼痛管理方案。

3. **及时性**　治疗过程中疼痛程度会发生变化，应及时根据患者的反馈对疼痛管理方案进行调整。

4. **合作性**　在伤口治疗的过程中，应与患者和照顾者保持良好的沟通，赢得患者和照顾者的信任，让患者和照顾者更好地参与疼痛的管理过程。

5. **舒适性**　尽量选择较为安静、舒适的环境进行治疗和护理，调整适宜的灯光、室温，减少噪声，保持各项操作轻柔，确保患者舒适与放松有利于疼痛的缓解。

（二）伤口疼痛的非药物治疗

1. **心理治疗**　采用倾听、鼓励患者表达疼痛感受，与患者互动、抚摸等方式缓解患者的紧张情绪。

2. **替代疗法**　采用分散注意力技术（如虚拟现实技术音乐疗法、放松训练、动画视频等）、芳香疗法（如薰衣草、柠檬等），可以促进患者放松，减轻换药过程中伤口的疼痛程度。

3. 物理治疗 如电疗法、磁疗法、光线疗法、按摩等，可有效缓解换药过程中的疼痛程度。

（三）伤口疼痛的药物治疗

医护人员可根据WHO三步镇痛阶梯原则及患者需求遵医嘱使用药物治疗，并根据患者的实际情况选择合理的用药方式，首选口服给药方式，做到按时、按需给药。

1. 非阿片类药物 轻度疼痛可使用第一阶梯非阿片类药物，如对乙酰氨基酚、洛索洛芬等非甾体抗炎药，该类药物成瘾性较低，长期或过量使用会引起胃肠道不良反应、肝肾损害。

2. 阿片类药物 若中度疼痛非阿片类药物药效不佳，可使用第二阶梯弱阿片类药物，如曲马多。若弱阿片类药物仍然无法缓解疼痛，可使用强阿片类药物，如吗啡、哌替啶、芬太尼等。弱阿片类药物的作用时间和半衰期较短，建议在急性疼痛发作时或进行侵入性操作前使用，一般可取得较好的镇痛效果，但由于其具有较高的成瘾性且不良反应较为严重，如呼吸抑制、低血压、胃肠蠕动抑制等，故要严格控制其适应证。

3. 抗焦虑药物 有焦虑、抑郁症状的患者可选用苯二氮䓬类药物缓解患者的焦虑情绪，并与镇痛药物起协同作用，以降低镇痛药物不良反应发生率。

4. 麻醉药 在进行伤口的清创前可局部应用表面麻醉剂（如利多卡因、罗哌卡因）减轻操作引起的疼痛，进行大面积或深部组织清创及手术时，可采取局部神经阻滞麻醉、蛛网膜下腔阻滞、硬膜外麻醉或全身麻醉，麻醉前要进行系统评估并询问过敏史，保证用药的安全性。

（四）伤口换药过程中减轻疼痛的护理措施

标准规范的换药操作技术包括伤口清洗、伤口清创、伤口敷料的选择与更换等，换药过程中任何环节的操作技术直接影响患者的疼痛体验。因此，细化和规范每项操作技术对减轻伤口操作性疼痛至关重要。

1. 伤口清洗

（1）根据伤口评估结果和个性化管理方案确定伤口清洗的时间和频率。

（2）清洗液建议使用0.9%氯化钠注射液或蒸馏水，避免使用刺激性较强的消毒剂清洗伤口，以免加重伤口的疼痛。

（3）清洗液应加热至接近体温（37 ～ 40 ℃），适宜的温度有利于新生肉芽组织的生长，避免使用低温清洗液。研究表明，清洗液温度过低可导致伤口疼痛加重、愈合延迟。

（4）清洗伤口时动作应轻柔，减少纱球擦拭伤口，避免操作性损伤加重出血和疼痛。

2. 伤口清创 清创是最易引起伤口疼痛的操作，目前临床常用的清创方法主要有外科手术清创、保守性锐器清创、机械清创、自溶清创、化学清创、生物清创等。选择清创方式时，需考虑适应证、伤口状况、清除污染物和失活组织的紧迫性、出血风险及相关操作性疼痛的可能性。

锐器清创和机械清创前可局部应用5%利多卡因、罗哌卡因等麻醉药进行局部麻醉以减轻伤口疼痛，外科手术清创可采用全身麻醉或其他麻醉方式。

自溶性清创通过使用水凝胶或水胶体敷料保持伤口湿润的环境，利用自身产生的生物酶软化伤口中坏死组织，以达到清创的目的，减轻换药时的疼痛及组织损伤，但感染伤口和较深的空腔伤口禁用，以免诱发和加重感染。

近年来，超声清创等技术在减轻清创导致的疼痛和提高清创的有效性方面得到广泛认可，但由于其成本较昂贵，临床应用存在局限性，建议在有条件的情况下选择性应用。

3. 伤口敷料选择与更换

（1）根据伤口的具体情况选择伤口敷料及更换频率。由于伤口处神经末梢直接暴露在空气中会引起疼痛，更换敷料时避免伤口暴露的时间过长。

（2）粘贴和移除敷料时，动作应轻柔。当敷料与伤口粘连时，采用温的0.9%氯化钠注射液浸湿后再缓慢移除，若需要浸泡后才能移除，建议考虑更换敷料。

（3）选择伤口敷料时需综合考虑敷料的适应证、禁忌证，以及适当黏附力、伤口渗出量、渗出液性质和敷料吸收力之间的平衡，保持适宜的湿润环境，使敷料更换过程中的创伤和疼痛降至最低。应避免在干燥伤口上使用高吸收性或高黏附性敷料，因其在移除时可能会粘连损伤新生肉芽组织，引起伤口疼痛。建议使用湿性敷料、水胶体敷料、硅酮泡沫敷料或抗菌敷料等；需要频繁进行检视的伤口外层可选用硅胶敷料，因其易于移除、可重复使用，同时不会增加伤口的疼痛；直接与伤口基底接触的内层敷料应避免使用纱布，可选用藻酸盐敷料、脂质水胶体硫酸银等易于移除的敷料，可大幅度降低换药时的疼痛程度与敷料更换频率。

第四节　伤口感染评估及管理

伤口感染是伤口难以愈合并迁延为慢性伤口的关键因素之一。研究显示，我国伤口的总感染率高达36%，更为严峻的是，随着抗生素耐药性的发生率不断升高，以及具有多重耐药性超级细菌的出现，伤口感染的治疗正面临着前所未有的挑战。

一、伤口感染的评估

（一）伤口感染的相关定义

1. 污染　污染是指伤口表面有微生物存在，但并未出现增殖。微生物来源可能是伤口周围的常驻菌群，也可能是外源性的致病性微生物，如环境、操作造成的感染。此阶段处于宿主控制阶段，人体通过自身防御机制可以完全抑制细菌的数量和毒性。

2. 定植　定植是指伤口表面有微生物存在且已增殖，但其数量和毒性不足以引起宿主反应，仍处于宿主控制阶段。

3. 局部感染　局部感染是指伤口内致病性微生物在伤口内附着、增殖，引起宿主反应，但此时感染仅局限于一个部位、系统或组织结构，此时症状轻微。

4. 播散性感染　播散性感染是指伤口内致病性微生物从伤口扩散，侵入周围正常组织，可累及深部组织、肌肉、筋膜、器官或体腔。

5. 全身感染 全身感染是指伤口内致病性微生物通过血管或淋巴系统扩散到全身，出现严重的全身炎症性反应、重度脓毒血症、器官衰竭，甚至死亡。

6. 细菌生物膜 细菌生物膜是一种具有遗传多样性和可变基因表达（表型）的微生物群落，是由细菌通过分泌多糖基质、纤维蛋白、脂质蛋白等，将其自身包绕其中而形成的大量高度组织化、系统化的膜样聚合物，使细菌对抗生素和抗微生物制剂有显著的耐受性，同时能够免受宿主免疫影响。

（二）伤口感染的病因

伤口感染是微生物侵入伤口并在机体（宿主）体内增殖，从而引发局部、播散性或全身感染的反应。伤口感染的发生和发展受机体（宿主）、伤口和环境共同影响。

1. 机体（宿主）因素 包括疾病状态和行为习惯。①疾病状态，如血糖控制不佳（糖尿病）、周围神经病变、神经性关节疾病、肿瘤的放疗或化疗后状态、贫血、心脏病、呼吸系统疾病、周围动脉疾病、肾损害、类风湿关节炎、免疫系统紊乱（如获得性免疫缺陷综合征、贝赫切特综合征等）、结缔组织疾病（如埃勒斯-当洛综合征）等，均可能增加伤口的感染风险。此外，使用皮质类固醇药物、营养不良或肥胖也是引起伤口感染的相关因素。②行为习惯，如吸烟、酗酒、非法药物的使用及治疗依从性差等均可能导致伤口感染的风险增加。

2. 伤口因素 ①急性伤口感染的原因：包括伤口周围脏污、手术或换药操作时污染、手术区域备皮不当、手术时间过长、术中输血、术中体温过低等。②慢性伤口感染的原因：持续时间长、面积大、解剖位置靠近潜在污染部位（会阴或骶骨）等。此外，急性和慢性伤口共同的易感染因素还包括伤口内存在异物（如引流管、缝线、敷料碎片）、伤口周围血肿、坏死的伤口组织未及时清除、组织灌注受损、渗出液增多和水肿加重、皮肤或皮下更深组织受损（如肌腱、肌肉、关节或骨骼）以及伤口处理措施不恰当等。

3. 环境因素 不卫生的生活环境会增加伤口接触致病菌微生物的风险，住院环境则可能导致增加接触抗生素耐药微生物的风险。手部卫生和无菌技术的欠缺可能导致医源性感染，而伤口局部液体管理不佳、分泌物、大小便失禁或汗液污染也可能导致伤口感染。此外，表面压力控制不佳导致组织缺血、缺氧也会增加伤口感染的风险。

（三）伤口感染的临床表现

伤口感染的临床表现多种多样，包括伤口周围红斑、局部温度升高、异常渗液、疼痛加剧、伤口床肉芽组织异常、软组织和上皮桥的连接、伤口裂开及气味异常等。单一的症状和体征并不能作为确认伤口感染的依据。因此，在进行伤口评估时，护士需要综合考虑多种症状和体征，并结合患者的整体健康状况和病史做出判断。

为了更加准确地评估伤口感染的情况，国际伤口感染协会发布的2022年版《伤口感染临床实践——最佳实践原则》将伤口中微生物负荷不断增加的过程分为5个阶段，并按照严重性分为污染、定植、局部感染（隐性和显性）、播散性感染和全身感染。每个阶段均有其特定的症状和体征。

1. **污染** 微生物存在于伤口内但不增殖，未引起明显宿主反应，未发现愈合延迟。

2. **定植** 微生物存在于伤口内有限增殖，未引起明显宿主反应，未发现愈合延迟。

3. **局部感染** 隐性（轻微）感染症状有肉芽增生、糟脆，易出血、肉芽组织与上皮连接、伤口渗出液增多、伤口愈合延迟；显性（典型）感染症状有伤口周围红斑，范围＜2 cm；局部发热、肿胀、流脓、伤口破裂和扩大、新发疼痛或疼痛加剧、伤口产生异味。

4. **播散性感染** 上述症状、体征持续时间延长，红斑扩散范围＞2 cm，伤口周围出现捻发音，伤口破裂伴或不伴有卫星病灶，出现淋巴管炎症状。

5. **全身感染** 出现昏睡、不适、食欲减退、发热或高热、脓毒血症、器官衰竭、休克、死亡。

此外，2022年版《伤口感染临床实践——最佳实践原则》还为伤口专科护士提供了具体的实践指导，帮助他们尽早实施减轻炎症和微生物负荷的伤口管理方案，避免全身感染和其他严重并发症的发生。这些原则的实施对于提高伤口治疗的效果和患者的生活质量具有重要意义。

（四）伤口感染的实验室检查

1. **伤口细菌培养** 感染伤口具有细菌种类繁多，特征复杂的特点，目前在伤口治疗中，对病原学检查的检测率偏低。伤口治疗前的病原学检查对于合理使用抗生素治疗至关重要，不仅可以有效提高抗生素使用的合理性和规范性，而且对于遏制伤口治疗中抗生素耐药性具有重大意义。因此，为了提高伤口治疗的效果和减少抗生素的滥用，有必要加强伤口专科护士对细菌培养重视性的认识。细菌培养的方法详见第四章第五节微生物培养技术。

2. **细菌生物膜检测** 细菌生物膜无法通过肉眼来识别，且可存在于深部组织内，检测需要借助分子生物学技术。目前广泛应用的是96孔微量板定量检测法，检测难度大、成本高，对伤口治疗的临床意义不如确认细菌种类和耐药性意义大。2022年国际伤口感染协会更新的《伤口感染临床实践——最佳实践原则》中提出，可能存在细菌生物膜的表现可归纳为以下7条：①抗生素治疗无效，或出现耐药或停止抗生素治疗后再次出现愈合延迟；②尽管给予最佳的伤口处理和健康支持，愈合仍然延迟；③渗出液或湿度增加；④轻度慢性炎症；⑤轻度红斑；⑥肉芽组织形成不良、脆弱或过度增生；⑦继发性感染表现。

3. **血液指标** 根据患者的临床症状及基础疾病选择血液指标，提高诊断的准确性和监测治疗效果，以下是一些常用指标及其特点。

（1）C反应蛋白（C reactive proten，CRP）：CRP是一种急性期蛋白，肝脏在炎症或组织损伤时产生，是临床上常用的炎症标志物之一，可用于感染的诊断和鉴别诊断，以及监测炎症的进展和治疗效果。细菌感染时CRP通常会显著升高，而在病毒感染时CRP可不升高或仅有轻度增高。

（2）降钙素原（procalcitonin，PCT）：PCT是一种在细菌感染时由甲状腺C细胞和免疫细胞产生的蛋白。全身性细菌感染时，PCT升高，而病毒感染时PCT不升高，因此PCT可作为区分细菌和病毒感染的指标。PCT升高通常早于CRP，且在感染控制后能迅速恢复正常水平。

（3）血清淀粉样蛋白A（serum amyloid protein A，SAA）：SAA是一种急性期蛋白，由肝脏在炎症刺激下产生。病毒感染时SAA可以显著升高，而细菌感染时SAA升高更为显著。SAA升高早于CRP，因此可以作为早期炎症的指标。

（4）白细胞介素-6（interleukin-6，IL-6）：IL-6是一种多功能细胞因子，可由多种细胞类型产生，包括巨噬细胞、T细胞和上皮细胞。它在急性炎症反应中起中心作用，可刺激肝脏产生CRP和其他急性期蛋白。IL-6的变化比CRP更早，因此可用于感染的早期诊断。

（5）中性粒细胞/淋巴细胞比值（neutrophil to lymphocyte Ratio，NLR）：即血液中中性粒细胞与淋巴细胞数量的比值。NLR在多种炎症性疾病中均会升高，包括感染和肿瘤。

（6）血小板/淋巴细胞比值（platelet to lymphocyte ratio，PLR）：即血液中血小板与淋巴细胞数量的比值。PLR在炎症和感染性疾病中可能升高。

（7）ESR：ESR是衡量红细胞在一定时间内沉降速度的指标。ESR增快通常与炎症性疾病相关，但缺乏特异性，且受多种因素影响。

（8）其他：免疫球蛋白（immunoglobulin，Ig），如IgG、IgA、IgM，以及补体C3和C4、淋巴细胞亚群对于评估有免疫系统疾病患者的感染情况有补充协助作用。

4. 影像学检查

（1）超声检查：能测量伤口及周围组织的脓肿深度，检测多普勒血流成像和软组织内空气显影比放射线更加具有优势。

（2）X线检查：如果骨科伤口感染意义重大，慢性骨髓炎表现为骨皮质侵蚀，死骨的显影呈现为高密度影的游离骨块。

（3）CT检查：能帮助确定伤口感染来源和范围，能区分组织水肿与蜂窝织炎。

（4）MRI检查：可评估坏死组织范围，敏感监测软组织感染进展过程和程度，能够早期发现骨髓水肿。

（5）核医学检查：包括骨扫描、细胞扫描及正电子发射计算机体层成像（positron emission tomography，PET），可在不同情况下协助判定全身感染情况。

二、伤口感染的管理

（一）伤口感染的治疗

1. 全面了解病情 在治疗前，应全面、准确地了解患者的病情，包括既往病史、本次伤口形成的原因、治疗经过及全身系统检查结果。在确保患者一般情况稳定的前提下进行伤口治疗，并定时监测和评估治疗效果，及时调整治疗方案。

2. 改善患者的一般情况 伤口的愈合需要充足的营养支持，应给予患者提供充足的热量、高蛋白、高维生素饮食；进食困难的患者，可选择经鼻胃管、空肠营养管等肠内营养支持或静脉营养支持。同时，积极纠正贫血、低蛋白血症、电解质紊乱等，给予合理的镇痛措施，并与患者保持沟通，缓解紧张情绪，提高患者的治疗依从性。

3. 抗感染治疗 针对性使用抗生素，及时对伤口进行细菌培养及药物敏感试验。在细菌培养和药物敏感试验结果出来之前，应根据患者的具体情况，经验性选择抗生素进行治疗。老年、儿童、肝肾功能不全患者，抗生素的剂量应酌情减少。骨髓炎患者，应适当延长抗生素使用时间。特殊细菌感染，如结核感染伤口，必须进行规范的抗结核治疗。

4. 积极治疗原发病 在控制血压、血糖的基础上，加强原发病的治疗。糖尿病足患者，应努力改善下肢动脉供应；下肢静脉性溃疡患者，应改善下肢静脉淤滞；有免疫系统疾病患者，应坚持内科治疗以提高机体免疫功能。

（二）伤口感染的创面处理

1. 伤口清洗 在进行换药或清创前清洗伤口以减少伤口的分泌物和细菌负荷，促进坏死组织脱落，并有利于医护人员充分检视伤口。可选择0.9%氯化钠注射液、乳酸钠林格注射液、灭菌注射用水或符合饮用水标准的自来水清洗。感染严重的伤口，可选用刺激性较小的表面活性剂和抗菌剂，如含季铵盐类表面活性剂、含甜菜碱型的表面活性剂、碘伏等进行清洗。必要时先使用过氧化氢溶液清洗伤口，再用0.9%氯化钠注射液冲洗。应根据伤口的具体情况选择清洗液，并注意清洗液的浓度、温度和清洗时间，以避免细胞毒性影响伤口愈合。与体腔相通的伤口、窦道伤口、瘘管伤口要谨慎冲洗，以免感染播散加重病情（详见第四章第二节伤口清洗技术）。

2. 伤口清创 清创是控制感染的有效方法，能够清除无活力的组织和感染伤口中的生物膜。组织无活力的标准为切之不出血、触之如软泥、夹之不收缩。不同疾病造成的感染伤口，清创的标准也不同，例如，静脉性溃疡表面不规则且表浅，清创时剔除表面炎性肉芽，直至有活跃渗血；动脉性溃疡的清创应慎重，避免早期过度清创导致创面暴露，使干燥和坏死范围扩大；放射性溃疡的清创范围要足够大，尽量切除受照射区域有病理改变的损伤皮肤和溃疡中心，如果累及骨质，应去除死骨至有活跃渗血为止。清创时应在患者生命体征平稳的情况下进行，根据患者对疼痛的耐受性及疾病的特点确定清创的范围，确保患者治疗期间的安全（详见第四章第三节伤口清创技术）。

3. 伤口敷料的选择 根据伤口床准备的“TIME”［分别是指坏死组织、感染或炎症、湿性平衡、创面边缘（tissuenonviable，infection or inflammation，moistureim balance，edge of wound，简称“TIME”）］原则，即根据组织类型、感染状况、渗液情况和伤口边缘情况选择敷料。常见的抗菌剂敷料有含银离子敷料、含碘敷料、高渗盐敷料和含季铵盐敷料等。根据不同产品的特性和说明书规范使用敷料，以达到最佳效果（详见第四章第六节伤口敷料的选择与应用）。

4. 局部抗生素的应用 局部感染伤口应用抗生素治疗，鉴于易产生耐药性，国内外文献暂时没有高级别推荐意见。在特殊情况下，需根据细菌培养结果和临床经验谨慎用药。

第五节 伤口营养评估及管理

营养是指人体摄取、消化、吸收、运转和利用食物中的营养物质以满足机体生理需要并排出废物的生物学过程。患者伤口能否顺利愈合，机体营养储备状况是重要因素之一。通过准确地评价患者营养状况，合理补充营养物质，改善患者对创伤的耐受能力，对提高患者伤口的恢复、减少创伤及手术并发症有十分重要的意义。《国际营养指南》推荐的规范化营养管理流程分为营养筛查、评定、诊断、干预、监测5个步骤。

一、营养筛查

营养筛查是应用营养筛查工具判断患者营养相关风险的过程，包括营养风险筛查和营养不良筛查两类，后者主要用于发现个体有无营养不良或营养不良风险。针对伤口患者可采用营养风险筛查2002、通用营养不良筛查、微型营养评定简表法等工具，确定患者是否存在营养风险。

（一）营养风险筛查2002

营养风险筛查2002（表3-5-1）是欧洲肠外肠内营养学会（European Society for Parenteral and Enteral Nutrition，ESPEN）工作小组根据近20年来在国际发表的128个随机对照试验系统评价（systematic review of randomized controlled trial，SR-RCT）而开发的营养风险筛查工具，是国际上第一个采用循证医学方法开发、为住院患者进行营养风险筛查的工具，其信度和效度均已得到验证（表3-5-1），操作简单易行，适用对象年龄范围为18～90岁。

表3-5-1　营养风险筛查2002

评分	内容
A.营养状态受损评分（取最高分）	
1分（任一项）	近3个月体重减轻＞5% 近1周内进食量减少＞25%
2分（任一项）	近2个月体重减轻＞5% 近1周内进食量减少＞50%
3分（任一项）	近1个月体重减轻＞5% 近1周内进食量减少＞75% 体重指数＜18.5 kg/m² 及一般情况差
B.疾病严重程度评分（取最高分）	
1分（任一项）	一般恶性肿瘤、髋部骨折、长期血液透析、糖尿病、慢性疾病（如肝硬化、慢性阻塞性肺疾病）
2分（任一项）	血液恶性肿瘤、重症肺炎、腹部大型手术、脑卒中
3分（任一项）	重症颅脑损伤、骨髓移植、重症监护、急性生理和慢性健康状况Ⅱ评分＞10分
C.年龄评分	
1分	年龄≥70岁

注：营养风险筛查评分为A＋B＋C；若评分≥3分，提示患者存在营养风险，应进行营养治疗。

（二）营养不良通用筛查工具

营养不良通用筛查工具（malnutrition universal screening tool，MUST）是由英国肠外肠

内营养协会多学科营养不良咨询组开发，于2004年正式发表（表3-5-2）。主要用于蛋白质热量营养不良及其发生风险的筛查，包括体重指数（body mass index，BMI）、体重下降程度、疾病导致的进食量减少3个方面。根据最终总得分，分为低风险、中等风险和高风险。MUST评分≥2分为高营养风险状态，需要制定营养治疗方案。

表3-5-2　营养不良通用筛查工具

评分项目	具体内容	评分
BMI	＞20 kg/m²	0分
	18.5～20 kg/m²	1分
	＜18.5 kg/m²	2分
体重下降程度	过去3～6个月体重减轻＜5%	0分
	过去3～6个月体重减轻5%～10%	1分
	过去3～6个月体重减轻＞10%	2分
疾病原因导致近期禁食时间	≥5天	2分

注：BMI.体重指数。

（三）微型营养评定简表

微型营养评定简表（mini-nutritional assessment short form，MNA-SF）（表3-5-3）是专用于老年人的营养筛查工具，是由Rubenstein等在微型营养评定基础上设计而来。《澳大利亚循证营养指南》推荐MNA-SF作为居家老年患者的营养筛查工具。在BMI无法得到的情况下，可由小腿围代替。MNA-SF评分在12～14分，无营养不良风险；8～11分，可能存在营养不良，需要进一步营养状况评价；≤7分，需立即启动营养干预，并积极排查病因。

表3-5-3　微型营养评定简表

序号	筛查内容	评分标准
A	既往3个月内，是否因食欲下降、咀嚼或吞咽等消化问题导致食物摄入减少?	0分＝严重食欲减退；1分＝中等程度食欲减退；2分＝食欲减退
B	最近3个月内体重是否减轻?	0分＝体重减轻超过3 kg；1分＝不知道；2分＝体重减轻1～3 kg；3分＝无体重下降
C	活动情况如何?	0分＝卧床或长期坐着；1分＝能离床或椅子，但不能出门；2分＝能独立外出
D	在过去3个月内是否受过心理创伤或罹患急性疾病?	0分＝是　2分＝否
E	有无神经心理问题?	0分＝严重痴呆或抑郁；1分＝轻度痴呆；2分＝无心理问题

续 表

序号	筛查内容	评分标准
F1	体重指数（kg/m^2）是多少？	0分：体重指数＜19 kg/m^2；1分：体重指数在19～21 kg/m^2；2分：体重指数在21～23 kg/m^2；3分：体重指数≥23 kg/m^2
F2	小腿围（cm）是多少？	0分：小腿围＜31 cm；3分：小腿围≥31 cm

二、营养评定

营养评定是指通过膳食调查、人体测量、实验室检查及多项综合营养评价方法等手段，判定人体营养状况，确定营养不良的类型及程度，估计营养不良的危险性，并监测营养治疗的疗效。

（一）健康史及体格检查

通过病史调查，了解有无慢性消耗性疾病、手术创伤、感染等应激状态，注意摄食量、体重变化，评估是否有呕吐、腹泻等消化道症状。体格检查可发现是否存在肌肉萎缩、水肿或腹水、毛发脱落、皮肤损害、恶病质等营养缺乏的体征。

（二）膳食调查

膳食摄入量的调查是营养评定的关键环节。

1. 24 h回顾法 要求患者回忆前一天24 h摄入的所有食物。此方法易行、快速。然而，多数患者可能很难准确回忆膳食的摄入情况，尤其是甜点、饮料和营养制剂的摄入情况易被遗忘。用标准尺寸的杯子、匙、盘子或模型有助于被访谈者更加准确地描述。

2. 食物频率问卷法 收集患者每天、每周、每个月摄入某种食物的频次，有助于证实回顾的准确性，并提供更全面的个人膳食摄入情况。此方法经济、省时，但提供的信息有限。

3. 营养计算法 利用食物成分表和计算机数据库中每一种饮食营养素的量进行计算，较准确地了解每天食物的营养摄入量。

（三）人体测量

1. 体重 可综合反映蛋白质或能量的摄入、利用和储备情况。短期内出现的体重变化可受水钠潴留或脱水影响，3～6个月非自愿的体重减轻是评价机体营养状况的有用指标，较轻的体重减轻为＜5%，严重的体重减轻为＞10%。

2. BMI 评价肥胖和消瘦的良好指标。BMI＝体重（kg）/［身高（m）］^{2}。我国推荐成人BMI参考值为18.5～23.9 kg/m^2为正常，24.0～27.9 kg/m^2为超重，＞28.0 kg/m^2为肥胖，＜18.5 kg/m^2为潜在营养不良或体重偏低。BMI受个体水肿程度及腹水量影响较大，个体BMI与本人近期的数值进行比较，意义会更大。

3. 皮褶厚度与臂围

（1）三头肌皮褶厚度（triceps skinfold thickness，TSF）：被测者立位，上臂自然下垂，测量左或右上臂背侧肩胛骨肩峰至尺骨鹰嘴连线中点上1cm处的皮下脂肪厚度，测定者用两指将皮肤连同皮下脂肪捏起呈皱褶，捏起处两边的皮肤须对称，用压力为10 g/mm²的皮褶厚度计测定。三头肌皮褶厚度正常参考值男性为8.3 mm，女性为15.3 mm。连续测定3次后取平均值，计算实测值占正常值的百分比。低于正常值的80%～90%为轻度体脂亏损，60%～80%为中度体脂亏损，若低于正常值的60%为严重体脂亏损。

（2）上臂中围（mild-arm circumstance，MAC）：上臂自然下垂情况下用卷尺测量肩峰和尺骨鹰嘴连线中点处的周径。TSF和MAC均受体液平衡的影响。

（四）实验室检查

1. 血浆蛋白 包括血浆白蛋白、转铁蛋白、前白蛋白、视黄醇结合蛋白等。

（1）血浆白蛋白：在血浆蛋白质中含量最多，反映机体较长时间内的蛋白质营养状况。

评价标准：35～50 g/L为正常，28～34 g/L为轻度不足，21～27 g/L为中度不足，＜21 g/L为重度不足。

（2）血清前白蛋白：主要由肝脏合成的一种动输蛋白，主要运输甲状腺素和视黄醇（维生素A）。前白蛋白半衰期较短（1.9天），血清中的含量少，在体内储存也较少，常作为评价蛋白质-能量营养不良和反映近期膳食摄入状况的敏感指标。

评价标准：0.20～0.40 g/L为正常，0.16～0.19 g/L为轻度不足，0.10～0.15 g/L为中度不足，＜0.10 g/L为重度不足。

（3）转铁蛋白：为β球蛋白，能反映营养治疗后的营养状态和免疫功能的恢复率，是较敏感的指标，比血清白蛋白、人体测量学等指标发生变化快。

（4）视黄醇结合蛋白：为低分子量的亲脂载体蛋白，血液中维生素的转运蛋白，能够特异地反映机体的营养状态，较前白蛋白有更高的灵敏度，是诊断早期营养不良的敏感指标。

2. 肌酐身高指数 肌酐身高指数（creatinine height index，CHI）：是反应肌肉储备下降程度的灵敏指标。CHI可通过机体24 h排出的肌酐来计算：CHI（%）＝24 h肌酐排泄量/24 h同性别及身高的标准肌酐值×100。CHI减少5%～15%属于轻微虚弱，减少16%～30%属于中度虚弱，减少＞30%为重度虚弱。CHI结果受24 h尿量、发热、创伤、肾功能的影响。

3. 维生素及矿物质 通过实验室检测等手段，可以发现各种维生素、微量元素、矿物质等单独营养素的缺乏症。血清叶酸、维生素B_{12}等都有助于判断缺铁性贫血、叶酸缺乏及维生素B_{12}缺乏等。

三、营养不良诊断及严重程度

（一）营养不良诊断

2018年发布的《全球营养领导层诊断营养不良标准》（global leadership initiative on

malnutrition，GLIM）可用以成人营养不良的诊断。GLIM标准流程分为3个步骤：第一步，使用营养风险筛查工具进行营养风险筛查（推荐采用营养风险筛查2002、MUST和MNA-SF这3种筛查工具）；第二步，经筛查存在营养风险的患者，根据表现型标准和病因学标准进行营养不良诊断，若满足至少1项表现型标准和1项病因学标准，可诊断为营养不良（表3-5-4）；第三步，根据表现型标准对营养不良患者进行严重程度分级。

表3-5-4 全球营养领导层诊断营养不良标准

类别	具体指标
表现型指标	非自主性体重减轻
	过去6个月内体重减轻＞5%；超过6个月体重减轻＞10%
	低BMI
	年龄＜70岁时BMI＜18.5 kg/m²；年龄≥70岁时BMI＜20.0 kg/m²
	肌肉质量减少
	男性：ASMI＜7.0 kg/m²；女性：ASMI＜5.7 kg/m²
病因型指标	食物摄入或吸收降低
	依据MNA-SF量表中的条目：“既往3个月内，是否因食欲下降、咀嚼或吞咽等消化问题导致食物摄入减少”，符合中等或严重程度食欲减退
	炎症或疾病负担
	急性疾病/损伤相关 慢性疾病相关 C反应蛋白＞5 mg/L

注：BMI.体重指数；ASMI.四肢骨骼肌质量指数；MNA-SF.微型营养评价简表。

（二）营养不良严重程度分级

诊断为营养不良的患者，根据表现型标准分为中度营养不良和重度营养不良（表3-5-5）。

表3-5-5 营养不良的严重程度分级阈值

程度分级	表现型标准		
中度营养不良（至少符合1项此等级的表现型标准）	非自主性体重减轻 过去6个月体重减轻达到5%～10%； 超过6个月体重减轻达到10%～20%	低BMI 年龄＜70岁，BMI＜20 kg/m²； 年龄≥70岁，BMI＜22 kg/m²	肌肉质量减少 轻至中度减少
严重营养不良（至少符合1项此等级的表现型标准）	过去6个月体重减轻＞10%； 超过6个月体重减轻＞20%	年龄＜70岁，BMI＜18.5 kg/m²； 年龄≥70岁，BMI＜20 kg/m²	严重不足

注：BMI.体重指数。

四、制定营养目标

（一）创伤对营养的影响

创伤后，患者出现内分泌调节紊乱、高代谢反应等应激表现，具体可表现为机体能量代谢增高；蛋白质分解代谢加速，氨基酸由骨骼肌向内脏转移；糖、脂肪代谢紊乱；显著的内分泌改变；维生素及微量元素变化；体重减轻等。长期持续分解代谢导致营养不良，主要表现为低蛋白血症、贫血、电解质紊乱、维生素缺乏和免疫功能低下等，临床上可观察到消瘦、体重减轻、创面愈合延迟、抗感染能力差等表现。

（二）创伤患者的营养摄入量

根据创伤伤口的面积、深度，有无复合伤，体重变化，氮平衡和伤前的营养状况确定营养素的需要量。患者的尿氮排出量增高，一般来说与伤口的面积和深度成正比，合并感染时会显著增加。资料显示，严重感染时每天氮排出量可高达40.0 ～ 62.5 g，而且持续时间长，组织消耗极大，体重甚至可减轻20% ～ 30%。患者受伤后首先消耗体内不稳定的蛋白质和脂肪，之后再动用组织蛋白供给热能，因此严重影响组织修复。

1. **能量**　由于高代谢反应，创伤患者热能需求量增大，通常按创伤面积估计患者的能量需要。Curreri提出创伤面积超过20%的成人能量需要量（kcal）＝25×体重（kg）＋40×创伤面积（%）；8岁以下儿童能量需要量（kcal）＝60×体重（kg）＋35×创伤面积（%）。

Harrison等的研究认为，创伤面积＞40%，每天供给3000 kcal能达到热平衡。相关国际指南建议，有营养不良或有营养不良风险的成人，每人每天的能量摄入为30 ～ 35 kcal/kg。人体主要供能物质为糖类、脂肪及蛋白质。糖类供能值为4 kcal/g，约占非蛋白质供能的60% ～ 75%，其能够优先被分解为葡萄糖，起快速供能的作用。脂肪供能值约为9 kcal/g，提供20% ～ 40%的非蛋白质热量，以甘油三酯的形式存储于脂肪组织起长效储能的作用。同时，脂肪作为脂溶性维生素载体具有运输维生素A、维生素D、维生素E、维生素K的作用。蛋白质供能值为4 kcal/g，优先用于组织修复。因此，每天要摄入足够的非蛋白质供能物质，避免蛋白质被分解供能。

2. **蛋白质**　蛋白质对细胞的生长和维持、体液平衡和血液凝固至关重要，不仅具有为机体提供氮源，维持瘦体重的作用，还具备免疫调节、胶原蛋白合成、上皮细胞增殖、参与凝血因子及抗氧化酶生成的作用。正常成人每日需摄入蛋白质0.8 ～ 1.0 g/kg。对于损伤的患者，机体分解代谢增强会导致蛋白质大量消耗，因此，还需要增加蛋白质的摄入量，以补充伤口渗出物引起的氮流失。Demling的研究表明，当蛋白质分解至瘦体重损失20%时，伤口愈合过程会减慢，因此，建议将每日蛋白质的摄入量增加至1.5 g/kg。在创面愈合期，为促进重度损伤者的组织修复，蛋白质的供给量需增加至正常时的2 ～ 4倍。优先选择口服补充，可以饮食教育加口服营养补充，当经口不能满足时，必要时可进行肠内营养和肠外营养。

3. **微量营养素**

（1）电解质：创伤、手术均可导致矿物质的丢失增加。丢失量及持续时间与创伤的严重程度相关，特别是钾、钠、钙、镁和磷等，应根据血生化检测结果进行补充。

（2）维生素：维生素虽不是能源物质且在体内的含量很低，但其是细胞代谢过程中氧化-还原酶系统的主要辅酶，参与体内氧化还原反应，在伤口愈合过程中的作用十分广泛。抗氧化剂维生素A、维生素C、维生素E主要参与胶原合成和交联环节，从而对促进伤口愈合发挥积极作用。维生素A通过溶酶体膜的作用提高炎性反应，可促进伤口单核吞噬细胞及淋巴细胞等炎症细胞聚集，并调节胶原酶活性，有利于胶原蛋白合成、上皮再生和血管形成。维生素C是中性粒细胞产生过氧化物杀灭细菌所必需的物质，有利于巨噬细胞吞噬和游走，促进细胞间质及胶原纤维的合成。缺乏维生素C会降低机体抗休克和抗感染的能力，影响糖、蛋白质的代谢，还会导致毛细血管脆性增加，增加出血风险。维生素E的主要生理功能是抗氧化作用，是体内最重要的脂溶性抗氧化剂和自由基清除剂，除具有抗炎、维持正常免疫功能和抑制细胞增殖的作用外，还具有预防动脉粥样硬化、抗衰老等作用。

五、营养计划的实施及管理

有营养风险或营养不良的患者应该由多学科团队对患者进行全面的营养评定，并提供营养治疗方案。营养不良的规范治疗应该遵循五阶梯治疗原则，先选择饮食及营养教育，再依次选择口服营养补充、全肠内营养、部分肠外营养、全肠外营养。参照ESPEN相关指南建议，当不能满足60%的目标能量需求3～5天时，应更换营养支持方式。

（一）饮食结合营养教育

根据患者的营养状况有针对性地指导患者进食高蛋白、高热量、高维生素饮食，防止负氮平衡和脱水，以增加机体抵抗力和组织修复能力。

（二）口服营养补充

当经口进食不足造成宏量营养素或微量营养素的缺乏时，首先考虑采用口服营养补充（oral nutritional supplement，ONS）。ONS以增加口服营养摄入为目的，将能够提供多种宏量营养素和微量营养素的营养液体、半固体或粉剂的制剂配合食物经口服用，特殊情况下也可能作为唯一的营养来源。合理的ONS治疗能改善临床结局。临床实施需要在评估患者营养需求、疾病严重程度和代谢状态、胃肠功能和耐受性等基础上，合理选择ONS制剂、遵循个体化和动态调整原则，使患者获得最大收益。

（三）肠内营养与肠外营养

为了维护肠道黏膜的屏障功能，临床营养的理念逐渐提出“当肠道有功能，且能安全使用时，使用它”。建议应用全营养支持，首选肠内营养，必要时肠内营养与肠外营养联合应用。

1. 肠内营养 肠内营养是一种采用口服或管饲等途径经胃肠道提供代谢需要的能量及营养物质的营养治疗方式。其优点是营养物质经肠道和门静脉吸收，能很好地被机体利用，符合生理过程；维持肠黏膜细胞的正常结构，保护肠道屏障功能；严重代谢并发症少，安全、经济。因此，凡具有肠道功能者应首选肠内营养。根据成分不同，肠内营养制剂分为要素型、非要素型、疾病特异型、组件型4类。

2. 肠外营养　肠外营养是经静脉途径（非胃肠道途径）供应患者所需要的营养物质，包括糖类、脂肪乳剂、必需和非必需氨基酸、维生素、水、电解质及微量元素等。肠外营养使患者在无法正常进食的情况下仍可以维持营养状况、体重增加和创伤愈合。肠外营养不但能够有效救治外科手术、创伤、烧伤、肠功能障碍或衰竭危重症患者，在许多肿瘤、慢性病、老年共病等疑难病治疗中也发挥重要的作用。

参考文献

[1] 丁炎明. 伤口护理学[M]. 北京：人民卫生出版社，2017.

[2] 付小兵. 创面修复科专科护士分册[M]. 郑州：郑州大学出版社，2021.

[3] 李乐之，路潜. 外科护理学[M]. 7版 北京：人民卫生出版社，2021.

[4] 于健春. 临床营养学[M]. 北京：人民卫生出版社，2021.

[5] 刘安康，杨巧红，王延峰，等. 慢性伤口评估的最佳证据总结[J]. 护士进修杂志，2023，38（18）：1194-1699.

[6] 万丽，赵晴，陈军，等. 疼痛评估量表应用的中国专家共识（2020版）[J]. 中华疼痛学杂志，2020，16（3）：177-186.

[7] 张媛，郭锦丽，刘宏，等. 慢性伤口患者创面操作性疼痛管理的最佳证据总结[J]. 中华护理学杂志，2024，59（14）：1761-1768.

[8] 周帅，江锦芳，覃彦珠，等. 恶性肿瘤伤口症状管理的最佳证据总结[J]. 护理学杂志,2020,35(20)：92-97.

[9] HASEGAWA M，INOUE Y，KANEKO S，et al. Wound，pressure ulcer and burn guidelines-1：guidelines for wounds in general，second edition[J]. J Dermatol，2020，47（8）：807-833.

[10] DAVID G A，ANDREW J M. Clinical assessment of chronic wounds[EB/OL].（2023-10-05）[2024-10-29]. https：//www. uptodate. com/contents/zh-Hans/clinical-assessment-of-chronic-wounds.

[11] CALIFORNIA CORRECTIONAL HEALTH CARE SERVICES. CCHCS care guide：chronic wound management care guide[EB/OL].（2024-05-29）[2024-10-29]. https：//cchcs. ca. gov/wp-content/uploads/sites/60/CG/CWM-CG-Summary. pdf.

[12] KIMBERLY L B，DIMITRI B，KAREN C，et al. Best practice recommendations for prevention and management of periwound skin complications[EB/OL].（2021-6-14）[2024-10-29]. https：//woundsinternational. com/best-practice-statements/best-practice-recommendations-prevention-and-management-periwound-skin-complications/.

[13] SIBBALD R G，ELLIOTT J A，PERSAUD J R，et al. Wound bed preparation 2021[J]. Adv Skin Wound Care，2021，34（4）：183-195.

[14] DOWSETT C，BAIN K，DE MOURA M R，et al. Advancing practice in holistic wound management：a consensus-based call to action[EB/OL].（2020-12-11）[2024-10-29]. https：//woundsinternational. com/journal-articles/advancing-practice-holistic-wound-management-consensus-based-call-action/.

[15] ORSTED H L，KEAST D H，FOREST L L，et al. Best practice recommendations for the prevention and management of wounds. In：Foundations of Best Practice for Skin and Wound Management[EB/OL].（2021-02-11）[2024-10-29]. https：//www. woundscanada. ca/docman/public/health-care-professional/

bpr-workshop/165-wc-bpr-prevention-andmanagement-of-wounds/file.

[16] ROMANOWSKI K S，ASKARI R. Overview of perioperative nutrition support [EB/OL]. (2024-1-11) [2024-10-29]. https：//www. uptodate. com/contents/overview-of-perioperative-nutrition-support.

[17] CHRISTINE R, MICHI Y, KENNETH E S, et al. Geriatric nutrition：nutritional issues in older adults [EB/OL]. (2023-3-23) [2024-11-1]. https：//sso. uptodate. com/contents/geriatric-nutrition-nutritional-issues-in-older-adults.

[18] MUNOZ N，POSTHAUER M E，CEREDA E，et al. The role of nutrition for pressure injury prevention and healing：the 2019 international clinical practice guideline recommendations [J]. Adv Skin Wound Care，2020，33 (3)：123-136.

第四章

伤口护理基本技术

学习目标

【知识目标】

1. 掌握换药总体原则及各类伤口护理基本技术的实施方法。
2. 掌握各类伤口敷料的种类和特点。
3. 熟悉各类伤口护理基本技术的注意事项。
4. 了解压力治疗、微生物培养的适应证和禁忌证。

【能力目标】

1. 能运用换药总体原则和流程，对伤口患者实施整体护理。
2. 在伤口治疗中能选择适宜的敷料。

【素质目标】

具有关注伤口患者心理感受和尊重伤口患者隐私的态度和行为。

第一节 伤口护理总体原则与流程

一、伤口护理总体原则

（一）伤口整体管理原则

伤口整体管理原则是针对慢性、难愈性伤口而言，慢性、难愈性伤口的护理不能仅着眼于伤口局部，而需要应用整体性、多学科的方法，除局部伤口评估和治疗外，还包括患者全身状况、合并症、心理、社会需求的综合评估和干预。有效的伤口管理策略包括准确的整体与局部评估，尤其是病因评估，并根据评估结果制定护理目标与个性化治疗计划、患者参与和教育，以及跨学科团队的协作。同时，对于慢性伤口的治疗也不是线性的，是周期性评估，以确认伤口的愈合情况、患者全身状况，是否达成目标及护理计划是否有效。此外，还需要特别关注潜在的病理生理因素，如缺血、感染（生物膜和慢性炎症）及免疫功能障碍，并采取相应的治疗措施。

慢性伤口患者的整体管理可以理解为是对患者、伤口及伤口护理环境进行以人为本的评估，以获取良好的治疗效果，是一种全面考虑个体、伤口及伤口护理环境的护理方法。伤口护理人员需要根据慢性伤口病因提供治疗方案，而非单纯地评估、治疗局部伤口。国外研究发现，许多慢性伤口患者缺乏准确的诊断，通常使用不适合患者的治疗计划，如约30%的伤口患者没有记录鉴别诊断，大部分慢性伤口患者缺乏适当的评估，只有5%的糖尿病足患者有记录的踝肱指数（ankle brachial index，ABI）。患者缺乏准确、全面的评估可能导致严重后果，如约25%的下肢静脉性溃疡患者发展为全身感染，17%的糖尿病足患者最终需要截肢。Lindholm等发现，若缺乏综合伤口评估与管理，则无法制定有针对性的伤口护理干预措施，不仅增加患者的痛苦，还大幅增加相关费用。相反，全面的筛查，制定合适的护理路径，并由伤口护理团队全程管理，密切跟踪和监测，可以大大改善临床结局，降低不必要的发病率和死亡率。此外，伤口的治疗不应仅关注愈合，而应通过以患者为中心的全面护理，促进患者整体健康。

伤口整体管理工具有许多，例如，2022年国际伤口感染协会更新的《临床实践中的伤口感染最佳实践原则》总结了7个以人为本的整体伤口管理工具，分别是英国伤口杂志（*Wounds UK*）关于改进伤口整体评估的最佳实践声明、感染管理路径包括“TIME”临床决策支持工具、成人烧伤患者关注清单、有助于改善姑息性治疗的伤口愈合策略、伤口护理团队方法的通用模型、TIMERS：将伤口护理扩展到伤口中心以外、伤口床准备2021。以上工具从慢性伤口整体管理的不同方面进行剖析和总结，并给出许多实用的管理方法，如“TIME”临床决策支持工具中ABCDE方法，包括患者整体评估（assess）、多学科团队（bring in MDT）、控制和治疗伤口愈合的根本原因和障碍（control）、决定治疗策略（decide）、评估和重新评估（evaluate）。另外，针对各类慢性伤口，目前国内外很多伤口护理组织出版了多项指南、共识和标准，例如，多个国际组织联合发布的《压力性损伤临床防治国际指南》、国际糖尿病工作组发布的《糖尿病足指南》等，也是针对某一类型慢性伤口的整体管理工具。伤口护理工作人员可根据自身需要，选择合适的整体伤口管理工具。

（二）无菌技术原则

无菌技术（又称“外科技术”）是在医疗、护理操作过程中，保持无菌物品、无菌区域不被污染，防止病原微生物入侵人体的一系列操作技术。当机体出现伤口时，皮肤完整性被破坏，暂时性或定居性病原体容易通过直接或间接接触进入伤口。皮肤破损时，采取任何措施的最终目标是防止病原体进入机体。无菌技术是防止伤口出现和/或传播感染的一项重要实践技术，能降低交叉感染和病原体进入伤口的风险。

国际伤口感染协会2022年发布的《临床实践中的伤口感染——最佳实践原则》中描述了2个公认的用于伤口换药的无菌技术标准：无菌技术和清洁技术（又称“标准技术”）。外科手术采用严格的无菌程序，包括术前皮肤清洁、使用个人防护装备（personal protective equipment，PPE）、管理手术野和手术环境控制。但是，在开展换药的大多数环境中，这种严格的程序不具有可行性。为实现基于临床实践中可达到的感染控制，医务人员应根据当地情况（如资源、护理标准、患者人数和环境风险）制定无菌技术标准。

1. 无菌技术的应用 在以下情况，选择无菌技术：①患者免疫功能受损；②技术上比较复杂的换药；③较长时间的换药（＞20 min）；④大面积伤口；⑤伤口深度穿透无菌体腔，或累及肌腱和骨骼等深部组织；⑥将材料或装置插入不可见的窦道或体腔内；⑦伤口位于难以处理的解剖位置；⑧多处伤口等。

无菌技术基本原则：应采取全面的预防措施，用乙醇消毒剂或皮肤清洁剂和自来水清洁双手，并佩戴无菌手套。应使用无菌场地、无菌设备（包括换药盘、液体罐、剪刀、镊子和清洗溶液）和无菌伤口敷料。准备伤口敷料时应保持无菌状态。

2. 清洁技术的应用 在以下情况，选择清洁技术：①患者免疫功能未受损；②护理的目的是缓解或维持症状；③技术上比较简单的换药；④换药时间较短（＜20 min）；⑤小面积的伤口；⑥表浅的伤口；⑦伤口位于易于处理的暴露部位。

清洁技术基本原则：应采取全面的预防措施，用乙醇消毒剂或皮肤清洁剂和自来水清洁双手，并佩戴清洁手套。应使用干净的设备（如毛巾、治疗巾和治疗碗）和基础换药盘（如弯盘、镊子和纱布）。应使用饮用水或无菌液体。但是，用于清创的设备（如剪刀、刮匙和镊子）应无菌。使用干净的剪刀（为剪裁伤口敷料专用），并在不开展换药操作时适当存储未使用的组件，如存储于无菌罐内。

（三）全面感染预防控制措施

无论选择的是何种无菌技术，均需采取全面的感染预防控制措施。具体措施如下。

1. 严格执行无菌技术操作原则 换药过程中严格执行无菌技术流程，防止病原体进入伤口：佩戴手套揭除敷料；揭开污染敷料应从上至下，不可从敷料中间揭开；清洗、消毒区域的顺序从清洁到污染，如无菌/清洁伤口的清洗、消毒应由内到外，感染伤口清洗为消毒时则由外向内，原则是避免污染相对清洁区域（具体方法参见第四章第二节伤口清洗技术）；更换手套并进行手卫生后，再行伤口测量、拍照等。

2. 适当的手卫生 使用含乙醇的消毒剂或皮肤清洁剂和流动水进行手部清洁。

3. 适用于无菌技术的个人防护装备 根据无菌技术种类佩戴无菌/清洁手套。根据伤口情况，如伤口及周边组织出现波动感、红肿热痛、为坏死感染的伤口换药时，可穿戴防护衣，必要时佩戴面罩、护目镜，防止发生喷溅。

4. 适合开展换药的环境 如定时清洁换药室；为换药设备提供干净、平整、无孔的治疗台面。

5. 用物处理 换药后应妥善处理感染性废弃物及锐器，避免感染源播散，减少交叉感染。

二、伤口换药流程

伤口换药流程见图4-1-1。

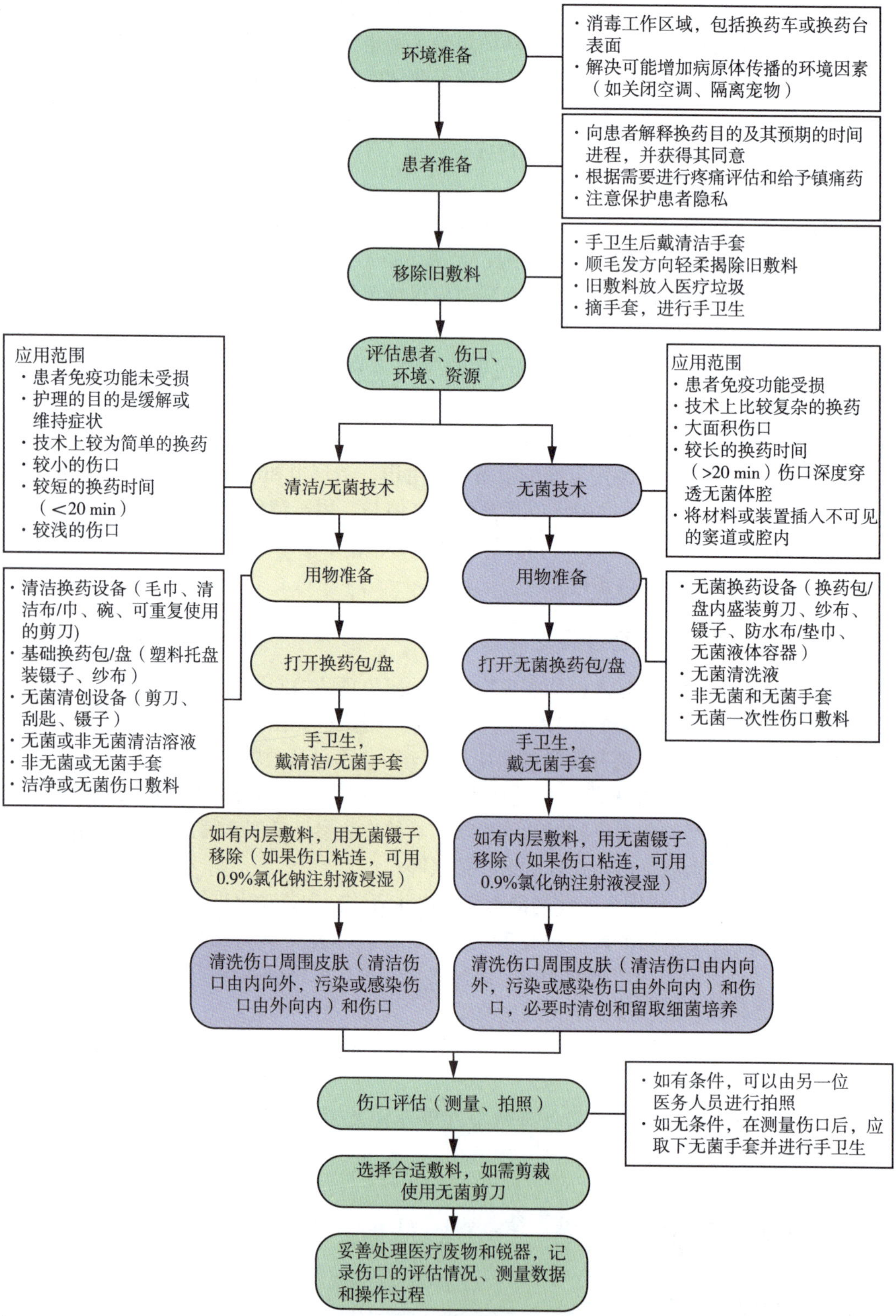

图 4-1-1　伤口换药流程图

三、伤口换药护理技术评分标准

伤口换药护理技术评分标准见表4-1-1。

表4-1-1 伤口换药护理技术评分标准

项目	总分	技术操作要求	得分	实际得分
仪表	4分	仪表端庄（1分）；服装整洁（1分）	2分	
		洗手（1分）；戴口罩（1分）	2分	
操作前准备	20分	双人核对医嘱及治疗单（2分）	2分	
		携治疗单到患者床旁，核对患者腕带及床头卡信息（1分）；清醒患者自行说出床号、姓名（3分）	4分	
		评估患者病情（2分）；合作及自理程度（2分）；伤口及伤口周边皮肤状况（2分）	6分	
		评估环境安静整洁（1分）；私密（1分）；安全（1分）	3分	
		向患者解释操作的目的（1分）；操作方法（1分）	2分	
		备齐用物（1分）；检查用物，符合使用要求（1分）；放置合理（1分）	3分	
操作过程	60分	携用物至患者床旁，再次核对患者信息（4分）	4分	
		协助患者取舒适卧位（2分）；屏风遮挡（2分）；充分暴露伤口部位，使用垫巾或看护垫于伤口下方（1分）	5分	
		充分暴露伤口创面（4分）；动作轻柔（1分）	5分	
		选择适宜的液体清洁伤口（2分）；根据伤口类型采取相应的清洁方法（8分）	10分	
		右手持止血钳接触伤口，左手持镊子夹取无菌物品递给右手（5分）；2个器械不可相碰（5分）	10分	
		使用测量尺测量创面（6分）	6分	
		选择适宜的敷料填塞及覆盖创面（10分）	10分	
		粘贴敷料手法正确（8分）	8分	
		为患者取舒适体位（2分）	2分	
操作后	16分	护士手卫生（4分）	4分	
		按感控规定处理用物（2分）；垃圾分类处理（4分）；清洁治疗车（2分）	8分	
		记录伤口（3分）及周围皮肤情况（1分）	4分	
总分				

第二节 伤口清洗技术

伤口清洗技术是指在不损伤健康组织的前提下，使用液体清除伤口及周围表面的污染物（碎屑）、敷料残留物、坏死组织和微生物的过程，是伤口床准备的关键组成部分。

一、清洗液的选择与应用

临床实践中多种伤口清洗液（表4-2-1）可用于伤口清洁。其中，0.9%氯化钠注射液为惰性溶液，可满足需要用无菌溶液清洁伤口的临床需求。研究表明，对于资源匮乏的环境中的急慢性伤口，饮用水是一种安全伤口清洁液的替代方案。存在较高感染风险的伤口，或存在局部或播散性伤口感染的临床症状和体征，在基于生物膜的伤口清创术中，可配合使用抗菌溶液冲洗伤口。表面活性剂是一种伤口清洁剂，可降低伤口床与液体之间的表面张力，有助于液体在伤口床扩散，促进失活组织分离，适用于疑似或存在生物膜的伤口。也可用局部抗菌剂与表面活性剂结合的伤口清洁产品，强化抗菌剂在伤口上的渗透性。

表4-2-1 常见伤口清洗液的种类

溶液	类型	细胞毒性	对生物膜的影响	备注
饮用水	低渗	未知/可变	无	非无菌
0.9%氯化钠注射液	等渗	无	无	无菌、非抗菌溶液
灭菌用水	低渗	无	无	无菌、非抗菌溶液
过氧化氢或次氯酸钠	抗菌剂	因浓度而异	快速穿透生物膜，从内部破坏结构 不产生耐药性	能够去腐和提供抗菌活性，有凝胶和冲洗液制剂，可联合使用或单独使用
聚维酮碘	抗菌剂	因浓度而异	抑制新生物膜形成 清除新生物膜 显著减少成熟生物膜	调整氧化还原电位，增强血管生成，从而促进愈合 可抑制慢性伤口中过多的蛋白酶水平
含表面活性剂的伤口清洁剂（如泊洛沙姆407、十一碳烯酰胺丙基甜菜碱、聚乙二醇）	表面活性剂	低-无	表面活性成分破坏生物膜附着	根据化学电荷类型分类，通常与抗菌剂或抗菌保存制剂联合使用，如PHMB
PHMB	表面活性抗菌剂	低-无	表面活性成分破坏生物膜附着	降低液体表面张力，加大扩散和促进坏死组织分离 不产生耐药性

注：PHMB.聚六亚甲基双胍。

二、清洗方法

（一）伤口擦洗

伤口擦洗是临床上常见的伤口清洗方法。其方法简单便于操作，适用于各类急、慢性伤口清洁。

1. 清洁方法 擦洗用品可选择纱布或棉球。用伤口清洗液浸湿纱布或棉球，并挤出多余水分，清洁手术切口时，沿伤口线性方向从上至下轻柔擦拭，先清洁伤口部位，逐渐向外扩展；开放伤口一般为污染或感染伤口，一般先由外向内擦洗伤口周围皮肤，更换棉球后再擦洗伤口床。擦洗伤口床时以伤口为中心沿着同心圆的方向轻柔擦拭，逐渐向外扩展。较为粗糙的纱布可增加伤口清洗的效果，用于清洁污染较严重的伤口，但容易损伤伤口基底及周围组织。伤口擦洗的范围至少与敷料覆盖的区域相同，对于静脉性溃疡等容易出现周围皮肤浸渍或皮炎的伤口，还需扩大伤口周围皮肤的清洗范围。

2. 注意事项

（1）根据伤口大小、类别和伤口床特征选择合适的清洗方式及频率，对于伤口床面积过大，如大面积烧伤、有窦道或瘘管的伤口，不宜选择擦洗方式。

（2）擦洗可能对伤口内肉芽组织造成机械性损伤，增加伤口局部出血及疼痛。因此擦洗时动作应轻柔。

（3）擦洗使用的纱布或棉球的纤维易残留于伤口内会造成异物反应，因此，操作时应避免纱布或棉球纤维残留于伤口内。

（4）使用适宜的温度（37℃左右）的溶液进行伤口擦洗。

（5）确保有效的清洁范围，包括伤口周围皮肤，如伤口敷料覆盖的整个区域，或者距离伤口边缘10～20 cm的皮肤范围，彻底清除渗出液、碎屑、污垢等，并有效控制皮肤菌群。

（6）当患者、伤口或愈合环境受到损害或需要防止交叉污染时，使用无菌技术和适当的个人防护设备。

（7）擦洗完毕，待干或用无菌纱布擦干后再粘贴敷料，避免伤口周围皮肤浸渍或损伤。

（二）伤口冲洗

伤口冲洗是指通过使用清洗液冲洗伤口组织，清除开放性伤口的细胞碎片和渗液，防止脓腔或感染窦道表皮过早愈合，适用于急、慢性伤口。慢性伤口可用冲洗，脉冲式冲洗、喷射水冲洗、高压水冲洗等。选择合适压力的冲洗方法，去除组织、废物。

1. 冲洗方法

（1）低压冲洗：先将冲洗液装入冲洗设备（冲洗球、注射器），向伤口持续、缓慢、匀速地冲入液体。引导冲洗液从伤口清洁区流向污染区，防止清洁组织受污染。不要将针头或穿刺针强行插入伤口，冲洗直至用完处方量或冲洗液变清。记录冲洗用量，协助患者调整姿势，确保冲洗液已完全排出。

（2）脉冲式冲洗：是使用脉冲冲洗设备将一定压力的脉冲水流持续冲洗伤口床的方法。

通过水流所产生的脉冲振动作用，达到去除细菌、异物、坏死组织，创造无菌的创面愈合环境的目的。临床上常用的脉冲式冲洗方法分别为喷射脉冲冲洗法、低压脉冲冲洗法和高压脉冲冲洗法。喷射脉冲冲洗法多用于清洗伤肢，应保证其压力为28～35磅力/平方英寸（pound per square inch，以下简称“psi”，1 psi＝6.895 kPa）。与低压冲洗方式相比，高压脉冲冲洗更能清除慢性伤口的细菌，去除伤口内碎屑及分泌物。

（3）喷射水冲洗：临床上用于外伤伤口清洗，尤其是污染严重的伤口。其原理是通过特殊冲洗装置产生喷射水流，离伤口表面3～5 cm距离冲洗，细菌清除率好。选择合适的压力至关重要，有研究表明，5～8 psi为其理想的冲洗压力，压力过高会造成组织损伤及水肿，压力过低会造成清洗不充足，增加感染机会。

（4）高压水冲洗：临床上用于严重感染的慢性伤口。其原理是通过高压冲洗去除伤口内80%的感染增效因子，有效地减少细菌污染，降低伤口感染的发生率，其理想压力为7 psi。应用高压冲洗设备时，需注意穿隔离衣，戴手套、护目镜等，以预防液体飞溅产生气溶胶。

2. 伤口冲洗的压力 常见注射器冲洗压力见表4-2-2。

表4-2-2 常见注射器冲洗压力

注射器容积/ml	针头口径/G	压力/psi
35	25	4
35	21	6
35	19	8
20	18	12
20	22	13
12	19	20
6	19	20

注：1 psi＝6.895 kPa。

3. 注意事项

（1）根据伤口、个体和愈合环境的评估结果，选择无菌或非无菌的清洗液，具体选择原则见本章第一节。

（2）先对疼痛进行预防和治疗，再进行伤口冲洗。

（3）使用足量的溶液。

（4）在4～15 psi的适当压强下进行伤口冲洗。活动性出血及血管、脏器暴露伤口不能使用高压冲洗。

（5）使用适当温度（37℃左右）的溶液进行伤口冲洗。

（6）确保有效的清洁范围，包括伤口周围皮肤，如伤口敷料覆盖的区域，或者距离伤口边缘10～20 cm的皮肤范围，彻底清除渗出液、碎屑、污垢等，并有效控制皮肤菌群。

（7）当患者、伤口或愈合环境受到损害或为防止交叉污染，使用无菌技术和适当的个人防护设备。

（8）伤口冲洗完毕后，用无菌纱布擦干后再粘贴敷料，避免伤口周围皮肤浸渍或损伤。

第三节 伤口清创技术

2000年“伤口床准备”的概念发布，该概念是用于伤口管理的结构化框架。2004年发布的“TIME”原则描述了伤口愈合需要系统解决的伤口床准备的4个方面。清创是“伤口床准备”中的一个重要环节，目的是清除伤口表面的污染物、坏死组织、细菌和细胞碎屑，以评估伤口的真实情况并促进愈合过程。清创的目标是恢复具有功能活性的细胞外基质和健康的伤口基底。清创的护理目标取决于对个人及其伤口的全面评估，并且应在确定清创和选择清创方法之前开展评估。若为可愈合的伤口（有充足的血液供应和可以纠正的原因），建议保持湿润平衡，同时进行积极的清创和控制局部感染或异常炎症。当患者无法耐受清创操作或伤口不可愈合时，重点应转向如何使患者舒适，缓解疼痛，控制异味；减少伤口表面的细菌预防感染，保守清创以去除坏死组织，并进行湿润管理。

一、清创的适应证与禁忌证

（一）清创的适应证

1. **坏死组织存在** 坏死组织会阻碍伤口愈合过程。

2. **细菌生物膜存在** 当临床怀疑伤口中存在细菌生物膜时，清创可以去除生物膜并促进伤口愈合。

3. **慢性不愈合伤口** 延迟愈合或不愈合的慢性伤口，清创有助于去除阻碍愈合的障碍。

4. **感染** 如果伤口出现感染，如红肿、渗出、异味等，清创可以帮助降低细菌负荷。

5. **伤口床准备** 根据“TIME”原则，清创有助于伤口床的准备。

6. **较深或复杂性增加的伤口** 清创有助于简化伤口并促进愈合。

（二）清创的禁忌证

1. **伤口处供血不足** 如果患者有严重的周围血管疾病导致伤口处供血不足，清创可能会加剧伤口的缺血。

2. **凝血功能障碍** 如果患者有凝血功能障碍，清创可能会导致大量出血。

3. **活动性出血** 如果伤口有活动性出血，应在清创前控制。

4. **恶性肿瘤** 如果伤口附近有恶性肿瘤，清创可能会干扰肿瘤的治疗或加速肿瘤的扩散。

5. **急性炎症期** 若伤口处于急性炎症期，待炎症减轻后再行清创。

6. **患者整体状况不稳定** 如果患者整体状况不稳定或有严重的并发症，需推迟清创。

7. **患者拒绝** 如果患者拒绝清创，应尊重患者的意愿。

（三）注意事项

1. **清创的时机和频率** 在清创之前，需要对患者的整体状况进行全面的评估，包括生理、心理和社会因素。严重感染患者应先控制感染。血糖控制不佳可能会影响伤口的愈合，因此患者应先调节血糖，待血糖平稳后再行清创。推荐在每次更换敷料时清创，以减少微生物数量并改善伤口环境。清创的频率应根据伤口的具体情况和感染的严重程度确定。在某些情况下，可能需要多次清创才能有效管理细菌生物膜。在清创过程中，应避免对健康组织造成损伤，同时要降低疼痛和出血的风险。

2. **疼痛管理** 及时进行疼痛评估和记录。可在操作前给予口服镇痛药以减轻清创带来的疼痛。在清创时可以使用局部麻醉药物，例如，使用2种或2种以上的局部麻醉药，比其他局部镇痛方式效果更佳。同时疼痛评估及管理需要及时记录。

二、清创方法

（一）手术清创

用外科手术刀去除失活组织和积聚的碎屑（大概率含有细菌生物膜）。通过对慢性伤口坏死组织进行清除，从而降低细菌负荷，同时刺激伤口收缩和上皮化。手术清创适用于大面积坏死组织，存在感染、局部无血液供应障碍的伤口均可以进行手术清创。某些慢性不愈合伤口，也可行手术清创去除感染组织、处理伤口边缘潜行或对深层组织进行活检。手术清创能够彻底清除所有坏死组织，尽可能地保留正常的神经和血管，避免损伤肌肉导致感染、出血等并发症。若患者存在血管疾病导致伤口处严重缺血，可在术中联合血运重建，以保证充足的血供。

（二）锐器清创和保守性锐器清创

锐器清创可恢复具有功能的活性基质和可行的伤口基底，为促进肉芽组织生长创造条件。原理与手术清创相同，需由专业医师或专科护士进行操作，使用无菌器械（如剪刀、镊子或止血钳等）清除伤口表面失活组织。相较于手术清创，锐器清创具有操作简便、耗时短的特点。保守性锐器清创是指在清创过程中最大限度保留间生态组织和健康组织，主要适用于严重烧伤、感染合并缺血的糖尿病足溃疡。在尚未建立血供前，可通过保守性锐性清创或蚕食清创，清除彻底坏死组织，保留间生态组织，在清创同时逐步改善组织活力。

（三）自溶性清创

自溶性清创是指机体分解清除坏死物质的一种生理过程，具有无痛性和高选择性的特点，将新型敷料覆盖于创面，为伤口提供湿润的环境以促进坏死组织自溶的同时，避免对健康组织造成损伤。相较于锐器清创该方式具有更高的安全性，同时自溶性清创通常比其他清创方式更为温和，能减少清创过程中的疼痛和不适。具有自溶性功能的敷料：水分平衡伤口敷料（如水凝胶敷料）、纤维胶凝伤口敷料（如藻酸盐、亲水性敷料、超吸水性纤维）、蜂蜜、表面活性剂和抗菌溶液/凝胶等。

（四）机械清创

1. **湿-干敷料**　采用湿纱布覆盖伤口，待其干燥后揭除，以机械方式带走坏死组织。这种清创方式能够清除伤口床上的失活组织，但同时也会带走新生的健康组织。因此当伤口失活组织清除完毕后，应停用此方法。

2. **治疗性冲洗**　伤口清洁是伤口床准备的基本组成部分。治疗性清洗是清创的一部分，目的是清除伤口表面的污染物和松散的失活组织。推荐使用适当压力和温度的溶液进行伤口冲洗，避免对伤口造成二次伤害。

3. **单丝/超细纤维/泡沫清创垫**　单丝清创垫是由单丝纤维（如尼龙或其他合成材料）制成的清创工具，通常被切割成小片，可轻轻刮除伤口表面的坏死组织和细菌，达到物理性清洁和去除外层死皮的目的。超细纤维垫由非常细小的纤维制成，这些纤维可以更深入地渗透到伤口床中，清创时可以用于更敏感或难以到达的区域。泡沫清创垫通常由多孔泡沫材料制成，通过吸收伤口渗出物并保持伤口的湿润促进愈合。

4. **低频超声**　利用超声波在液体中的空化效应，即通过超声空化泡崩产生的微射流和一定的压力去除和破坏伤口及深层的细菌、真菌及病毒。它在固体与液体交界处产生一种剪切力，使污垢脱落，有效去除细菌、真菌、坏死组织及细菌生物膜，促进正常组织生长，从而加快创面愈合。

（五）酶清创

酶清创是指使用具有蛋白水解作用的外源性酶类，将伤口坏死或失活组织分解清除，同时又不损害正常组织，从而达到清创目的的一种方法。酶清创的蛋白酶种类较多，如枯草菌酶、胶原酶、菠萝蛋白酶、木瓜蛋白酶、纤溶酶、脱氧核糖核酸酶、胰蛋白酶、双链酶等。

（六）化学制剂/表面活性剂清创

使用含有化学制剂或表面活性剂的伤口清洁剂和凝胶，结合机械方法破坏失活组织、碎屑和微生物。例如，过氧化氢是一种温和的氧化剂，可以产生气泡，能够清除伤口中的细菌和异物，但过量使用可能会损害伤口床。生物清创液含有能够分解坏死组织和生物膜的酶。表面活性剂可降低伤口床与液体之间的表面张力，有助于液体在伤口床扩散，促进失活组织分离。使用化学制剂和表面活性剂清创时，专业人员必须评估其效果与潜在的不良反应，避免损伤正常组织。此外，某些化学制剂可能更适用于特定的伤口类型或用于伤口愈合过程的特定阶段。

（七）蛆虫疗法清创

蛆虫自古以来便用于清创，现在可以用于治疗压力性损伤、慢性静脉性溃疡、糖尿病性溃疡，以及其他急性和慢性伤口。蛆虫分泌的蛋白水解酶能够溶解伤口上失活组织，随后蛆虫摄入溶解后的组织，并留下健康的组织。有研究显示，使用蛆虫疗法能够缩短患者使用抗生素的时间。

不同的清创方法，具有各自的优缺点（表4-3-1），专业人士应对患者情况及伤口愈合程度进行充分的评估后选择合适的方法。

表4-3-1 不同清创方法对比

方法	简述	优点	缺点
手术清创	使用外科手术技术清除大面积坏死组织	可直接、彻底清除坏死组织；在手术期间可联合其他治疗辅助伤口愈合；最大限度保持无菌；可去除较深的生物膜	烦琐；患者一般状况较差时无法耐受；容易诱发出血
锐器清创	使用手术器械清除坏死组织	快速、高效；能够破坏生物膜	疼痛；导致出血；可能清除不彻底
保守性锐器清创	使用外科器械去除坏死组织	去除浅层生物膜；相对安全，出血风险较小	可能伤及健康组织
自溶性清创	使用特定敷料溶解坏死组织	选择多；使用抗菌敷料清创同时控制生物膜；无疼痛感、不出血；维持湿性环境，有利于伤口愈合	效果慢；可能使周围皮肤及伤口边缘浸渍或受到刺激
机械清创	使用物理方法去除坏死组织等	能够破坏和去除生物膜；部分机械清创方法费用低；清创垫会提高患者舒适度	湿-干敷料会增加疼痛感；部分机械清创方法费用高
酶清创	使用各种活性酶进行清创	作用快；能够精准去除坏死组织	费用高；不易获得，居家使用不方便
化学制剂/表面活性剂清创	使用化学方法和表面活性物质去除坏死组织，结合机械方法	费用低；能够破坏或去除生物膜；选择多	效果较慢；对周围皮肤有刺激性
蛆虫疗法清创	利用蛆虫分解吞噬坏死组织	快速、高效；微生物溶解	分解微生物可能会使患者轻微发热；可能对皮肤有刺激性；患者接受度较差

三、边缘重塑

现代的伤口卫生技术认为，清创过程中需进行边缘重塑。边缘重塑包含伤口边缘的修复和再生。采用锐器、超声或柔软的清创垫及纱布搅动或摩擦伤口边缘，去除失活组织或老化细胞，降低细菌负荷，减轻水肿，促进上皮细胞化。根据伤口边缘的具体情况选择刺激伤口边缘生长或去除多余组织。

不健康肉芽组织是指在伤口愈合过程中，某些干扰因素导致肉芽组织的生长异常，从而影响伤口的正常修复。这种肉芽组织可能会呈现出与健康肉芽组织不同的特征，如呈暗红色（如果血供不足可能呈灰白或粉红色），接触时易出血，可能伴有疼痛等。其发生因素包括：①感染（过多的炎症细胞聚集）；②异物（异物或碎片刺激过度的肉芽组织反应）；③血液循环不良（患者基础疾病或全身状态导致血供不足）；④营养不良或代谢不良（患者全身状态差）；⑤过度湿润（长时间的湿润环境干扰正常愈合）。在对细菌生物膜进行充分清除的同时，还要注意处理伤口边缘问题及分辨不健康肉芽组织。可使用手术刀、刮匙、镊子或锐器对不健康肉芽组织进行清创，促使健康肉芽组织生长，同时可以促进边缘重塑。

第四节　伤口拆线技术

伤口拆线是伤口愈合过程中的一个重要环节，在拆线前一定要了解缝合的方式和方法。缝合是各种手术的重要组成部分，是促进组织修复的主要方法，缝合的目的是良好的吻合与愈合。缝合时既要保证组织足够的拉力，又要减少异物反应，故尽量少缝、少用粗线、少用连续缝合。缝合过紧将影响血供。良好的缝合的标准：①使组织对合，并保持足够的张力强度；②组织能顺利修复直至愈合；③缝合处愈合后不影响功能。

一、缝合类型与方法

根据缝合后切口边缘的形态分为单纯缝合、内翻缝合和外翻缝合3类。各类缝合又分为间断或连续缝合。单纯缝合后切口边缘对合，适用于皮肤、皮下和腱膜的缝合：单纯间断缝合适用于皮肤、皮下和腱膜的缝合；“8”字缝合为单纯双间断缝合，适用于张力大的组织、肌腱及韧带缝合；单纯连续缝合多用于腹膜和胃肠道后壁的内层吻合；单纯锁边缝合适用于胃肠道后壁内层的吻合，且有较明显止血效果。内翻后边缘内翻，外面光滑，可减少污染，促进愈合：连续全层内翻缝合法又称“Connell缝合法”，用于胃肠道吻合的前壁全层缝合；间断内翻缝合常用于包埋组织，也属于浆肌层缝合。外翻缝合后，边缘外翻，里面光滑，在血管吻合中常用；间断外翻缝合为“U”形缝合，用于减张缝合或血管吻合；连续外翻缝合为连续的“U”形缝合。临床上需要拆线的缝合一般为单纯间断缝合。

二、拆线技术

（一）拆线前的注意事项

1. 拆线时间　拆线时间需根据伤口的部位和个人伤口的愈合情况，如切口部位、局部血液供应情况、患者年龄。待切口愈合并可承受一定张力后，即可考虑拆线。一般头部、面部、颈部拆线时间为术后4～5天；下腹部、会阴部6～7天；胸部、上腹部、背部、臀部7～9天；四肢10～12天（近关节处可适当延长）；减张缝线14天后拆除。

需延迟拆线的情况：①严重贫血、消瘦、恶病质者；②严重水、电解质代谢紊乱尚未纠正者；③老年体弱及婴幼儿伤口愈合不良者；④咳嗽未被控制时，胸、腹部切口应延迟拆线者；⑤切口局部水肿明显且持续时间较长者。

2. 保持伤口清洁干燥　伤口的愈合需要一个干爽、无菌的环境，术后通常会用纱布敷料覆盖伤口避免污染。拆线前，需观察敷料并保持其清洁干燥。如果伤口的渗出液或其他部位的引流液等浸湿敷料，应及时就诊，前往正规医院对伤口进行消毒和更换敷料，以防感染。

（二）拆线的适应证和禁忌证

1. **适应证** ①无菌手术切口，局部及全身无异常表现，已到拆线时间，切口愈合良好者；②缝合伤口出现红、肿、热、痛，并伴有明显波动感的患者，提示已发生伤口感染，应提前拆除部分线，保持伤口引流通畅，并尽快控制感染。

2. **禁忌证** ①手术切口未到拆线时间者；②手术切口已到拆线时间，但愈合不良者。

（三）拆线物品准备

无菌换药包1个，其中有镊子2把，拆线剪刀1把及无菌敷料、碘伏、胶布等。

（四）拆线操作步骤

1．穿工作服，戴帽子、口罩，修剪指甲，按照八步洗手法洗手。
2．使用碘伏消毒缝线和伤口2遍。
3．待干后，用镊子提起线结，使埋入皮内的线段部分露出。
4．用剪刀贴皮肤将露出的皮下线段剪断（图4-4-1a）。
5．镊子提线结，向切口中线方向抽出（图4-4-2b）缝线。

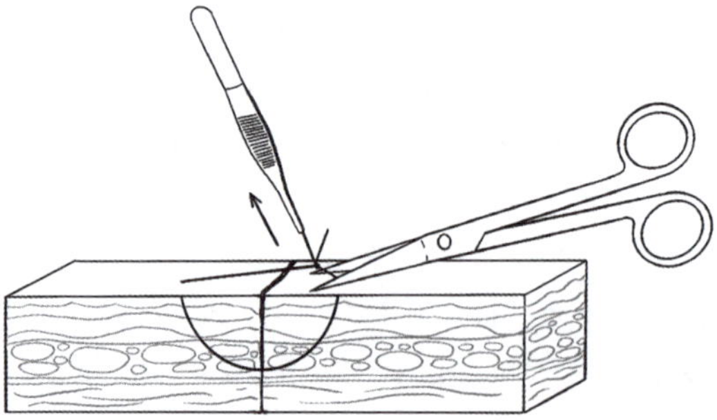

（a）剪断皮下线段示意图

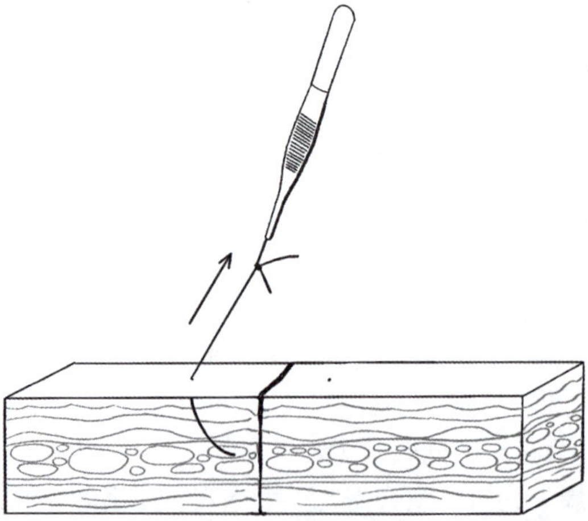

（b）抽出缝线示意图

图4-4-1 拆线操作步骤

6. 再次消毒皮肤后，用无菌纱布或敷料覆盖拆线后伤口。

（五）拆除皮钉步骤

1. 穿工作服，戴帽子、口罩，修剪指甲，按照八步洗手法洗手。
2. 使用碘伏消毒缝线和伤口2遍。
3. 将拆钉器下剪切面伸入皮钉下方中部，从伤口一端开始拆钉（图4-4-2a）。
4. 捏住手柄，闭合剪切面（图4-4-2b），上剪切面压住皮钉中部，拉出两端（图4-4-2c）。
5. 再次消毒皮肤后，用无菌纱布或敷料覆盖拆线伤口。

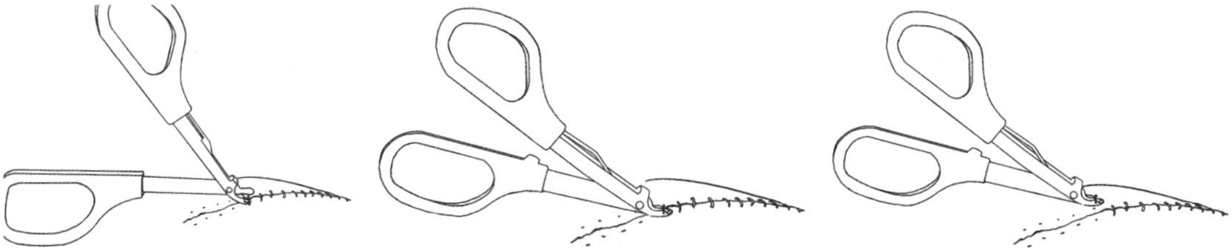

（a）拆钉器伸入皮钉下方中部　（b）捏住手柄，闭合剪切面　（c）上剪切面压住皮钉中部，拉出两端

图4-4-2　拆除皮钉步骤

（六）拆线时的注意事项

1. 拆线时的剪线部不应在缝合线的中间或线结的对侧，而应在缝合线靠近皮肤处，否则拉出线头时势必将暴露在皮肤外，已被污染的部分缝合线拉过皮下，增加局部感染的风险。

2. 拆线时最好用剪尖剪断缝合线，可避免过分牵引缝合线而导致局部疼痛和移动缝线导致局部感染。

3. 拆线后1～2天应观察伤口情况，注意有无伤口裂开。如果有伤口愈合不良或裂开，可用蝶形胶布或创可贴牵拉和保护伤口直至伤口愈合。

4. 拆线时要先间断拆除缝线，观察伤口无异常后，再拆除剩余缝线。

（七）拆线后的注意事项

1. 保持伤口清洁干燥　拆线后的伤口仍然需要保持清洁，避免感染。洗澡时，避免沾湿伤口。如果伤口有分泌物，应及时用无菌纱布轻轻擦拭。同时，避免伤口长时间处于潮湿环境，以免引起感染。拆线后，伤口仍需一段时间才能完全愈合，因此须保持伤口及周围皮肤清洁，避免污垢和细菌进入。定期使用医师推荐的消毒液进行清洁，拆线初期避免伤口直接沾水。

2. 避免剧烈运动　拆线后的伤口较为脆弱，剧烈运动可能导致伤口再次裂开，故避免进行剧烈的运动或重体力劳动，以免对伤口造成二次伤害。患者应适当休息，避免高强度身体活动，特别是关节附近的伤口，更应减少活动以避免张力过大。

3. 注意饮食 饮食方面应以清淡为主，多吃富含蛋白质和维生素的食物，如鱼、肉、蛋、豆腐、新鲜蔬菜和水果等，以促进伤口的愈合。同时，避免食用辛辣刺激性食物和饮酒，有利于伤口恢复。

4. 观察伤口恢复情况 拆线后应观察伤口的恢复情况，如果伤口出现红肿、疼痛、流脓等现象，应及时就医。同时，遵循医嘱进行后续治疗或护理，如使用特定药膏、进行物理治疗等。

5. 遵医嘱使用药物 如果医师建议使用抗生素或其他药物，应按照医嘱按时服用，不可随意停药或增减药物剂量。

6. 避免紫外线照射 紫外线会抑制皮肤的修复能力，因此拆线后的伤口应避免直接暴露在阳光下，尤其是夏天。出门时应戴帽子或使用遮阳伞。

7. 不要用手去抓伤口 手上的细菌容易引起伤口感染，因此拆线后不要用手去抓挠伤口。如果感觉伤口处瘙痒，可以用消毒过的棉签轻轻擦拭。

第五节 微生物培养技术

微生物培养的目的是识别感染的致病性微生物，并基于敏感度测试构建抗菌谱，从而达到诊断感染、监测治疗效果，预防和控制感染的目的。根据微生物培养结果，可以明确特定病原体的敏感性，指导制定抗菌治疗方案。

一、适应证

（一）微生物培养时机

在根据症状和体征做出感染的临床诊断或高度怀疑伤口感染时，对该伤口进行微生物培养可以指导治疗方案的选择。当伤口发生以下情况时，需要进行伤口床的微生物培养。

1. 感染的确认和指导治疗方案 急性或慢性伤口有扩散或系统性感染的迹象，对经验性应用抗生素干预无反应或抗生素治疗初始有效却又恶化，可以通过微生物培养结果确认病原体，进而根据病原体的敏感性选择合适的抗生素。

2. 监测治疗效果 在治疗过程中，定期进行微生物培养可以监测治疗效果，如果培养结果显示微生物数量减少或转阴，说明治疗有效；如果微生物数量无明显变化或产生了新的耐药菌株，则可能需要调整治疗方案。

3. 识别和治疗生物膜相关感染 慢性伤口常与细菌生物膜的形成有关，这种生物膜可以抵抗宿主的免疫系统和抗生素。通过微生物培养可以识别生物膜中的细菌种类，并选择合适的治疗方法，如使用抗生物膜制剂和新型敷料。

4. 微生物培养 如果伤口中存在某些菌种，影响手术如期开展（如植皮前伤口中存在乙型溶血性链球菌）时，需进行微生物培养。

5. 免疫功能低下的患者 如正在接受免疫抑制剂或皮质类固醇治疗，有糖尿病或周围动脉疾病的患者，在出现局部伤口感染和/或愈合延迟的迹象时，应考虑进行微生物培养。

6. 其他　根据感控部门耐药微生物监测要求，进行微生物培养监测特定耐药菌株。

（二）特殊说明

1．出现脓毒血症症状的个体，还需要血培养，其他类似感染部位也应视为潜在感染源，其他相关样本也应进行微生物采样分析（如尿液、痰液或中心静脉导管尖端拭子样本）。

2．炎症标志物的升高和/或阳性血液培养。如果需要量化感染的严重程度，可以根据诊疗需要，选择性进行微生物培养。

二、操作流程

伤口微生物培养是医学微生物学中的一个重要部分，其涉及对伤口分泌物中微生物的识别和分析，这对于诊断和治疗伤口感染至关重要。正确的步骤可以提高伤口微生物培养的准确性和可靠性，从而为临床治疗提供重要指导。

伤口微生物培养包括伤口组织活检、拭子培养和针吸细胞（fine needle aspiration，FNA）学法。其中，伤口组织活检是获得准确培养结果的首选，被认为是诊断的“金标准”，但操作具有侵入性；拭子培养是最常用和简单的方法，包括Levine法和“Z”字法。Levine法更接近伤口组织活检结果。如果无法进行伤口组织活检，可以优先使用Levine法收集伤口拭子。

（一）伤口组织活检

1. 评估和准备　评估伤口情况，确定伤口组织活检的必要性，并与患者讨论操作的目的、方法、可能的风险和替代方案，签署知情同意书。

2. 局部麻醉　必要时在伤口组织活检区域进行局部麻醉，以减轻或消除患者在过程中的疼痛。

3. 选择活检方法　根据伤口的类型和位置，选择合适的活检方法，如钻取法、切除法或刮取法。

4. 取样　医师使用手术刀、活检钳或专用的活检针从伤口中取出组织样本。

5. 样本收集与送检　取出的样本应1 h内送检，如果1 h内无法送检，需置于4 ℃的冰箱中冷藏保存并于24 h内送检。不可将用于培养的标本置于甲醛溶液中。

6. 伤口处理　活检完成后，对伤口进行适当的处理。

（二）拭子培养

1. Levine法　一种用于从伤口中获取微生物样本的拭子采集技术。与传统的拭子采样方法相比，Levine法更能准确地反映伤口的生物负荷，因其可以从伤口表面和稍微深层的组织中采样微生物。Levine法伤口微生物培养的步骤如下。

（1）清洁伤口和清创

1）彻底清洁伤口，去除伤口表面的微生物和异物。

2）使用温热的0.9%氯化钠注射液清洗并清创，重复清洗伤口后采样。

3）在对伤口采样前，综合考虑是否有必要使用惰性伤口清洁剂进行伤口清创，以避免出现假阳性结果。

4）以上操作需告知患者并征求患者同意。

（2）湿润拭子尖端：必要时使用培养液或0.9%氯化钠注射液浸湿拭子尖端，以便更好地收集样本。

（3）选择正确的采样位置：选择伤口床中心最健康的区域进行采样，避免采集已经坏死或感染严重的区域，勿从脓、腐肉或坏死组织中采样。

（4）使用正确的采样方法

1）遵循无菌操作，将无菌拭子在1 cm^2的伤口床表面进行旋转，对拭子施加足够的压力使组织内液溢出，从而获得更准确的培养结果。如果伤口床存在囊袋、潜行或窦道，需重复上述过程。

2）在整个采样过程中，要确保无菌操作，避免样本被污染。

（5）样本收集：使用无菌技术将拭子放入收集器中。

（6）准确标记样本：详细标注患者信息、样本采集的日期、时间、部位，以及伤口的持续时间、深度、目前的诊断，同时提供患者相关临床病史与合并症、目前正在使用的抗生素及其他相关用药（如类固醇）。

（7）组织样本送检

1）注意时效性，样本的采集和送检要及时，采集完毕应尽快送至实验室进行分析，以保证结果的准确性。采集的样本最好在48 h内处理。如果无法在当天处理，拭子应室温储存。

2）由于标准的培养方法可能无法检测到生物膜中的微生物，疑似生物膜感染的伤口，可能需要使用特殊的培养技术。

2. “Z”字法 “Z”字法是一种用于伤口微生物培养的拭子采样技术。这种方法通过在伤口表面以“Z”字法采样，共取10个点，以获取伤口表面的微生物样本。“Z”字法伤口微生物培养的操作步骤如下。

（1）准备：在进行“Z”字法采样时，应遵循无菌操作原则，避免样本被外界微生物污染，以确保结果的可靠性。

（2）消毒：使用适当的消毒剂消毒伤口周围的皮肤，伤口床避免使用消毒剂（消毒剂可能会杀灭伤口床上细菌，影响培养结果）。

（3）湿润拭子尖端：如果伤口床干燥，应使用培养液或0.9%氯化钠注射液浸湿拭子尖端，以便可以更好地收集样本。

（4）采样

1）使用无菌拭子在伤口表面以“Z”字法移动，从边缘到边缘，确保拭子接触伤口的不同区域，共取10个点，以获取足够的样本量，以便进行准确的培养和分析。

2）在采样时对拭子施加适当的压力，以便从伤口床表面收集到更多的微生物。

3）避免在伤口的边缘采样（伤口边缘的微生物无法代表伤口内部感染情况）。

4）尽可能避免让拭子接触伤口中的脓液、坏死组织或焦痂，因为上述区域的微生物可能不代表活跃的感染。

（5）准确标记样本：标记要求同Levine法。

（6）及时送检：将拭子放入无菌试管或容器中，尽快送至实验室进行培养，以降低微生物死亡的风险。

（7）实验室处理：实验室收到样本后，会将拭子头浸入培养基中，或者在琼脂平板上涂抹，以培养和识别微生物。

需要注意的是，“Z”字法虽然简单易行，但培养结果的准确性低于Levine法或活检法，因为后2种方法可以提供更深入的伤口组织样本。

（三）针吸细胞学法

FNA通常用于获取细胞样本进行病理学诊断，而非直接用于微生物培养。然而，在某些情况下，FNA可以用来获取伤口的液体样本进行微生物培养，尤其是当伤口存在渗出液或疑似脓肿时，在进行FNA之前，应确保患者的血小板计数和凝血功能正常，以避免出血。使用FNA进行伤口微生物培养的步骤如下。

1. **准备**　选择合适的FNA针（通常为22 G或更小），准备无菌注射器和培养基。

2. **消毒**　对穿刺部位进行严格的皮肤消毒，减少外界微生物的污染。

3. **局部麻醉**　根据需要和患者舒适度，考虑使用局部麻醉。

4. **穿刺**　在无菌条件下，将针头插入伤口的深部或疑似感染区域，避免接触伤口表面的污染物，以减少假阳性结果。

5. **抽吸**　连接注射器，轻柔地抽吸以获取伤口液体样本。

6. **涂片**　如果需要进行细胞学检查，可在取得样本后立即制作涂片。

7. **培养**　将获取的液体样本注入无菌试管或直接接种到培养基中。

8. **送检**　样本应尽快送至实验室进行培养和分析，以保持微生物的活性。

使用FNA进行微生物培养是一种侵入性操作，可能会给患者带来不适，因此，操作前应充分告知患者并获得同意。此外，FNA的结果可能会低估细菌分离株，因其可能无法获取到伤口所有区域的样本。

第六节　伤口敷料的选择与应用

伤口形成的原因是多样的，伤口愈合过程更是多变的，选择适宜的伤口敷料能为伤口营造一个安全、舒适、快速的修复环境，促进伤口早日愈合。随着伤口敷料科技的发展，为从事伤口治疗的医护人员提供了更多的选择，如何取长补短，灵活应用，对医护人员提出了挑战。理想敷料具有哪些特点，结合伤口愈合需要的条件与敷料的基本属性，归纳如下：①提供保护，避免感染；②维持伤口适当湿润的环境，并能吸收过多渗液，同时避免伤口周围皮肤浸渍；③协助伤口自溶性清创，软化和清除坏死组织，兼顾局部杀菌疗效；④操作简便，易于固定和移除，并可减轻疼痛；⑤释放或传递抗菌物质/药物，并能控制异味；⑥经济实惠，同时节省成本与人力。

一、伤口敷料的选择原则

临床医护人员进行伤口护理时，需对患者整体及局部情况进行评估，结合评估结果选择适宜的伤口敷料用于伤口治疗。

（一）选择伤口敷料需要考虑的影响因素

1. 伤口成因 根据伤口成因选择合适的敷料。例如，静脉性溃疡的病因是静脉回流不畅，此类伤口渗出量大，选择敷料时应优先考虑高吸收性敷料，具有在压力状态下吸收渗液且不反渗的能力。

2. 伤口位置 伤口位置影响敷料种类的选择，特别是手指、足趾、肘部、骶尾等部位的伤口，敷料固定困难。例如，符合特定解剖结构形状的敷料比正方形或长方形敷料更适合骶尾部、足跟部等部位。

3. 伤口床情况 创面基底为肉芽组织时，选择维持表面湿润的敷料。创面覆盖焦痂和坏死组织时，需要判断是否清创，渗液量大小、有无感染等均会影响敷料的选择。如果需要清除坏死组织，在无感染、伤口渗液量少的情况下，可选择水凝胶、水胶体进行自溶性清创。

4. 伤口边缘 伤口边缘附着且平坦是较为理想的状态；伤口边缘游离或内卷会延长修复期或造成伤口延迟愈合。伤口边缘内卷一般发生于有一定深度的伤口，换药时未充分填塞的情况，因此需注意各类填塞敷料的正确使用。伤口边缘内卷可选择外科切除，不平整的伤口边缘可进行适当的清创，以重塑边缘，之后选择合适的敷料填塞或覆盖。

5. 渗液量 伤口渗液量是伤口治疗的重要指标。渗液量持续过多会导致肉芽过度增生、水肿，控制渗液量可选用吸收性强的藻酸盐、亲水纤维或泡沫敷料。

6. 伤口周围皮肤情况 伤口周围皮肤浸渍表明渗液管理不充分，过度潮湿的环境会造成皮肤红斑或真菌感染，可选择吸收性强且具备垂直吸收功能的敷料或缩短换药间隔。被浸渍或脆弱的皮肤可选择使用造口护肤粉、皮肤保护剂。伤口周围皮肤干燥不利于敷料的粘贴，且易发生黏胶相关皮肤损伤，可使用皮肤保湿剂。

7. 细菌负荷 局部伤口评估一旦发现感染症状应尽快完成全身评估。不建议感染伤口使用密闭性伤口敷料，可选用透气性好的无菌纱布或非密闭敷料，同时增加换药频率，每次更换敷料时应去除坏死组织和细菌生物膜。

8. 伤口气味 许多伤口存在不同程度的异味，常与伤口感染有关。如真菌感染或坏死组织覆盖伤口，可出现恶臭味，可选择银离子敷料控制感染，或者选择活性炭敷料吸附渗液和气味。此外，伤口液体渗漏、卫生条件差、未及时更换敷料、应用水胶体敷料也可产生异味。

9. 疼痛 更换敷料时可能引起伤口局部疼痛，严重者可在换药前给予镇痛药，或者提高换药技术并选择合适的敷料。

（二）敷料选用原则

敷料应根据创面愈合不同阶段的生理需求有针对性选择，从而促进愈合。在选择局部伤口敷料时应遵循以下原则。

1. 预防和治疗局部感染。
2. 能保护伤口周围皮肤，不引起皮肤浸渍。
3. 保持伤口湿润的微环境，不透水，具有类似正常皮肤的水分蒸发能力。
4. 能保持伤口生理性创面愈合环境，促进伤口愈合。
5. 有利于清除坏死组织，保持伤口基底清洁，减少污染。
6. 良好地控制渗液的能力，有利于细胞移行和肉芽组织形成。
7. 维持伤口温度在28～32 ℃，有利于细胞移行和肉芽组织形成。
8. 有良好的黏附性，迅速而牢固地与伤口床黏附，顺应性好，活动时不脱落。
9. 容易揭除，不损伤肉芽组织，减轻疼痛。
10. 有屏障保护作用，舒适、防擦伤，保护伤口免受微生物入侵。
11. 不干扰伤口的正常愈合。
12. 安全、无毒、无过敏、无刺激和无不良反应。
13. 符合患者的经济情况、就诊难易程度及敷料更换频率。
14. 灭菌独立包装，易于使用。

需要医护人员动态、准确地评估伤口，灵活选用敷料，可将传统敷料与新型功能性敷料结合使用，以达到用较少的经济成本实现最佳、最安全的伤口愈合效果。

压力性损伤在选择伤口敷料时，应根据患者和/或主要照护者的目标和自我护理能力，确定伤口护理目标，基于临床评估选择合适的伤口敷料。每次更换敷料时对压力性损伤伤口（压力性损伤的直径、形状和深度；解决微生物负荷的需求；保持伤口床湿润的能力；伤口渗液的性质和量；伤口床的组织状况；伤口周围皮肤情况；是否存在窦道和/或潜行；疼痛）、个人和环境进行全面评估。压力性损伤的伤口使用敷料的目标：①缩短伤口愈合时间；②吸收渗血和渗液；③最大限度地减少疼痛，包括应用和去除敷料有关的疼痛；④尽量地减少剪切力；⑤保护伤口及周围皮肤和组织，减少伤口周围皮肤损害；⑥吸收和控制异味；⑦促进自溶性清创；⑧处理生物负荷。此外，还应考虑：①换药间隔；②压力性损伤的位置，是否经常被污染；③个人移动能力，敷料是否会固定在原位；④更换敷料时所需技能，照护者是否具备必要的知识和技能；⑤个人偏好，伤口敷料是否舒适；⑥敷料的成本效益。

二、敷料种类及特点

（一）覆盖于伤口上的敷料

此类敷料一般称为外层敷料，无论是有黏胶的敷料，还是无黏胶需要胶带二次固定的敷料，均需要注意使用无张力粘贴的手法，避免发生黏胶相关皮肤损伤。如果需用绷带进行二次固定，尤其是对于关节部位，应注意绷带勿包扎过紧，以免影响局部血液循环。

1. 纱布

（1）适用范围：各类伤口，常为伤口最外层敷料。

（2）优点：价格经济，易于获取；可搭配适当溶液，短时间内保持伤口湿度；可利用由湿到干的物理清创作用，协助去除坏死组织。

（3）缺点：吸收渗液有限，需要经常更换；更换时容易损伤新生肉芽，增加患者疼痛感；容易导致伤口干燥、降低上皮移行与胶原蛋白合成；需用胶布固定，密闭性差，容易松动。

2. 棉垫

（1）适用范围：各类伤口，常为伤口最外层敷料。

（2）优点：经济敷料，易于获取；可吸收中等量渗出液。

（3）缺点：通透性较差；需用胶布固定，密闭性差，容易松动。

3. 透明膜敷料

（1）适用范围：小面积浅层烧伤、撕裂伤及1、2期压力性损伤（局部增厚少量渗液的伤口），以及压力性损伤水疱。临床上常用静脉留置针固定。

（2）优点：透明，易于观察伤口情况；具有固定作用，不需要2层敷料包扎；可促进自溶性清创作用；防水及隔离外界液体并可防止细菌渗入伤口。

（3）缺点：无法吸收伤口渗出液；不适用于瘘管或感染性伤口；若使用油性药物或油性皮肤者，黏性较差，易脱落；撕除时会造成新生上皮组织受损；少数人皮肤会出现过敏反应。

4. 水胶体敷料

（1）适用范围：2期压力性损伤等表浅、无感染伤口；轻、中度渗出伤口；静脉溃疡伤口渗液控制后（需配合压力治疗）；取皮区。

（2）优点：能软化黄色腐肉，有清创作用；可吸收少量伤口渗出液；可作为良好的屏障；保温、保湿、防水、舒适，移除时不会粘连伤口基底；减少换药次数。

（3）缺点：不透明，不易于观察伤口情况；易因热或摩擦引起软化、变形；若伤口上残留敷料会产生异味；边缘下方容易出现渗漏、皱缩现象，分泌物渗漏可导致皮肤浸渍；感染伤口、渗液较多的伤口不可使用此类敷料。

5. 无纺布伤口敷料

（1）适用范围：术后缝线伤口；浅表切割伤伤口；轻度渗出伤口。

（2）优点：粘贴牢固，密闭性较好。

（3）缺点：吸收性有限；不透明，不能直接观察伤口状况；粘贴较为牢固，揭除时容易损伤皮肤；长时间粘贴易造成皮肤过敏反应。

6. 有边泡沫敷料

（1）聚氨酯泡沫敷料

1）适用范围：压力性损伤预防，3、4期压力性损伤伤口，中、大量渗液伤口及周边皮肤脆弱的伤口。

2）优点：可吸收较多量渗液；舒适、易撕除、不伤皮肤；可长时间使用。

3）缺点：不透明，不能直接观察伤口状况；用于覆盖干燥伤口，成本较高；不能反复粘贴，不能直接观察压力性损伤的预防效果。

（2）硅酮黏胶泡沫敷料

1）适用范围：压力性损伤预防；3、4期压力性损伤伤口，中、大量渗液伤口及周边皮肤脆弱伤口。

2）优点：能够反复粘贴，观察压力性损伤预防情况，便于皮肤交接；舒适、易撕除、不伤皮肤；黏胶层亲肤，黏胶过敏反应较少；吸收层表面有亲水性黏胶，粘贴牢固，不易移位；可长期使用。

3）缺点：价格较为昂贵；不透明，不能直接观察伤口状况。

7. 无边泡沫敷料

（1）适用范围：压力性损伤预防；下肢静脉性溃疡；中、大量渗液伤口及周边皮肤脆弱的伤口；黏胶过敏者。

（2）优点：无黏胶，撕除或打开固定胶带可以直接观察压力性损伤预防情况，便于皮肤交接；可长期使用。

（3）缺点：无黏胶，需要使用胶带固定，容易移位。

（二）填塞于伤口内的敷料

此类敷料一般称为内层敷料，一般用于引流或吸收渗液、填塞腔洞等。用于填塞窦道、潜行或腔洞时，不可填塞过紧。由于部分敷料吸收渗液后体积会膨胀，填塞过紧会影响引流效果，阻碍伤口愈合。

1. 亲水性凝胶

（1）适用范围：有结痂或渗出较少的伤口；黄、黑色干燥的伤口；已坏死或坏疽的伤口；窄小的死腔或肉眼可见肌肉及筋膜的伤口。

（2）优点：清除容易，不粘连伤口；能湿润伤口，有自溶性清创的作用；可填塞死腔；减轻疼痛；感染性伤口可使用。

（3）缺点：不适用于渗液量大的伤口，以免浸渍伤口周围皮肤，需要覆盖2层敷料。

2. 藻酸盐敷料

（1）适用范围：3、4期压力性损伤，渗出量较多的伤口；易出血的伤口；癌性伤口；感染性伤口。

（2）优点：可吸收大量渗液；可被生物降解；无毒性、不会导致过敏反应、完全兼容；具有止血功能；不会粘连，能保护新生肉芽组织，避免疼痛；保持伤口床湿润环境并有自溶性清创的效果。

（3）缺点：干燥结痂伤口不宜使用；需要2层敷料进行固定；临床上大多数的藻酸盐敷料使用后不能完整去除，因此较深的空洞、窦道类型的伤口要谨慎使用。

3. 亲水性纤维敷料

（1）适用范围：感染且渗出量大的伤口，腔洞型伤口。

（2）优点：能够吸收大量渗出液；可吸收自身重量25倍的渗出液；容易移除，避免疼痛。

（3）缺点：不适用于干燥或轻微渗出伤口；需要2层敷料固定。

4. 胶原蛋白

（1）适用范围：无感染、不易愈合伤口。

（2）优点：促进上皮组织生长；减少瘢痕的产生；减轻炎症及水肿。

（3）缺点：需要2层敷料固定，感染性伤口不可使用。

5. 生长因子 生长因子可对细胞产生趋化作用，促进血管生成、使伤口收缩、刺激角质细胞移植增生、活化巨噬细胞等，可缩短伤口愈合时间。

（三）抗菌性敷料

1. 含银敷料 含银敷料是一种新型广谱抗菌敷料，无耐药性，且不易损伤肉芽组织。敷料中含有银离子或敷料表面涂有银离子、金属银或银化合物，与伤口渗液接触时可在30 min内快速释放银离子达3～7天，通过银离子与细菌产生化学反应，阻碍细菌细胞壁蛋白质的合成、细胞核DNA分裂及破坏细菌的呼吸能量链合成，最终导致细菌细胞壁破裂而死亡。

银按生产工艺可制成膏状（如磺胺嘧啶银），还可以添加到不同材料中可制成很多种敷料，如泡沫银敷料、藻酸盐银敷料、亲水纤维银敷料、油纱银敷料等。含银敷料根据载体不同，有不同特性，例如，藻酸盐银离子敷料兼具抗菌及吸收渗液的双重效果。

（1）适用范围：各种急、慢性感染伤口的治疗。

（2）优点：广谱抗菌；可选择不同载体的银离子敷料用于伤口的治疗。

（4）缺点：由于无渗液银离子不能释放，故不适用于干燥伤口；银离子过敏者禁用；MRI检查的患者禁用；需要2层敷料固定。

（4）注意事项：①使用时间超过1个月需要重新评估；②不能用于良好生长的肉芽伤口；③会有轻微着色现象，可用0.9%氯化钠注射液清除；④不可用于MRI检查的患者。

2. 高渗盐敷料

（1）适用范围：中、重度感染性伤口，吸收及引流渗液；填塞腔洞、瘘管伤口；愈合期肉芽水肿的伤口。

（2）优点：具有抗菌作用；无纺布材质，可用于腔洞及瘘管的填塞；价格经济。

（3）缺点：不适用于干燥伤口；需要2层敷料固定。

3. 聚六亚甲基双胍盐酸盐纱型敷料

（1）适用范围：中、重度感染性伤口，吸收及引流渗液；填塞腔洞伤口。

（2）优点：广谱抗菌；纱布材质引流效果好；价格经济。

（3）缺点：不适于干燥伤口；需要2层敷料固定。

4. 多聚长效抗菌膜液

（1）适用范围：皮肤黏膜创面感染的预防和治疗。

（2）优点：物理抗菌，不改变皮肤黏膜的固有属性，对皮肤黏膜无刺激；喷于皮肤或黏膜可形成离子膜，以隔离创面；操作方便。

（3）缺点：效用时间约为8 h，需要多次喷涂。

第七节 压力治疗技术

一、适应证

下肢静脉性溃疡（venous leg ulcer，VLU）是由持续或慢性静脉功能不全（chronic venous insufficiency，CVI）、静脉高压引起的下肢开放性皮肤损伤。压力治疗对VLU愈合有利，故应贯穿于VLU的整个治疗过程。

进行压力治疗时，建议先排除严重动脉缺血性疾病。当ABI＜0.9时，慎用压力治疗，应在临床医师的指导下进行；ABI≤0.5或绝对踝部压力＜60 mmHg（1 mmHg＝0.133 kPa）、心功能分级为Ⅳ级心力衰竭、伤口处于播散感染阶段、对使用材料严重过敏的患者，不建议进行压力治疗。

二、压力治疗

（一）梯度压力袜

梯度压力袜（graduated compression stockings，GCS）通过施加梯度压力促进下肢静脉血液回流，穿戴GCS后足踝承受最高压力（100%），小腿后侧压力降至70%～90%，大腿部位压力降至25%～45%。循序降低的压力梯度除能促进静脉血回心外，还可以缓解静脉高压，增强骨骼肌泵功能，改善淋巴回流。GCS分四级压力，治疗静脉性溃疡一般选择压力30～40 mmHg的Ⅱ级（治疗型）。穿着步骤如下。

1．穿着前修剪指甲，去除饰品，预防刮破GCS。

2．根据患者病情及依从性，选择膝长型或腿长型GCS。

3．测量腿围，选择GCS型号（测量部位：足踝处、小腿最粗处、大腿根部以下5 cm处）。

4．确认GCS足跟部位，露趾型GCS可使用助穿袜套。

5．双手四指在GCS外侧，拇指在内侧，向下抓住袜身，直至足跟部位，两拇指确定足跟部位，撑开，套在足部，向上提，使GCS的足跟部与患者足跟部吻合。

6．继续向上提起袜筒（腿长型GCS需确定膝盖的部位，提拉袜筒至GCS膝盖部位与患者膝盖部位吻合），直至完全平整。

7．穿着完毕后，从足尖处轻轻拉出助穿袜套。

8．再次检查GCS是否平整，GCS的足跟部位、膝盖部位是否贴合。

9．需要脱下时，拇指伸入GCS内侧，向下捋至足跟处，撑开GCS足跟处，整体脱下。

10．宣教。晨起开始活动前穿着GCS，睡前脱下；每日评估2次GCS平整度及下肢情况（是否有皮温凉、麻木、疼痛的情况，如果有，需及时停止使用GCS，并再次就医，检查下肢是否存在缺血）；使用中性洗衣液清洗GCS，尽量减少清洗GCS，可准备多双进行更换，需平铺阴干，尽量避免悬挂、暴晒。

（二）压力绷带

压力绷带（compression bandage）是一种传统压力治疗器具，目前临床上主要使用短延展性绷带进行压力治疗，改善肌肉泵的功能。操作步骤如下。

1．像穿袜子一样，套上管状衬垫，避免有褶皱。

2．0压力缠绕聚酯衬垫，覆盖小腿整个从脚趾到腘窝的部分。

3．膝关节屈曲，踝关节成90°，自趾根处缠绕短延展绷带2圈，再向上缠绕绷带，“8”字缠绕足踝处2圈，覆盖整个足部，每圈绷带和上一圈绷带需重叠50%～75%，缠绕至腘窝下2.5 cm。

4．取另一短延展绷带，由脚踝处8字缠绕一圈，再向上继续缠绕，每圈绷带和上一圈绷带需重叠50%～75%，给予固定。

5．测量踝部压力（35～40 mmHg）。

6．开始使用压力治疗30min，之后每1～2 h，观察患者末梢血运及感知觉是否正常，预防缺血发生。

7．宣教。每天规律步行锻炼，保证踝关节正常运动，利用肌肉泵的运动促进回流。每日活动或睡眠后，绷带松脱，需重新缠绕绷带。

（三）间歇性充气加压装置

间歇性充气加压装置（inter-mitten pneumatic compression device，IPCD）的工作原理是利用压力装置产生循环渐进式的气压变化对包裹肢体进行反复加压，模拟肌肉泵功能，支持静脉血管及淋巴管的功能，从而加速肢体远端血液回流心脏，改善静脉高压状态。IPCD的使用步骤如下。

1．检查IPCD各环节正确连接且连接紧密，气囊无漏气，连接电源，打开开关。

2．患者取舒适体位，以平卧、床头抬高30°为宜。

3．穿戴套筒，IPCD足跟部位与患者足跟部位吻合，给予固定，松紧以无压力为宜。

4．调节压力和时间，开始治疗。

5．宣教。每天2～3次，每次30～60 min，治疗压力为30～50 mmHg；治疗过程中若有不适，需立即停止；清醒、无心电监测的患者，避免在患者入睡时使用。

参考文献

[1] 胡爱玲，郑美春，李伟娟. 现代伤口与肠造口临床护理实践［M］. 2版. 北京：中国协和医科大学出版社，2018：247-249.

[2] INTERNATIONAL WOUND INFECTION INSTITUTE. Wound Infection in clinical practice：principles of best practice［M］. 3th ed. London：Wounds International，2022.

[3] BOWERS S，FRANCO E. Chronic wounds：evaluation and management［J］. American Family Physician，2020，101（3）：159-166.

[4] GUEST J F, AYOUB N, MCILWRAITH T, et al. Health economic burden that wounds impose on the National Health Service in the UK [J]. BMJ Open, 2015, 5 (12): e009283.

[5] GUEST J F, FULLER G W, VOWDEN P. Diabetic foot ulcer management in clinical practice in the UK: costs and outcomes [J]. International Wound Journal, 2018, 15 (1): 43-52.

[6] GUEST J F, FULLER G W, VOWDEN P. Venous leg ulcer management in clinical practice in the UK: costs and outcomes [J]. International Wound Journal, 2018, 15 (1): 29-37.

[7] LINDHOLM C, BERGSTEN A, BERGLUND E. Chronic wounds and nursing care [J]. Journal of Wound Care, 1999, 8 (1): 5-10.

[8] PATOUT C A Jr, BIRKE J A, HORSWELL R, et al. Effectiveness of a comprehensive diabetes lower-extremity amputation prevention program in a predominantly low-income African-American population [J]. Diabetes Care, 2000, 23 (9): 1339-1342.

[9] DARGIS V, PANTELEJEVA O, JONUSHAITE A, et al. Benefits of a multidisciplinary approach in the management of recurrent diabetic foot ulceration in Lithuania: a prospective study [J]. Diabetes Care, 1999, 22 (9): 1428-1431.

[10] FEARNS N, HELLER-MURPHY S, KELLY J, et al. Placing the patient at the centre of chronic wound care: a qualitative evidence synthesis [J]. Journal of Tissue Viability, 2017, 26 (4): 254-259.

[11] 战凌，刘宇，史铁英. 慢性伤口清洗方式与清洗液选择的研究进展 [J]. 中国实用护理杂志，2021，37 (8): 636-641.

[12] 王泠，胡爱玲. 压力性损伤临床防治国际指南2019 [M]. 3版. 北京：人民卫生出版社，2021: 33-135.

[13] 雷常彬，许珂，周川茹，等. 2022版《临床实践中的伤口感染：最佳实践原则》专家共识解读 [J]. 华西医学，2024，39 (4): 509-516.

[14] 胡月琴，袁媛. 伤口护理 [M]. 2版. 北京：科学出版社，2014.

[15] SIBBALD R G, ELLIOTT J A, PERSAUD-JAIMANGAL R, et al. Wound bed preparation 2021 [J]. WHSA, 2021, 14 (2): 52-62.

[16] CARVILLE K. The wound care manual [M]. 7th ed. Perth, WA: Silver Chain, 2017.

[17] KOTTNER J, CUDDIGAN J, CARVILLE K, et al. Prevention and treatment of pressure ulcers/injuries: the protocol for the second update of the international Clinical Practice Guideline 2019 [J]. J. Tissue Viability, 2019, 28 (2): 51-58.

[18] WEIR D. Wound Dressings// [M] Local Wound Care for Dermatologists. ALAVI A, MAIBACH H I. Berlin: Springer, 2020: 25-34.

[19] HAESLER E, CARVILLE K. 2022. Australian Standards for Wound Prevention and Management. Australian Health Research Alliance, Wounds Australia and WA Health Translation Network.

[20] 常春雷，戚晓霞，陈世红，等. 超声清创联合自溶性清创治疗糖尿病足溃疡的临床研究 [J]. 华西医学，2021，36 (4): 461-464.

[21] 李晓宇，柳国斌. 蛆虫清创术应用现状和未来发展的思考 [J]. 中华中医药杂志，2024，39 (4): 1873-1877.

[22] MURPHY C, ATKIN L, VEGA DE CENIGA M, et al. Embedding wound hygiene into a proactive wound healing strategy [J]. J Wound Care, 2022, 31 (Sup 4a): S1-S19.

[23] 吴肇汉，秦新裕，丁强. 实用外科学 [M]. 4版. 北京：人民卫生出版社，2017.

[24] 国家卫生和计划生育委员会. 临床微生物实验室血培养操作规范：WS/T 503——2017 [S]. (2017-11-06) [2024-02-25].

［25］杜宗玥，曾勇．慢性创面细菌生物膜治疗策略研究进展［J］．临床医学进展，2003，13（6）：9680-9689.

［26］INTERNATIONAL WOUND INFECTION INSTITUTE．Wound infection in clinical practice：principles of best practice［EB/OL］.（2022-03-30）［2025-02-25］．https：//woundinfection-institute．com/wp-content/uploads/IWII-CD-2022-web．pdf.

［27］魏敏，金莉，季怡虹．“伤口感染临床实践：最佳实践原则（2022）”解读［J］．创伤外科杂志，2023，25（6）：408-412.

［28］郑洪伶，蒋璐，苏琼．国际伤口感染研究所2022版《临床实践中的感染伤口：最佳实践原则》中伤口感染风险评估、识别和诊断内容解读［J］．护理研究，2023，37（15）：2665-2672.

［29］丁炎明．伤口护理学［M］．北京：人民卫生出版社，2017.

［30］中国微循环学会周围血管疾病专业委员会，刘文静，王磊，等．下肢静脉性溃疡伤口管理专家共识［J］．血管与腔内血管外科杂志，2023，9（1）：1-6.

［31］DE MAESENEER M D，STAVROS K．KAKKOS S K，THOMAS AHERNE T，等．2022年欧洲血管外科学会（ESVS）下肢慢性静脉疾病管理临床实践指南（全译）［J］．中华血管外科杂志，2023，8（1）：76-158.

［32］中国微循环学会周围血管疾病专业委员会压力学组，李春民，郑月宏，等．血管压力治疗中国专家共识（2021版）［J］．中华医学杂志，2021，101（17）：1214-1225.

［33］郭玉丽，刘明，赵波，等．下肢静脉性溃疡的发病机制及治疗进展［J］．血管与腔内血管外科杂志，2023，9（8）：964-968.

［34］国际血管联盟中国分部护理专业委员会，中国医师协会腔内血管学专业委员会．梯度压力袜用于静脉血栓栓塞症防治专家共识［J］．介入放射学杂志，2019，28（9）：811-818.

［35］国际血管联盟中国分部护理专业委员会，李海燕，陆清声，等．正压疗法用于下肢静脉疾病防治的中国专家共识［J］．军事护理，2023，40（4）：1-5.

第五章

各类伤口的护理

学习目标

【知识目标】

1. 掌握各类伤口的定义、分期、风险因素。
2. 掌握各类伤口的处理原则。
3. 了解各类伤口的发病机制及病理生理。
4. 熟悉各类伤口的评估量表及应用。

【能力目标】

1. 能运用伤口处理原则，为患者制订伤口护理计划并给予适宜的护理措施。
2. 能为患者制订个性化的预防计划。

【素质目标】

能够关注伤口患者心理感受、尊重患者隐私的态度和行为。

第一节　手术切口愈合不良的护理

手术切口愈合不良是指在切口愈合的生物学阶段出现明显停滞或延迟导致切口不愈合，甚至切口范围扩大，可伴有明显感染性或非感染性渗出，伴或不伴坏死组织。常见的切口愈合不良分为手术切口脂肪液化、手术切口感染、手术切口淋巴瘘等。

一、手术切口脂肪液化

（一）定义

切口脂肪液化（图5-1-1）是术后常见的并发症，主要病理表现为，切口区域的脂肪细胞无菌性变性、坏死（图5-1-2），细胞破裂，脂滴流出并在切口内形成脂肪液化，多伴有巨细胞反应，为无菌性炎症。脂肪液化影响切口的愈合，是切口潜在继发感染的因素之一。

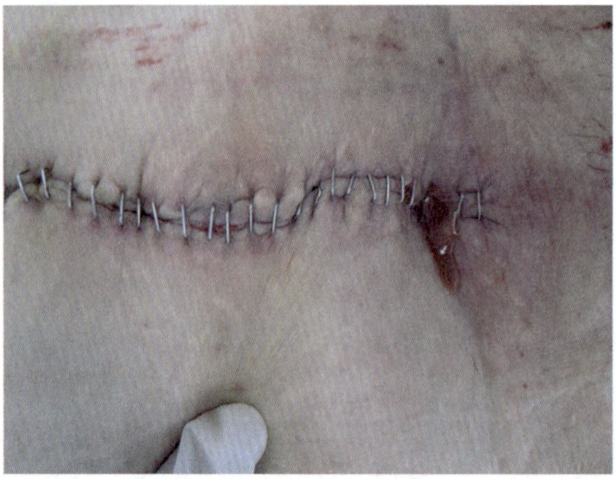

图5-1-1　手术切口脂肪液化外观（腹部）

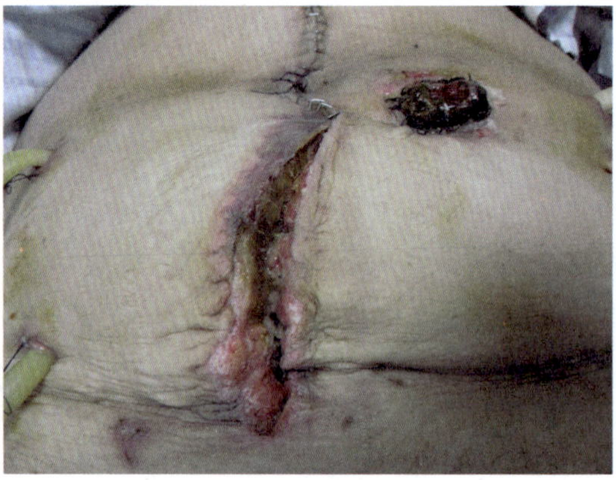

图5-1-2　手术切口脂肪坏死外观（腹部）

（二）病因

在手术开始至切口愈合的过程中，影响切口血液循环的因素均可导致脂肪液化，主要与患者自身因素和手术操作有关。

1. 患者自身因素　肥胖、代谢异常，合并糖尿病、低蛋白血症、贫血，以及体内缺乏必需氨基酸、维生素、微量元素等，导致脂肪组织不能修复，细胞营养障碍；脂肪组织直接损伤；血运差、神经营养障碍导致脂肪组织细胞液化、坏死。

2. 手术操作相关因素

（1）高频电刀温度＞45 ℃时，会导致正常的脂肪细胞变性、坏死。

（2）切口保护措施不当，脂肪组织被消毒液刺激变性，或者被牵拉、挤压、钳夹损伤。

（3）缝合过密、过紧、错位引起局部张力或缺血；缝合深度过浅或者过松无法使组织有效贴合，导致遗留死腔导致局部积液。

（三）临床表现

1. 切口脂肪液化一般出现在术后4～7天，患者手术切口处可见黄色清亮液体渗出物或淡红液体溢出，渗液内有漂浮脂肪滴，挤压时增多，无臭味。

2. 切口有不同程度裂开，探查可见皮下游离，切口内空腔形成，皮下组织层缝线外露，切口边缘及皮下组织无坏死现象。

3. 无明显红肿及坏死组织，渗出液细菌培养结果为阴性。

（四）护理评估

1. **全身因素**　评估患者年龄、营养状态、糖皮质激素药物的用药情况，以及有无糖尿病等基础疾病等。

2. **局部因素**　评估切口部位、大小、组织缺损程度及形态、异物、渗液量及性状等。

（五）治疗与护理

早发现、早诊断、早处理，以促进切口早期愈合。

1. 手术治疗与护理

（1）治疗：患者手术切口脂肪液化、组织游离范围大，短时间内愈合困难，建议手术治疗。手术时沿原切口切开，彻底清除液化的脂肪组织，并放置引流管充分引流，定期更换敷料或行负压封闭引流。

（2）护理

1）观察患者体温、血常规、C反应蛋白、降钙素原等与感染相关的指标。

2）观察伤口敷料的渗液量、颜色、性状。若渗液渗透敷料，应及时换药。

3）观察伤口是否有皮下积液、红、肿、热、痛等感染的表现。

4）有效固定引流管，定时挤压引流管，保持伤口渗液引流通畅。

2. 非手术治疗与护理

（1）全身治疗：①脂肪液化范围大、渗液量大者按医嘱使用抗生素，避免切口感染；②积极治疗并发症，控制血糖、纠正低蛋白血症及补充营养等。

（2）切口局部护理：充分引流是护理的关键，避免切口处脂肪液化扩散和继发感染。①皮下组织游离及渗液量少的患者，在切口空腔的低位拆线，挤压切口，排出液化的脂肪。②皮下组织游离及渗液量大的患者，应在切口皮下游离处间断拆线和低位处拆线，行保守性锐器清创或机械清创清除晦暗、失活的脂肪组织，使用纱条、美盐敷料、亲水纤维等敷料填塞引流，避免留有死腔和液体积聚，用多层纱布或棉垫、泡沫敷料等高吸收性敷料作为二级敷料包扎，或者置入引流管进行负压封闭引流；注意不可拆除减张缝线及切口肌层缝线，以免导致切口全层裂开和腹腔脏器的损伤。③切口内肉芽生长期、渗液量少时，行切口二期缝合或免缝胶带拉合，以加速愈合。

（3）健康教育：①早期下床活动，促进血液循环和组织修复；②活动时保护切口，腹部切口以腹带固定，咳嗽时按压、保护切口；③切口处避免沾水，以免引起继发感染；④鼓励患者保持乐观心态。

二、手术切口感染

（一）定义

外科手术部位感染（surgical site infection，SSI）是指围手术期发生在切口、手术深部及腔隙的感染（图5-1-3）。SSI占外科手术患者医院感染的35%～40%，不仅给患者带来痛苦，还延长患者的住院时间。

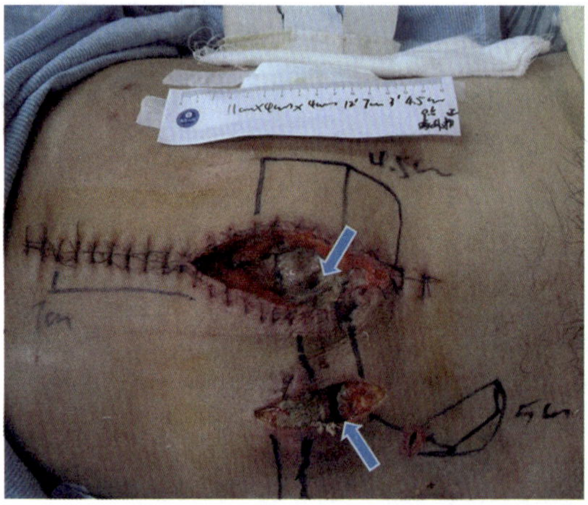

图5-1-3　手术切口感染（箭头所指）

（二）病因

手术切口感染是多因素综合作用的结果。

1．患者因素，如高龄、肥胖、营养不良、患有糖尿病等基础疾病，此外，机体免疫力低下也会增大感染的风险。

2．手术类型。手术切口污染程度越高，局部细菌繁殖越多，术后发生切口感染的概率也越高。Ⅱ、Ⅲ类手术切口的患者多为胃肠道手术患者，内部有多种正常共生的菌群，污染后导致手术切口感染。

3．手术环境和器械污染。

4．手术操作不规范、切口污染、组织缺血及坏死导致继发感染。

5．其他因素。急诊手术以急腹症患者居多，肠道准备可能不充分；精神压力刺激交感神经系统引起血管收缩，切口局部缺血、缺氧；术前全身或局部存在感染性病灶；住院时间长的患者，存在交叉感染机会；术前皮肤和肠道准备不规范；对切口缝合材料有排异反应和感染。

（三）临床表现

1. 局部表现　切口感染的典型局部表现为切口红、肿、热、痛、化脓。慢性切口感染表现为切口裂开，疼痛，切口渗液量增加、有脓性分泌物、渗液有异味，肉芽组织变色、脆弱、易出血，周围皮肤有湿疹，切口延迟愈合、小愈合、切口扩大。切口分泌物细菌培养结果为＞10^6/高倍视野可确诊。

2. 全身表现　感染严重或合并全身感染时，可出现发热、不适、乏力等全身症状。可伴有外周血白细胞计数增多、核左移等。

（四）手术部位感染的分类

手术切口按感染的轻重或范围分为浅表手术切口感染、深部手术切口感染和器官（或腔隙）感染。

1. 浅表手术切口感染　仅限于切口涉及的皮肤和皮下组织，感染多发生于术后30天内。

2. 深部手术切口感染　无植入物手术术后30天内、有植入物（如人工心脏瓣膜、人造血管、机械心脏、人工关节等）手术术后1年内，发生的与手术相关且涉及切口深部软组织（深筋膜和肌肉）的感染。

3. 器官（或腔隙）感染　无植入物手术术后30天、有植入物手术术后1年内，发生的与手术有关（除皮肤、皮下、深筋膜和肌肉外）的器官或腔隙感染。

（五）评估

评估影响切口愈合的全身和局部因素（同本节手术切口脂肪液化的评估）。

（六）治疗与护理

术后尽早发现切口感染并积极处理是加速切口愈合的关键。

1. 全身性治疗

（1）抗感染治疗：行切口分泌物或引流液细菌培养，若结果显示轻度感染，无须全身应用抗菌药物；若结果显示感染严重，或者切口出现临床感染症状及体征（切口周围出现红、肿、蜂窝织炎、疼痛、肉芽水肿及颜色改变等），为防止感染扩散，应根据细菌培养结果全身应用抗菌药物。此外，还需要注意以下3种情况。①溶血性链球菌感染一定要进行全身治疗；②协同感染需联合应用抗菌药物治疗；③骨骼和肌腱暴露时，可预防性使用抗菌药物。

（2）去除感染的诱因并治疗相关疾病：改善局部血液循环，控制血糖，纠正低蛋白血症等。

2. 手术切口感染的局部护理

（1）拆线：当切口出现感染，以不引起切口明显裂开和脏器外露为原则，必要时给予间断拆除缝线、暴露切口，方便清创等操作。

（2）消毒与清洗：切口及周围皮肤使用聚维酮碘消毒，或者用次氯酸钠等伤口清洗液清洗，以破坏细菌生物膜并杀菌。

（3）清创：采用机械清创、保守性锐器清创法清除积脓、积血、坏死组织、异物，有利于感染的控制和切口的愈合。

（4）充分引流：开放切口并充分引流，可填塞抗感染敷料或置入引流管行负压封闭引流。

1）引流条的放置原则：引流条应放置于切口的低位，便于充分引流。填塞时敷料宜松松填满切口，不宜过紧，引流条尾端留在切口外，便于取出。清点和记录填塞引流条的数量。

2）敷料的选择：根据渗液的性质和量，选择既能充分引流又能促进切口愈合的敷料，如藻酸盐银、亲水纤维类银等敷料。

3）负压封闭引流术的应用：持续负压封闭引流可有效引流渗液，减少液体积聚；减少细菌数量和坏死组织，控制伤口感染；保护切口，避免外界细菌污染；在生物效应方面，负压封闭引流可以降低炎症反应和促生长因子的释放，有利于感染控制和组织愈合。如果感染严重，创面基底存有坏死组织时，可进行切口清创。

4）切口闭合：待切口感染得到控制、肉芽生长良好、仅有少量渗液时，采用免缝胶带拉合或行二期缝合，加速切口愈合。增生期要保护新生的上皮组织，促进上皮爬行。可用水胶体薄膜敷料覆盖切口，5～7天更换1次。

三、手术切口淋巴瘘

（一）定义

淋巴瘘是指由损伤、炎症或肿瘤等原因所致的淋巴液自淋巴管破口流至体腔、内脏器官或体外的病理状态。可发生在身体的多个部位，并有多种临床表现形式。淋巴液与皮肤破口相连并流出体外者称为“淋巴皮肤瘘”。外科手术，如乳癌根治术、腹股沟区手术或行盆腔手术患者，极易发生严重的手术切口淋巴瘘，导致切口长期不愈或严重感染（图5-1-4）。

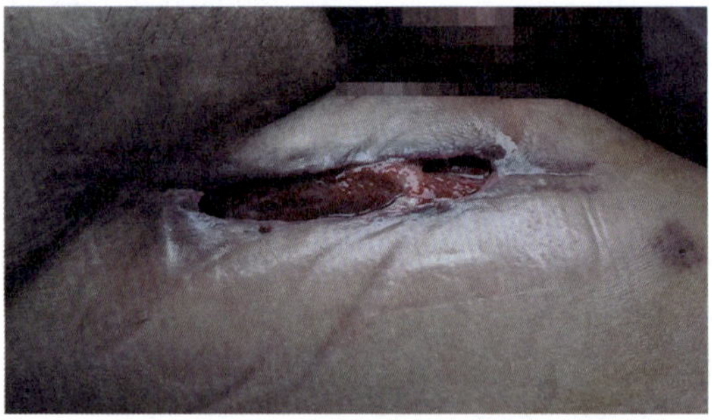

图5-1-4 手术切口淋巴瘘外观（腹部）

（二）病因

手术切口淋巴瘘是由手术引起淋巴管阻塞或破裂，淋巴管内的高压液体逆流进入体腔或随皮肤破口流出而形成，具体原因如下。

1. 手术类型 根治性手术因需要广泛清扫淋巴结，而细小淋巴管无法全部被结扎封闭。

2. 手术操作因素

（1）术中广泛的解剖和分离，多次手术、术者对局部解剖结构不熟悉等导致淋巴管损伤未被发现、未结扎封闭。

（2）关闭切口时未仔细分层缝合，局部残留假腔，术后淋巴回流增加导致淋巴管扩张，引起淋巴管周围淋巴液聚积。

3. 电刀的使用　淋巴管被电刀烧灼后形成焦痂暂时封闭，术后焦痂脱落，封闭的淋巴管再次开放。

4. 术后伤口感染　导致局部破损的淋巴管不易自闭，从而发生淋巴瘘。

（三）临床表现

术后早期伤口出现不能解释的溢液或包块，渗液为黄色、澄清；引流管的引流量突然增加，最高可达100 ml/d，引流液呈淡红色或淡黄色清亮液体。

继发感染时，切口及周围组织出现红、肿、热、痛并可伴有脓性液体流出。患者全身表现为发热、乏力。实验室检查可见白细胞计数、中性粒细胞百分比升高，C反应蛋白、血降钙素原指标升高。

（四）评估

评估伤口的部位、大小、创面基底、淋巴液漏出量，以及影响伤口愈合的全身因素、原有治疗方案等（详见第三章第二节）。

（五）治疗与护理

1. 治疗　切口淋巴瘘的治疗方法主要有局部加压包扎、深部X线照射、局部填塞、手术治疗及医用生物蛋白胶封闭等。

（1）局部治疗

1）加压包扎：局部加压包扎有利于缩小皮下间隙，通过加压使淋巴管引流不畅，从而达到治疗淋巴瘘的目的。包扎松紧要适宜，包扎过松（会留有死腔）或解除加压过早，均易引发淋巴瘘。

2）充分引流：充分引流是外科治疗的基本原则之一。①保持手术部位引流管通畅，一旦引流管阻塞、扭曲，应立即处理；②伤口内填塞引流条，可选用纱条、美盐敷料、脂质水胶体敷料等，避免液体积聚；③伤口负压封闭引流术可有效引流渗液，保持创面无液体积聚；改善创面组织血流，促进肉芽生长；保持一定压力的负压吸引可以促进淋巴管封闭，是预防和治疗淋巴瘘的有效方法。

3）明胶海绵的应用：①将明胶海绵直接贴敷于受损淋巴管上，形成机械屏障；②明胶海绵具有多孔性，可吸收大量血液并作为支架促进血凝块形成，而血凝块可直接包裹受损淋巴管；在血凝块机化过程中，其内部聚集大量成纤维细胞分泌大量胶原纤维、网状纤维、弹力纤维及基质，可永久性地将受损淋巴管封存在其中。

4）局部应用阿奇霉素：阿奇霉素可刺激机体产生免疫反应，导致无菌性炎症，促进粘连，故有封闭淋巴管的作用。炎症反应可导致患者发热、疼痛，但这些症状通常较轻，对症处理后一般会很快消失，因此，应注意观察上述症状，如有异常应及时处理。

5）医用生物蛋白胶：在阴离子作用下［如体液中的氢氧根离子（OH^-）等］，2～3 s即可以固化成膜，与组织紧密嵌合在一起，对创面有组织黏合、覆盖及封闭的作用，并使新生毛细血管和肉芽组织生长，促使创面愈合。

6）泛影葡胺注射液：具有高黏滞度和高渗透性，可直接黏堵淋巴管；刺激淋巴管内皮细胞发生炎性水肿、增生，使淋巴管闭塞；渗透、利尿作用可使淋巴管收缩，产生粘连，促进组织愈合。

7）阿托品：能抑制淋巴液的生成，故对淋巴液分泌有较强调节作用。

8）淋巴管造影术；造影碘油能在淋巴管破损处的管壁外侧聚集；碘油存留邻近的软组织可发生炎性反应；直接堵塞淋巴管的破损处；碘油具有治疗性栓子作用。

9）手术治疗：如果切口淋巴瘘持续存在，且淋巴引流量较大者，建议早期再次手术治疗。

（2）全身治疗：①治疗原发病。②伴有感染的切口应根据细菌培养及药敏试验结果全身性使用抗菌药物。胸、腹乳糜瘘患者需禁食，并给予营养支持治疗，如全胃肠外营养，静脉输入白蛋白；补充液体量和电解质，促进组织生长、切口愈合。

2. 护理

（1）切口局部护理：是预防切口感染，促进愈合的重要措施。

1）拆线：拆除部分缝线，有利于伤口消毒、清洗、敷料的填塞及引流。

2）引流：①选择引流效果、吸收性好的新型敷料填塞，如高渗盐敷料、脂质水胶体敷料、藻酸盐敷料等。切口外应用吸收性好的大纱布或棉垫包扎，避免切口内液体积聚。保持伤口湿润平衡，促进淋巴管封闭与伤口生长，渗液穿透外敷料时应及时进行换药。②切口持续渗液需频繁换药的患者，行切口负压封闭引流术，可有效引流渗液并促进淋巴管封闭、组织的生长，加速伤口愈合。

3）预防及控制切口感染：患者免疫力下降或切口继发感染者，切口内填塞银离子敷料，如亲水纤维银、藻酸盐银、纳米银油纱等，以预防或控制感染。

4）切口闭合：切口内肉芽组织生长良好，渗液＜5～10 ml，无感染表现，可行二期缝合，加速切口的闭合。

（2）心理护理：当患者及家属产生焦虑情绪，应及时进行心理疏导及健康教育，提供良好的病房环境，关心和帮助患者，缓解患者的焦虑情绪。护士应经常巡视病房并与患者交流，鼓励其说出心中的不安，耐心细致地向患者解释淋巴瘘的治疗及预后，以及用药的重要性，增强对医护人员的信任，使其积极配合治疗。同时增强患者的心理防御能力，减轻或消除患者焦虑、恐惧、矛盾心理。

临床典型案例

【病例摘要】

患者，男性，65岁。2015年7月2日在全身麻醉下行“胆囊切除＋胆总管切开取石＋胆道镜探查＋T管引流术”。术后第4天发生切口感染，切口局部红、肿、热、痛，切口全层裂开，渗液明显，伴有发热，最高达39.1℃，经伤口专科护士会诊后，给予全身性支持治疗：禁食、抗感染、化痰、高营养支持治疗等。

【全身评估】

影响因素	临床思维
1. 感染	切口内细菌生长、繁殖，细菌及毒素吸收入血，引起全身感染
2. 营养状况	患者切口大量渗液，导致液体和蛋白质丢失；高热导致能量消耗增加，引起营养不良
3. 焦虑	患者伤口裂开，疼痛，高热，担心预后不良
4. 疼痛	伤口感染，炎性介质释放，刺激组织；坏死清创操作引起接触性疼痛，影响患者休息和进食
5. 年龄	患者老年，细胞增殖周期延长，组织再生能力减退，伤口愈合受影响

【局部评估】

影响因素	临床思维
1. 局部感染	伤口局部红、肿、热、痛明显，细菌培养结果显示粪肠球菌，细菌释放毒素可破坏组织细胞，伤口裂开无法愈合；感染引发炎症，炎症介质使血管通透性增高，血浆和蛋白质渗出，渗液量增加
2. 切口全层裂开	患者腹部切口全层游离、贯通，皮下积液伴有坏死组织。为有效引流渗出液，利于感染控制，医师给予分次拆除切口缝线、保守锐器清创，整个切口完全敞开，组织再生愈合时间长

【护理决策思考】

1. 影响切口愈合全身性因素　①年龄：患者年龄大于60岁，细胞增殖周期延长，免疫功能下降；②营养不良：白蛋白25.6 g/L，血红蛋白130 g/L，组织增生受阻；③凝血功能异常，伤口易出血：凝血酶原时间16.0 s；④感染：白细胞计数14.5×10^9/L，降钙素原2.07 ng/ml，C-反应蛋白56.0 mg/L；⑤肝功能异常：总胆红素18.2 μmol/L，谷丙转氨酶244 U/L，谷草转氨酶284 U/L，不利于组织生长修复；⑥心理因素：换药时患者紧张、担心切口不愈合，不良情绪可使机体免疫力下降；⑦换药时接触性疼痛，NRS评分为5分。

2. 影响切口愈合局部因素　①感染：患者切口有黄褐色渗液明显，切口周围红、肿；创面分泌物培养，伤口细菌培养结果显示：粪肠球菌。需要局部抗感染处理。②伤口渗液量大，换药频率2次/天，渗液穿透大纱布，有效引流和管理渗液是重点。③医师分阶段拆除缝线，伤口大小1.5 cm×24 cm×2.7 cm，伤口内坏死组织形成，创面基底50%黄色坏死组织，50%红色肉芽组织，成为细菌培养基，阻碍组织生长，需分阶段清创，为肉芽组织生长创造有利环境。

3. 伤口处理

（1）间断拆除伤口皮钉（图5-1-5）。

（2）保守锐器清创、机械清创，清除坏死组织。

（3）亲水纤维银抗感染（图5-1-6）、管理渗液，纱布包扎伤口（图5-1-7）。

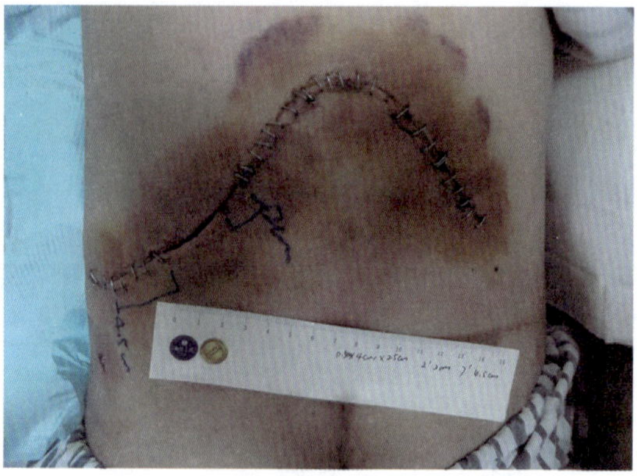

图 5-1-5　间断拆皮钉后外观（腹部）

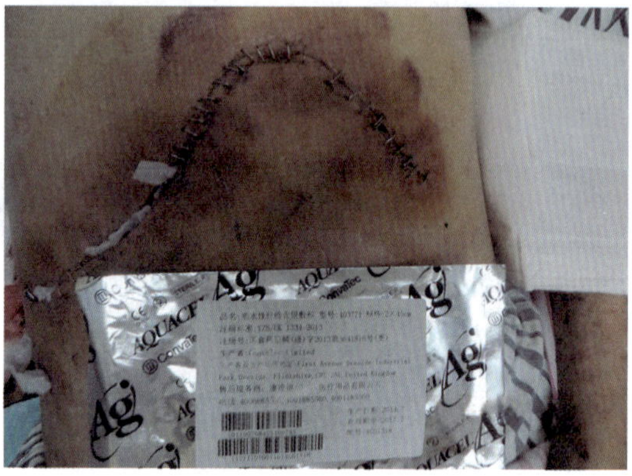

图 5-1-6　使用亲水纤维银抗感染治疗伤口外观（腹部）

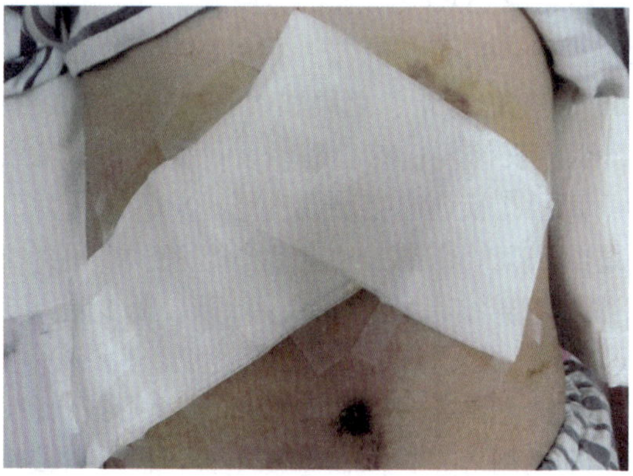

图 5-1-7　使用纱布包扎伤口外观（腹部）

（4）拆除切口全部缝线（图 5-1-8）、清创，使用次氯酸钠液体清洗伤口，抗感染和细菌生物膜（图 5-1-9）。

（5）伤口负压封闭引流治疗，48 ～ 72 h 换药（图 5-1-10）。

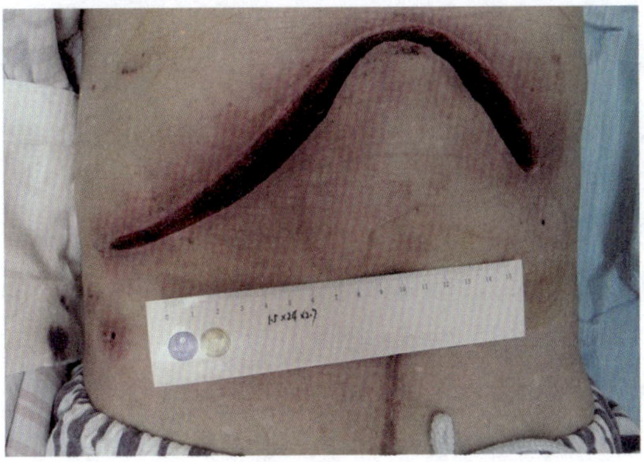

图5-1-8　切口感染拆除全部皮钉后伤口外观（腹部）

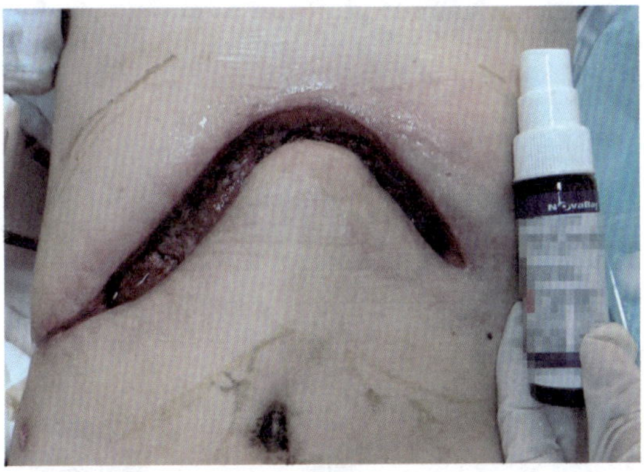

图5-1-9　使用次氯酸钠消毒液清洗切口后伤口外观（腹部）

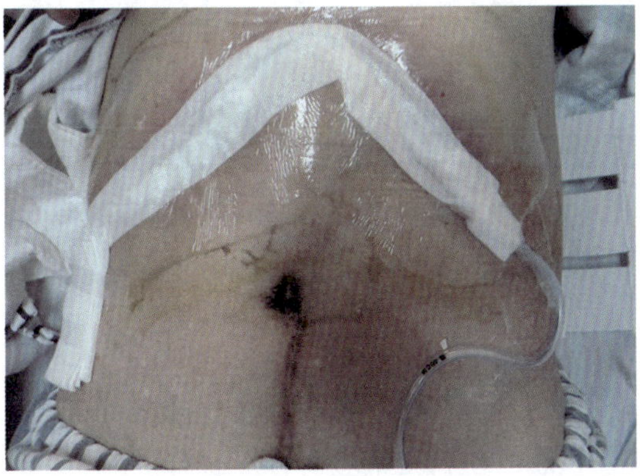

图5-1-10　伤口使用负压封闭引流治疗（腹部）

（6）伤口负压封闭引流的护理：①负压值设置：-125 ～ 175 mmHg。②有效负压的观察：敷料收缩变硬，见管型；引流管内液体引流出，可见水柱波动；薄膜封闭伤口无漏气声。③妥善固定引流管，不折叠，不滑脱。④观察引流液的量、色、性状。⑤并发症观察。出血，即持续引流出鲜红色血液；疼痛：影响患者休息的疼痛，出现以上2种情况，应立即停止负压引流，并报告医师。

（7）护理21天（术后第25天），伤口大小1.5 cm×20 cm×1.5 cm，周围红肿消退，创面基底100%红色组织，伤口引流量15 ml/d（图5-1-11）。

（8）护理24天（术后第28天），医师进行切口二期缝合（图5-1-12）。

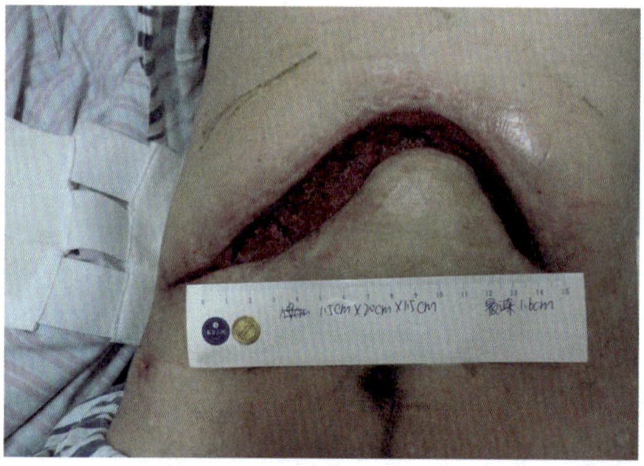

图5-1-11　护理21天后伤口外观（切口感染控制）

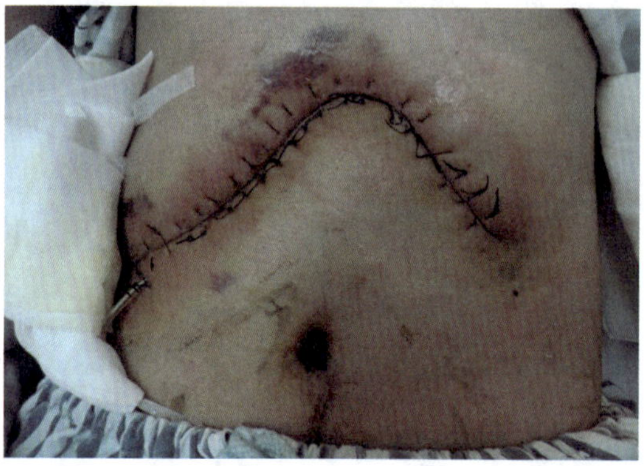

图5-1-12　护理24天后伤口外观（切口二期缝合）

4. 疼痛护理

（1）换药前30 min，遵医嘱给予镇痛药。

（2）转移注意力，与患者交谈，避免注意力集中在伤口局部。

（3）换药操作动作轻柔，患者主诉疼痛立即停止操作。

5. 心理护理

（1）有效沟通，介绍自己伤口处理经验，取得患者信任，增强其信心。

（2）与患者共同制定护理方案，取得患者理解和配合。

（3）安慰和鼓励，换药时把伤口好转的信息及时反馈给患者。

参考文献

[1] LING M L，APISARNTHANARAK A，ABBAS A，et al. APSIC Guide-lines for the Prevention of Surgical Site Infections [J]. Antimi-crob Resist Infect Control，2019，8：174.

[2] 胡爱玲，郑美春，李伟娟. 现代伤口与肠造口临床护理实践 [M]. 2版. 北京：中国协和医科大学出版社，2018.

[3] 黄强，杨惠林，康鹏德，等. 骨科择期手术加速康复预防手术部位感染指南 [J]. 中华骨与关节外科杂志，2020，13（1）：1-7.

[4] 李国宏. “手术部位感染的预防”相关指南要点解读 [J]. 上海护理，2019，19（8）：1-4.

[5] 李翀，孙雄，张鹏，等. 腹部手术后淋巴漏的研究进展 [J]. 腹部外科，2021，34（3）：184-188.

第二节　皮肤及软组织感染切开术后护理

皮肤及软组织感染是指致病菌侵犯表皮、真皮和皮下组织引起的炎症性疾病，是皮肤、皮下脂肪、筋膜层及肌肉层感染、坏死性疾病。临床十分常见，病情轻重不一，可以是轻度浅表性局限性感染，也可以是威胁生命的深部坏死性软组织感染（necrotizing soft tissue infection，NSTI）。本节主要介绍NSTI及体表脓肿切开术术后护理。

一、坏死性软组织感染护理

（一）概述

NSTI是一类以微生物侵袭皮肤、深浅筋膜和/或肌肉导致软组织弥漫性坏死的感染性疾病，具有多病因、多种危险因素、多解剖部位等特点。其典型特征：疾病快速进展和显著的局部组织破坏，罕见但高度凶险可危及生命。发病率为8.7～10.3/10万，死亡率在20%～30%，导致死亡的主要原因是脓毒症和多器官功能衰竭。根据坏死层面涉及的解剖位置及深度，NSTI常分为坏死性蜂窝织炎、坏死性筋膜炎、坏死性肌炎（气性坏疽）及富尼埃坏疽。早期诊断和治疗对提高该病患者的生存率和改善预后至关重要。

（二）病因

NSTI通常有2种发病方式：①皮肤或黏膜受损时，病原体从外部侵入并在组织中繁殖；②深层的非穿透性组织损伤，如肌肉拉伤、扭伤或血肿，促使白细胞聚集和肌细胞激活，细菌随后通过血液传播进入受伤区域。病原体触发病原体相关分子模式的免疫反应路径，引发多种炎症介质的释放，这些介质不仅可以直接损害组织，导致细胞死亡，还能引起血小板和白细胞的聚集，导致毛细血管闭塞和内皮细胞损伤，进而引起组织液渗出，形成肿胀和皮肤红斑。随着肿胀和红斑向周围扩散，可能会形成水疱和类似湿疹的皮肤变化，并使病原体进一步向深层组织感染。随着血管逐渐受到压迫导致缺血，最终可能导致血管闭塞，引发各层组织的缺血性坏死。常见诱因有糖尿病、肥胖、外周血管疾病、长期激素治疗、吸烟、营养不良、肿瘤、长期服用非甾体抗炎药等。

（三）临床表现

1. 分型 根据感染病原学的不同，NSTI分为4种类型：①Ⅰ型：为需氧菌、厌氧菌混合感染，症状出现较早，易被发现。②Ⅱ型：由单一细菌感染引起，通常为A组乙型溶血性链球菌或耐甲氧西林金黄色葡萄球菌感染。全身炎症反应综合征，严重者可发生脓毒症休克、多器官功能障碍。③Ⅲ型：为革兰氏阴性菌感染，以创伤性弧菌（海洋微生物）多见。患者常有食用海产品、海洋生物刺伤或破损伤口接触海水史。进展迅速，死亡率高（30%～40%）。④Ⅳ型：由真菌感染引起，罕见，多见于免疫力低下的人群，死亡率高（＞47%）。

2. 局部表现 软组织水肿（79%）、红斑（69.6%）、严重疼痛（79.9%）、发热（29.9%）、捻发音（4.9%）、皮肤坏死（23.5%）（图5-2-1）和皮肤水疱（44.5%）。

3. 全身表现 发热、心动过速、低血压、休克。当出现肿胀、红斑和不成比例的剧烈疼痛三联征时应考虑有无NSTI发生。

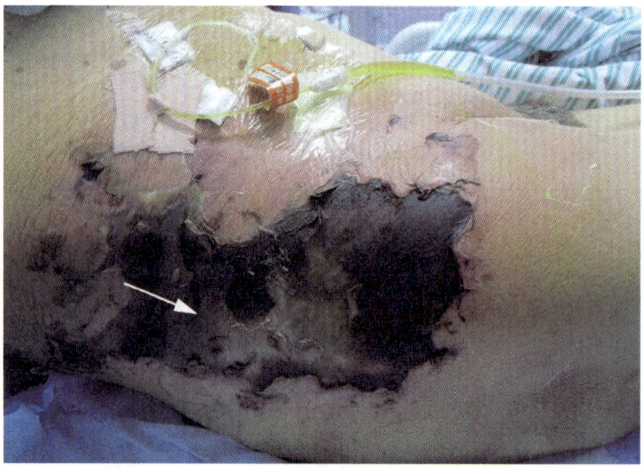

图5-2-1 坏死性软组织感染临床表现

注：箭头所指为皮肤坏死。

（四）评估

早期识别NSTI，对NSTI的治疗和预后至关重要。应结合症状体征、实验室检查、影像学表现及手术探查等进行综合评估，尽早明确诊断。

（1）症状体征：如果出现水疱、皮肤瘀斑、捻发感、皮肤麻木，与检查不相称的疼痛，超出皮肤红斑范围的水肿等症状提示NSTI。当出现下列情况，可以高度怀疑为 NSTI：①迅速进展的皮肤损害；②常规抗感染药物和处理措施的疗效不佳；③有组织水肿和坏死表现；④组织苍白晦暗；⑤局部组织极度松软（液化）；⑥全身性症状表现，如高温、心动过速、低血压和精神状态改变等。

（2）NSTI实验室指标评分系统：基于对白细胞计数、血红蛋白、血钠、葡萄糖、血肌酐和C-反应蛋白共6个指标进行评估，当评分≥6分时，则需提高警惕。

（3）影像学检查：X线平片、超声、CT或核磁共振提示皮下软组织积气。

（4）手术探查：被公认为诊断NSTI的“金标准”。对于手指试验阳性者应高度怀疑，即在可疑区切开2 cm左右深达深筋膜的切口，食指沿组织间隙可轻易将皮肤与筋膜组织分离即为阳性。

（5）组织学检查：经皮组织活检和冷冻切片检查有助于诊断NSTI。

（五）治疗

在原发病治疗的基础上，手术清创、全身性抗感染及液体复苏是治疗NSTI的关键。

1. 手术治疗　早期手术清创，彻底清除所有坏死组织至可见出血的正常组织，术后联合负压封闭引流术，伤口清洁后植皮修复创面。

2. 抗感染治疗　先应用经验性广谱抗菌治疗，待细菌培养结果出来后，再定制相应的治疗方案。

3. 液体复苏　根据全身血流动力学障碍及时进行充分的液体复苏治疗。

4. 营养支持　给予充足的营养支持治疗，必要时增加胃肠外营养。

5. 其他　高压氧治疗。

（六）护理

1. 伤口充分敞开引流，选择具有控制渗液、引流渗液及控制感染等功能性的敷料，注意打开死腔、窦道，进行有效引流，避免感染组织及渗液积聚，导致伤口恶化。

2. 清洗液的选择。伤口严重感染，用碘伏进行清洗后再用0.9%氯化钠注射液清洗伤口。

3. 密切观察伤口的变化。每次换药时重新评估软组织病变情况，若有新生坏死组织，需要再次切开减张或手术清创。

4. 合理镇痛，必要时请疼痛专科会诊。

5. 封闭负压治疗期间确保负压治疗的有效性。

6. 严格执行无菌操作，避免交叉感染。

7. 严密观察患者的生命体征变化，定期监测炎症指标。

8. 健康教育。感染伤口受多种因素影响，换药时间长，患者会产生烦躁、厌倦心理，抵触治疗，不配合换药，从而延误治疗等。因此，需要对患者讲解疾病相关知识，树立治疗的信心，提高治疗的依从性，促进伤口愈合。

二、体表脓肿切开术后的护理

（一）概述

脓肿是指急性化脓性感染后，组织或器官内病变组织坏死、液化后，形成局部脓液积聚，并有一定完整脓壁。体表脓肿是指发生在皮肤及皮下组织的化脓性感染，是常见的外科化脓性感染疾病，常发生在背部、面部、头皮、臀部、大腿、肛周等部位，其中以背部最常见，多由皮脂腺囊肿继发感染引起。

（二）病因

致病菌以金黄色葡萄球菌为主，与皮肤不洁、擦伤、机体免疫力下降有关。脓肿发生可能与以下病因有关：①继发于各种化脓性感染，如皮脂腺囊肿化脓性感染、急性蜂窝织炎、急性淋巴结炎、疖、痈等；②局部存在损伤的血肿或异物；③由远处感染灶经血流转移形成。

（三）临床表现

1. **体表脓肿**　局部明显隆起并伴红、肿、热、痛感染症状。隆起处与周围正常组织边界清晰，有波动感，常伴疼痛。经穿刺抽液，抽出脓性液体可确诊。
2. **深部脓肿**　局部红肿不明显，但有疼痛或压痛感，经穿刺抽液或B超检查可确诊。
3. **寒性脓肿**　局部无红、肿、热、痛等症状，常继发于骨关节结核。
4. **全身症状**　小而浅表的脓肿一般无全身感染症状；大或深部脓肿，可出现发热、白细胞计数升高等全身症状。

（四）评估

1. **脓肿部位**　不同部位伤口的愈合能力不同。头面部、胸腹部血供丰富，愈合时间相对较短；背部、臀部血供较少，愈合时间相对较长。
2. **伤口床评估**　①伤口的大小、潜行及窦道的深度。②伤口基底的颜色、腐肉及肉芽组织所占的比例。③伤口渗液量及其性状。术后早期渗液一般呈红色或淡红色，无感染时一般无色。若渗液为脓性或黄绿色，则注意有无继发感染。④伤口气味。切开初期伤口常有异味，随着感染控制，异味逐渐减轻或消失。
3. **伤口周围皮肤评估**　伤口周围有无组织疼痛、红肿、硬块的变化。

（五）治疗

以局部治疗为主，如有全身症状则应进行全身抗感染治疗。早期脓肿尚未局限时，可外敷抗感染敷料或药膏。脓肿有波动感或经穿刺、B超证实脓肿已局限，可行脓肿切开引流术（图5-2-2）。若为寒性脓肿，需全身进行抗结核治疗。

（六）护理

术后伤口护理要点：止血、脓腔冲洗、脓腔清创、伤口敷料的应用、负压封闭引流治疗及健康教育。

1. **止血**　术后当天在创腔内填塞油纱布并进行加压止血，术后24 h给予伤口换药，密切观察伤口敷料渗血情况。
2. **脓腔冲洗**　填塞止血24 h后取出油纱布，伤口无出血后即可清洗伤口。在脓肿切开早期脓性分泌物及坏死组织较多时，在短期内先使用消毒液进行涡流式冲洗，再用0.9%氯化

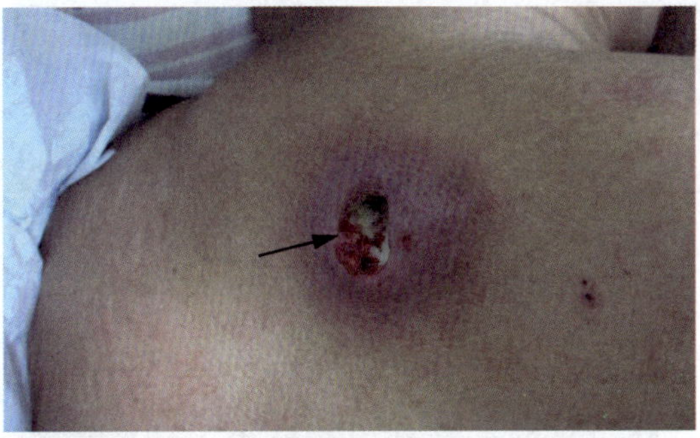

图5-2-2　行体表脓肿切开术后（背部）

注：箭头所指为体表脓肿。

钠注射液冲洗至干净。

3. 脓腔清创　根据伤口床坏死组织及其与伤口床粘连的程度，选择行机械清创、手术清创和自溶性清创相结合的方式。

4. 伤口敷料的应用　根据伤口不同情况和愈合的不同阶段选用适宜的伤口敷料。①感染期：根据创腔外口大小及引流液的性状、引流量等选择抗感染敷料为引流条，保持引流通畅是关键。②肉芽生长期：填塞藻酸盐、亲水纤维等湿性敷料，保持伤口床湿润度，以促进组织生长。③上皮移行期：可应用水胶体敷料或薄型泡沫敷料促进上皮移行。

5. 负压封闭引流治疗　对创腔深、创腔大、渗液多的患者，可以采用负压封闭引流技术，以促进液体引流、控制感染。若感染严重，坏死组织脱落易堵管者，可采用滴注式负压封闭引流技术。

6. 健康教育　注意患者的心理变化，引导患者树立战胜疾病的信心，取得配合。

临床典型案例

【病例摘要】

患者，男性，71岁。因“确诊直肠癌1月余”入院，入院第7天行“直肠癌根治术”。入院第11天，左侧盆腔引流管出现粪渣样液体，考虑为肠瘘、腹腔感染、感染性休克，急诊行“剖腹探查＋回肠造口＋盆腔冲洗术”。入院第25天，患者左下腹皮肤出现红肿，可触及捻发感，腹部增强CT显示，左侧腹壁皮下积气、积液明显，考虑为NSTI，行“感染灶3处切开置管引流术”（图5-2-3，图5-2-4）。入院第28天，因“伤口渗液量大”请伤口护理专科会诊。入院第43天，患者左臀、左侧腰背部，触及波动感、捻发感，在局部麻醉下行“软组织切开对口引流术”，增加5处伤口（图5-2-5）。护理评估：全身感染严重，低蛋白，数字疼痛评分法（numeric pain rating scale，NPRS）为6～10分，创面分泌物培养结果显示多重细菌感染。左下腹、左臀部、左侧腰背部大片皮肤红斑、水肿，皮下软组织及筋膜坏死，8处切开伤口皮下贯通，潜行深，大量脓性渗出液致使引流不畅。

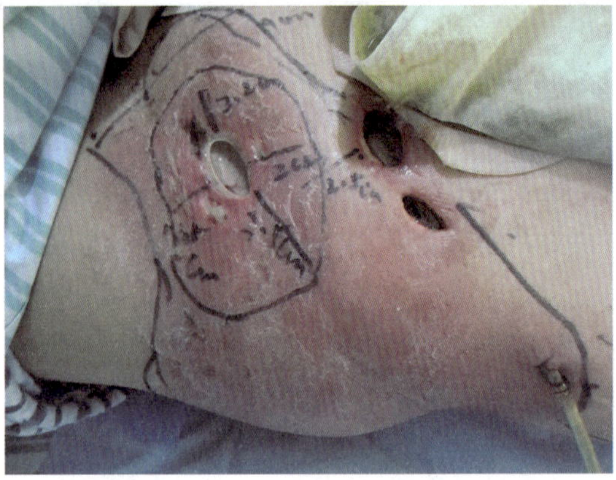

图5-2-3 左下腹切开后外观（入院第25天）

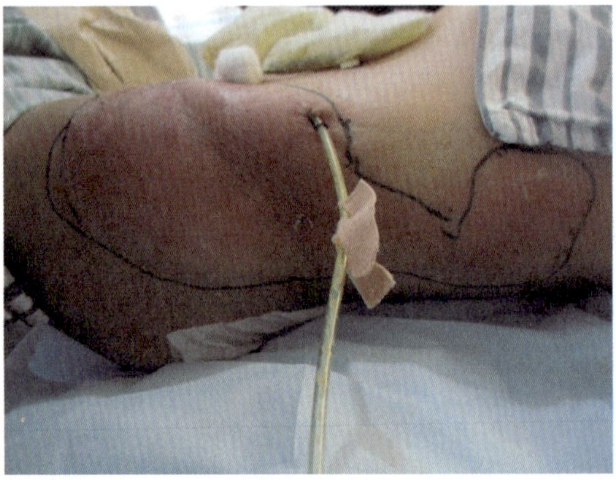

图5-2-4 左臀部、左侧腰背部红肿（入院第25天）

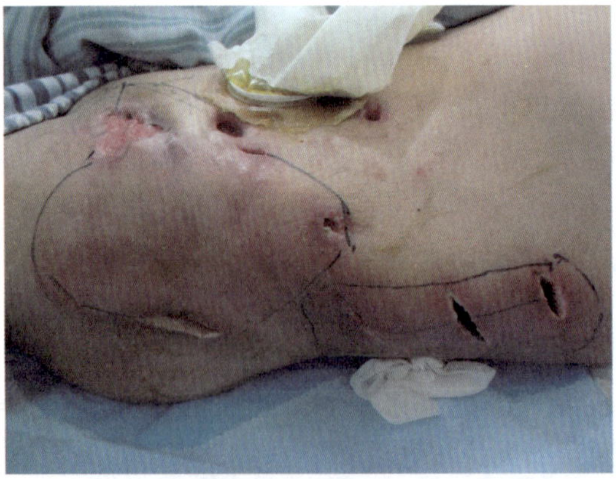

图5-2-5 左臀、左侧腰背部切开后外观（入院第43天）

【全身评估】

影响因素	临床思维
1. 感染	术后发生肠瘘，大量消化液流至腹腔，全身感染严重，多种细菌生长繁殖，皮下组织和筋膜坏死，坏死细菌及毒素吸收入血，引起全身感染
2. 营养状况	全身炎性反应，激活神经内分泌反应，引起机体分解代谢增加，合成代谢降低，产生负氮平衡；切口大量渗液，导致液体和蛋白丢失；高热，能量消耗增加，白蛋白和血红蛋白均偏低，营养不良
3. 疼痛	伤口感染，炎性介质释放，刺激组织；伤口换药过程中引起的操作性疼痛，影响患者情绪、休息及睡眠
4. 情绪低落，焦虑	排便方式发生改变，术后发生感染性休克、软组织感染，创伤大，换药时间长，担心疾病预后、受他人歧视、拖累家庭、癌症复发等情况

【局部评估】

影响因素	临床思维
1. 局部感染	伤口局部红、肿、热、痛明显，多重细菌感染，持续大量脓性液体渗出，渗出液引流不畅，容易引起感染；感染引发炎症，炎症介质使血管通透性增高，血浆和蛋白质渗出，增加渗液量
2. 多发腔隙性伤口	软组织感染面积大，皮下组织、筋膜坏死，8处切口潜行深而不规则，腔隙多、潜行深、坏死组织多、引流物黏稠，不容易清除

【护理决策思考】

1. 感染性休克的早期识别及有效控制　该患者切口感染引起感染性休克，可能导致死亡风险升高。

（1）严密观察患者的生命体征、腹部体征、切口敷料、疼痛变化及排便功能的恢复情况，每日检测炎症指标。

（2）针对患者低血压、高热、心功能差、多重细菌感染等问题，多学科联合诊治，积极控制感染、纠正休克、改善心功能。

（3）注意事项：①液体复苏时注意控制容量负荷；②精准调节血管活性药物以维持血压稳定；③合理使用药物，防止交叉感染。

2. 坏死性软组织感染的护理　NSTI感染罕见且高度凶险，危及生命，需彻底清创和充分引流。

（1）及时切开，保持引流通畅。切开后发现患者左下腹、左臀部、左腰背部出现硬肿，动态评估硬肿的变化，及时行腹壁多切口清创引流。

（2）伤口护理技术的联合应用促进伤口愈合。①患者伤口感染重，坏死组织多，联合运用多种清创技术，进行分次清创。②伤口特点为腔隙多、潜行深、引流物黏稠、坏死组织多，引流管容易堵塞，通过自制多重负压治疗结合滴注冲洗引流（图5-2-6），将渗出液、坏死组织主动吸引至伤口床外，促进伤口愈合（图5-2-7）。

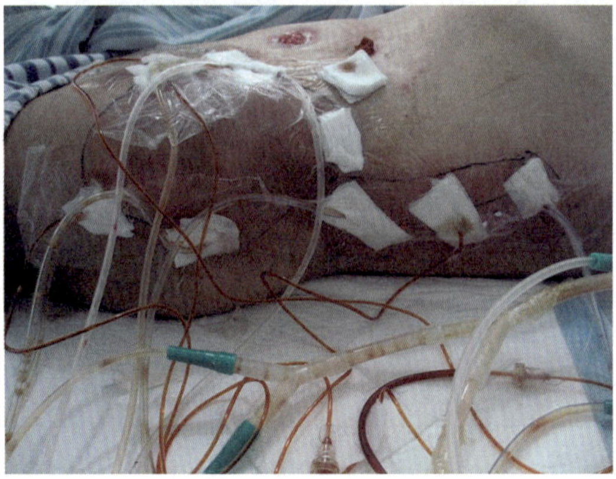

图5-2-6 多重负压结合滴注冲洗引流（左臀、左侧腰背部）

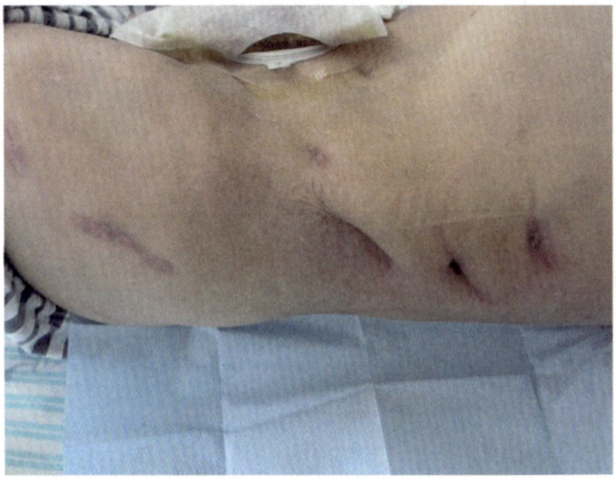

图5-2-7 伤口愈合后外观（左臀、左侧腰背部）

3. 分阶段实施个体化镇痛，改善疼痛症状 术后使用镇痛泵超前镇痛；伤口专科护士在换药前、中、后采取镇痛的措施，如换药动作轻柔，使用涡流式冲洗清洁创面，使用脂质水胶体敷料减少黏连，根据伤口腔隙大小选择不同直径的引流管等，以减轻疼痛。

4. 分阶段落实营养支持方案 患者术后出现肠瘘并发感染性休克，根据患者胃肠动力恢复情况，动态调整饮食状态，由全胃肠外营养逐渐过渡至经口进食。同时，定期检测水、电解质和血生化指标的变化。

5. 实施全程心理干预 患者历经多次手术，排便方式改变，术后继发感染性休克、软组织感染，创伤大，换药时间长，表现为意志消沉，情绪低落，寡言，对疾病的发展和伤口的预后产生怀疑和抵触等情绪。针对患者的心理状态，请心理专科护士会诊并与主管医师、护士和伤口专科护士共同给予支持性心理干预及激励护理，介绍造口志愿者进行现身说法，赞扬患者的每次进步，促进改善患者的负性情绪，增强其对治疗和护理的信心。

参考文献

[1] FUNG H B，CHANG J Y，KUCZYNSKI S. A practical guide to the treatment of complicated skin and soft tissue infections [J]. Drugs，2003，63（14）：1459-1480.

[2] 王永进，王娟，何钢. 皮肤及软组织感染临床诊治进展 [J]. 临床误诊误治，2016，29（2）：113-116.

[3] 崔瀛书，李怡，代站站，等. 坏死性软组织感染的诊治 [J]. 中华损伤与修复杂志（电子版），2019，14（5）：374-379.

[4] MAY A K，TALISA V B，WILFRET D A，et al. Estimating the impact of necrotizing soft tissue infections in the United States：incidence and re-admissions [J]. Surg Infect（Larchmt），2021，22（5）：509 515.

[5] SARTELLI M，COCCOLINI F，KLUGER Y，et al. WSES/GAIS/WSIS/SIS -E/ AAST global clinical pathways for patients with skin and soft tis sue infections [J]. World J Emerg Surg，2022，17（1）：3.

[6] ECKMANN C，MONTRAVERS P. Current management of necrotizing soft-tissue infections [J]. Curr Opin Infect Dis，2021，34（2）：89-95.

[7] 张璐瑶，卢中秋. 坏死性软组织感染的诊治现状及研究进展 [J]. 浙江医学，2023，45（2）：203-208.

[8] ANAYA D A，DELLINGER E P. Necrotizing soft-tissue infection：diagnosis and management [J]. Clin Infect Dis，2007，44（5）：705-710.

[9] VAYVADA H，DEMIRDOVER C，MENDERES A，et al. Necrotising fasciitis in the central part of the body：diagnosis，management and review of the literature [J]. Int Wound J，2013，10（4）：466-472.

[10] Wall DB，Klein S R，Black S，et al. A simple model to help distinguish necrotizing fasciitis from nonnecrotizing soft tissue infection [J]. J Am Coll Surg，2000，191（3）：227-231.

[11] GOH T，GOH L G，ANG C H，et al. Early diagnosis of necrotizing fasciitis [J]. Br J Surg，2014，101（1）：e119-125.

[12] 柏志玉，伍琴琴，李杰辉，等. 壮药葫芦茶溶液在体表脓肿术后伤口护理中的应用效果 [J]. 护士进修杂志，2020，35（19）：1807-1810.

[13] 胡爱玲，郑美春，李伟娟. 现代伤口与肠造口临床护理实践 [M]. 2版. 北京：中国协和医科大学出版社，2018.

[14] 宁宁，廖灯彬，刘春娟. 临床伤口护理 [M]. 北京：科学出版社，2013.

[15] 许彩云，孙红玲，夏金萍，等. 1例直肠癌患者术后继发腹壁多处坏死性软组织感染的护理 [J]. 中华护理杂志，2022，57（18）：2247-2251.

第三节 窦道和瘘管的护理

一、窦道的护理

（一）定义

窦道是指伤口由深部组织通向体表，不与体内空腔脏器相通，仅有外口而无内口的病理性盲管。大多由感染后引流不畅和异物遗留造成（图5-3-1）。

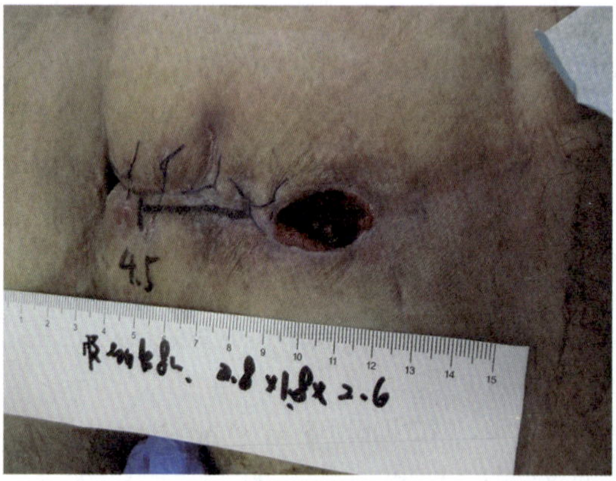

图5-3-1 窦道外观

（二）病因

窦道形成的主要原因与感染相关，多种原因导致创面的感染未得到及时有效的治疗，大量脓性分泌物引流不畅，形成窦道。

（三）临床表现

窦道开口于体表，有一定潜在腔隙的盲性管状创面，可发生在机体的任何部位。窦道管壁通常有较厚的纤维瘢痕增生；窦道内组织情况肉眼观察经常存在困难；窦道外口可有突出的不正常肉芽组织，并有分泌物流出。因异物、坏死物清除不彻底等原因，窦道可经久不愈或反复发作。

（四）评估

1. **整体评估** 评估患者窦道类型、形成的原因、临床表现、持续时间、治疗方式，并从全身和局部分析影响患者窦道愈合的因素，制定合适的创面处理方案。

2. 局部评估

（1）窦道的部位、数量、深度、形状、方向。

（2）探查深部有无坏死组织、异物。

（3）渗液的颜色、性状、量、气味。

（4）创周皮肤有无红肿、组织的质地、皮肤温度等情况。

（5）探查窦道盲端的方法：①对于浅表的简单窦道，可用探针缓慢顺势探入窦道至盲端，锁定探针深度取出后再测量长度。②若窦道病程长、病变复杂、形态不规则，可使用超声、造影、内镜等检查。

（五）治疗

1. 控制感染　根据创面评估和实验室检查结果实施抗感染处理。

2. 局部处理　根据窦道形成的原因进行对症处理，必要时手术治疗等。

3. 全身治疗　控制基础疾病、加强营养、抗结核治疗等。

（六）护理

1. 评估创面类型及形成原因　明确窦道的形状、数量，确定窦道的解剖位置。癌变形成的窦道，根据癌性伤口的处理原则进行处理。

2. 伤口冲洗

（1）冲洗液的选择：一般选用0.9%氯化钠注射液清洁创面及周围皮肤，也可以根据创面感染情况选择聚维酮碘液、醋酸氯己定、呋喃西林等液体，最后再用0.9%氯化钠注射液冲洗干净。

（2）冲洗的方法：窦道较深的创面，可以选择50 ml的注射器连接头皮针软管（将针头剪去），放入窦道内，对创面进行漩涡式的冲洗。冲洗完毕后，用手按压创面周围的皮肤，使冲洗液流出，或者将软管边推边回抽。反复多次冲洗、回抽，直至回流的冲洗液干净为止。

3. 创面的清创　窦道内壁上的不健康肉芽组织、瘢痕，可行外科清创、保守性锐器清创、机械性清创等方法去除。

4. 敷料选择　换药过程中可以使用生长因子、新型敷料等，以降低创面感染、促进愈合。在敷料填塞窦道时，应避免填塞过紧，以免导致渗液引流不畅；避免敷料残留，形成新的异物而造成感染。此外，可以选择负压伤口治疗。

二、瘘管的护理

（一）概述

瘘管是发生于2个或多个不同解剖结构之间，如腔室之间、脏器之间、腔室与脏器或脏器与皮肤之间的不正常通道。

肛瘘（图5-3-2）是指肛管或直肠下部与肛门皮肤相通的感染性管道，其内口位于齿状线

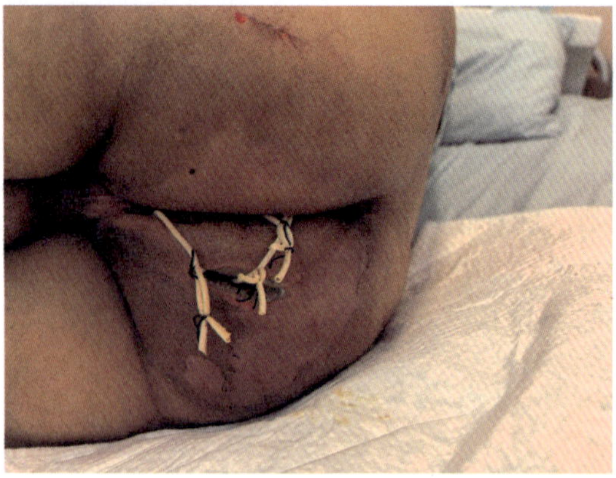

图5-3-2　肛瘘外观

附近，外口位于肛周皮肤。

肠瘘是指胃肠道与其他空腔脏器、体腔或体腔外有异常的通道，肠内容物能循此进入其他脏器、体腔或体外，并由此引起感染、体液丧失、内部稳态失调、器官功能受损、营养不良等改变。肠瘘分为内瘘和外瘘，肠外瘘是指肠瘘穿破腹壁与外界相通（图5-3-3）。

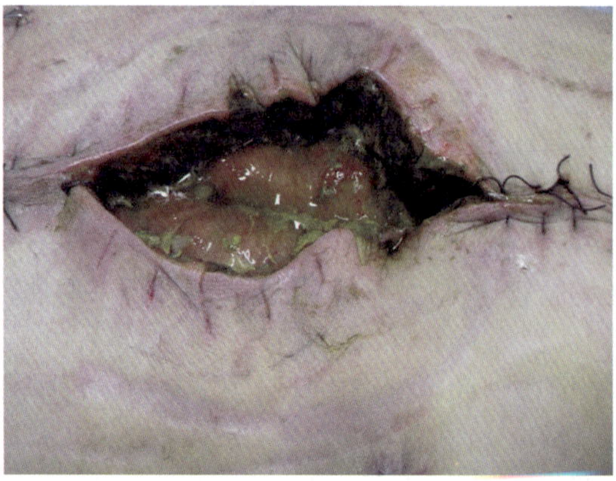

图5-3-3　肠外瘘外观

（二）病因

1. 肛瘘的病因　其主要病因是肛周脓肿，其他原因导致患者机体抵抗力和免疫力降低等引起的血行感染也可导致肛瘘。

2. 肠外瘘的病因　产生的原因很多，可概括分为创伤性（外伤、手术、放射性损伤、内镜及人工流产等）和非创伤性（先天性因素、肠道疾病及肿瘤等）两大类。

（三）临床表现

1. 肛瘘的临床表现　肛瘘是慢性疾病，肛周外口反复脓液渗出，常伴有疼痛和瘙痒感。

若外口暂时封闭，脓液积聚，局部可出现红、肿、胀、痛、全身乏力等情况，待封闭的外口破溃，脓液再次流出，症状可减轻。有时脓液从皮肤其他处破溃，形成新的外口，且可反复发作。

2. 肠外瘘的临床表现 差异大，轻症患者表现为腹壁上难愈的窦道。重症患者表现为感染扩散、水电解质紊乱等，可导致多器官功能衰竭，甚至死亡。但总体来说，可分为腹部表现及全身性表现。

（1）腹部表现：腹壁有一个或多个瘘口，有肠液、胆汁、气体或食物排出。大多数肠外瘘患者有腹腔内感染病史。由于瘘流出液对组织的消化和腐蚀，以及感染，可引起瘘口或窦道部位出血，腹部瘘口周围皮肤潮红、糜烂和轻度肿胀，患者常感疼痛。

（2）全身表现：患者因丢失大量肠液，出现明显的水电解质失衡及酸碱代谢紊乱；分解代谢增加，营养物质吸收障碍。如果合并感染，严重者发展为败血症或脓毒血症，可导致多器官功能衰竭，甚至死亡。

（四）评估

评估患者生命体征、全身感染情况，如体温、感染性指标、心理状态、瘘管类型、位置、数目、形状，排出物的性状、颜色、量、瘘口周围皮肤情况等。

（五）治疗

1. 肛瘘的治疗 肛瘘采取非手术疗法可能获得缓解，如采用抗菌药物或中药外用方法等，但最终仍要采取手术治疗。对于结核性或其他特异性炎症引起的肛瘘，应先行或同步治疗全身性原发病。

2. 肠外瘘的治疗 原则是纠正稳态失衡，控制感染，加强瘘口的管理，重视营养支持，维护重要脏器的功能，防治并发症，设法关闭瘘口。应根据患者具体情况选择是否手术治疗。

（六）护理

1. 肛瘘的护理 肛瘘患者治疗以手术为主，术后伤口护理非常重要，其原则是保持引流通畅，及时去除异物和坏死组织，减少局部感染，促进肉芽组织正常生长，保证创面从深部开始愈合不留残腔，避免浅层创面和皮肤组织提前愈合。

（1）做好疼痛管理，减轻患者痛苦。

（2）换药前，对患者的病情及术式要有全面的认识；换药时，应动作轻柔。

（3）肛瘘术后伤口换药在患者首次排粪后或术后48 h开始，可在排粪后给予坐浴。术后4～6周，伤口的分泌物较多，建议每天检查清洗创面，更换引流材料。挂实线患者要注意观察“挂线”的张力。术后2～4周后，如果线还未脱落，可适度牵拉，必要时可重新扎紧或直接切开；对挂虚线的患者，可进行冲洗瘘管。术后6周，注意观察伤口有无创缘皮肤内翻、粘连、假性愈合等，及时处理以减少复发。

（4）健康教育：患者术后不需要严格禁食，酌情进半流食或普通饮食，饮食结构均衡。养成良好的生活习惯和定时排便习惯，便后应清洗或坐浴，保持肛门清洁。

2. 肠外瘘的护理 根据患者个体情况制订护理计划，注重患者整体和局部护理相结合，并给予心理护理。做好瘘口管理，保持有效引流，防护瘘口周围皮肤，防治感染。适时实施肠内/肠外营养支持，重视患者全身营养状态的改善，维护内环境稳态，保持机体代谢平衡，防止并发症的发生。

（1）局部护理：重点是有效引流、清除溢漏的肠液及促进瘘口愈合。

1）有效引流：①水样消化液漏出的患者，用凡士林油纱布保护外露肠管或脏器，行持续负压封闭引流技术。②有粪便及消化液漏出的患者，采用黎氏引流管持续冲洗联合负压引流，稀释和引流粪便及消化液。③肠外瘘瘘口浅表与腹壁形成管状瘘，可贴一件式肠造口袋收集消化液及渗液。④负压引流压力值设置。采用低负压（4 kPa或更低）吸引；如果肠液黏稠，引流压力值可调大至6 kPa；引流液流出量大时，负压可适当调大。⑤冲洗液量。应用0.9%氯化钠注射液冲洗3000 ～ 5000 ml/d。肠液黏稠或高位瘘，可加快冲洗速度。⑥保持引流通畅，避免管道折叠、堵塞。⑦换药频率：48 ～ 72 h换药一次，之后根据肠液的流出量及黏稠度逐步更换管径较小的引流管。⑧每班评估记录冲洗液量及引流出的肠液量。

2）堵瘘：堵瘘的条件是感染已控制，瘘远端肠襻通畅，瘘口有生长的趋势。

3）瘘口周围皮肤护理：消化液漏出，可刺激皮肤导致潮湿相关性皮炎及刺激性皮炎，可粘贴水胶体敷料于瘘口周围皮肤，或者喷皮肤保护膜隔离消化液。

4）引流管伤口处消化液漏出，粘贴一件式造口袋收集消化液。

（2）全身护理

1）按医嘱用药控制感染及维持内稳态平衡，加强营养支持。

2）心理护理。关注患者的心理状态，理解、尊重患者，帮助患者树立战胜疾病信心，乐观面对疾病，共同参与治疗。

临床典型案例

【病例摘要】

患者，女性，83岁。文化程度低，独居。因“腹痛18天，加重3 h入院”于2022-03-23入院，诊断为“肠梗阻、肠穿孔”。急诊行“剖腹探查、小肠肿物部分肠切除术＋肠减压术＋肠排列术”。术后第10天，在切口3点潜行处发现3处肠外瘘瘘口（图5-3-4）。体温持续高热（38.0 ～ 38.9 ℃），心率102 ～ 110次/分，呼吸20 ～ 22次/分，血压120 ～ 135/60 ～ 80 mmHg。腹部膨隆，腹肌紧张，压痛、反跳痛。静息痛2分，活动性疼痛4分。实验室检查：白细胞计数17.2×10^9/L，C反应蛋白217.1 mg/L，降钙素原3.44 ng/ml，血红蛋白70 g/L，血钠153.4 mmol/L，血氯110.4 mmol/L；伤口分泌物培养：屎肠球菌、肺炎克雷伯菌肺炎亚种。既往慢性咽炎病史40余年，现咳嗽明显；高血压病史10年，口服替米沙坦，血压控制稳定。医院焦虑抑郁量表（hospital anxiety and depression scale，HADS）评分显示，焦虑12分，抑郁14分。

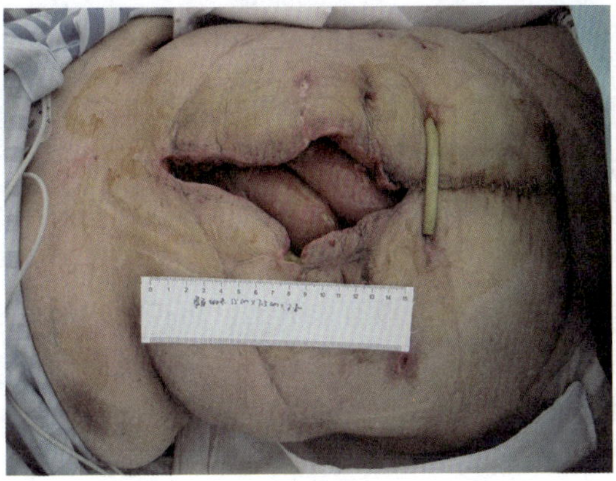

（a）远观

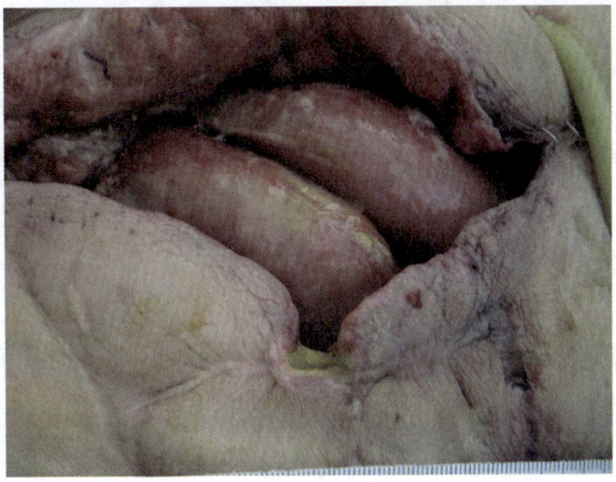

（b）近观

图5-3-4　患者腹部肠外瘘外观

【全身评估】

影响因素	临床思维
1. 感染	患者肠外瘘大量肠液漏出污染腹腔，引起全身感染
2. 营养状况	患者肠外瘘大量肠液漏出，导致消化液及电解质丢失，引起营养不良及电解质紊乱
3. 焦虑	患者文化程度低，接受疾病知识及理解能力较差，不能接受造口 患者因手术继发肠外瘘和腹腔肠管外露，疾病预后与自己预期相差大，无法接受
4. 慢性疾病	患者慢性咽炎，咳嗽明显，咳嗽时腹内压增加，容易造成腹腔内肠管膨出或肠管粘连处撕裂
5. 疼痛	患者因腹部组织完整性缺失，腹腔污染等原因导致患者疼痛
6. 年龄	患者高龄，组织再生能力随着年龄增加逐渐减退，伤口愈合受影响 各器官功能老化，再次手术的风险增加
7. 社会支持系统	患者不与子女同住，缺乏关爱 疾病危重，治疗时间漫长，经济费用增加

【局部评估】

影响因素	临床思维
1. 瘘口大量肠液漏出	腐蚀腹腔内组织，可出现腹腔感染或引起瘘口或窦道部位出血 污染皮肤，可以导致瘘口周围皮肤潮红、糜烂、肿胀、疼痛
2. 腹部切口全层裂开	腹部肠管暴露，容易继发肠管损伤、出血以及大量液体丢失
3. 切口周围皮肤、减张缝线	增加周围皮肤防护及敷料粘贴的难度

【护理决策思考】

1. 非手术治疗 患者全身状况差、腹腔内污染严重、高龄、电解质紊乱等因素，应控制感染，纠正稳态失衡，重视营养支持，维护重要脏器功能，防止并发症。

2. 手术治疗 对于无法通过换药闭合的伤口，经换药、伤口负压治疗，做好伤口床准备，再行二次手术治疗。

3. 决策制定 加强心理支持，做好瘘口管理，保持引流液有效流出，防护瘘口周围皮肤，防治感染。适时实施肠内/肠外营养支持，重视患者全身营养状态的改善，维护内环境的稳态，保持机体代谢平衡，防止并发症的发生。

4. 治疗实施

（1）多学科合作，给予全身支持：①感染科。调整抗菌药物的使用。②胃肠外科、大肠外科。邀请伤口专科护士会诊处理，充分引流肠液，避免感染进一步加重。③营养科。在静脉输注高营养的基础上，增加肠内营养液的使用。患者饮食由流质饮食过渡至无渣半流食，定期检测营养指标。④疼痛科。对患者进行疼痛评估，每次换药前使用镇痛药物。⑤呼吸内科。使用化痰减痉药物，增加气道雾化吸入，减少咳嗽。⑥康复科。康复治疗师床边指导患者功能锻炼，促进患者体能的康复。⑦心理科。专科护士在床边疏导患者。

（2）瘘口及周围皮肤的护理（图5-3-5）：多重冲洗联合负压治疗，充分引流漏出液。肠

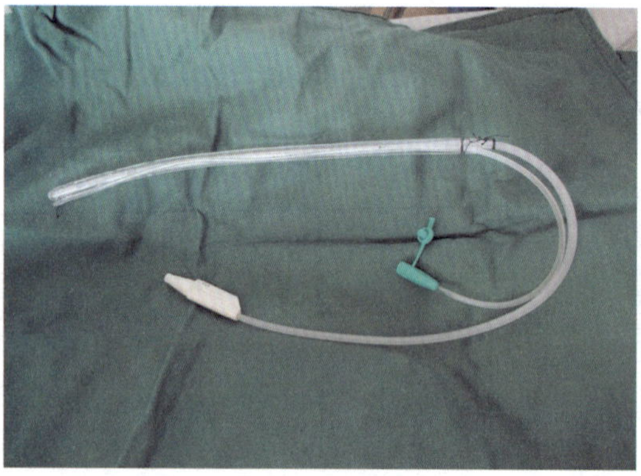

（a）自制双套管

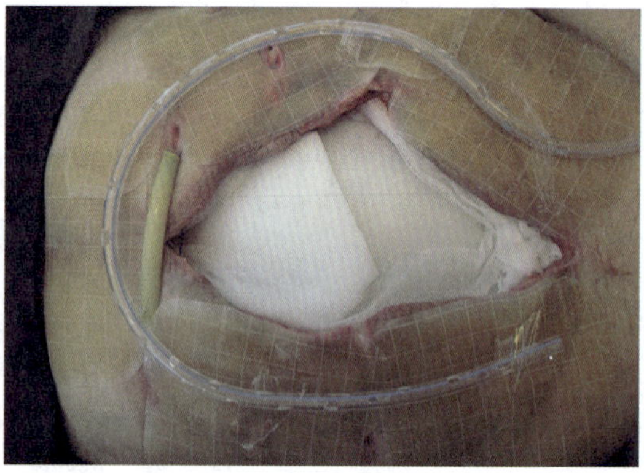

（b）肠管表面使用油纱布＋泡沫防护，周围皮肤用水胶体敷料防护、环形放置吸引管

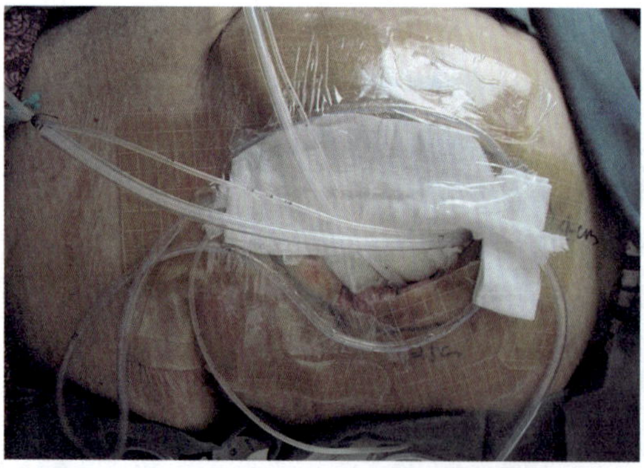

（c）6 点及 3 点潜行处各放置 1 根双套管

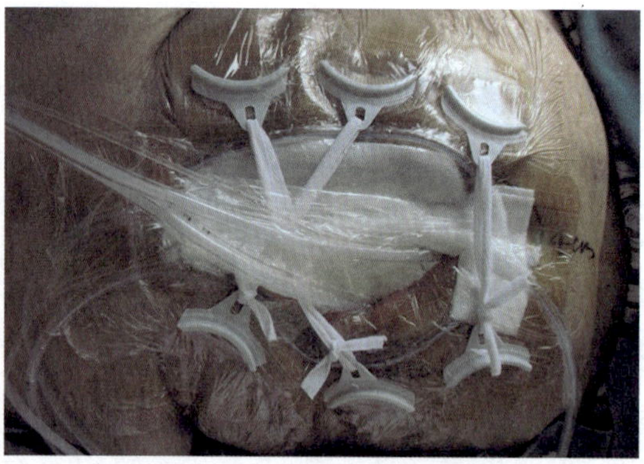

（d）负压伤口治疗，周边无创皮肤拉合

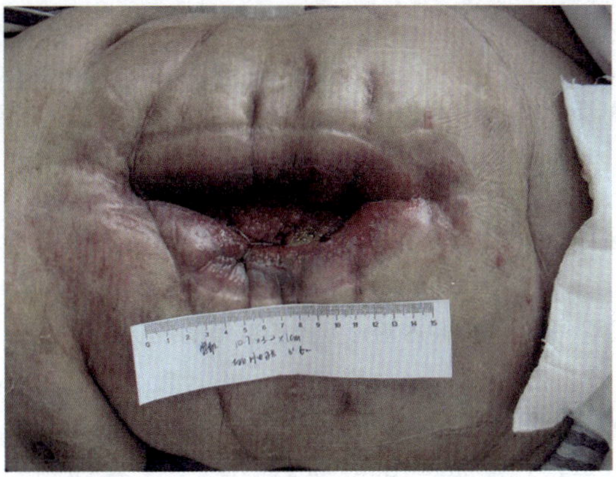

（e）治疗 72 天，创面缩小，残留 1 处瘘口

图5-3-5　瘘口及周围皮肤的护理

管表面使用油纱布＋泡沫敷料防护，放置0.9%氯化钠注射液纱布包裹的吸引管2根和冲洗管1根；瘘口处和6点低位潜行处各放置双套管1根，0.9%氯化钠注射液冲洗联合低负压引流；创周外缘水胶体敷料防护皮肤，上面环形放置吸引管1根；纱布覆盖创面，薄膜封闭行负压伤口治疗，主动引流肠液及渗液，重建皮肤屏障。周边无创皮肤拉合，减轻切口张力。

（3）肠外瘘的护理：保持有效的低负压吸引，观察和记录引流液颜色、性状、出入量。隔日换药，敷料被渗透时，应及时更换。每次换药时，观察创面处肠管的颜色、有无继发损伤，基底的清洁度、肉芽组织生长情况、创面缩小情况，监测感染、营养、电解质等指标。

（4）健康宣教：①指导患者咳嗽时的腹部保护，避免剧烈咳嗽，鼓励床上运动及床边的行走锻炼；②保持引流通畅，避免管道的折叠；③根据医嘱，指导患者进食，避免粗纤维、坚硬、不消化等食物；④鼓励患者，分享创面好转情况。

参考文献

[1] 甘华秀，邹琦，朱瑶，等. 超声定位联合负压治疗9例慢性窦道伤口患者的效果观察 [J]. 护理学报，2022，29（8）：66-68.

[2] 秦国强，刘蓉. 多技术联合治疗Ⅳ期压疮伴复杂窦道临床体会 [J]. 中国烧伤创疡杂志，2021，33（1）：23-26.

[3] GAERTNER W B，BURGESS P L，DAVIDS J S，et al. The American Society of Colon and Rectal Surgeons Clinical Practice Guidelines for the Management of Anorectal Abscess，Fistula-in-Ano，and Rectovaginal Fistula [J]. Diseases of the Colon and Rectum，2022，65（8）：964-985.

[4] 武林，胡庆新，胡振兴，等. 简易冲洗负压引流装置在合并窦道潜行慢性伤口中的应用 [J]. 中国医药科学，2024，14（11）：169-171，190.

[5] 张金哲. 上腹部手术后慢性窦道的处理 [J]. 临床小儿外科杂志，2019，18（2）：81-83.

[6] 化朋标，高重庆，王刚成. 经尾骨前横弧形切口在Miles术后骶前顽固窦道性感染清创术中的应用 [J]. 临床外科杂志，2020，28（2）：148-150.

[7] 胡爱玲，郑美春，李伟娟，等. 现代伤口与肠造口临床护理实践 [M]. 2版. 北京：中国协和医科大

学出版社，2018：107-110.
[8] 李秀华，王玲，胡爱玲，等. 伤口造口失禁专科护理 [M]. 北京：人民卫生出版社，2018：176-184.
[9] GAERTNER W B，BURGESS P L，DAVIDS J S，et al. The American society of colon and rectal surgeons clinical practice guidelines for the management of anorectal abscess，fistula-in-ano，and rectovaginal fistula [J]. Dis Colon Rectum，2022（65）：964-985.
[10] 陈希琳，冯六泉，姜国丹，等. 肛瘘的诊治专家共识（2020版）[J]. 实用临床医药杂志，2020，24（17）：1-7.
[11] 李文强，黄路桥，孙成羽，等. TROPIS治疗复杂性肛瘘的现状及进展 [J]. 现代医学,2024,52(10):1619-1623.
[12] FERRER-MÁRQUEZ M，ESPÍNOLA-CORTÉS N，REINA-DUARTE A，et al. Design and psychometric evaluation of-Quality of life in Patients with Anal Fistula Questionnaire [J]. Diseases of the Colon and Rectm，2017，60（10）：1083-1091.
[13] 李水林，黄兴，张玲，等. 肛瘘病人生活质量量表的汉化及信效度检验 [J]. 全科护理，2024，22（18）：3388-3392.
[14] 陈琛，赵晨翔，王建忠. 肛瘘常用手术治疗方法的研究进展 [J]. 中国中西医结合外科杂志，2024，30（2）：190-193.
[15] 王惠，孙红玲，孙艳，等. 1例直肠癌回肠造口术后继发肠外瘘患者的护理 [J]. 中华护理杂志，2024，59（12）：1443-1446.
[16] 邓鹏，何平，任超，等. 负压辅助冲洗引流在肠外瘘伤口管理中的应用效果 [J]. 实用临床医学，2024，25（1）：23-25＋94.
[17] 庄卓男，李元新. 肠外瘘的外科阶段治疗策略 [J]. 中国现代普通外科进展，2024，27（1）：1-7.
[18] 韩尚志，文坤明. 肠外瘘治疗进展 [J]. 医学综述，2020，26（4）：766-770，776.
[19] 孙红玲，孙艳，许彩云，等. 一例肝胆管结石术后并发严重肠瘘患者应用伤口护理技术联合处置方案的护理 [J]. 中国实用护理杂志，2021，37（16）：1258-1261.

第四节　骶尾部藏毛疾病的护理

一、定义

骶尾部藏毛疾病（sacrococcygeal pilonidal disease，SPD）是一种发生在骶尾部臀间裂软组织内的慢性囊肿或窦道，以臀沟中线附近皮肤小凹或内藏毛发为特征。

二、流行病学

SPD好发于20～40岁青年男性，男女比例为（2～4）：1，欧美国家发病率高，约为26/10万，亚洲国家发病率较低，目前我国尚无流行病学研究数据。该病复发率高，由于骶尾部长期、反复肿痛不适、破溃流脓和窦道经久不愈，严重影响患者的生活质量。

三、病因及发病机制

SPD的发病机制存在争议，大部分学者认为，SPD是一种后天获得性疾病，其发病与臀沟毛发密切相关。由于臀沟处毛囊被皮肤碎屑或汗液阻塞，导致毛囊扩张和皮下脓肿形成，局部发生炎性病变和感染；毛发穿透皮肤形成臀沟中线小凹，在反复感染、破溃后形成骶尾部慢性窦道。

四、危险因素

SPD的危险因素包括家族史阳性、肥胖（BMI＞25 kg/m^2）、久坐（长时间保持坐姿＞6 h/d）、体毛浓密体质、局部刺激或创伤、不恰当刮毛和个人卫生不良（洗澡频率低≤2次/周）。

五、临床表现和体征

（一）一般情况

患者无明显临床症状或仅时觉轻微胀痛不适或有异物感，可有囊肿形成。

（二）急性期

骶尾部剧烈疼痛、压痛或明显肿胀，可伴发热及白细胞计数升高等全身反应。典型体征：臀沟处蜂窝织炎或脓肿，若出现红肿包块且有明显波动感，则提示局部脓肿形成（图5-4-1）。

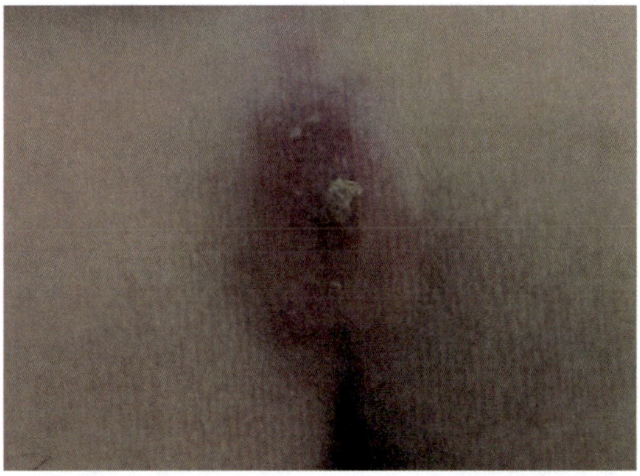

图5-4-1　骶尾部藏毛窦急性期外观红肿

（三）慢性期

反复发作后进入慢性期。典型体征：臀沟中线皮肤小凹或慢性窦道形成（图5-4-2）。挤压皮肤小凹，可排出稀淡、异味的液体。窦道通常向头侧延伸，深度可达3 ～ 4 cm甚至更深。骶尾部反复或持续性溢液，有异味。可在部分患者的窦道内发现毛发。

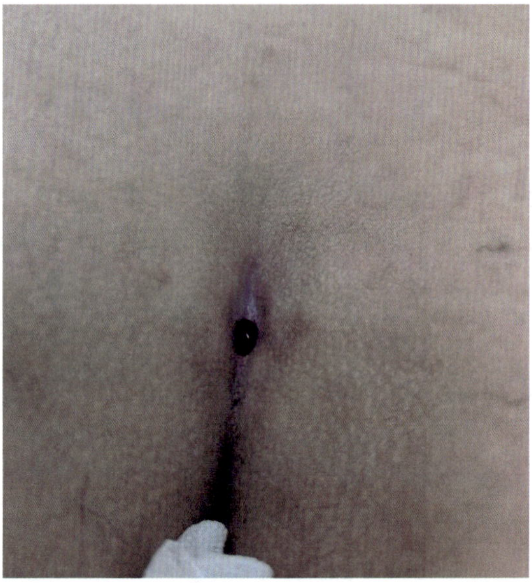

图5-4-2　骶尾部藏毛窦慢性窦道形成

六、辅助检查

（一）影像学检查

B超可用于评估病灶的深度、范围及与周围组织的关系；X线、CT或MRI检查不作为首选，主要用于复杂病例，以排除其他病变或评估病变范围。

（二）实验室检查

急性发作时白细胞计数可能会升高，通常不作为常规检查项目。

（三）病理学检查

可以明确病变的性质和诊断，用于疑难病例或需明确诊断者。

七、治疗

（一）非手术治疗

非手术治疗也是辅助治疗方法。

1. **臀沟及周围皮肤脱毛**　剃毛或激光脱毛，去除臀沟及周围皮肤的毛发。频次：每2周至少剃毛1次；激光脱毛3～11个疗程。可作为慢性SPD的预防措施。

2. **纤维蛋白胶**　注入纤维蛋白胶，用于填充囊肿切除、窦道切除、皮瓣闭合术后或中线小凹搔刮后留下的死腔、窦道或未闭合的创面，促进愈合。

3. **抗菌药物**　根据患者的病情选择性使用。对于合并严重蜂窝织炎、使用免疫抑制剂或有基础疾病的患者，可酌情使用。

4. **真空辅助闭合负压引流技术**　可高效引流出伤口内积聚的液体和渗出物、减少伤口感染、裂开和积液等术后并发症，在感染已充分控制前提下，用于SPD开放性和闭合性的创面。

（二）手术治疗

1. **切开引流术**　用于急性脓肿期的SPD，需搔刮清除脓腔内的炎性肉芽组织和毛发，术后复发率高。

2. **病灶切除创面开放二期愈合**　是慢性期SPD的有效治疗方法（图5-4-3）。缺点是创面愈合时间偏长。病灶切除后做袋形缝合，可缩小窦道切除后的创面，加快愈合。

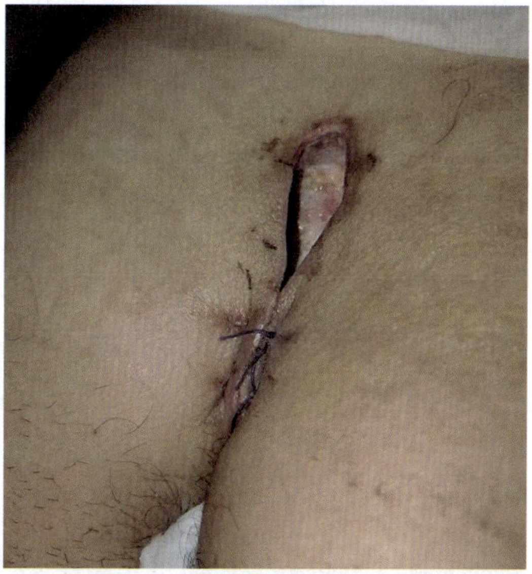

图5-4-3　骶尾部藏毛窦行病灶切除创面开放后外观

3. 皮瓣修复技术 慢性、复发性或病变范围广的SPD，在切除病灶的同时，用皮瓣技术修复软组织缺损，可改变臀部轮廓，使臀沟抬高，降低复发率。

4. 微创技术 轻至中度的急性或慢性SPD，可行内镜下小凹摘除术、激光消融闭合术和视频辅助下病灶切除术。后两者需要专门设备和专业技能。

八、护理

（一）体位护理

避免久坐、避免坐低矮座椅。术后患者取俯卧位或侧卧位，手术区域压沙袋8 h，防止伤口受压和减轻张力，防止因体位改变导致手术切口出血、裂开等并发症。

（二）骶尾部会阴区清洁

SPD病灶邻近肛门和臀裂，易受大小便污染，每次排便后应立即清洁，降低感染风险。

（三）伤口护理

1. 急性脓肿切开引流的护理 重点是彻底引流，确保脓液完全排出。使用0.9%氯化钠注射液反复冲洗窦道，清除残留的脓液、细菌及坏死组织。此外，还可联合搔刮技术，机械清除脓腔内的炎性肉芽组织和毛发。冲洗和搔刮时，注意力度适中，避免对伤口造成二次损伤。

2. 病灶切除一期缝合的护理 重点是保持伤口清洁、干燥，及时清除毛发，防止伤口被大、小便污染。每次换药时检查窦道内是否残留毛发，并彻底清除，防止毛发再次刺激伤口导致复发；放置引流管者，做好引流管道的护理，当引流量＜5 ml/d，说明窦道内的液体已基本排出，可拔出引流管。一期缝合结合真空辅助闭合负压引流治疗者，重点关注负压装置的工作状态，维持负压在-100 ～ 125 mmHg，确保引流管道通畅（图5-4-4、图5-4-5）。

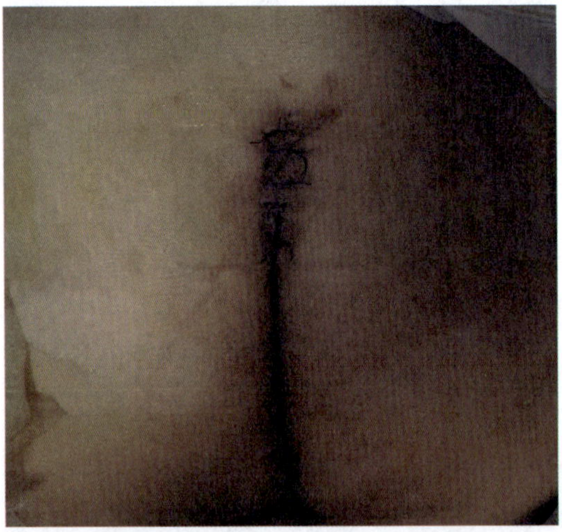

图5-4-4 骶尾部藏毛窦病灶切除一期缝合后外观

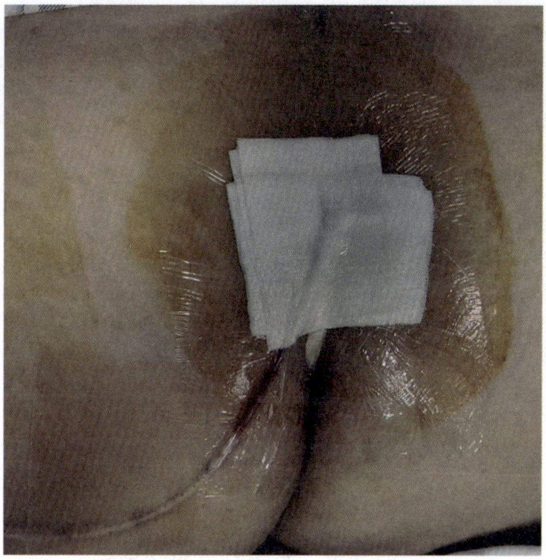

图5-4-5　骶尾部藏毛窦病灶切除一期缝合结合负压治疗

3. 病灶切除创面开放二期愈合的护理　重点是用湿性愈合方法换药，最终使伤口肉芽组织生长和上皮化。

九、预防

1. 保持皮肤清洁和干燥。骶尾部毛发旺盛区域，彻底清除皮肤油脂和污垢，避免细菌滋生。保持区域干燥，可用吹风机吹干，选择透气性好的衣物。

2. 选择带有软垫或中空设计的座椅，减少臀部直接压力。

3. 控制体重。减少高热量和高糖食物的摄入，增加膳食纤维和粗粮食物的摄入，适当进行有氧运动，如散步、慢跑等。

临床典型案例

【病例摘要】

患者，男性，23岁。出租车司机，因“骶尾部反复破溃、流脓3月余，近期红肿疼痛加剧”，以“骶尾部软组织感染”就诊。体格检查显示，骶尾部臀间裂深、毛发浓密，肛门后6 cm处可见窦道形成，红肿明显，按压有脓液流出。患者既往体健，无药物过敏史。诊断：骶尾部藏毛窦。入院后行病灶切除开放二期愈合（图5-4-6），术后行换药治疗。

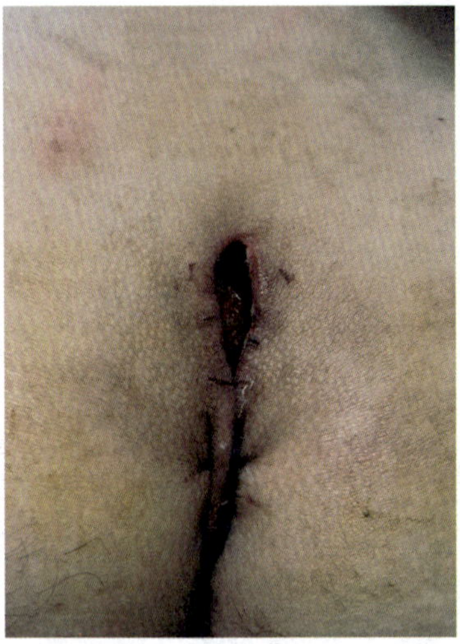

图5-4-6 该患者行骶尾部藏毛窦病灶切除开放二期愈合外观

【全身评估】

影响因素	临床思维
1．体位/活动：每天坐姿＞6 h	患者长期坐姿，其臀部皮肤长时间受压，血液循环减慢，局部营养和氧气供应不足，导致皮肤抵抗力降低
2．多体毛特征	活动时毛发卷入皮肤皱褶中，进而刺入皮肤并引发炎症
3．疼痛	炎性介质释放引起剧痛；手术彻底切除病变组织，清除范围大，术后痛感明显，均影响伤口愈合
4．焦虑	长期疾病困扰，已对患者的生活、工作造成影响，也担心手术效果，担心病情能否得到控制，明显的焦虑状况会对伤口愈合造成影响

【局部评估】

影响因素	临床思维
1．伤口位于骶尾部	1．躯体活动易对伤口造成牵拉，局部张力持续存在，需实施体位管理或局部固定技术 2．离会阴区近，易受到大小便污染，便后应及时清洗 3．局部潮湿环境容易滋生细菌，每次清洗后，及时擦干，保持局部干燥
2．腔洞型伤口，大量渗出	1．有效引流 2．选择吸收性敷料进行渗液管理
3．伤口靠近肛门会阴，存在局部感染风险	1．坚持无菌换药原则 2．定期评估，如果伤口被大小便污染或出现感染迹象，可选择局部抗菌敷料 3．外层敷料兼顾隔离和保护周围皮肤

【护理决策思考】

1. 非手术治疗　基于患者伤口明显疼痛，红、肿和破溃流脓等急性发作表现，遵医嘱给予全身抗感染治疗。选择合适的内外层敷料进行局部感染控制、渗液管理和彻底引流。定期进行伤口评估并记录，并进行臀沟及周围皮肤脱毛，落实体位管理和骶尾部会阴区清洁。

2. 手术治疗　患者慢性骶尾部藏毛窦反复破溃、流脓，手术是有效的治疗方法，应择期行切除病灶创面，开放二期愈合。

3. 决策制定　患者基础状况良好，可支持病灶切除手术，术前伤口处置以清洁伤口、清除脓液细菌及坏死组织和有效引流为重点，术后采用湿性换药，促进伤口二期愈合。

4. 治疗措施

（1）抗生素治疗，控制局部感染。

（2）疼痛评估，制订疼痛管理计划，提高患者舒适度及生活质量。

（3）手术区域皮肤脱毛。

（4）术前肠道准备，避免过早排便对伤口产生张力，以及清洁不当造成污染。

（5）清创术后伤口开放二期愈合的护理。①清洗：0.9%氯化钠注射液清洗伤口床及周围皮肤。②渗液管理：清创术后，伤口渗出量大，使用吸收类的敷料，如藻酸盐敷料填充伤口，外层泡沫敷料保护。③ 预防感染：伤口离肛门近，易污染，使用抗感染敷料，如含银藻酸盐敷料。④促进上皮化：当渗出液少量、肉芽组织填满伤口床时，使用有促进肉芽组织生长和保护上皮功能的敷料覆盖创面，如脂质水胶体类敷料或薄型硅胶泡沫等。

（6）健康宣教：避免久坐、保持局部清洁和合理控制体重；避免坐硬椅或低矮座椅和突然变换体位；指导臀沟区皮肤脱毛或根据医师建议激光脱毛；向照护者宣教伤口居家观察要点，发现异常及时就医；定时换药和遵医嘱按时复诊。

参考文献

［1］中国医师协会肛肠医师分会，中国医师协会肛肠医师分会临床指南工作委员会，中国医疗保健国际交流促进会结直肠病学分会. 骶尾部藏毛疾病诊治中国专家共识（2023版）［J］. 中华胃肠外科杂志，2023，26（11）：1008-1016.

［2］李婉迪，栾杰，穆大力. 手术治疗骶尾部藏毛疾病的现状与进展［J］. 中华整形外科杂志，2020，36（9）：1062-1066.

［3］KANLIOZ M，EKICI U，TATLI F，et al. Pilonidal Sinus Disease：an analysis of the factors affecting recurrence［J］. Advances in Skin & Wound Care，2021，34（2）：81-85.

［4］付俊豪，祁志勇，刘博，等. 骶尾部藏毛窦病因及临床诊断研究［J］. 中国实验诊断学，2021，25（4）：622-625.

［5］KELATI A，LAGRANGE S，LE DUFF F，et al. Laser hair removal after surgery vs. surgery alone for the treatment of pilonidal cysts：a retrospective case-control study［J］. J Eur Acad Dermatol Venereol，2018，32（11）：2031-2033.

［6］SIAN T S，HERROD P J J，BLACKWELL J E M，et al. Fibrin glue is a quick and effective treatment for primary and recurrent pilonidal sinus disease［J］. Tech Coloproctol，2018，22（10）：779-784.

[7] 娄宏达，张义君，刘燕青，等. 藏毛窦的临床诊治进展研究[J]. 中国实用医药，2020，15(9)：195-196.
[8] 袁保，杨静，顾红，等. 藏毛窦外科治疗的疗效分析[J]. 中华普通外科杂志，2020，35(1)：46-48.
[9] 王艺，高小雁，鲁雪梅，等. 银离子藻酸盐敷料联合多爱肤敷料用于藏毛窦切除术后伤口换药的效果研究[J]. 中华损伤与修复杂志（电子版），2015，10(5)：423-424.
[10] 何倩，李丽，胡莹，等. 骶尾部藏毛窦术后伤口护理进展[J]. 中西医结合护理（中英文），2020，6(1)：195-197.
[11] 商凤佳，张丽娜，周凌曦，等. 水胶体清创胶联合藻酸盐银离子敷料护理12例藏毛窦术后皮瓣坏死的经验总结[J]. 结直肠肛门外科，2021，27(1)：72-74.
[12] 刘红美. 银离子藻酸盐敷料联合多爱肤敷料用于藏毛窦切开后伤口换药的效果研究[J]. 中国社区医师，2017，33(26)：78-80.

第五节 烧烫伤的护理

一、烧伤的护理

（一）定义

烧伤一般指由于热力，如沸液（水、油、汤）、炽热金属（液态或固态）、火焰、蒸汽和高温气体所致的体表组织损伤，主要是皮肤损害，严重者可伤及皮下组织、肌肉、骨骼、关节、神经、血管甚至内脏，也可发生在黏膜被覆的部位，如眼、口腔、食管、胃、呼吸道、肛门、直肠、阴道及尿道等。

由于电能、化学物质、放射线所致的组织损害与热力引起的一般病理变化、临床过程相近，因此，临床上习惯将它们所致的组织损伤称为“烧伤”。实际上它们在病理变化、全身影响、病程转归及预后等方面，各具有特殊性，并不完全相同，故在临床上将它们区分为热力烧伤、电烧伤、化学烧伤、放射性烧伤。

（二）流行病学

烧伤是常见的外伤之一，也是全球重要的公共卫生问题，具有较高的发病率和致死率，可造成严重的经济和社会负担，且对伤者的生理和心理损害大。世界卫生组织估计，全球每年有超过30万人死于与火灾有关的事故。

（三）临床过程

根据临床发展规律，可将烧伤病程分为4期，即体液渗出期（休克期）、急性感染期、创面修复期及康复期。这种划分是人为的，各期之间并无明确界限，而是交错重叠的，烧伤的程度越重，其关系越密切。对烧伤临床过程的了解有利于掌握治疗上的主动性，使工作更有预见性。

1. 体液渗出期（休克期） 烧伤导致毛细血管通透性增高，血浆样液体向创伤表面和组织间隙转移，渗出速度在烧伤后6 ～ 8 h最快，24 h后速度逐渐减慢，伤后48 ～ 72 h渗出逐渐减少，此阶段称为“体液渗出期”，又称“休克期”。除损伤的一般反应外，无论烧伤的深度或面积大小，伤后迅速发生的变化均为体液渗出。烧伤面积较小的浅度烧伤，其体液的渗出主要表现为局部组织水肿，即便渗出体液较多，但经过人体代偿，对有效循环血量的影响并不明显。当烧伤面积大（一般指Ⅱ度、Ⅲ度，烧伤面积成人大于15%，患儿大于5%时），尤其是抢救不及时或抢救不当，人体不足以代偿迅速发生的体液丧失时，导致循环血量明显下降、血流动力学改变，进而发生休克。烧伤早期的休克为低血容量性休克。

本期救治的关键是防治休克，根本方法是有效补充血容量。因此，在积极维护人体本身调节功能的基础上，应及早进行补液治疗，迅速恢复循环血量，改善组织血液灌流和缺血、缺氧。

2. 急性感染期 烧伤患者休克期后即进入感染期。在此阶段，感染是严重烧伤患者的主要并发症，也是造成患者死亡的主要原因。大面积烧伤患者机体抵抗力下降，免疫功能受限，同时因烧伤造成大面积皮肤、黏膜屏障受损，再加上早期缺血损害，容易发生感染，并且感染常贯穿于整个治疗过程中。

本期救治的重点是感染及内脏并发症的防治，应积极处理创面，尽早清除感染源，合理应用抗菌药物，防治创面及全身感染。

3. 创面修复期 创面修复在伤后不久即已开始，不同深度烧伤的修复过程不同。Ⅰ度烧伤仅靠基底细胞的再生就可完成修复，损伤后3 ～ 5天，坏死的表皮以脱屑形式脱下，不遗留瘢痕。浅Ⅱ度烧伤靠未受损基底细胞增殖，于损伤后10 ～ 14天愈合，如无感染也不遗留瘢痕。深Ⅱ度烧伤需由残留的附件上皮结构增殖延伸，形成皮岛以后扩展融合才能完成上皮覆盖，需3周左右。如果烧伤面积较大，附件破坏较多或因感染引起附件破坏，常需要植皮才能愈合。深Ⅱ度烧伤因愈合时间长，在上皮融合前多已有一定量肉芽生长，故愈合后多遗留瘢痕。Ⅲ度烧伤创面皮肤附件破坏严重，除极小块创面可由创缘健康表皮向内移行获得上皮覆盖外，一般已无表皮再生基础，于损伤3 ～ 4周焦痂溶解脱落后，露出肉芽创面，日后形成瘢痕组织。面积较大的Ⅲ度烧伤创面修复常需要植皮才能完成。

本期的中心任务是使创面及早闭合，创面可能引起细菌入侵，故有发生严重感染或加重全身炎症反应的可能，导致其他器官并发症的发生率升高。同时，需加强营养，提升机体修复功能，增强抵抗力。

4. 康复期 烧伤深度为浅Ⅱ度及以下的烧伤创面愈合后，烧伤的治疗即结束，一般不会遗留其他问题，故无明显康复期特点。烧伤深度为深Ⅱ度及其以上的烧伤创面愈合后，常伴有瘙痒或疼痛，反复出现水疱，反复破溃并发感染形成的残余创面完全愈合需要较长时间，且由瘢痕增生或瘢痕挛缩所产生的功能障碍与烧伤所带来的外观、心理影响逐渐成为患者的负担。

深度烧伤的治疗不应以创面愈合为最终目标，而应该以改善患者心理状态，最大限度帮助其恢复生活、工作能力，为其重新进入社会做好准备，这是深度烧伤治疗的最终目标，是一个漫长的康复过程。

（四）评估

影响烧伤严重程度的因素很多，如烧伤面积、烧伤深度，患者年龄、健康状况、合并伤等，但最基本的影响因素是烧伤面积与烧伤深度，它是诊断、治疗、估计预后的依据，因此掌握烧伤面积和深度的估算法至关重要。

1. 烧伤面积的判断 烧伤面积以烧伤皮肤区域占体表总面积（total body surface area，TBSA）的百分比表示。烧伤面积计算方法有多种，其中，中国九分法和手掌法最为常用。

（1）中国九分法（表5-5-1）：适用于较大面积烧伤的评估，该法将人体体表面积分为11个9%，再加上会阴区的1%，构成100%的体表面积。小儿头部面积较大，双下肢面积相对较小，头与下肢所占比例随年龄增长而有所不同，至12岁时，儿童大致与成人相同，故12岁以下小儿测算方法应结合年龄进行计算。小儿头颈部面积（%）＝9＋（12-年龄），双下肢面积（%）＝46-（12-年龄）。

表5-5-1 中国九分法

身体部位		实测面积（%）	计算法（%）
头颈部	头部	3	9（一个9）
	面部	3	
	颈部	3	
双上肢	上臂	3.5×2	18（二个9）
	前臂	3×2	
	手部	2.5×2	
躯干	躯干前部	13	27（三个9）
	躯干后部	13	
	会阴	1	
下肢及臀部	臀部	2.5×2	46（五个9＋1）
	大腿	10.5×2	
	小腿	6.5×2	
	足部	3.5×2	

（2）手掌法：不论性别、年龄，患者自己一个手掌（五指并拢）的面积约占其体表面积的1%，此法对小面积烧伤的估计较为便利，对成人、小儿同样适用，小于1%的烧伤面积宜以实际的长（cm）×宽（cm）表示。

2. 烧伤深度的判断 目前，烧伤深度分类法有多种，但临床上普遍采用的是三度四分法。烧伤后局部创面的微循环变化直到烧伤后48 ～ 72 h才完成，会影响烧伤深度判断，因此，最初创面深度的判断并不是其最终的结果，而需要后期的持续评估。三度四分法不同深度特点见表5-5-2。

表5-5-2　三度四分法不同烧伤深度的特点

深度	表现	累及层次	疼痛程度	愈合时间	瘢痕
Ⅰ度	红斑	仅累及表皮层	剧烈	3～7天	无瘢痕，没有或仅有短时间的色素沉着
浅Ⅱ度	水疱	表皮全层，包括生发层及真皮的乳头层	明显	7～14天自行愈合	仅有局部的色素沉着
深Ⅱ度	苍白或褐色的坏死	表皮全层，以及真皮的深层包括网状层	较轻	常超过3周，如不能自愈，需创面植皮	常残留瘢痕
Ⅲ度	焦痂	损及全层皮肤，严重者可深达皮下组织、肌肉、骨骼及内脏器官	感觉消失	需植皮修复创面	有严重的瘢痕增生、挛缩、畸形

3. 烧伤严重程度分类　烧伤的严重程度与烧伤面积、烧伤深度、烧伤部位、烧伤原因，以及患者年龄、伤前疾病、合并伤等因素有关。

（1）轻度烧伤：烧伤面积占体表总面积的10%以内的Ⅰ度、Ⅱ度烧伤。

（2）中度烧伤：烧伤面积占体表总面积的11%～30%的Ⅰ度、Ⅱ度烧伤，或者Ⅲ度烧伤面积占体表总面积的10%以下。

（3）重度烧伤：烧伤面积占体表总面积的31%～50%，或者Ⅲ度烧伤面积占体表总面积的11%～20%，或者烧伤面积31%以下，伴有下述情况之一者。①严重烧伤伴有休克者；②特殊部位（头、面、手、足、会阴）有深Ⅱ度或Ⅲ度烧伤；③复合伤或合并伤（合并严重创伤或化学伤）；④吸入性损伤。

（4）严重烧伤：烧伤面积占体表总面积的50%以上或Ⅲ度烧伤面积占体表总面积的20%以上者。

（五）烧伤急救

烧伤现场急救是否正确及时，转运方法和时机是否得当，直接关系着患者的安危，处理得当可减轻患者的损伤程度，降低并发症的发生率和病死率。

1. 迅速脱离致伤源　烧伤的严重程度除与致伤物自身强度有关外，更重要的是其作用于机体的范围和时间，作用范围越广，烧伤面积越大；作用时间越长，烧伤越深。因此，现场抢救要争分夺秒，使患者迅速脱离致伤源，正确有效的现场救护可使伤情减轻。常用方法如下。

（1）火焰烧伤：衣服着火，应迅速脱去燃烧的衣服，或者就地卧倒打滚压灭火焰；或者以水浇，或者用湿衣物扑盖灭火；切忌站立喊叫或奔跑呼救，以防增加头面部烧伤及呼吸道吸入性损伤。

（2）热液烫伤：立即冷疗后，尽快将被热液浸湿的衣服脱去。

（3）化学烧伤：化学物质种类繁多，常见的有酸、碱、磷等。当化学物质接触皮肤后，其致伤程度与化学物质的浓度和作用时间有关，即浓度越高、接触时间越长对机体的损伤越重。故受伤后首先应将浸有化学物质的衣服迅速脱去，并立即用大量清水冲洗，尽可能地稀释和去除创面上的化学物质。生石灰烧伤应先用干布擦净生石灰粉粒，再用清水冲洗，以免生石灰遇水产热，加重烧伤。磷烧伤应迅速脱去沾染磷的衣服，并用大量清水冲洗创面或将创面浸泡在水中以洗去磷粒。若无大量水冲洗或浸泡，则应用多层湿布包扎创面，使磷与空气隔绝，防止磷继续燃烧加重损伤；禁用任何含油质敷料包扎，以免增加磷的溶解和吸收，发生严重的磷吸收中毒。

（4）电烧伤：应立即切断电源，不可在未切断电源时去接触患者，以免自身被电击伤。如患者呼吸、心搏骤停，应立即现场行心肺复苏，并及时送附近医院进一步治疗。若电弧致衣物着火烧伤，首先应切断电源，再按火焰烧伤的灭火方法快速灭火。

2. 现场急救

（1）冷疗：冷疗不仅可以减少创面余热对组织继续损伤，而且可以降低创面的组织代谢，使局部血管收缩，减少渗出，从而减轻创面水肿程度，并具有良好的镇痛效果。常用的冷疗方法是伤后立即用大量自来水或清洁的河水、井水淋浴或浸泡，伤后冷疗越早开始，效果越好。冷疗所用清水温度以5～20 ℃为宜，不宜使用冰水以防冻伤。冷疗时间原则上以去除冷源后疼痛减轻或不痛为准，冷疗时间一般不小于30 min。冷疗对于中、小面积Ⅱ度烧伤尤其是肢体烧伤比较方便，头面部等特殊部位则以冷水湿敷为宜。

（2）合并伤：当烧伤合并其他损伤，如骨折、脑外伤、血气胸、腹部脏器损伤等，均应按外伤急救原则做相应的紧急处理。

（3）创面保护：患者脱离现场后，应注意对烧伤创面的保护，防止再次污染。可用就近可得的纱布、清洁被单衣物等进行简单覆盖或包扎。在现场处理创面时，不可涂有颜色的药物，以免影响后续治疗中对烧伤创面深度的判断和清创，对浅Ⅱ度烧伤的水疱一般不予清除，大水疱仅做低位剪破引流，保留疱皮的完整性。

（4）镇痛、镇静：烧伤后患者多有不同程度的疼痛和躁动，应给予适当的镇痛、镇静药物。轻度疼痛患者可口服镇痛药。大面积烧伤患者由于组织水肿，肌内注射药物吸收较差，多采用静脉给药，可选用哌替啶或与异丙嗪合用。对小儿、老年患者和有吸入性损伤或颅脑伤的患者应慎用或不用哌替啶和吗啡，以免抑制呼吸，可使用地西泮、苯巴比妥或异丙嗪等。

（5）液体治疗：烧伤患者在伤后2天内，由于毛细血管通透性增加，大量血浆样液体外渗，常导致血容量不足。烧伤面积小的患者发生血容量不足的程度轻，通常自身可代偿；当烧伤面积大至一定程度，机体代偿失调时，患者可发生低血容量性休克。

1）轻度烧伤：可口服烧伤饮料，配方为每100 ml开水中加入氯化钠0.3 g，碳酸氢钠0.15 g，苯巴比妥0.03 g，糖适量；也可口服淡盐水，配方为100 ml开水中加入0.5 g食盐。不宜仅喝大量白开水，以免发生水中毒。每次饮水量不宜超过200 ml，以免引起恶心、呕吐等不适症状。

2）中度以上烧伤：应迅速建立静脉通路，遵医嘱进行静脉补液。①补液量。临床治疗中不能机械套用公式，而应视患者的病情和补液后的反应，如脉搏、尿量、精神状态、口渴程度等指标的变化，不断进行调整。②我国常用烧伤补液方案。伤后第一个24 h补液量按患者每千克体重每1%烧伤面积（Ⅱ度～Ⅲ度烧伤）补液1.5 ml（小儿1.8 ml，婴儿2 ml）计算，即第一个24 h补液量＝体重（kg）×烧伤面积（%）×1.5，另加生理需要量2000 ml（小儿按年龄、体重计算）。晶体和胶体液比例一般为2∶1（儿童1.8∶1），特重度烧伤比例为1∶1。烧伤后第二个24 h补液量为第一个24 h计算量的50%，生理需要量不变。③补液种类及安排。常用复苏液体晶体液首选平衡盐溶液，临床上常用乳酸钠林格氏液、0.9%氯化钠注射液、碳酸氢钠注射液等；胶体液首选血浆，也可选用人血白蛋白等血浆代用品；生理需要量临床最常用的是5%葡萄糖注射液。伤后第一个8 h以内渗液最快，故应在第一个8 h内输入液体总量的1/2，其余1/2在第2个8 h和第3个8 h内均匀输入。生理需要量应在24 h内均匀输入。补液原则为先晶后胶，先盐后糖，先快后慢。

3. 烧伤患者的转运　烧伤患者尤其是重度烧伤患者，经现场急救后应迅速转运到就近的医疗单位治疗。若当地没有救治危重烧伤经验的医院，也需进行抗休克治疗后再转院。严重烧伤患者不宜搬动和长途转运，特别是转运前及转运中未适当治疗者，可能因此加重休克及创面感染。

（六）烧伤治疗

1. 手术治疗　手术治疗是针对严重烧伤患者的重要治疗手段之一，是通过外科手术对烧伤部位进行清创、修复和重建的过程。这种治疗方式主要适用于深度烧伤或伴有严重并发症的患者，目的是尽快恢复患者的生理功能和外观形态。一般来说，烧伤手术治疗包括清创术、植皮术或皮瓣移植。

（1）清创术：清创是手术的第一步，主要是清除烧伤部位的坏死组织和异物，是防止创面感染的重要措施之一。常见的烧伤创面坏死组织清除方法有4种。

1）切痂术：将烧伤皮肤和皮下组织至深筋膜平面一并切除。原则上切除全部或大部分焦痂，使残留的坏死组织量对生命威胁危险性降至最低，适用于Ⅲ度烧伤坏死组织的清除。

2）削痂术：以滚轴式取皮刀将烧伤坏死组织削除，保留有生机的真皮或正常脂肪组织，以促进创面愈合。削痂术可最大限度保留有活力组织，创面修复后外形饱满，具有弹性，功能好，一般用于深Ⅱ度或浅Ⅱ度烧伤创面。

3）磨痂术：采用金属或陶瓷磨头以机械转动的方式磨去创面上的坏死组织，对健康组织损伤轻微，可以比较精确地去除坏死组织，适用于深Ⅱ度、Ⅲ度烧伤创面。

4）水刀清创：使用高速高压0.9%氯化钠注射液水流，以达到最佳手术清创，切除并回吸创面上的失活组织、细菌、污染物和生物膜。与传统的机械式切除相比，水刀清创具有明显优势，其可精准清创、微创清创，特别适用于软组织的清创。此外，由于使用的是纯净水作为介质，避免了交叉感染的风险，提高了患者的术后恢复质量。

（2）植皮术：植皮术是将健康的皮肤移植到烧伤部位，以促进伤口愈合和恢复皮肤功能，是治疗Ⅲ度烧伤创面的基本方法之一。植皮术可以分为大张自体皮移植、邮票皮移植、网状皮移植、微粒皮移植、大张异体（种）皮嵌植自体皮、米克植皮术等。

1）大张自体皮移植：切取整张（面积＞4 cm^2）皮片进行移植。移植后美观、瘢痕小、术后挛缩率小，有利于外形和功能恢复。

2）邮票皮植皮：将自体皮剪裁成1～2 cm的正方形皮片移植于创面，皮片与皮片间留有间隙，利于引流，易存活，取皮技术要求不高。

3）网状植皮：在大张自体皮上切若干大小、距离相等的平行小切口，拉成渔网状，可扩大皮片面积，有利于引流，愈后外形比较整齐，弹性较好。

（3）皮瓣移植：随着小血管吻合技术的发展，各种皮瓣移植得到迅速发展。皮瓣是具有血液供应的皮肤及其皮下组织，移植过程中依靠皮瓣的蒂部与供区相连，以保持皮瓣的供血，用于修复局部或远处组织缺损。皮瓣移植术后要注意观察皮瓣血运、皮肤温度，预防感染和出血。

2. 非手术治疗 烧伤创面非手术治疗包括包扎疗法、暴露疗法、半暴露疗法、湿敷疗法、浸泡/浸浴疗法5种方式。

（1）包扎疗法：又称“封闭疗法”，采用适当厚度的无菌敷料包扎创面，使之与外界隔绝，具有保护创面、防止感染，同时可吸收创面上的渗液和脓液，充分引流的特点，适用于面积较小或四肢Ⅰ度、浅Ⅱ度烧伤。

烧伤创面清创后用油纱布覆盖，再使用多层吸水性敷料，各层敷料要铺平，厚度以渗出物不渗湿外层敷料为度，一般在3～5 cm。包扎范围应超过创面边缘5 cm，包扎均匀，松紧适宜。包扎时，应从远端开始，指（趾）末节外露。四肢、关节部位包扎时注意固定在防止挛缩的功能位：四肢、颈屈侧烧伤应包扎在伸位；关节处创面包扎保持功能位置，膝关节伸150°、踝关节背屈90°，上臂外展90°、腕关节处在水平位；手包扎不能采用通常的功能位（握拳的姿势），正确的位置是拇指外展对掌、掌指关节屈曲80°、各指间关节伸直，虎口处填塞纱布。掌指关节屈曲80°时，侧副韧带处在最长的放松位置，可避免侧副韧带缩短而致掌骨头半脱位。指（趾）间用油质敷料隔开，防止并指（趾）畸形。

创面包扎后每天检查敷料有无松脱、潮湿、污染或有异味。如果患者出现高热、寒战，创面出现脓性分泌物、坏死和臭味时，提示存在感染，应通知医师检查创面。肢体包扎患者，应观察肢体末梢血液循环情况，如肢端皮肤颜色、温度、脉搏等，抬高患肢，以利于静脉和淋巴回流，减轻肿胀。定时翻身，使包扎创面交替受压，防止长期受压引起创面潮湿、感染。夏季非住院患者大面积包扎时，还应预防中暑。

（2）暴露疗法：创面直接暴露于温暖干燥的环境中，不覆盖任何敷料，使创面迅速干燥成痂。暴露疗法便于观察、处理创面，抑制厌氧菌生长，减轻换药时的疼痛，但其对病房环境要求较高。适用于特殊部位烧伤，如头面颈、躯干、臀部、会阴部等不便包扎部位，以及污染重，特别是绿脓杆菌或霉菌感染的创面及特大面积烧伤的保痂治疗。

将患者暴露在清洁、温暖、干燥的空气中，不覆盖任何敷料，一般经48～72 h创面即可结痂，达到保护创面防止感染的目的。创面可外用1%磺胺嘧啶银霜剂，每天1～3次，抑菌并促进焦痂形成。病房室温应保持在28～32 ℃，若病房保温欠佳，可使用烤灯等局部保暖，病房湿度以40%为宜。

做好消毒隔离，防止交叉感染。保持创面干燥，促进创面形成完整的干痂或焦痂，若有创面渗液，及时用无菌敷料或棉签吸净，尤其是头面部创面。经常变换体位，可使用翻身床定时翻身，避免创面长时间受压潮湿。指导患者充分暴露，头后仰，上下肢外展，促进愈合，防止挛缩。关节部位的痂皮或焦痂防止过度活动，防止破裂引起感染。痂下积脓要及时给予引流换药。

（3）半暴露疗法：介于包扎和暴露疗法之间，是用单层抗菌湿纱布或薄的油纱布或其他生物敷料贴在清洁的Ⅱ度创面上，可减轻感染、保护创面和促进愈合，适用于Ⅱ度创面、深Ⅱ度坏死组织脱落后较清洁的创面；不适于包扎部位的Ⅱ度创面，如面、颈、臀、会阴部等。

具体方法：将纱布剪成与创面一样大小，过大容易脱落，若有分泌物会影响周围创面或健康皮肤。纱布要紧贴于创面，勿留空隙，以免分泌物存留。若纱布潮湿，下面有积脓者，应每天更换多次。如果更换的范围较大，应在翻身时立即去除。因受压后较潮湿，容易揭除，可减少出血、损伤和疼痛；或者先湿敷或以液状石蜡浸渍后再揭去纱布；或者用生物敷料或人工皮贴敷于创面行半暴露。

（4）湿敷疗法：湿敷可使创面上的脓液、脓痂、坏死组织得以引流与清除，减少创面菌量，多用于肉芽创面植皮前准备，加速创面清洁。有时也可加速脱痂，用于脓液与坏死组织黏附较多的创面，一般敷料交换与清洁方法难以除净时，可使用湿敷。如果坏死组织黏合较牢固，无松动迹象时，则应暂缓实施，以免短时间内难以清洁创面，而大面积、长时间湿敷可能会引发全身性感染。焦痂尚未开始分离松动前，不要贸然采用湿敷疗法，由于长时间湿敷会导致焦痂软化、变湿，但又不能从创面分离，可成为细菌生长繁殖的培养基，容易造成感染。若焦痂已松动，湿敷可促进焦痂分离，但湿敷面积不可过大，必须控制在一定范围内。较大面积的湿敷常引起高热、寒战等中毒症状。此外，大面积、长时间的湿敷可促发全身性感染。

（5）浸泡/浸浴疗法：浸泡或浸浴疗法是将患者的全部/局部身体浸于温水中或药液中一定的时间，用于全身称为“浸浴”，用于局部身体称为“浸泡”。浸泡/浸浴疗法可以比较彻底地清除创面脓汁及疏松的脓痂和坏死组织，减少创面的细菌与毒素；可使痂皮或焦痂软化、促进分离，便于剪痂，以及有利于引流痂下积脓；可控制感染，促使严重烧伤后期残留的顽固小创面愈合；因浸浴后敷料容易去除，故可减轻患者换药时的疼痛。浸浴可促进循环，改善功能。浸泡/浸浴疗法适用于生命体征平稳，无严重心、肾、肺功能不全并发症的中、小面积烧伤患者，也可用于烧伤植皮前及供皮区的术前准备，以及普通换药不能彻底清创的治疗后期残余创面的治疗。

浸浴要严格执行一人一缸一消毒，保持室温在30～32 ℃，水温应保持在38～40 ℃，水温也可根据患者主观要求，一般应高于体温1～2 ℃。浴液遵医嘱提前配制好，目前，临床常使用的浴液为1∶400碘伏消毒溶液、1∶10 000氯己定溶液及1∶5000苯扎溴铵溶液。患者初入浴缸时，可能出现不适感，护士应在旁协助、安慰，增加患者的安全感。浸浴10 min左右待患者适应且敷料浸透后再开始清理创面。清洗擦拭时，应动作轻柔，注意采用沾、淋、冲洗等方法，避免推、擦导致新生上皮损伤。指导和协助患者功能锻炼，烧伤恢复期患者浸浴时，协助其进行各个关节的被动锻炼，同时教会患者利用水的浮力主动活动的方法，为后期功能锻炼奠定良好基础。初次浸浴时间宜短，一般为15～20 min（＜30 min），具体时间视创面及患者耐受情况而定。若患者出现面色苍白、心慌、胸闷、气短、出汗、脉搏细弱等虚脱表现，立即停止浸浴，及时给予吸氧、口服糖水或静脉补液。浸浴完毕后，立即使用无菌棉垫擦拭，保温，防止受凉感冒。患者返回病房后关闭门窗，打开红外线烤灯照射加温。

（七）烧伤护理

1. 病室环境 湿度控制在40%左右，保持良好的通风。温度夏季保持在28～30 ℃，冬季保持在30～32 ℃，以患者感觉舒适为宜，也可用远红外线烤灯照射等措施加强床单位的保暖。

2. 尿量观察 每小时尿量可以反映血容量及血压情况，大面积烧伤患者一般伤后会留置尿管以便观察尿量。休克期观察每小时尿量，这对于了解有无休克发生及评估休克严重程度是一个简单、可靠的指标。休克期尿量要求：成人每小时＞30 ml，儿童每小时＞20 ml，婴儿每小时＞10 ml。护士应每小时测量尿量、尿比重及尿pH，并观察尿液颜色。

3. 补液治疗 补液是治疗烧伤休克的有效措施，伤后应及时建立静脉通路，并保证静脉通路畅通，准确无误地执行补液计划，合理安排输液顺序及输液速度。

4. 切开减张术后护理 对于环状烧伤或烧伤后肢体肿胀明显影响血液循环的患者，应行切开减张术，术后应注意观察肢端血液循环情况及伤口渗血、渗液情况，如渗血较多且为活动性，应及时通知医师，并给予止血、重新包扎。

5. 感染的识别与预防 大面积烧伤患者的机体抵抗力下降，皮肤屏障受损，容易发生感染，故应密切观察患者生命体征及精神症状的变化。体温的高低、热型是观察患者有无感染的一个重要标志。一般感染时，体温升高，心率增快，而烧伤患者合并全身感染时，常出现体温、心率分离现象。例如，患者发生革兰氏阴性杆菌感染时，体温常较低（35～36 ℃），而心率则快达140～150次/分，此时病情危重，应引起重视。应注意观察呼吸的频率、幅度、节律。大面积烧伤患者伤后常留置动脉测压导管持续监测动脉血压，当出现充分液体复苏不能纠正的动脉低血压，收缩压＜90 mmHg，平均动脉压＜70 mmHg或收缩压下降超过40 mmHg时，应考虑烧伤脓毒症休克。烧伤患者的精神症状表现多种多样，也是判断其是否发生感染的一项重要标志，应细致观察、分析患者精神症状及其原因。

护理人员应严格执行消毒隔离制度，限制探视人数和时间，减少外界细菌的侵入。做好创面护理，每班观察外敷料包扎是否松脱、潮湿、污染、有异味，一旦发现异常，应及时通知医师更换敷料。此外，合理使用抗菌药物也是控制感染的有效手段，需根据医嘱调整用药方案，避免滥用导致耐药性问题。

6. 营养支持 大面积烧伤会导致机体代谢加快，消耗大量能量和蛋白质。因此，提供高蛋白、高热量的饮食或营养补充剂，有助于增强患者的免疫力，促进伤口愈合。

（八）健康教育

1. 植皮术后健康教育 保持外敷料清洁干燥，如有敷料渗血、植皮或供皮区肢体肿胀或剧烈疼痛，及时告知医护人员处理。术后需避免活动2～3周，以免植皮搓动、局部渗血，影响愈合。抬高手术肢体，以减少局部充血，有利于静脉回流。严禁在植皮肢体测量血压、扎止血带、输血、输液等，以免引起皮片下出血，影响皮片成活。植皮区一般在术后2周左右打开敷料，保留内层敷料，待自行愈合后脱落，切忌强行撕去敷料，以免损伤皮肤。下肢植皮患者需2～3周创面愈合后，视创面情况方可下地功能锻炼，并穿戴弹力袜或压力绷带，以防创面出血或出现水疱。

不可用手挠抓、热水烫洗、衣服摩擦等方法止痒，以免刺激局部毛细血管扩张、肉芽组织增生而形成瘢痕。夏季注意防晒，外出可戴遮阳帽或打伞。冬季注意保暖、防冻。进食高蛋白、高热量、高维生素、易消化饮食。吸烟影响创面的愈合，刺激瘢痕增生，故术前2周，术后1年应禁烟、禁酒。愈合后的创面皮肤较为脆弱、娇嫩，贴身应穿着纯棉、清洁、柔软的衣物，避免粗糙布料摩擦及硬物碰撞。愈合后的创面也应规律进行抗瘢痕治疗，包括外用抗瘢痕软膏，以及视患者体质情况选择联合应用抗瘢痕弹力衣，激光等治疗。

2. 抗瘢痕常用非手术治疗健康教育

（1）物理性加压

1）通过穿戴弹力套、弹力袜、弹力衣等，对瘢痕区域进行持续加压。

2）瘢痕表面持续贴敷硅胶膜类材料，能够抑制瘢痕增生，效果较好，并可配合弹力绷带、弹力衣一起应用。使用时有如下注意事项：①硅凝胶敷料应紧密贴附于瘢痕表面，中间不要留有间隙；②每天使用8～24 h，使用时间越长，疗效越好；③每天要清洗硅凝胶敷料及瘢痕区，硅凝胶敷料晾干后可重复使用；④至少坚持3个月以上，时间越长越好。物理性加压疗法应坚持长期治疗，一般3～6个月，甚至更长时间，每天除进行个人卫生的时候摘掉外，其他时候都应佩戴。坚持使用效果较好，是目前最有效，也是相对经济的方法。

（2）外用药物：如积雪苷软膏、康瑞保、喜辽妥等，能够软化瘢痕，减轻瘢痕刺痛、刺痒的症状，坚持使用能够减轻瘢痕增生（请按说明书或遵照医师或护士的指导使用）。

（3）口服药物：如积雪苷片等，长期服用能减轻瘢痕，但由于口服药全身使用的不良反应，使用有限。

（4）其他治疗：对于瘢痕疙瘩或严重瘢痕倾向者，应联合其他方法，如局部激素注射、局部放疗等。

上述方法可以单独使用，也可以联合使用，具体方案应视患者情况由医师制定。瘢痕的活动期一般为1年，因此，瘢痕的治疗贵在持之以恒。伤后6～12个月，瘢痕处于增生活跃的状态，此时若行手术切除则出血较多，疗效欠佳。除非瘢痕增生严重影响关节功能，或者可能造成青少年、儿童发育障碍等异常，一般不考虑手术治疗。伤后1年，瘢痕质地逐渐趋于平软，即瘢痕稳定期，再根据患者情况考虑手术。

临床典型案例

【病例摘要】

患者，女性，67岁。“入院10天前突发癫痫晕倒致暖水瓶倾倒，导致右后侧肩胛中线至右侧腋前线，右肩部至右侧大腿中部多部位被溅出的沸水烫伤”（图5-5-1）。患者晕倒后约10 min清醒，随后就诊当地医院，给予定期伤口换药治疗，未见明显好转，为进一步治疗就诊于我院。既往癫痫病史10余年、高血压病史10年。诊断：热烧伤12%（深Ⅱ～Ⅲ度，躯干及右下肢）。

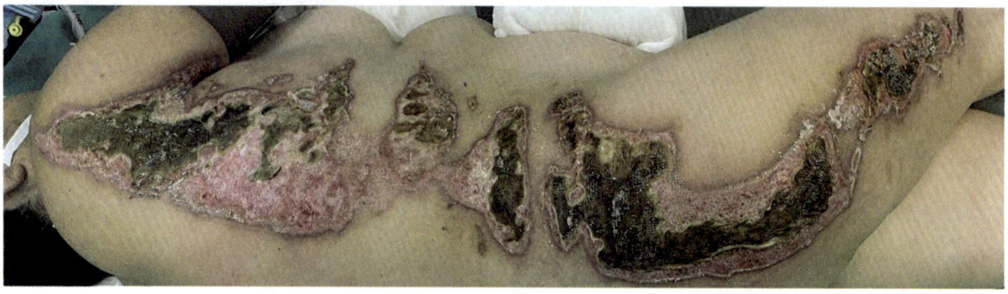

图 5-5-1　入院时患者右侧肢体外观（热烧伤）

【全身评估】

影响因素	临床思维
1. 年龄	老年患者，细胞活性广泛降低，组织再生能力随着年龄增加逐渐减退，伤口愈合受影响
2. 神经系统障碍	癫痫发作时，大脑缺血缺氧导致患者晕倒，短暂丧失感觉、知觉，身体局部长时间接触热源，无法自卫性地保护伤口
3. 疼痛	伤口局部炎性介质刺激及敷料与创面粘连引起疼痛，患者不愿换药
4. 心理状态	患者因癫痫控制不佳及担忧烧伤创面愈合而焦虑、悲观，负性心理抑制机体免疫功能
5. 社会支持系统	患者虽与子女同住，但因子女工作原因日常缺乏照护者，对于烧伤创面护理知识缺乏，创面出现感染等特殊情况不能及时发现

【局部评估】

影响因素	临床思维
1. 右侧肩部、背部、腰部、臀部、大腿均可见大面积烫伤化脓坏死创面，中心黑褐色，边缘黄褐色，部分溶痂，基底红色肉芽组织不同程度增生，尚未上皮化，约占体表面积12%	充分评估患者全身状况后决定清创方式，保护肉芽组织
2. 伴有少量黄色脓性渗出液	控制感染，管理渗液

【护理决策思考】

1. 非手术治疗　老年患者，创面面积大、深度深。患者专科体格检查可见，右侧肩部、背部、腰部、臀部、大腿均可见大面积烫伤创面，中心黑褐色，边缘黄褐色，伴有黄色渗出液，常规伤口换药，使用皮肤生长因子等药物辅助治疗，拟定进一步治疗方案。

2. 手术治疗　患者基本生命体征平稳，血压控制良好，入院前曾癫痫发作，既往口服丙戊酸钠治疗，体格检查未见神经系统阳性体征。遵神经内科医嘱完善脑电图+脑电地形图检查、头部MRI检查，明确无手术禁忌。拟进行手术清创切痂治疗，必要时可考虑局部植皮治疗。

3. 决策制定　患者经常规换药治疗未见明显好转，全身状况可以支持外科手术清创，局部植皮。综上所述，患者目前更适合手术治疗方法。

4. 治疗实施

（1）多学科合作，给予全身支持：①心内科及神经内科。定期复查，遵医嘱规律用药。②疼痛科。对患者进行疼痛评估，制订个性化疼痛管理计划，提高患者舒适度及生活质量。

（2）手术治疗：①在全身麻醉下行躯干及右下肢清创削痂术。患者右侧躯干、右下肢烫伤创面手术后较前明显好转，色浅红，创面皮肤生长良好，未见明显破溃、流脓、肿胀、积液和渗出。部分创面清创后，需再次植皮治疗。②在全身麻醉下行躯干部扩创植皮、头部及躯干部取皮术。大部分植皮愈合尚可，使用皮肤生长因子、抗生素软膏辅助治疗，加压包扎固定伤口。嘱患者侧卧，避免创面受压。

（3）转归：患者出院时大部分创面愈合良好，局部欠佳，可门诊换药治疗。

（4）健康宣教：①嘱患者规律用药，积极治疗控制癫痫，控制血压；②均衡营养饮食，少食用辛辣、海鲜、酒类等刺激性食物，以免影响伤口愈合；③保持伤口干燥清洁，避免接触水或其他污染物，避免伤口局部摩擦，按时门诊复查换药；④若发现局部出现红、肿、热、痛或渗出液增多及有异味应及时就诊；⑤规律抗瘢痕治疗。

二、低温烫伤伤口护理

（一）定义

低温烫伤又称“低温烧伤”“低热烧伤”，一般是指机体长时间接触中等温度（一般指44 ～ 50 ℃）的热源，造成从真皮浅层向真皮深层及皮下各层组织的渐进性损害。

（二）流行病学

近年来，随着各类取暖用品种类（电、化学类）的不断增多，常见可致低温烫伤的物品有热水袋、暖贴（暖宝宝）、电热毯、取暖器等，以及日常工作生活常用的足浴盆、艾灸、红外线治疗仪、便携式笔记本电脑及电源等，均有可能造成低温烫伤。导致低温烫伤的温度通常在正常人可忍受甚至感觉较舒适的范围内（组织损伤所需的阈值温度约为42 ℃），当接触时间超过一定阈值就会致伤。低温烫伤的高发人群主要包括婴幼儿和老年人群，尤其是失能或半失能、醉酒、煤气、烟雾中毒而接近热源者及糖尿病患者。导致低温烫伤的原因是抗寒能力较弱者，常使用低温热源，而对热刺激反应敏感性又较低，特殊人群（老人、婴幼儿）表达能力弱，糖尿病患者感觉神经病变致使患者无法感知及避开危险致病因素（如水温过高）等。常见损伤部位包括足跟、足底和胫前，以及骶尾部、臀部和双手等。

（三）评估

低温烫伤的评估是一个综合性的评估，需结合患者全身情况、既往病史、烫伤部位的局部伤口情况（包括烫伤面积、深度）等，评估患者低温烫伤的严重程度、可能的预后及治疗措施。

1. 全身情况

（1）年龄：患者的年龄是评估低温烫伤严重程度和恢复能力的重要因素。随着年龄的增长，皮肤局部血液供应减少，真皮和表皮变薄、表皮更新减少、真皮乳头缺失导致真皮表皮交界处变平、真皮和表皮之间进行营养物质和氧气输送的毗连表面积减少、皮下脂肪减少，胶原纤维失去弹性。此外，婴幼儿及老年人对寒冷的抵抗力均较差，使用取暖物品较频繁。婴幼儿表达能力欠佳，家长未细心照顾易导致低温烫伤。皮肤疼痛敏感性在50岁以后降低，老年人对低温刺激反应相应降低，在低温的持续作用下易导致烫伤。

（2）既往病史：评估患者是否存在糖尿病或皮肤感觉功能障碍等疾病。糖尿病病程较长患者，75%会发生感觉神经病变，对热损伤感知和防御能力下降，这是导致低温烫伤的重要原因之一。另外，由于感觉神经病变，患者受伤后无法感知，不能早期发现，发现后病情较重。脉管炎、截肢、瘫痪、脑卒中后遗症患者等特殊人群，因其局部皮肤感觉功能减退或障碍，均是低温烫伤的高发人群。

2. 局部伤口

（1）部位：包括足跟、足底和胫前（足三里），以及骶尾部、臀部和双手等与热源接触部位。

（2）颜色：观察伤口皮肤颜色变化。低温烫伤后皮肤可呈现发红、红白相间甚至苍白，随着时间推移，颜色可逐渐变深，甚至出现焦痂。

（3）水疱：评估伤口是否有水疱形成。水疱的大小、数量及分布能够反映低温烫伤的深度和面积。多为深Ⅱ度～Ⅲ度损伤。

3. 烧伤面积的判断 低温烫伤的面积主要取决于取暖物品的大小，一般该类烫伤的面积较小，呈圆形或椭圆形，烫伤面积不足1%。若为足浴盆热水导致的烫伤，烫伤面积可为双足（约7% TBSA）。烧伤面积计算方法主要为手掌法和中国九分法最为常用，具体可见本节“烧伤面积的判断”。

4. 烧伤深度的判断 多为深Ⅱ度至Ⅲ度损伤。低温烫伤早期多有水疱形成，易误诊为浅Ⅱ度。这是由于烫伤早期创面较浅，在表皮和真皮间形成了水疱，致伤因素如果未能及时发现将持续作用，热能蓄积，导致损伤进一步进展至皮下组织，造成Ⅲ度损伤，但形成的水疱仍然存在。

（四）低温烫伤的风险因素

1. 个体因素

（1）婴幼儿：表达能力弱，监护人照看不周容易导致烫伤。

（2）老年人：局部皮肤感觉功能减退或障碍，易发生烫伤。

（3）糖尿病、脑卒中后遗症、脉管炎、失能或半失能患者等。由于神经病变或血液循环障碍，对热刺激反应敏感性降低，易发生烫伤。

2. 行为因素

（1）使用取暖设备不当：长时间接触热水袋、电热毯、暖贴等，且温度设置过高或直接接触皮肤。

（2）醉酒、意识不清、感觉迟钝或丧失：全身麻醉术后患者、醉酒者，因意识不清易发生低温烫伤。脊髓麻醉或硬膜外麻醉患者由于感觉迟钝或丧失也容易发生低温烫伤。

3. 环境因素 冬季取暖设备使用频繁，从而增加低温烫伤风险。

（五）临床表现

1. 低温烫伤水疱颜色较深，疱液多带有血性，创面基底部苍白，感觉迟钝或消失。严重者可达骨质，并可能形成“口小肚大”的烧瓶状。常见于下肢，尤以小腿、足部多发，常久治不愈或因治疗不当迁延成慢性溃疡。

2. 烫伤的初期组织损伤可能比较浅，故在真皮与表皮之间因液体外渗而形成水疱，处理不当会导致损伤程度进一步增加，如水疱皮脱落后创面水分蒸发、创面感染等。

3. 如果烫伤比较严重，创面基底苍白，2周左右创面基底形成焦痂或皮革样改变。一般情况下，坏死焦痂在伤后3～4周开始溶痂，分泌物增加，多为黄绿色或脓血性，炎性反应加重。

4. 烧伤部位常伴随感觉缺失或感觉过敏及烧灼样疼痛。

（六）低温烫伤的治疗

1. 非手术治疗 适用于浅表烫伤患者或不能耐受手术的深度烫伤患者。通过换药，大部分伤口均能愈合，但是治疗持续时间比较长，有再次出现破溃的可能，创面愈合后瘢痕增生明显。

2. 手术治疗 根据创面深度、血运条件及患者对外形的要求不同，可选用清创缝合、游离植皮、皮瓣移植修复等方法进行修复，既可缩短病程，又可减少患者痛苦，还能保证较好的外形。

（七）低温烫伤的护理

1. 脱离热源 发生低温烫伤后，要尽快将受伤部位脱离低温源，如热水袋、暖贴、电温毯等。

2. 冷疗 用流动自来水冲洗或冷水浸泡15～30 min，降低局部温度，缓解疼痛，减轻水肿。

3. 创面保护 用无菌纱布或干净衣物等保护伤口，去除残留污物，避免感染。避免使用酒精、碘酒等刺激性消毒液。不要自行涂抹牙膏、酱油等物品，以免影响医师对烧伤深度的判断，不利于后续治疗。

4. 创面护理 ①Ⅱ度～深Ⅱ度创面较小的伤口，可以使用无菌纱布进行包扎，保护创面免受外界污染，注意保持外敷料清洁干燥，定期换药。较大的水疱，应遵医嘱用注射器抽吸疱液，保护疱皮。②Ⅲ度创面进行非手术治疗，创面外涂磺胺嘧啶银糊剂进行保痂治疗，待焦痂脱落进行换药或手术治疗；如Ⅲ度创面位于胫骨、腓骨表面或其他部位的焦痂脱落后可能会造成肌腱外露，建议早期手术。

5. 定期复查 观察创面愈合进度，如果出现红肿加重、渗出液增多、疼痛加剧等情况，及时就医。

6. 避免摩擦与刺激 创面愈合后应穿着柔软、宽松的棉质衣物，避免创面与衣物直接摩擦。

（八）健康教育

1．对于婴幼儿、老年人、失能或半失能及感觉功能障碍者，应进行积极的健康教育，使其了解关于低温烫伤的常识和处理原则。

2．糖尿病和血液循环障碍者，避免使用皮肤接触类取暖物品，足浴时准备温度计或家人在使用前测试水温（37 ～ 40 ℃），足浴后用干毛巾轻轻擦干、涂抹润肤油、鞋袜要舒适，随时注意皮肤情况，避免低温烫伤。使用电温毯要注意产品质量，控制使用时间，做到睡前打开，睡时关闭。

3．麻醉术后患者及醉酒患者使用取暖设备时，需要注意设置的温度和使用的时间。

4．使用便携式电子设备（电脑、手机等）应注意其温度变化，并进行相应处理。

5．在使用取暖设备时，认真阅读使用说明书并掌握使用方法，选择质量有保障的取暖产品。

6．取暖时，避免取暖设备直接且长时间接触皮肤，切勿在睡觉或意识不清的情况下使用。老人或小孩应在家人的监护下使用取暖设备，随时查看使用状况，发现异常及时停止使用。

7．使用暖贴时，应选择质量合格的商品。暖贴不能直接贴在皮肤上，即使贴在内衣上，若时间过长也可能出现烫伤。孕妇、婴幼儿、老人最好不要使用暖贴。

8．购买合格产品，正确使用热水袋，原则是查、控、装、紧、隔。①查：使用前检查热水袋是否老化或漏水；②控：控制热水袋使用时的温度，温度不宜超过50 ℃；③装：每次装水时不可太满，装70%左右的温水即可；④紧：装水后务必拧紧盖子；⑤隔：建议不要将热水袋置于被子内整夜，在睡前用热水袋将被子焐暖，睡觉时取出。使用热水袋时，应在其外多包裹一层布，或者将其放置在2层毯子之间，确保热水袋不直接接触皮肤。

9．使用烤灯、紫外线灯、温敷、拔火罐、艾灸、药浴等治疗时，操作者应严格掌握时间及温度。

10．如果不慎发生低温烧伤，不要慌张，及时将患者送至正规医院诊治，切莫乱用药膏、偏方、秘方，以免造成更严重的后果。

临床典型案例

【病例摘要】

患者，男性，85岁。患者使用足浴盆泡脚后次日晨出现水疱，未及时就医。自行口服抗生素，继续外出锻炼身体；夜间双足肿胀明显，渗出较多，自行外用烫伤膏。直至第4天，患者双足肿胀加剧，出现高热38 ℃，血糖20 mmol/L，于急诊就诊。患者糖尿病病史24年并发周围神经病变。诊断：热烧伤7%，深Ⅱ度～Ⅲ度烧伤（图5-5-2）。

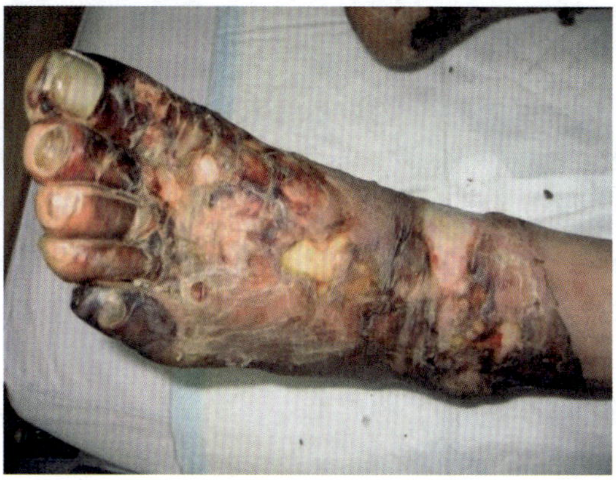

（a）左足

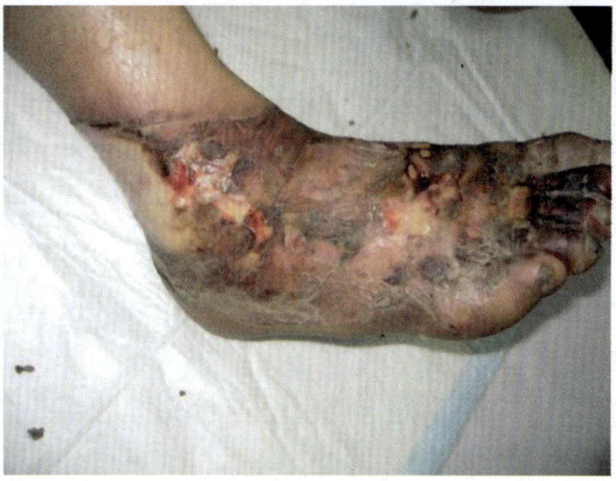

（b）右足

图5-5-2 入院时患者双足外观

【全身评估】

影响因素	临床思维
1. 年龄	患者高龄，皮肤局部血液供应减少，真皮和表皮变薄、表皮更新减少、真皮乳头缺失导致真皮表皮交界处变平、真皮和表皮之间进行营养物质和氧气输送的毗连表面积减少、皮下脂肪减少，胶原纤维失去弹性
2. 慢性疾病	患者糖尿病病史24年合并周围神经病变，对热损伤感知和防御能力下降，这是患者容易被烫伤的重要原因之一
3. 组织灌注	患者年龄大、有可能存在外周血管病变，导致足部组织灌注不足，皮肤及皮下组织处于不完全缺血缺氧状态
4. 疼痛	由于感觉神经病变，受伤后患者无法感知，不能早期发现，发现后病情较重
5. 社会支持系统	患者独居，缺乏照护者，对于低温烫伤的预防及护理知识缺乏。患者足浴盆泡脚后次日晨出现水疱，未及时就医。自行口服抗生素，继续外出锻炼身体。晚间双足肿胀明显，渗出较多，自行外用烫伤膏。直至第4天患者双足肿胀明显，出现高热38 ℃，血糖20 mmol/L，才通知家属（女儿），急诊就诊

【局部评估】

影响因素	临床思维
1. 双足低温烫伤、肿胀明显	双足肿胀，抬高双下肢，减少下床活动，对照护者及患者进行有效宣教
2. 体温高	控制感染，物理降温
3. 伤口及周围皮肤红肿	伤口及周围红肿皮肤外用抗感染敷料或抗生素软膏

【护理决策思考】

1. **非手术治疗** 基于患者高龄、既往糖尿病合并周围神经病变等因素，选择换药治疗，并选择合适的内外层敷料、口服抗菌药物进行感染控制。给予患者全身支持，控制血糖、加强护理、定时翻身，抬高双下肢。

2. **手术治疗** 根据创面深度、血运条件及患者对外形的要求，选用清创缝合、游离植皮、皮瓣移植修复等方法进行修复，既可缩短病程，又可减少患者痛苦，还能保证较好的外形。

3. **决策制定** 患者全身状况不足以支持手术清创缝合、游离植皮、皮瓣移植修复等方法进行修复。综上所述，患者目前更适合非手术治疗方法。

4. **治疗实施**

（1）多学科合作，给予全身支持：①内分泌科。合理用药，控制血糖。②营养科。改善营养不良，制定个性化营养干预措施，并定期检测营养指标。

（2）0.9%氯化钠注射液清洗双足创面及周围皮肤。

（3）周围皮肤红肿部位外涂抗生素软膏，控制局部感染。

（4）选择银离子敷料，局部管理渗液同时促进新生肉芽组织生长。

（5）健康宣教

1）创面护理：使用无菌纱布进行包扎，以保护创面免受外界污染。注意保持外敷料清洁干燥，定期换药。

2）定期复查：观察创面愈合进度，如果出现红、肿加重，渗出液增多、疼痛加剧等情况，及时就医。

3）向患者及照护者宣教：避免摩擦与刺激，创面愈合后应穿着柔软、宽松的棉质衣物，避免创面与衣物直接摩擦。使患者了解关于低温烫伤的知识和处理原则，避免使用皮肤接触类取暖物品，使用足浴盆（温度计、家人在使用前试水温、温毛巾轻轻擦干、涂抹润肤油、鞋袜要舒适）时，随时注意皮肤情况，避免低温烫伤。

参考文献

［1］赵学刚，张庆富. 2009—2018 年中国大陆地区烧伤流行病学及临床特点分析［J］. 中华烧伤与创面修复杂志，2024，40（8）：731.

［2］SMOLLE C，CAMBIASO-DANIEL J，FORBES A A，et al. Recent trends in burn epidemiology world wide：A systematic review［J］. Burns，2017，43（2）：249-257.

［3］官浩，吴军，胡大海. 烧伤外科教学设计与实践［M］. 北京：第四军医大学出版社，2021.

［4］冯萍，张寅，黎宁. 烧伤外科护理实践技能［M］. 上海：上海科学技术文献出版社，2021.

［5］CAMERON N E，EATON S E，COTTER M A，et al. Vascular factors and metabolic interactions in the pathogenesis of diabetic neuropathy［J］. Diabetologia，2001，44（11）：1973-88.

［6］时婕，戚伟伟，徐庆连，等. 合肥地区351例低温烫伤病因学分析［J］. 中国修复重建外科杂志，2010，24（6）：665-667.

［7］贾赤宇，余东文，龙艺. 低温烫伤的特点与治疗［J］. 中华损伤与修复杂志，2011，6（5）：826-

828.
[8] 苏静. 低温烫伤的原因、特点和治疗方法 [J]. 继续医学教育，2015（11）：109-110.

第六节　电烧伤的护理

一、定义

与电烧伤相关的名词有多个，如电损伤、电接触伤、电击伤、触电、电弧烧伤等。国内对诊断名称进行了讨论并达成一致意见：电损伤为电流造成的各种损伤的总称。触电导致的电流通过人体组织所产生的可见损伤，需外科处理者为电接触烧伤，简称“电烧伤”。触电引起一过性意识丧失以及呼吸、心搏骤停等表现，而身体无可见创面者为电击伤，多由内科处理。高温电弧导致的体表烧伤，病变类似普通热力烧伤，诊断为电弧烧伤。电弧烧伤常同时伴有电接触烧伤，或者虽然身体未直接触电，但因高压电击穿空气致电流进入身体，导致实质上的电烧伤。由于电接触烧伤与电弧烧伤常同时发生，有时难以辨别，因此，临床上常将二者统一称为电烧伤。

二、流行病学

电烧伤是由于电流通过人体组织引起的特殊类型烧伤，在工业、建筑和家庭环境中均可能发生。虽然，电烧伤在所有烧伤病例中所占比例较小，但由于其特殊的损伤机制，常导致严重的组织损伤和高致残率。全球每年有大量触电致死或致残事件发生。国内外文献报道的电烧伤发病率多通过住院患者估算，可能远低于实际发病率。发达国家中电烧伤患者占同期所有住院烧伤患者的比例为0.04%～5.00%，而在发展中国家这一比例可高达27.00%。2010年1月至2022年12月，首都医科大学附属北京积水潭医院共收治住院烧伤患者3089例，其中，电烧伤住院患者621例，占20.1%，包括电烧伤患者432例（69.6%）、电弧烧伤患者189例（30.4%），621例患者中男性592例，女性29例。77.6%的患者处于21～50岁年龄段。人群类别构成比例中居前3位的依次是工人、农民工和中小学生。受伤季节多为夏季和秋季。我国的电烧伤无论是病例绝对数、住院烧伤患者占比，还是年人口发病率均高于全球平均水平。

三、分类

根据电压的高低，电烧伤可分为高压电烧伤和低压电烧伤。电压高于1000 V为高压电烧伤，通常引起深部组织损伤。电压低于1000 V为低压电烧伤，通常引起表浅的皮肤损伤。

四、损伤机制

人体为电流的良好导体，机体触电可致损伤。1949年，Kouwenhoven提出，电流对人体致伤作用有6种因素，即电流的种类、电压的高低、电流强度、身体对电流的阻力、电流通过身体的途径及身体接触电流的时间。引起机体损伤的机制十分复杂。可造成局部和全身性病理改变。电流的电能可转化为热能、机械能和化学能。电流的功，即电压×电流×时间。电压越高、通电时间越长，导致的损伤越严重；如果电压相同，交流电要比直流电的危害大。越厚的皮肤，电阻越大，局部烧伤越浅；越薄的皮肤，特别是表面潮湿时，电阻则小，烧伤较深。电流效应为热、磁和化学多种效应的总和。磁场伴电流而存在。电流对盐、碱、酸等溶液进行分解产生化学能。机体接触电时，以上综合因素引起组织损伤。低电压时，大于10 mA电流可引起肌肉痉挛收缩。25 mA电流通过心脏可使心肌细胞内离子紊乱而产生致命性心室颤动，心脏停搏，从而危及生命。高电压时，多见烧伤肌肉坏死和大肌群的痉挛性收缩致骨折，以及由于呼吸肌强直性收缩导致呼吸暂停或呼吸中枢受损，呼吸麻痹-窒息或持续缺氧可引起继发心脏停搏。实际上，高压电烧伤是一种多因素所致的复合伤。

电流对人体损伤分局部和全身作用。①电能转化为热能产生高温，引起组织损伤、充血、水肿及炭化。②由于电流通过人体组织可使组织去极化。电流通过脑部可致神志丧失、呼吸中枢受抑、心搏骤停；也可作用于心脏，发生传导障碍；作用于骨骼肌、呼吸肌，发生强直性痉挛；直接作用于血管，使血管壁水肿、变性、血液凝固，形成血栓，甚至坏死，血循环障碍，肌肉坏死，表现为夹心样、渐进性坏死。如果面积过大，多引起大量肌红蛋白、血红蛋白释放，钾离子外逸导致高钾血症、严重酸中毒、肝脏损伤、急性肾衰竭、心搏骤停。

五、创面特点

（一）入口和出口

电烧伤常有明显的电流入口（图5-6-1）和出口（图5-6-2），高压电烧伤的电流入口为圆形的凹陷焦化损伤，环以蜡黄色或灰白色皮革样坚韧的皮肤，其外是狭窄的、红色的、边缘隆起的环。入口可能不止1个。入口的大小存在差异，但这并不能反映其下面组织的损伤范围及情况。出口处的皮肤也呈环状，但较小、干燥，也可能不止1个。

（二）深度损伤

表面创面可能较小，但深部组织（肌肉、血管、神经、骨骼等）可能严重受损。

（三）迟发性损伤

部分组织损伤在受伤后数天内逐渐显现，需密切观察。

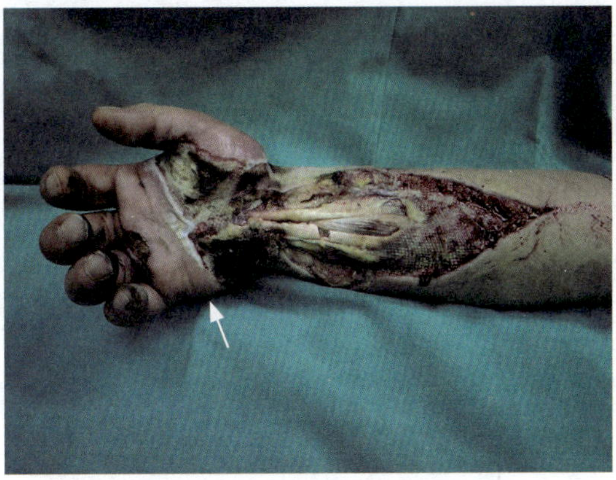

图5-6-1　电烧伤入口（箭头所指）

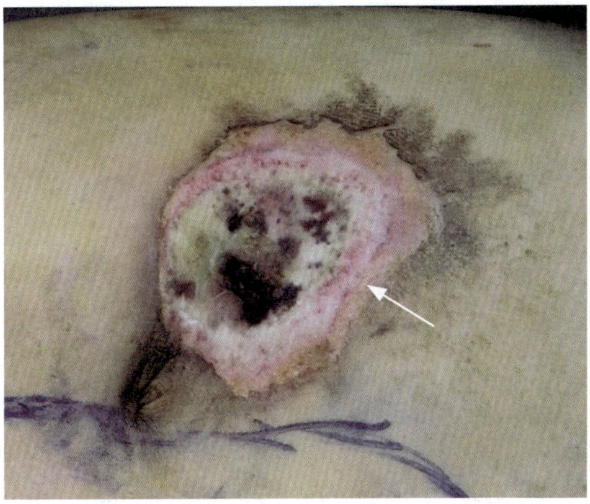

图5-6-2　电烧伤出口（箭头所指）

（四）感染风险高

深部坏死组织易感染，应早期应用抗菌药物。

六、电烧伤的急救

（一）迅速脱离致伤源

先切断电源，使患者脱离电源，避免救援者触电。对于接触电力设备而被电击的患者，应立即切断电源，用干燥的木质绝缘物品将患者从电力设备移开后，救援者方可接触患者，这是因为某些设备可能具有巨大的残余电力的电容器性质。若找不到电源开关，应用干燥的木器、橡胶制品、塑料制品等绝缘不导电物品，将患者与电线或电器分开。

（二）评估意识和呼吸

检查患者的心、肺情况，必要时进行心肺复苏。电烧伤可导致患者昏迷，呼吸停止或不规则，心搏停止或减弱。对呼吸已停止者，救援者应立即实施人工呼吸。如果患者无呼吸，但仍然有规律心跳，预后大多良好。患者出现复苏迹象后，仍需继续行人工呼吸至恢复自主呼吸。看上去似死亡的患者，大多是因为呼吸肌麻痹，持续不断的人工呼吸可以挽救部分患者的生命。若患者心跳及呼吸均停止，则应同时行人工呼吸和胸外按压。

（三）了解病史

在进行复苏的同时，简单了解病史，如电源电流、电压、电流进口接触时间、是否发生电弧或电火花、着地情况、有无从高处坠落，是否有昏迷、在现场所采取的急救措施等。

（四）处理创面

不要撕扯粘连的衣物，保持创面清洁，可用干净的布覆盖。

（五）及时送医

尽快将患者转移至有条件的医疗机构。

七、电烧伤的治疗

（一）全身治疗

1. 液体复苏 根据烧伤面积和深度，给予适当的液体补充，以防治休克。高压电烧伤时，深部组织的损伤很大，渗出多，不能将体表烧伤面积作为补液的依据。补液量通常比体表烧伤公式计算的结果高4倍以上。输液过程中，观察患者对输液治疗的反应，包括每小时尿量、周围循环情况并对中心静脉压进行监测。电击患者，特别是既往有心搏骤停或心电图异常的患者，应适当控制液体入量，以防加重心脏负担。

2. 肾功能保护 预防急性肾衰竭，监测尿量和尿肌酐水平。由于肌肉大量损伤，大量肌红蛋白释出，患者伤后的尿呈酱油色，需及时将游离的肌红蛋白及血红蛋白排出体外，以减轻对肾脏的刺激损伤，预防急性肾衰竭。开始补液时，应输入较大量的液体，以保证患者尿量在50 ml/h以上，同时使用甘露醇（起始剂量为25 mg），促使尿量增加。此外，使用5%碳酸氢钠碱化尿液及纠正酸中毒，防止肌红蛋白及血红蛋白排出时沉积于肾小管。

3. 抗感染治疗 由于深部组织的损伤、坏死，伤口需要开放治疗。厌氧菌肌炎是一种较常见的并发症，应早期应用抗菌药物预防厌氧菌感染。为预防破伤风常规应用破伤风抗毒素及破伤风类毒素。

（二）创面治疗

1. 电烧伤早期 毛细血管通透性增加，组织间隙内大量积液，使筋膜间内压增高，容易出现骨筋膜室综合征。因此，筋膜切开减压对于保证肢体血供、防止继发坏死极为重要。不同于焦痂切开减张，电烧伤后筋膜切开减张深度需达肌膜，即使未见环形焦痂形成也需要行切开减张术。腕部电烧伤要注意腕管和腕横韧带的切开。早期彻底清除坏死组织，减少感染风险。大量无活力的组织（主要是肌肉），如果保留较久，则会发生液化、坏死、腐烂，导致感染及创面脓毒症。一旦肢体明显坏死，需尽早截除。

2. 深度损伤 可能需要植皮或皮瓣移植修复。根据创面情况选择合适的修复方案。通常绝大多数电烧伤创面较深，需采用皮片或皮瓣修复。皮片移植适用于清创后软组织丰富且血运可靠者，以及坏死组织脱落干净、肉芽组织生长良好的创面。根据创面大小、部位等选择断层皮片或全厚皮片，如手指掌侧多采用全厚皮片移植。清创后肌腱、血管、神经、骨关节外露者或胸腔、腹腔、颅腔开放存在感染时，应尽早采用皮瓣移植。颈部、腋窝和腹股沟等的电烧伤可能伤及大血管，也需要积极扩创修复，必要时行自体静脉桥接、人工血管置换或血管介入治疗，以免发生继发性大出血。

八、电烧伤的护理

（一）术前护理

1. 严密观察患者神志、生命体征、远端动脉搏动情况，如指、趾端血循环，出血情况，尿量，有无血红蛋白及肌红蛋白尿等，并做好记录。预防和治疗心律失常，必要时使用抗心律失常药物。

2. 完善术前准备。由于电烧伤患者伤情变化快，严重患者有发生心跳、呼吸骤停及大出血的可能。因此，必要的外出检查应在专业医护人员陪护下进行，同时备好抢救用物及药品，如简易呼吸器、止血带、棉垫、肾上腺素等。

3. 做好备皮，禁食、水等术前常规准备。

（二）术后护理

1. 体位护理 患者术后取去枕平卧位，待呼吸循环功能稳定、意识清醒，在不影响手术效果的前提下合理调整体位。病区禁烟，为患者营造安静、舒适的治疗环境，保证床单清洁、舒适、无碎屑。

2. 病情观察

（1）严密监测患者生命体征，定时测量体温、脉搏、呼吸和血压。

（2）观察术区伤口敷料包扎的松紧度。观察有无出血及渗血，如有渗血，应将外层敷料做上标记，并增加观察的频率。如渗血范围明显变大，应及时报告医师，同时进行止血处理，防止失血过多，导致休克甚至危及患者生命。床尾常规准备止血带，并熟练掌握可能出血部位的止血方法。

（3）皮瓣血运观察的护理：皮瓣温度、颜色是直接反映皮瓣能否成活的一个重要指标。观察内容包括皮瓣的颜色、温度、毛细血管充盈时间、肢体肿胀情况等。术后24 h内每小时至少观察1次，并做好记录。按时监测皮瓣的温度（保持在33 ～ 35 ℃），可稍高于正常皮温

1～2 ℃。若皮瓣温度低于健肢皮温2 ℃以上，提示可能发生血液循环障碍，为防止皮瓣血管痉挛造成皮瓣血供不足，可使用60 W白炽灯泡烤灯局部照射皮瓣，烤灯距离皮瓣40～60 cm，防止距离过近导致烫伤。观察有无明显肿胀，若皮瓣苍白提示动脉痉挛或栓塞；皮瓣发紫或暗红提示静脉回流受阻；若出现大片或全部暗紫红色，提示静脉完全栓塞，应立即报告医师并做相应处理。皮瓣移植术后可有轻微肿胀，3天后可逐渐消退，若肿胀明显加重，应及时寻找原因并处理，以免造成皮瓣坏死。

3. 引流管的护理 为防止皮瓣下感染，术后可于皮瓣下放置引流管，保持引流通畅，观察引流液的性状、颜色、量。每天倾倒引流液，并准确记录。引流出血性液体过多时，应及时通知医师，并给予处理。

（三）心理护理

电烧伤患者早期因局部疼痛，容易产生烦躁情绪。后期因出现并发症，担心难以治愈或致残，容易情绪低落。已经致残的患者，则容易产生悲观情绪，甚至产生轻生念头。因此，在整个治疗护理过程中，护士需要时刻关心、体贴患者，操作时动作迅速、轻柔，尽量减轻患者的痛苦。了解患者的处境，耐心做好劝解工作。坚定患者战胜疾病的信心，使其保持最佳状态，促进身体的康复。

九、健康教育

1. 安全用电知识 教育患者和公众正确使用电器，预防电烧伤。

2. 急救知识普及 推广触电急救常识，提高自救互救能力。

3. 康复指导 指导患者进行功能锻炼和护理，促进全面康复。

4. 定期复查 提醒患者按时复诊，及时发现和处理并发症。

临床典型案例

【病例摘要】

患者，男性，62岁，自诉2个月前干活时不慎被380 V低压电烧伤左上肢，之后于当地医院就诊，并行清创、负压封闭引流术、取皮植皮手术治疗，目前，患者左腕部植皮区域皮片成活欠佳（图5-6-3），为求进一步诊治，前往笔者医院就诊。诊断：电烧伤1% Ⅲ度（左腕部）。

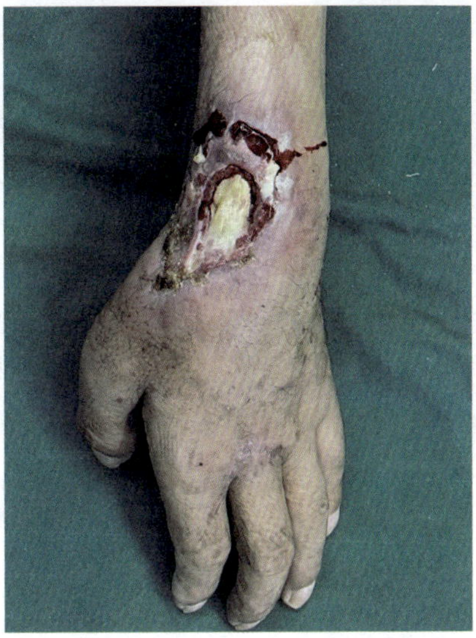

图5-6-3　入院时患者伤口外观

【全身评估】

影响因素	临床思维
1. 电烧伤	电烧伤造成的组织热损伤和电流对细胞的损伤作用，引起皮肤、肌肉、骨骼、神经、血管等各个层次的坏死、水肿、血管栓塞、循环障碍、炎症、充血等，以及继发深部组织外露、创面感染
2. 早期处理不当	患者病程2月余，清创后创面未行恰当护理，较长时间的骨外露进一步加重骨坏死、周围组织水肿及创面感染程度，导致修复难度增加。延迟的康复锻炼造成关节僵硬，损害手的远期功能
3. 年龄	老年患者，组织再生能力随着年龄增加逐渐减退，伤口愈合受影响
4. 心理状态	患者因电烧伤后创面长时间未愈合而焦虑、悲观，负性心理抑制机体免疫功能

【局部评估】

影响因素	临床思维
左腕部桡背侧清创术后，创面大小约8 cm×6 cm，桡骨远端骨质外露外周可见老化肉芽组织，伴黄白色坏死组织附着。左手拇指无主动活动，其余四指指间关节主动屈曲活动90°	充分评估患者全身状况后决定手术治疗

【护理决策思考】

1. **保守治疗**　患者保守治疗效果不佳。

2. **手术治疗**　患者基本生命体征平稳，各项术前检查结果未见明显异常及禁忌证。拟在全身麻醉下行左腕部扩创、游离皮瓣覆盖术、右大腿皮瓣采取术。

3. **决策制定**　患者诊断明确，非手术治疗效果不佳，全身状况可以支持外科手术。综上所述，患者目前更适合手术治疗方法。

4. 治疗实施

（1）手术治疗：①在臂丛麻醉下行左上肢扩创、死骨去除术。术后给予患者抗感染及对症治疗。②在全身麻醉下行左腕部扩创、游离皮瓣覆盖术、右大腿皮瓣采取术。术后给予患者抗感染及对症治疗，术后定期打开外敷料，检视皮瓣成活情况。

（2）抗生素治疗：遵医嘱给予抗生素治疗。

（3）转归：患者出院时皮瓣成活良好，供瓣区愈合良好。嘱患者门诊定期复查换药，不适随诊，术后3个月可考虑再次进行肌腱重建、皮瓣修整等治疗。

（4）健康宣教：①均衡营养饮食，少食用辛辣、海鲜、酒类等刺激性食物，以免影响愈合；②按时门诊复查换药；③保持皮肤清洁，如发现局部出现红肿热痛或有异味应及时就诊；④在皮瓣感觉未恢复前，保护皮瓣，防止烫伤或冻伤；⑤加强功能锻炼；⑥佩戴辅助护具及支具；⑦保持心情舒畅。

参考文献

［1］谢卫国．电烧伤防治：百尺竿头仍需努力［J］．中华烧伤杂志，2017，33（12）：728-731.

［2］尹凯，陈辉，陈欣，等．621例电烧伤住院患者的流行病学调查［J］．中国医刊，2024，59（3）：271-275.

［3］BAŞARAN A，GÜRBÜZ K，ÖZLÜ Ö，et al．Electrical burns and complications：data of a tertiary burn center intensive care unit［J］．Ulus Travma Acil Cerrahi Derg，2020，26（2）：222-226.

［4］GANDHI G，PARASHAR A，SHARMA R K．Epidemiology of electrical burns and its impact on quality of life-the developing world scenario［J］．World J Crit Care Med，2022，11（1）：58-69.

［5］张丕红．加强规范化诊治改善电烧伤预后［J］．中华烧伤杂志，2019，35（11）：772-775.

［6］刘杰，海秀芳，杨乾，等．腕部Ⅲ型电烧伤创面修复的围手术期护理［J］．中国美容整形外科杂志，2014，25（3）：178-179.

［7］黎鳌，杨宗城．黎鳌烧伤学［M］．上海：上海科学技术出版社，2001.

［8］SALEHI S H，SADAT AZAD Y，BAGHERI T，et al．Epidemiology of occupational electrical injuries［J］．J Burn Care Res，2022，43（2）：399-402

［9］BATISTA NAPOTNIK T，POLAJŽER T，MIKLAVČIČ D．Cell death due to electroporation -A review［J］．Bioelectrochemistry，2021，141：107871.

［10］CUTTICA D J，PHILBIN T M．Surgery for diabetic foot infections［J］．Foot Ankle Clin，2010，15（3）：465-476.

第七节　冻伤的伤口护理

一、定义

冻伤是指低温寒冷侵袭所导致的损伤。冻伤的损伤程度与寒冷的强度、风速、湿度及受伤时机、人体局部和全身状态等有直接关系，可分为非冻结性冻伤和冻结性冻伤，属于寒冷季节、从事低温下作业人员的常见急症，其预防、早期诊断和积极治疗至关重要。

二、流行病学

（一）好发人群

人体各年龄段均可发生冻伤。特别是长期处于低温环境且保温措施不佳的人群。

（二）好发季节

大部分冻伤发生在冬季冷暴露后（−20 ℃），平均冷暴露时间30 ～ 120 min，少数伤员冷暴露时的环境温度稍高于0 ℃，但有大风。

（三）好发部位

冻伤多发生在身体的末梢部位，发生部位以双足、双手多见。

（四）发生率

金红旭等的研究表明，寒区部队士兵冻伤的发生率为26.65%。

三、病因

冻伤的发生与环境低温、大风、潮湿和着装不当等因素有关，常见于寒区部队士兵冬季户外值勤、训练、作战和救灾等情况。

（一）环境因素

1. 气候性因素　低温、潮湿、冷风及天气骤变等均可加速身体的散热。环境温度越低，人体热量消耗也越大，越易造成冻伤；身体局部潮湿，导热良好，则加速热量的消耗，也易致冻伤。

2. 接触特殊物质　当人体局部与极冷的金属、石块等导热性能强的物体直接接触时，机体局部温度骤然下降可导致冻伤，如干冰、液氮、液氦、氟利昂等，上述物品可瞬间气化蒸发、降温迅速，能快速导致组织损伤。接触时间越长，冻伤程度越严重。

3. 长期处于特定环境中 长时间站立在寒冷环境中或浸在冷水中，或者由意外所致长时间暴露在此种环境中，也可使局部血液循环障碍，从而导致冻伤。

（二）个体因素

1. 保暖防寒措施不佳 有效的保暖、防寒措施是预防冻伤的最佳方式。在极寒地区，由于末梢循环不佳，耳、鼻、手、足等暴露部位，易导致冻伤。

2. 易感因素 如疲劳、虚弱、紧张、饥饿等，均可减弱人体对外界温度变化调节和适应能力，使局部热量减少，从而导致冻伤。

3. 醉酒和疾病 精神分裂症、癔症、醉酒、智力障碍及脑血管疾病，容易使人体失去自身保护的能力，从而引起冻伤。

四、分类及临床表现

（一）按损伤性质分类

1. 非冻结性冻伤 是指长时间暴露在低温（0 ～ 15 ℃）、潮湿的环境中导致的局部损伤，通常可分为寒冷暴露期、寒冷暴露后期、充血期与充血后期。

2. 冻结性冻伤 是指皮肤暴露于0 ℃以下（一般在-5 ℃以下）的低温环境时发生冻结，包括局部冻结性冻伤和全身性冻伤。

（二）按损伤程度分类

根据2019版《荒野医学协会冻伤预防和治疗实践指南》，冻伤的损伤程度和分类如下。

1. Ⅰ度冻伤 损伤在表皮层，引起麻木和红斑，有轻微的表皮脱落，轻度水肿。

2. Ⅱ度冻伤 损伤达真皮层，除了Ⅰ度冻伤的症状外，皮肤表面起水疱，水疱内可见透明或者乳白色液体，周围有红斑或者水肿。局部疼痛较剧烈，但感觉迟钝，对针刺、冷、热感觉消失。

3. Ⅲ度冻伤 损伤达皮肤全层，产生出血性水疱，表明损伤已扩展至网状真皮层内和真皮血管丛下方。

4. Ⅳ度冻伤 穿透真皮层，累及皮下组织，坏死延伸至肌肉和骨骼。

五、治疗

治疗的主要原则是防止和减轻组织坏死以降低预后伤残和功能障碍。

（一）急性期治疗

1. 迅速脱离低温环境 发现冻伤患者后，立即用棉被、毛毯或皮大衣保护冻伤部位，使患者迅速脱离低温环境和致冷因素，以防止再次冻伤。早期干预可以有效降低冻伤后的致残率。

2. **局部损伤患者的复温**　在无复温条件下，可将冻肢置于自身或救护者的前胸、腋下、腹部等温暖处，利用体温复温，忌用火烤、雪搓或冷水浸泡冻伤部位。有复温条件下，局部损伤患者可用温水（40 ～ 42 ℃）快速复温至皮肤略发红，并感温热为止，浸泡时间以30 min为宜。浸泡过程中，要认真询问患者的感受，观察皮肤颜色转红、组织变软，则提示复温有效。

3. **全身损伤患者急救**　首先拨打急救电话120，同时监测患者的生命体征。对心跳、呼吸骤停者实施胸外按压和人工呼吸，迅速送至有条件进行全身复温的医疗机构治疗。

4. **液体复苏**　冻伤会导致血液停滞，有效循环血量减少，故应适当补液，维持尿量。若患者清醒，且无恶心、呕吐及精神状态的改变，可优先选择口服温水补液。有条件的情况下，也可通过静脉补充预热（最低温度为37 ℃，最佳温度为40 ～ 42 ℃）的0.9%氯化钠溶液，液体可小剂量静脉推注，以保持预热温度。

（二）一般治疗

1. **供氧**　解冻组织的恢复情况取决于解冻后组织的氧合程度。相关研究表明，皮肤温度随吸氧浓度分数的降低而降低，高氧环境下会引起四肢血管收缩。2019版《荒野医学协会冻伤预防和治疗实践指南》建议，对于非缺氧的患者，不提倡使用氧气；若患者处于低氧状态（脉搏血氧饱和度＜88%）或在高海拔（海拔＞4000 m）地区，可通过面罩或鼻导管吸氧。

2. **创面的处理**　对创面行简单的保护处理，避免二次污染。不使用有颜色的药物，以免影响后续对创面深度的判断和清创。创面尽可能保持无菌，小水疱可以暂不处理，待其自行吸收；大水疱消毒后剪开引流，并保留疱皮，疱皮对创面有一定保护作用。用无菌敷料包扎或局部涂抹冻伤膏后暴露，包扎应宽松。

3. **加强营养**　若无严重腹部并发症，伤后一般不禁食。保证营养的供给，增强机体免疫力，有利于创面修复。

（三）抗感染治疗

冻伤部位经过复温后，可以外涂1%呋喃西林乳膏、5%磺胺嘧啶锌霜或芦荟凝胶，并定时换药。研究表明，芦荟制品能有效减少前列腺素及血栓素的形成，从而可以改善预后。在温水中加入消毒液，可以减少皮肤细菌繁殖。当患肢出现严重水肿，在温水复温的同时向水中加入消毒剂，可有效降低蜂窝织炎的发生率。冻伤本身并不容易引起感染，但是相关研究表明，水肿可以使皮肤对革兰氏阳性菌更加敏感，从而导致感染的概率升高。

（四）溶栓抗凝治疗

严重的血栓形成是冻伤后内皮细胞损伤的结果，是导致冻伤晚期缺血性损伤，甚至截肢的主要因素之一。溶栓治疗的目的是溶解和清除微血管血栓形成，对于可能有严重并发症的冻伤，解冻24 h内使用静脉或动脉内组织型纤溶酶原激活物可以挽救部分或全部有危险的组织。相关研究显示，溶栓治疗每延迟1 h，抢救成功率就会降低28%。

（五）外用药物

孙占鳌等利用重组人粒细胞-巨噬细胞集落刺激因子凝胶治疗24例手足部Ⅲ度冻伤患者的研究结果显示，该配方可缩短创面愈合时间，减少创面炎症反应。多磺酸基黏多糖乳膏局部外用能改善患处血液循环，抑制组织中的蛋白酶和透明质酸，抑制渗出、促进炎性物质吸收，能明显改善冻伤症状。此外，磺胺嘧啶银乳膏对冻伤的治疗效果良好，能收敛创面、消炎、消肿和促进创面愈合。

（六）手术治疗

1. 手术指征

（1）有湿性坏疽并有严重感染者。

（2）Ⅲ度或Ⅳ度冻伤，分界线明显且全身情况能耐受麻醉、手术者。

（3）坏死软组织脱落后形成的肉芽创面或合并肌腱、神经、骨组织暴露。

2. 手术方式

（1）筋膜切开减张术：适用于深度冻伤，肿胀严重者，应早期进行，以改善血运，减少组织坏死，改善患者紧张、胀痛、运动减少和感觉减退的问题。

（2）坏死组织切开引流术：有化脓性感染时，应先对坏死组织行切开引流术，保证引流通畅，减少气性坏疽发生机会。

（3）坏死组织切除术：若坏死组织界限清楚，应先对坏死组织行切除术，减少感染风险。

（4）截肢术：一般建议谨慎面对截肢问题。若冻伤并发严重感染，出现不能控制的气性坏疽等问题，可行截肢术。如须截肢，应尽可能保留较长的残端。冻伤截肢时机一般在冻伤后30～45天为宜。

六、冻伤的护理

1. 保持敷料清洁干燥，遵医嘱用药。

2. 伤处采用吸水性强的敷料，若敷料被渗液浸湿、污染或有异味时，应及时更换。

3. 休息时，注意勤翻身，以避免创面因长时间受压而影响愈合。

4. 遵医嘱合理使用药物，预防感染和其他并发症。

5. 鼓励患者早期开始康复锻炼，多参与家庭生活及社会活动，帮助患者恢复自信心，提高其生活质量。

6. 饮食护理。应进食清淡易消化饮食，少食多餐，给予高蛋白高热量、高纤维素、高维生素饮食。

7. 心理护理

（1）根据患者的具体情况给予相对应的心理疏导，邀请主管医师一起为患者详细讲解冻伤的相关知识，指导患者如何配合治疗，鼓励患者积极表达出自己的感受，借助书本和新媒体技术向患者讲解冻伤的健康知识。

（2）做好患者家属的心理疏导工作，指导家属避免将压力转给患者，引起患者的情绪波动。

七、冻伤的健康教育

1. 生活在寒冷地区的人群，必须注意防寒、防湿。衣服温暖不透风，尽可能减少暴露在低温的体表面积。保持衣着、鞋袜等干燥，一旦沾湿，要及时进行更换。

2. 在寒冷环境中适当地进行锻炼，不要长时间久站或保持不动。行走和移动可促进肢体末梢血液循环，减少局部冻伤的发生。

3. 长期生活于严寒地区的人，应进行长跑、体操、球类等体育锻炼。保持适当活动，以扩张外周血管，增加血流速度，有效维持外周血液循环。从秋季开始，早晚洗漱逐步使用冷水，以改善外周血管功能，逐步提高暴露部位对寒冷的抵抗能力。

4. 在冬季训练期间做好充足的保暖措施，尤其要重视鞋袜与手套的穿戴，务必保持宽松、清洁和干燥，潮湿后应及时更换。潮湿可加速体热的散发，若衣物潮湿，需要烘干后穿着，不要长期处于潮湿环境。

5. 疲劳、醉酒、饥饿、失血及创伤等因素会增加冻伤的风险，应注意保暖，增加营养，保证机体足够的热量供应，增强抗寒能力。

6. 勿用微火烤冷手、冷足，特别是冻伤的手和足。勿较长时间将这些部位暴露于阳光下，其原因是冻伤的手和足表面皮肤可接受太阳光能量，从而代谢加速、温度升高，同时紫外线还能扩张表层毛细血管，导致皮肤表层细胞代谢进一步增加，而较深的动脉受阳光本身的能量和紫外线影响较小，还处于收缩状态，使耗能明显大于供能，导致组织细胞损伤或坏死加重。如果患者已经出现表面皮肤发热、发痒、刺痛，处理措施如下：①冻伤部位立即避开阳光；②涂抹稍冷的水降低表层细胞的代谢，使这些部位的血供和能量消耗重新恢复平衡，即可避免复温时的损伤。

7. 出门时要注意保暖，尽量选择防寒、防潮的衣物，可以准备大衣、手套、帽子、面罩、口罩和厚袜子等，并根据天气情况适当增减衣物。

8. 常规性检查寒区作业或运动的人员有无发生手、脚、颜面等麻木、疼痛或感觉异常。感觉麻木是冻伤发生的预警症状，如果不及时处理，将进一步发展为冻伤。

9. 避免使用润肤霜。润肤霜不能降低冻伤的发生率，反而可能使冻伤的发生率升高。

临床典型案例

【病例摘要】

患者，男性，28岁。户外爬山时，积雪进入靴内，患者未及时更换，穿着潮湿的靴子继续爬山。夜间患者双足跟出现明显水疱，并有渗液，足部其他位置均正常。第2天患者就诊于笔者医院急诊。患者糖尿病病史2年。诊断：双足跟Ⅱ度冻伤。患者入院时伤口外观见图5-7-1，治疗5天后双足外观见图5-7-2。

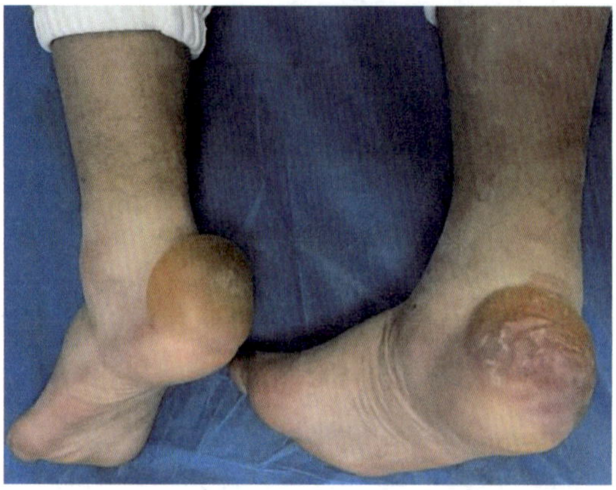

图5-7-1 该患者急诊就诊时双足跟外观

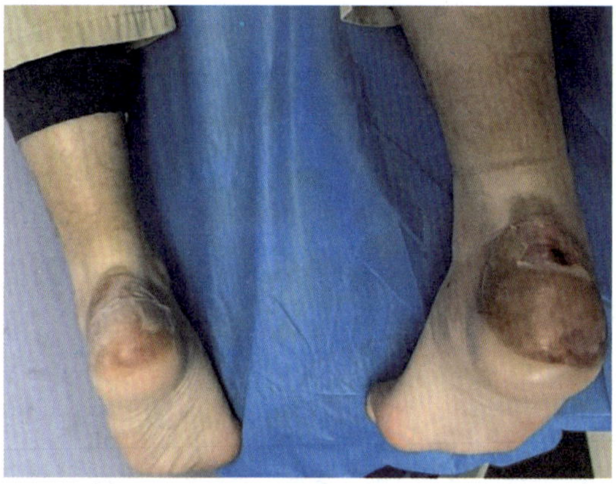

图5-7-2 该患者经治疗5天后双足跟外观

【全身评估】

影响因素	临床思维
1. 慢性疾病	患者糖尿病2年，对冷损伤感知和防御能力下降，这是患者易发生冻伤的重要原因之一
2. 组织灌注	患者糖尿病2年有可能存在外周血管病变，导致足部组织灌注不足
3. 感觉异常	患者糖尿病2年，可能存在感觉神经病变，受伤后患者无法感知，不能早期发现，发现后病情较重
4. 知识缺乏	患者缺乏对于冻伤的预防及护理知识，靴子内有积雪进入，未及时更换干燥的靴子，继续爬山。夜间双足跟出现明显水疱，有渗液。第2天患者才就诊

【局部评估】

影响因素	临床思维
双足跟水疱	双足跟水疱，抬高双下肢，减少下床活动，对患者进行有效宣教

【护理决策思考】

1. **非手术治疗** 患者双足跟可见明显水疱，患者有糖尿病病史，选择换药治疗。创面尽可能保持无菌，对于小的水疱可给予保留，待其自行吸收；大的水疱应在消毒后剪开引流，保留疱皮，可以对创面起到一定的保护作用。用无菌敷料包扎或局部涂冻伤膏后暴露，包扎应宽松。合理选择外用药及生长因子，有助于收敛创面、消炎消肿和促进创面愈合。

2. **手术治疗** 手术指征如下：①有湿性坏疽并有严重感染者；②Ⅲ度或Ⅳ度冻伤，界线明显且全身情况能耐受麻醉、手术者；③坏死软组织脱落后形成的肉芽创面或合并肌腱、神经、骨组织暴露者需要进行手术治疗。手术的方式有筋膜切开减张术、坏死组织切开引流术、坏死组织切除术、截肢术。

3. **决策制定** 患者全身状况良好，经常规换药治疗后，伤口明显好转，且伤口的深度不深，因此，患者目前更适合非手术治疗方法。

4. **治疗实施**

（1）多学科合作，给予全身支持：①内分泌科。合理用药，控制血糖；②疼痛科。对患者进行疼痛评估，制订个性化疼痛管理计划，提高患者舒适度及生活质量。

（2）0.9%氯化钠注射液清洗双足创面及周围皮肤。

（3）选择银离子敷料，局部管理渗液同时促进新生肉芽组织生长。

（4）转归。患者经过2周门诊换药治疗，双足伤口痊愈。

（5）健康宣教

1）伤口护理：使用无菌纱布进行包扎，以保护伤口免受外界污染。注意保持外敷料清洁、干燥，定期换药。

2）定期复查：观察伤口愈合进度，如果出现红肿加重、渗出液增多、疼痛加剧等情况，及时就医。

3）向患者宣教：在冬季户外活动期间做好充足的保暖措施，尤其要重视鞋、袜及手套的穿用，务必保持宽松、清洁和干燥，潮湿可加速体热的散发，故衣物潮湿后应及时更换或烘干后再穿着，勿使其长期处于潮湿状态。使患者了解关于冻伤的常识和处理原则，避免使用皮肤接触类取暖物品。

参考文献

[1] HEIL K M，OAKLEY E H，WOOD A M. British military freezing cold injuries：a 13-year review [J]. J R Army Med Corps，2016，162（6）：413-418.

[2] 金红旭，马瑞珩，朱爽，等. 寒区部队士兵冷损伤流行病学调查分析 [J]. 临床军医杂志，2022，50（8）：771-775.

[3] 刘清宇，刘松春，程治铭，等. 寒区冻伤预防及诊疗研究进展 [J]. 人民军医，2021，64（2）：147-150.

[4] 毕婷，冯晓东，张巍，等. 寒区军人冻伤发病现状及预测模型研究进展 [J]. 创伤与急危重病医学，2020，8（2）：134-136.

[5] 王辉山，侯明晓. 寒区军事医学概论 [M]. 北京：科学出版社，2016.
[6] 王辉山. 加快建立我军寒区冷损伤登记预警系统 [J]. 临床军医杂志，2021，49（9）：951-952.
[7] 孙林利，刘文军，桂婧娥，等. 2019版《荒野医学协会冻伤预防和治疗实践指南》解读 [J]. 中华烧伤杂志，2020，36（7）：631-635.
[8] MCINTOSH S E，FREER L，GRISSOM C K，et al. Wilderness Medical Society clinical practice guidelines for the prevention and treatment of frostbite：2019 update [J]. Wilderness Environ Med，2019，30（4S）：S19-S32.
[9] 中华中医药学会外科分会. 冻伤中医诊疗指南（2022年版）[J]. 中医药通报，2022，21（2）：1-5.
[10] 周淑蓉，查选平，林妹，等. 应用CITE诊疗原则护理南方官兵赴北部寒区驻训冻伤的效果研究 [J]. 海军医学杂志，2022，43（6）：565-568，577.
[11] JONES D，COVINS S F，MILLER G E，et al. Infrared thermographic analysis of surface temperature of the hands during exposure to normobaric hypoxia [J]. High Alt Med Biol，2018，19（4）：388-393.
[12] 苏艳颖，金典，张晨婧，等. 芦荟促创面愈合作用研究进展 [J]. 广东化工，2022，49（5）：62-63，58.
[13] 张莉，蔺兴遥，尚芸，等. 冻伤的病理机制及治疗研究进展 [J]. 中国临床药理学与治疗学，2023，28（3）：347-354.
[14] 张修航，于家傲. 冻伤的溶栓治疗方案能够提高指骨挽救率 [J]. 中华烧伤与创面修复杂志，2022，38（6）：548.
[15] 孙占鳌. 粒细胞巨噬细胞集落刺激因子对肢体Ⅲ度冻伤创面修复的临床研究 [D]. 长春：吉林大学，2020.
[16] 宋洁，李森浩. 冻伤治疗药物研究进展 [J]. 海峡药学，2017，29（4）：81-83.
[17] 邱艳，钟蕾. 磺胺嘧啶银霜和维生素E霜外用治疗顽固性冻疮的护理 [J]. 当代护士（中旬刊），2014（11）：38-39.
[18] 王铁岩，孙景海，王宇男，等. 290例冻伤治疗经验总结 [J]. 解放军医学杂志，2007，32（1）：19.
[19] LASKOWSKI-JONES L，JONES W. Frostbite：Don't be left out in the cold [J]. Nursing，2018，48（2）：26-33.
[20] HEIL K，THOMAS R，ROBERTSON G，et al. Freezing and non-freezing cold weather injuries：a systematic review [J]. Br Med Bull，2016，117（1）：79-93.
[21] 中国医药教育协会烧伤专业委员会. 冻伤早期的临床诊疗全国专家共识 [J]. 中华损伤与修复杂志（电子版），2022，17（1）：1-6.
[22] 胡春光，夏明红，夏瑾燕. 浅谈局部组织冷伤的基本防治措施 [J]. 中国民族民间医药，2013，22（15）：51-52.

第八节　犬咬伤的护理

一、定义

犬咬伤是指犬齿咬合、切割人体组织导致的皮肤破损、组织撕裂、出血和感染等损伤。除引起一般化脓性感染外，犬咬伤还可引起狂犬病、破伤风、气性坏疽等特殊感染。

二、流行病学

犬咬伤是最常见的动物咬伤，占动物致伤的60% ～ 80%。我国每年被犬咬伤的人数超过1200万。犬咬伤是狂犬病病毒最主要的传播方式。狂犬病是一种致命的疾病，死亡率极高。我国被世界卫生组织认定为狂犬病高风险国家之一。犬咬伤可造成划伤、穿刺伤、撕裂伤、贯通伤等多种类型伤口，其中55.7%的犬咬伤伤口位于头颈部。犬咬伤不仅会导致复杂、严重的伤口，还会导致化脓性感染、破伤风、狂犬病及气性坏疽等特殊感染，对机体组织、器官造成永久性损伤，导致身体残疾甚至死亡，给受害者带来极大的身体和精神痛苦。

三、临床表现

从小到较大且复杂的伤口均可出现，如划伤、穿刺伤、撕裂伤等。大型犬的咬合力强大并伴有撕扯，可导致严重软组织损伤，也可并发重要的神经、血管、肌腱、韧带甚至骨骼的损伤。头部、颈部或重要器官的直接贯穿伤可导致幼儿死亡。成人或大龄儿童四肢（尤其是上肢，如手部）最易受伤。

四、评估

（一）生命体征评估

犬咬伤可导致严重的软组织损伤，病情复杂且并发症多。首先要关注患者的生命体征。

1. **呼吸系统**　评估呼吸频率、深度和规律，判断是否存在呼吸窘迫或呼吸衰竭的风险。
2. **循环系统**　监测血压、心率和心律，判断是否存在出血性休克等循环障碍。
3. **意识**　观察患者的意识状态，判断是否存在颅脑损伤或神经损伤。

（二）伤口评估

1. **咬伤程度**　犬的咬合力和撕扯力与犬只大小和品种有关，多在310 ～ 31 790 kPa。严重咬伤，尤其是穿刺伤，会导致软组织严重损伤，仔细评估犬咬伤的所有创口，避免遗漏严重的合并损伤。

2. **咬伤部位**　可见于全身各个部位，成人以四肢，尤其是上肢最常见，如手部；儿童以头、面、颈部最常见。

3. **伤口感染特征**　局部表现伤口红、肿、热、痛、分泌物增加和伤口异味。全身体征包括发热和淋巴结肿大等。损伤后24 ～ 72 h可出现局部蜂窝织炎。犬咬伤后的并发症包括皮下脓肿、手部间隙感染、骨髓炎、脓毒性关节炎和菌血症。受伤后超过24 h就诊的患者，其伤口可能已经发生感染。

（三）辅助检查

1. 实验室检查 未发生感染的伤口可不做伤口分泌物培养；出现全身和局部伤口感染体征的患者，在抗菌药物治疗前，应行需氧和厌氧菌血培养；出现蜂窝织炎、关节感染、骨髓炎或脓毒症的患者，白细胞计数和C反应蛋白可能增高、红细胞沉降率可能加快。

2. 影像学检查 包括超声、X线和CT检查。超声可检测伤口脓肿及异物；关节附近深部咬伤采用X线或CT检查，以评估骨关节损伤及异物（如嵌牙）。

五、治疗

（一）活动性出血伤口

若伤口有活动性出血，应直接压迫止血，并在伤口远端区域进行神经、血管的评估。深达神经、血管的伤口按严重穿透伤治疗。

（二）伤口处理

1. 冲洗和清洗 ①用肥皂或其他弱碱性清洗剂和流动清水交替清洗约15 min；②使用0.9%氯化钠注射液冲去残留肥皂水和消毒剂；③用无菌纱布或脱脂棉将伤口处残留液吸尽，可使用专业清洗设备对伤口内部进行冲洗，以达到最佳冲洗效果。

注意事项：①冲洗时，保持一定角度，避免垂直冲洗将污染物、病原微生物冲向生物毒素深部；②患者不能耐受疼痛时，可先行局部麻醉再进行冲洗；③小而深的伤口，先扩创后冲洗。

2. 消毒 使用稀碘伏或其他具有病毒灭活效力且适用于皮肤和黏膜的消毒剂冲洗伤口内部，以灭活伤口局部残存的狂犬病病毒，污染严重的伤口应多次冲洗。

3. 清创及扩创 撕裂伤伤口需要清创，以去除坏死组织，必要时行扩创术。

4. 闭合伤口 ①一期闭合：单纯撕裂伤伤口，可采取一期伤口闭合。临床无感染，6 h以内的头面部伤口可行一期闭合/一期修复。②延迟闭合：咬伤超过6 h及易感染患者，如果患者机体免疫受损、患糖尿病及慢性消耗性疾病等，其伤口发生感染风险较高，应开放引流，并定时更换敷料，至受伤72 h后，可视伤口情况行延迟闭合。③犬咬伤后伴有严重组织缺失的伤口，可行局部皮瓣或带血蒂皮瓣修复。

（三）感染处理

1. 使用抗菌药物前，留取伤口分泌物和血液做需氧及厌氧菌培养。

2. 已形成脓肿或怀疑存在深部组织感染时，应清创引流，将引流物做需氧及厌氧菌培养。

3. 口服抗生素疗效不佳时，可根据药物敏感试验结果更换敏感抗生素或静脉给药。

4. 选择抗菌、吸收渗液的敷料，如藻酸盐银离子敷料。

六、预防

（一）狂犬病预防

狂犬病为致死性疾病，所有患者必须完成人用狂犬病疫苗接种程序，无任何禁忌证。

1. **主动免疫预防**　主动免疫的制剂为人用狂犬病疫苗。①首次暴露人群，选择“5针法”（即Essen法，分别于第0、3、7、14、28天各肌内注射1剂）或“4针法”（即Zagreb法、“2-1-1”免疫程序，分别于第0、7、21天各肌内注射2剂、1剂、1剂）完成全程免疫接种。②全程免疫后，若6个月内再次暴露，无须再次接种；若在6～12个月期间再次暴露，加强接种2剂，即“五针法”的第0、3天各肌内注射1剂；若1～3年再次暴露，加强接种3剂，即“五针法”的第0、3、7天各肌内注射2剂；若超过3年再次暴露，需重新全程免疫接种。③注射部位：2周岁及以上者选择三角肌，2周岁以下选择大腿前外侧肌肉。

2. **被动免疫预防**　当咬伤伤口多而严重时，虽经清洗、消毒，但伤口内仍会残留病毒，可将被动免疫制剂在伤口局部浸润注射予以中和，产生局部的免疫保护作用。我国的狂犬病被动免疫制剂有狂犬病人免疫球蛋白和抗狂犬病血清。抗狂犬病血清使用前需做皮试，如果皮试结果呈阳性反应，可采用脱敏注射方法。狂犬病人免疫球蛋白无须做皮试。

（二）感染的预防

1. **普通感染预防**　一般犬咬伤伤口不预防性使用抗生素，但部分高危伤口可适当使用，如深部刺伤、中至重度挤压伤，静脉和/或淋巴受损区域的伤口、面部、手、生殖器、骨或关节附近等部位需要闭合的伤口，宿主抵抗力低下时（如免疫功能受损或糖尿病等患者）。

2. **破伤风预防**　犬咬伤为破伤风易感伤口，对于任何皮肤破损的咬伤，尤其是穿刺伤及撕裂伤的伤口，应确定患者的破伤风免疫接种状态，及时使用破伤风类毒素、破伤风抗毒素，完成适宜的免疫预防。

七、风险因素

（一）暴露史

1. **暴露时间**　是指患者被咬伤的具体时间（即暴露时间），有助于评估病毒的潜伏期及是否已过疫苗接种的最佳时期。

2. **暴露方式**　犬类主动攻击的损伤程度高于意外接触；小型犬通常导致患者皮肤轻微划伤、撕裂伤或仅有牙痕；大型犬因咬合力强大，造成更严重的撕脱伤、贯通伤及致死性损伤，常伴发重要神经、血管、肌腱、韧带，甚至是骨骼损伤。

3. **暴露等级**　按照暴露性质和严重程度，WHO和中国疾病预防控制中心将狂犬病暴露风险分为Ⅰ级、Ⅱ级和Ⅲ级3个不同等级，级别越高，感染狂犬病病毒的风险越大。暴露程度影响带入的病毒量，直接影响狂犬病的发病率。

4. **暴露部位** 咬伤部位不同，感染风险也有所不同。大龄儿童及成人的手部最易受伤，幼儿头面颈部或重要器官的直接贯穿伤易引发致死性损伤。

（二）疫苗接种情况

狂犬病为急性的人兽共患病，病死率几乎达100%。狂犬病为疫苗可预防疾病。必须询问患者是否已接种过狂犬病疫苗，以及接种的时间和剂次。若评估为高风险等级者，必须立即接种狂犬病疫苗和免疫球蛋白。

（三）破伤风暴露风险

较深或污染严重的伤口，需要评估破伤风暴露风险；必要时，可接种破伤风疫苗或免疫球蛋白，以预防破伤风感染。

（四）伤口处理方式

1. **未处理** 未处理伤口可导致感染风险，如狂犬病、破伤风等。

2. **自行处理** 患者自行不规范处理伤口可能会增加感染的风险，如是否使用肥皂水清洗伤口、是否进行适当的消毒等。

3. **医疗机构处理** 及时前往医疗机构处理更规范、有效，可确保伤口得到妥善处理并降低感染风险。

临床典型案例

【病例摘要】

患者，男性，24岁。因“被狼狗咬伤伴胸部疼痛4天”就诊于我院。患者神志清楚，表情痛苦，体格检查：生命体征平稳，胸部可见多处伤口（图5-8-1），其中，右胸部上端5 cm×5 cm×2 cm的皮肤缺损，右胸部下端5 cm×8 cm×2 cm的皮肤缺损，深达肌层，且有大量脓性分泌物，异味明显，此外，有不同方向、深度不一的皮下空腔，部分伤口贯通。既往体健，无基础疾病。患者入院后行多次手术清创术（图5-8-2）。诊断：①胸部开放性损伤并感染；②犬咬伤，该伤口暴露等级为Ⅲ级。

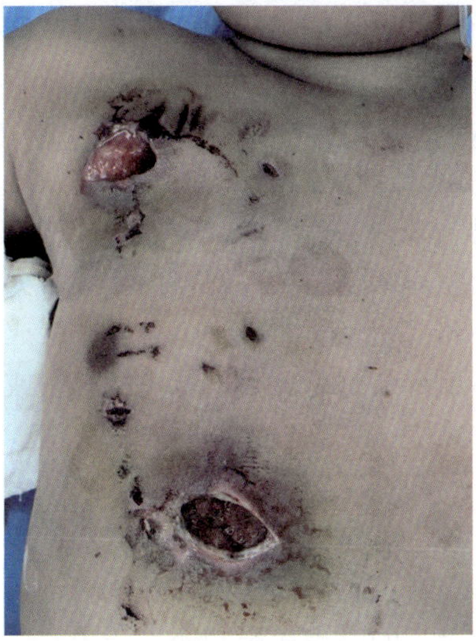

图5-8-1　该患者就诊时伤口外观（犬咬伤）

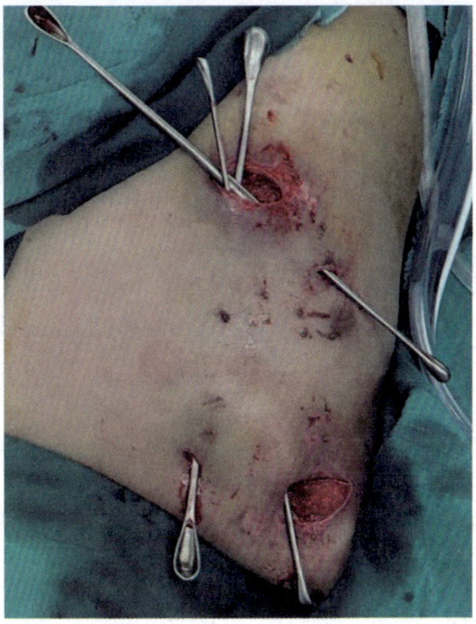

图5-8-2　该患者手术清创后伤口外观（犬咬伤）

【全身评估】

影响因素	临床思维
1. 开放性损伤、软组织缺损	大型犬的巨大咬合力和撕拉力，造成严重软组织损伤和大面积缺损，伤口愈合困难
2. 营养状况	多个伤口、持续大量渗出，机体蛋白质消耗大、流失快，支持伤口愈合必需的蛋白质缺乏
3. 疼痛	软组织撕咬伤、感染伤口局部炎性介质的刺激均引起患者剧痛

【局部评估】

影响因素	临床思维
1. 感染	伤口红肿、剧痛和异味，局部感染迹象明显，影响伤口愈合，应有效控制感染
2. 伤口床呈暗红色、部分伤口皮下贯通	暗红色炎性肉芽覆盖，皮下贯通，应控制感染、保持伤口引流通畅，同时，避免滑囊形成
3. 伤口边缘有失活组织、周围皮肤浸渍和红肿	失活组织是最好细菌培养基，应立即清除，浸渍红肿的皮肤较脆弱，影响伤口愈合 可采用保守锐器清创、超声清创和机械清创，彻底清除伤口边缘的坏死组织
4. 大量脓性渗出	存在局部炎性反应，选用具有抗感染、吸收性敷料进行局部抗感染和渗液管理

【护理决策思考】

1. **非手术治疗**　基于患者多处全层组织缺损、伤口持续大量渗出、营养负平衡且伤口剧痛等因素，选择局部保守锐器清创、机械清创或超声清创方式清除伤口边缘和基底的坏死组织，同期，遵医嘱使用抗生素，控制感染、镇痛和有效引流。选择合适的内外层敷料进行感染控制、渗液管理。同时，严格跟进落实疫苗接种程序。

2. 手术治疗 局部伤口床准备就绪后，行皮片移植或其他覆盖创面。

3. 决策制定 该犬咬伤创面伤口床呈暗红色，部分皮下组织贯通、大量脓性分泌物，表明目前患者局部感染严重，需清创清除伤口的失活组织。清创后局部缺损面积会增大，常规换药短时间内不能很好完成伤口关闭，可通过伤口床准备和创面修复2个阶段来完成创面治疗。首先完成伤口床准备，直至创面基底清洁、肉芽组织新鲜后，再进行皮片移植或其他方法完成创面修复。

4. 治疗实施

（1）多学科合作：改善患者全身情况和落实疫苗接种。①营养科。改善营养不良，制定个性化营养干预措施，并定期检测营养指标。②疼痛科。对患者进行疼痛评估，给予适当镇痛治疗。③心理科。对患者进行心理疏导，减缓犬咬伤带来的心理应激和心理压力。④急诊科。指导正确、及时完成疫苗接种。

（2）伤口床准备：①伤口清洗和冲洗。采用0.9%氯化钠注射液和稀碘伏反复冲洗创面。②清创。采用机械清创、保守锐器清创和超声清创，清除伤口边缘和基底的失活组织。③抗感染。内层选择抗感染、引流和吸收渗液功能的敷料，如银离子或藻酸盐敷料。④管理渗液。内层选择藻酸盐敷料、泡沫敷料进行局部渗液管理，避免浸渍。

（3）创面修复：伤口基底明显改善，肉芽新鲜后，配合医师完成皮片移植或其他方法覆盖创面。

（4）健康宣教：①强调疫苗接种的重要性，严格完成疫苗接种，以降低感染风险；②根据营养科的建议，指导患者增加营养摄入，增加身体修复功能；③向照护者宣教伤口护理的要点，保持伤口清洁、干燥，避免沾水和摩擦；④避免剧烈运动和过度劳累，以免影响伤口愈合；⑤加强犬咬伤者的心理支持，鼓励和关爱患者。

参考文献

[1] 中国医师协会急诊医师分会，中国人民解放军急救医学专业委员会，北京急诊医学学会，等. 中国犬咬伤治疗急诊专家共识（2019）[J]. 解放军医学杂志，2019，44（8）：636-642.

[2] COOK J A，SASOR S E，SOLEIMANI T，et al. An epidemiological analysis of pediatric dog bite injuries over a decade [J]. J Surg Res，2020，246：231-235.

[3] WANGODAR，NAKIBUUKAJ，NYANGOMAE，et al. Animal bite injuries in the accident and emergency unit at Mulago Hospital in Kampala，Uganda [J]. Pan Afr Med J，2019，33：112.

[4] 吴玉洁，吴利平，冷虹瑶，等. 狗咬伤患者伤口感染预防及管理的最佳证据总结 [J]. 护理学报，2022，29（5）：52-56.

[5] 陈瑞丰，陈庆军. 中国犬咬伤治疗急诊专家共识（2019）[J]. 解放军医学杂志，2019，44（8）：636-642.

[6] 郭明宇，马明亮，潘倩，等. 开放换药联合药物治疗狗咬伤致皮肤Ⅲ类损伤病例1例 [J]. 滨州医学院学报，2020，43（3）：233-235.

[7] 牟文莲，宋娟．1例狗咬伤致患者多发性感染伤口的护理［J］．局解手术学杂志，2012，21（1）：111-112.
[8] 李生明，勾燚，张俊飞，等．626例动物致伤病例流行病学特征分析［J］．创伤外科杂志，2022，24（10）：782-785.
[9] 陈妙．动物咬伤Ⅱ、Ⅲ级暴露后的预防处置措施［J］．中国社区医师，2017，33（36）：14、16.
[10] 史霞．动物咬伤者后预防狂犬病发生的正确护理措施［J］．中国社区医师，2020，36（29）：141-142.
[11] 陈庆军．动物致伤专家共识［J］．中国急救复苏与灾害医学杂志，2018，13（11）：1056-1061.

第九节　压力性损伤的护理

一、定义

（一）压力性损伤

压力性损伤（pressure injury，PI）是指皮肤和/或皮下组织的局限性损伤，由压力或压力合并剪切力作用所致。压力性损伤通常发生在骨隆突处，可能与医疗器械或者其他物体有关。2016年4月，美国国家压疮咨询委员会（National Pressure Ulcer Advisory Panel ，NPUAP）将“压疮”更名为“压力性损伤”。

（二）器械相关性压力性损伤

器械相关PI通常是由以诊断或治疗为目的的器械所致，而非医疗器械，如床上杂物、家具和设备，（通常在无意中）持续接触皮肤和组织均会导致PI，这类损伤通常与器械的形状或式样一致。

（三）黏膜压力性损伤

黏膜PI是指位于呼吸道、胃肠道和泌尿生殖道的湿性黏膜处的PI。由于这类损伤组织的解剖特点，无法进行分期。

二、流行病学

PI是全球常见的健康问题，且治疗费用高，给患者及家庭带来精神和生活负担，但PI是可以预防的。

全球PI的患病率为0～72.5%，在不同国家和医疗机构中，PI的患病率具有显著差异。多项研究表明，住院患者PI的发病率及死亡率不断升高，严重影响了患者及其护理者的生活质量。随着人口老龄化加剧，压力性损伤的经济成本也会持续增加。

PI是活动障碍、慢性疾病及老年患者常见的并发症之一，可导致患者疾病恢复时间延长、严重感染，甚至死亡。PI的预防与护理一直是临床护理的难题，受到普遍关注。

三、压力性损伤的分期

（一）1期压力性损伤

1期PI（图5-9-1）皮肤完整，局部出现不变白的红斑，在深色皮肤上的表现可能不同。在出现可见的变化之前，可能出现变白的红斑或皮肤感觉、温度或硬度的改变。

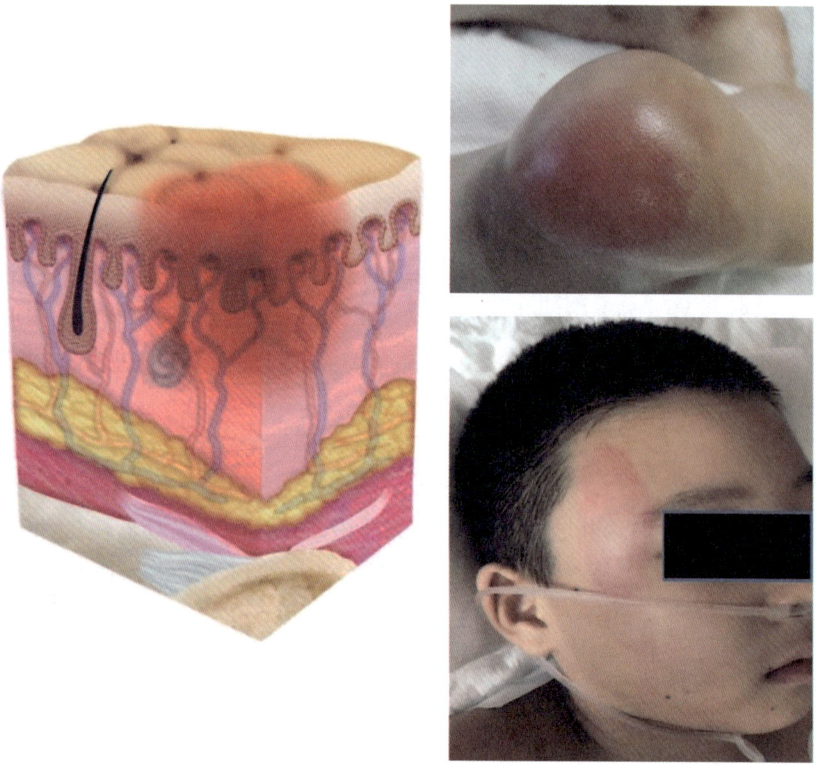

（a）1期PI组织损伤示意图

（b）1期PI外观（上图为足跟部PI，下图为右侧额颞部PI）

图5-9-1　1期PI

注：PI. 压力性损伤。

（二）2期压力性损伤

2期PI（图5-9-2）部分表皮缺失，伴有真皮层暴露。伤口床是有活力的，呈粉红色或红色，湿润，也可表现为完整或破损的浆液性水疱。2期PI要与失禁相关性皮炎、皱褶处皮炎、医疗粘胶相关性皮肤损伤及创伤伤口（皮肤撕脱伤、烧伤、擦伤）等相鉴别。

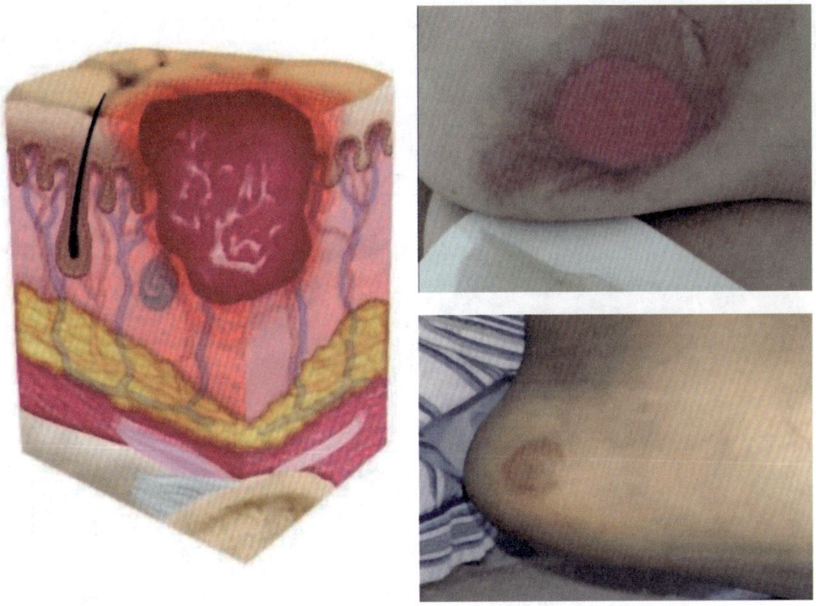

（a）2 期 PI 组织损伤示意图　　（b）2 期 PI 外观（上图为臀部，下图为足跟）

图 5-9-2　2 期 PI

注：PI. 压力性损伤。

（三）3 期压力性损伤

3 期 PI（图 5-9-3）全层皮肤缺失，溃疡处可见脂肪，常见肉芽组织和表皮组织（伤口卷边），可有腐肉和/或焦痂存在。3 期 PI 的深度因解剖部位而表现各异。鼻、耳、枕部和踝部等无皮下组织，因此，3 期 PI 溃疡较表浅。相反，在脂肪丰富的部位，可表现为非常深的溃疡。

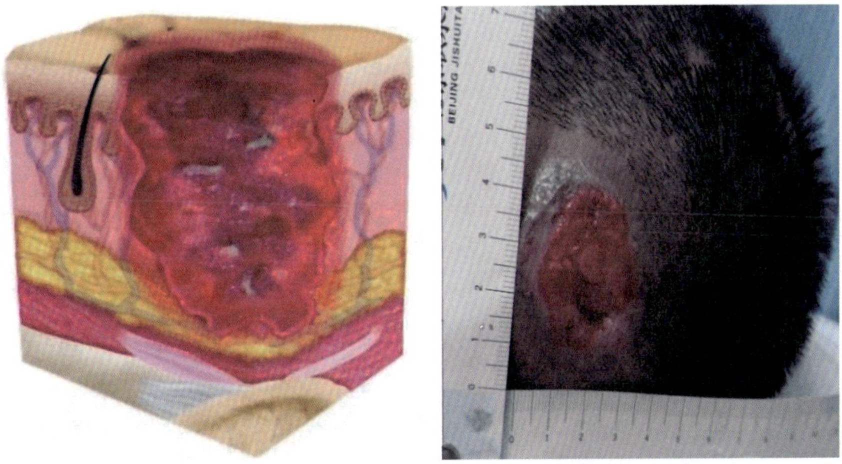

（a）3 期 PI 组织损伤示意图　　（b）3 期 PI 外观（头部）

图 5-9-3　3 期 PI

注：PI. 压力性损伤。

（四）4期压力性损伤

4期PI（图5-9-4）全层皮肤和组织缺失，溃疡处可见或可直接触及筋膜、肌肉、肌腱、韧带、软骨或骨骼。可见腐肉和/或焦痂，常出现卷边、潜行和/或窦道。4期PI的深度因解剖部位而表现各异，鼻、耳、枕部及足踝因缺乏皮下组织，故溃疡可能较表浅。

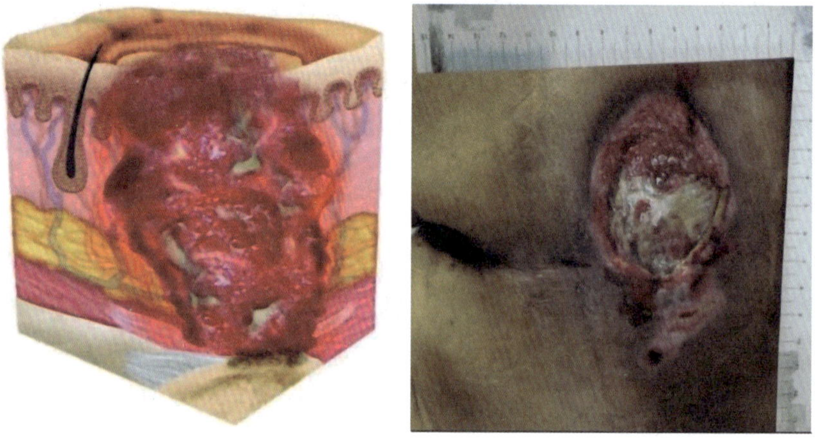

（a）4期PI组织损伤示意图　　（b）4期PI外观（骶尾部）

图5-9-4　4期PI

注：PI. 压力性损伤。

（五）不可分期压力性损伤

不可分期PI（图5-9-5）皮肤全层和组织全层缺失，由于被腐肉或焦痂覆盖，无法确定组织损伤的程度。在清除腐肉或焦痂后，使伤口基底外露，才能准确分期。足跟部稳定的焦

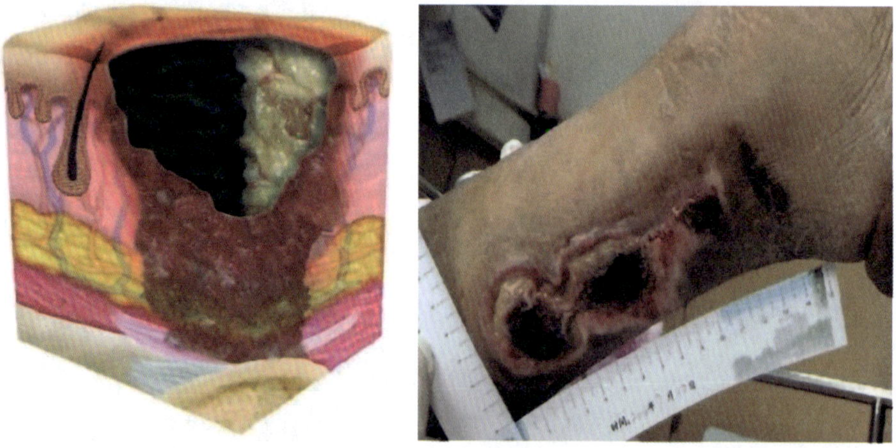

（a）不可分期PI组织损伤示意图　　（b）不可分期PI外观（小腿内侧）

图5-9-5　不可分期PI

注：PI. 压力性损伤。

痂（干燥、附着紧密、完整且无红肿或波动感）相当于机体的天然（生物）屏障，不应当被清除。

（六）深部组织损伤

皮肤完整或部分缺失，局部区域有持续不褪色的深红色、栗色、紫色改变，或者表皮分离后暴露暗色的伤口床或充血性水疱（图5-9-6）。与邻近的组织相比，这些受损区域的软组织可能发生颜色及温度的改变，患者主诉疼痛。在深肤色人种中，深部组织损伤可能难以被察觉。疼痛和温度的变化通常先于颜色的变化。伤口可能会演变成为被薄痂覆盖。即使有最佳的治疗方案，也可能迅速发展至多层组织暴露，且清创后才能准确分期。深部组织损伤应与血管、创伤、神经性伤口或皮肤病相鉴别。

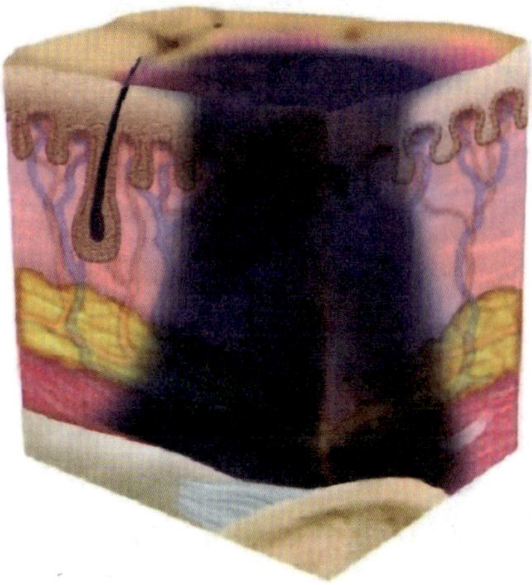

（a）深部组织损伤期 PI 组织损伤示意图

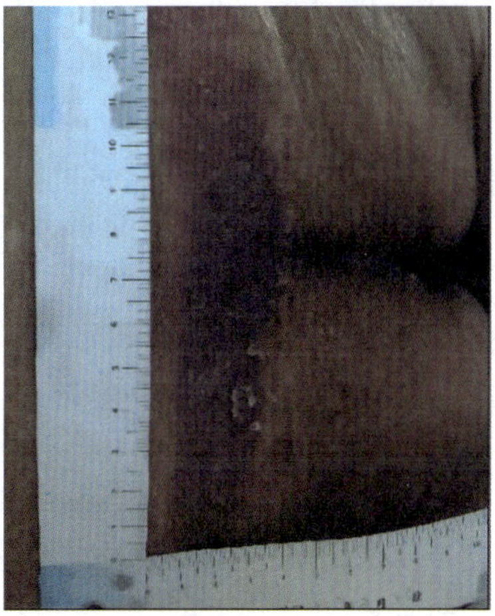

（b）深部组织损伤期 PI 外观（骶尾部）

图5-9-6　深部组织损伤期

四、压力性损伤的风险因素

（一）活动和移动受限

活动和移动受限是导致患者发生PI的重要原因之一。瘫痪、长时间手术（≥4 h）、意识状态改变、使用镇静药及麻醉药、病情危重等情况均会限制患者活动从而导致PI。此外，存在高摩擦力和剪切力隐患，可导致患者PI的风险增大。

（二）皮肤状况

考虑1期PI的患者存在发展为2期及2期以上分期PI；考虑现存PI对再发生PI的潜在影响；考虑既往PI对再发生PI的潜在影响。

（三）灌注、循环和氧合情况

因疾病原因导致组织灌注不足，如组织水肿、体温过低、机体末梢血液循环障碍等，使皮肤及皮下组织处于缺血、缺氧状态，导致PI的风险升高。各种原因引起的组织水肿导致血液循环障碍，也会引起PI。体温过低容易引起组织缺血、缺氧，导致局部PI。当足跟发生动脉硬化时，PI的风险更高，其原因是动脉硬化使足跟内组织的血液和氧气供应大幅度减少，局部组织缺血、缺氧，从而导致PI。局部组织持续缺血时，受压组织代谢缓慢，以代偿缺氧和缺血性损伤，保护组织的功能，当再灌注时，氧自由基释放引起炎症反应并增加细胞凋亡，导致"二次损伤"。

（四）营养状况

营养状况在PI的发生、发展过程中发挥重要作用，血清白蛋白、血红蛋白是评估PI发生、发展常用的参数指标之一。当机体因各种原因发生营养不良时，患者常处于负氮平衡，严重贫血、低蛋白血症、肌肉萎缩和皮下脂肪减少，导致皮肤对外来压力的耐受性减弱，局部更易发生缺血、坏死。而营养过度或缺乏运动导致的肥胖者，因血液循环不佳及活动困难，也易发生PI。充分评估患者营养状况对PI风险的评估至关重要。

（五）潮湿

潮湿是引起PI的另一重要因素。皮肤受潮湿刺激后，皮肤表面弱酸性遭到破坏，削弱了皮肤角质层的屏障保护作用，使有害物质易于通过，有利于细菌繁殖。引起皮肤潮湿的原因，如大小便失禁、汗液、伤口渗出及出血等，均可引起皮肤和结缔组织浸软，皮肤的拉伸强度下降，造成皮肤松软，弹性和光泽度下降，削弱皮肤角质层的屏障功能，易受摩擦力等外力所伤，而引发PI。

（六）体温

发热与PI的发生也有关系，当发热时，组织耗氧量增加，对氧的需求增加，促使PI的发生、发展。考虑体温升高对发生PI风险的影响。

（七）高龄

国内外研究一致表明，60岁以上老年人是PI的高发人群，且随着年龄增长，其发生率也随之升高，呈正相关关系。随着年龄的增长，表皮变薄、皮肤相对干燥、皮下组织减少、组织血供减少、毛细血管脆弱及感觉迟钝等生理性退化改变，以及组织耐受性下降均使PI的风险增大。此外，老年人的活动能力下降、认知功能减退、保护性反射迟钝等因素，使老年人成为PI的易患人群。

（八）其他

1. **感知觉** 感知觉损伤可能是PI的风险原因。
2. **实验室检测指标** 白蛋白与血红蛋白降低可能是PI的风险原因。

3. 总体身体状况和精神健康状况 总体身体状况和精神健康状况可能是PI的风险原因。

4. 手术患者 手术制动时间、手术持续时间及美国麻醉医师学会身体状况分类的分级越高，PI的风险越高。

5. 危重症患者 患者重症监护、机械通气持续的时间，血管抑制剂的使用及急性生理和慢性健康状况Ⅱ（acute physiology and chronic health evaluation，APACHE Ⅱ）评分越高，PI的风险越高。

6. 婴幼儿及儿童 皮肤成熟度、灌注、氧合作用、医疗器械、疾病严重程度及重症监护病房的住院时间，均为婴幼儿和儿童的PI风险原因。

五、压力性损伤的风险评估

全面评估PI的风险因素，包括可改变风险因素和不可改变风险因素，但预防措施只针对可改变风险因素。

风险评估是PI临床实践的重要环节，识别PI易感人群是首要步骤，根据PI风险评估结果制订个性化管理计划并采取相应措施，对可改变的风险因素进行干预，从而减少PI的发生。高危人群受多重风险因素的影响，主要有以下包括2个方面：①暴露于具有损伤性力学的边界条件，包括力学的负荷大小和持续时间，以及负荷类型；②机体的易感性和耐受性，包括皮肤和组织的力学属性，组织形态学，组织的力学属性、组织修复能力、组织的物质传输和热学特点。

（一）识别高危人群

PI的发生是多种因素共同作用的结果，既有患者自身的原因，也有医务人员对该类患者的重视程度不足。

2019年《压力性损伤临床防治国际指南》推荐，PI的特殊人群包括：①危重症患者；②脊髓损伤患者；③姑息治疗的患者；④肥胖患者；⑤新生儿和儿童；⑥老年护理和康复机构中的患者；⑦手术室中的患者；⑧转运中的患者。临床护士对于上述高危人群，应结合当地医疗规范加强防范和管理。

（二）识别好发部位

PI好发于骨隆突处。卧床成人的骶尾部、足跟部和股骨大转子容易发生PI；卧床儿童的枕部、耳郭容易发生PI；截瘫者或坐位者的坐骨结节容易发展PI；低蛋白血症、贫血和皮肤水肿者的骨突部位容易发生多发PI。

医疗器械相关性PI好发于与医疗器械接触的皮肤和/或软组织。70%的医疗器械相关性PI发生在头面颈部，如耳部PI、无创正压通气面罩导致的鼻部、口唇及脸颊部的PI。其他部位，如动脉氧指夹导致的手指PI，下肢骨牵引、石膏或支具固定所致的局部骨隆突处均易发生。

（三）评估量表

目前，临床上最常用的2个量表分别是适用于成年人的Waterlow量表、Braden量表及适用于儿童的BradenQ评分量表。

1. Waterlow量表（Waterlow pressure ulcer risk assessment tool/scale） 该量表（表5-9-1）于2005年修订，对10个临床风险因素进行评分，得分越高，发生PI的风险越大。

表5-9-1 Waterlow量表

BMI	评分	皮肤类型	评分	性别和年龄	评分	营养筛查 总分＞2分应给予营养评估/干预	
中等：BMI为20.0～24.9	0	健康	0	男	1	是否存在体重减轻*？	
		薄	1	女	2	是 B	
超过中等：BMI为25.0～29.9	1	干燥	1	14～49岁	1	否 C	
		水肿	1	50～64岁	2	不确定 C（记2分）	
肥胖：BMI＞30.0	2	潮湿	1	65～74岁	3	B.体重减轻程度	C.是否进食很差或缺乏食欲?
低于中等：BMI＜20.0	3	颜色差	2	75～80岁	4	0.5～5.0 kg＝1分	否＝0分
		裂开/红斑	3	＞81岁	5	5～10 kg＝2分	是＝1分
						10～15 kg＝3分	
						＞15 kg＝4分	
						不确定＝2分	
失禁情况	**分值**	**运动能力**	**分值**	**组织营养不良**	**分值**	**神经功能障碍**	**分值**
完全控制	0	完全	0	恶病质	8	糖尿病/多发性硬化症	4～6
偶失禁	1	烦躁不安	1	多器官衰竭	8	心脑血管疾病/感觉受限	4～6
大/小便失禁	2	冷漠	2	单器官衰竭	5	半身不遂/截瘫	4～6
大小便失禁	3	限制	3	外周血管病	5		
		迟钝	4	贫血（Hb＜80 g/L）	2		
		固定	5	吸烟	1		
其他					**分值**		
大剂量类固醇/细胞毒性药/抗菌药					4		
外科/腰以下/脊椎手术					5		
手术时间＞2 h					5		
手术时间＞6 h					8		

注：评分结果：①总分＞10分：危险；②总分＞15分：高度危险；③总分＞20分：非常危险。BMI.体重指数，单位为kg/m^2；Hb.血红蛋白；*.当体重减轻时减轻程度在B中有对应分值，C同理。

2. Braden评分量表 Braden评分量表（Braden scale for predicting pressure sore risk）（表5-9-2）是一种广泛应用于临床的评估工具，用于预测患者发生压力性损伤的风险。通过评估患者的移动能力、活动能力、感知能力、潮湿状况、摩擦力和剪切力、营养状况等6个维度，量化风险等级，从而指导护理干预。

表5-9-2 Braden评分量表

评分内容	评分和依据				评估日期						
	1分	2分	3分	4分							
移动能力	完全不能	非常受限	轻度受限	不受限							
活动能力	卧床不起	局限于椅上	偶尔走动	经常走动							
感知能力	完全受限	非常受限	轻度受限	无损害							
潮湿状况	始终潮湿	非常潮湿	偶尔潮湿	很少潮湿							
摩擦力和剪切力	有此问题	有潜在问题	无明显问题	—							
营养状况	重度营养摄入不足	营养摄入不足	营养摄入适当	营养摄入良好							
总分											
风险等级	低危：15～18分										
	中危：13～14分										
	高危：10～12分										
	极高危：≤9分										
评估者签字											

注：—.无内容。

3. Braden Q 评分量表（Braden Q pressure u/cer risk assessment scale，Q-modified Version）（表5-9-3） 是对成人常用的Braden评分量表的改良版本，专门用于儿科患者（尤其是重症或活动受限儿童）的压力性损伤的风险评估。Braden Q量表能促进住院儿科患者的安全、护理质量和护理监测及资源的有效使用。

表5-9-3 Braden Q评分量表

评分内容	评分和依据				评估日期						
	1分	2分	3分	4分							
移动能力	完全不能	非常受限	轻度受限	不受限							
活动度	卧床不起	局限于椅上	偶尔走动	经常走动							
感知能力	完全受限	非常受限	轻度受限	无损害							
潮湿	始终潮湿	非常潮湿	偶尔潮湿	很少潮湿							
摩擦力和剪切力	严重问题	有问题	有潜在问题	无明显问题							
营养状况	非常差	很可能不足	基本满足	良好							
组织灌注与氧合	非常受限	受限	基本满足	良好							
总分											

续 表

风险等级	低危：16～23分							
	中危：13～15分							
	高危：10～12分							
	极高危：≤9分							
评估者签字								
局部评估：□留置针 □中心静脉导管 □引流管 □呼吸治疗设备 □监护设备 □胃管 □石膏 □支具 □牵引 □矫形器 □约束带 □外固定架 □使用轮椅 □其他______								

评分标准：患者入院初次评估后，低危患者每周评估一次；中、高危患者3天评估一次；极高危患者每天评估一次；病情变化时随时进行评估。当患者有留置针引流管等医疗器械时进行勾选，关注易受压部位。

六、预防措施

（一）营养护理

营养在PI的预防和防治中起着至关重要的作用，所有器官系统都需要常量元素和微量元素来满足身体组织生长、发育、维持及修复的营养需求。营养充足的患者比营养不良的患者出现PI的风险更低。

营养不良是指营养不足或能量、蛋白质和其他营养素过剩或不平衡，对组织、身体结构、身体功能和临床结局造成明显的不良影响。营养不良会影响PI的进展和愈合。美国肠外肠内营养学会将成人营养不良定义为存在以下2种或2种以上特征：①能量摄入不足；②非计划性体重减轻；③肌肉减少；④皮下脂肪减少；⑤局部或全身水肿；⑥功能状态下降。

非计划性体重减轻是营养不良的标志，也是营养状况下降的标志之一。尽管营养不良与体重不足相关，但肥胖成人也可能存在营养不良。

应对PI和有PI风险的成年患者进行全面的营养评估，筛查营养不良的风险。建议由注册营养师/营养学家与跨专业营养团队合作进行营养评估。综合营养评估包括以下内容：①饮食史和营养摄入是否充足；②人体测量指标如身高、体重和BMI；③体重史；④生化数据（根据患者的诊断/情况而定）；⑤实验室检查和体格检查；⑥以营养为重点的身体评估，包括肌肉萎缩、水肿、微量营养素缺乏和功能状态（如握力）；⑦独立进食能力。

根据综合营养评估结果，制订个性化营养护理计划。对有营养风险、有PI风险或PI患者，应遵循基于证据的营养和补液指南。对患者持续进行营养状况监测和评估，并根据临床情况变化动态调整营养护理方案。

营养不良或有营养不良风险的患者均有发生PI的风险，应优化能量的摄入。多个指南建议，因疾病和/或高龄有PI风险，同时有营养不良或有营养不良风险的患者，应增加蛋白质的摄入量。老年人的蛋白质摄入量应为1.0～1.5 g/（kg·d）。对患有急性或慢性疾病的老年人，建议摄入1.2～1.5 g/（kg·d）的蛋白质。为有PI风险或PI的成人提供充足的蛋白质，实现正氮平衡。定期评估患者的肾功能，以保证蛋白质补充量适合患者，当患者的临床状况改变时，应重新评估。

对于通过口服营养干预仍无法满足营养需求，且有PI风险/PI患者，根据个人偏好和护理目标，进行肠外或肠内营养。

（二）体位变换

体位变换和自主活动是预防PI的重要措施。体位变换是指每隔一段时间对卧位或坐位的姿势进行调整，目的是缓解或重新分配压力，并提高舒适度。体位变换的护理措施如下。

1．除非有禁忌证，所有PI/有PI风险的患者均应根据个性化时刻表进行体位变化。

2．制订体位变换计划时，应考虑患者的活动、移动水平及独立变换体位的能力。确保患者变换体位可以有效减轻骨隆突处的压力。

3．制订体位变换计划时，应考虑患者的皮肤和组织耐受度、总体医疗情况、总体治疗目标、舒适与疼痛。定期评估患者的皮肤状况和总体舒适度。在实施体位变换之前，评估患者是否需要镇痛。如果患者需要镇痛药，应在体位变换前20 ～ 30 min给予药物治疗。

4．实施体位变换提醒策略，以促进其依从性。

5．变换体位时，尽可能减少骨隆突处受压，并最大限度使压力再分布。为患者变换体位时，检查所有受压点，确保根据体位变换目标部位充分减轻压力。指导能够自行部分或全部减压的患者正确变换体位，并适当地做“减压抬起”或其他减压动作。尤其需要注意患者的足跟，以免导致其持续受压，可以使用减压装置使足跟抬离床面，足跟呈悬浮状态。

6．通过体位变换接触压力或使压力再分布，使用人工辅助技术和设备降低摩擦力和剪切力。为患者变换体位时避免拖拽。

7．考虑使用持续床旁压力监测图作为指导体位变换的可视化工具。

8．在安置体位时，采取30°侧卧位优于90°侧卧位。鼓励无禁忌证能够自己变换体位的患者采取20° ～ 30°侧卧位或平卧位。避免使用会增加压力的卧姿，如90°侧卧位。

9．尽可能保持床头是水平的。平卧时应考虑患者的临床需求和舒适度。抬高床头，应保持30°或更低的角度，以最大限度地减少软组织变形。避免可能增加骶骨和尾骨压力和剪切力的懒散姿势。避免使坐骨有PI的患者以完全直立的姿势坐在床上。在仰卧位时床头抬高，骶骨会受到剪切力和压力。当床头抬高的角度在30°以下时，压力和剪切力会减小。

10．除非患者医疗状况管理需要，避免长时间采取俯卧位。俯卧位时，使用压力再分布支撑面或安置体位装置缓解面部和身体上的压力点。

11．督促患者下床坐在合适的椅子或轮椅上，但要控制时间。选择符合以下条件的坐姿和座椅：①患者能够接受，并具有一定依从性；②将高风险区域皮肤和软组织的压力和剪切力降至最低；③提供足够的支撑；④能够保持稳定的体位；⑤维持个人的全方位活动。如果骶骨、尾骨或坐骨有PI的患者必须坐在椅子上或轮椅上，坐姿训练限制在每天3次，每次持续时间不超过60 min。

12．为患者选择后倾坐姿并抬高下肢。如果患者坐在椅子或轮椅上不适或无法后倾时，应坐直并确保双足得到支撑或使用搁脚物。将椅背调整到倾斜位置，防止患者向前滑落。使用以下动态重量转移来制定个性体位变换计划：①压力测绘图；②评估皮肤对压力的反应；③个人的移动能力和生活方式。

13. 教会患者缓解压力的动作。根据患者的日常活动和能力及对皮肤反应的评估，制订个性化的减压计划，概述重心变化的频率和持续时间。

14. 对于坐骨或骶骨处有PI的患者，评估卧床休息对促进愈合的益处、可能导致新发或原有PI恶化的风险及对生活方式、生理和情绪健康的影响。减压动作可用于缓解受压部位的压力，促进组织灌注和氧供。

15. 为病情不稳定的重症患者变换体位时，动作需缓慢，并逐步进行，确保血流动力学和氧合状态的稳定时间。对于病情不稳定无法常规变换体位的重症患者，尝试频繁的小范围体位变换，并以此作为常规体位变换的补充措施。

16. 为手术患者安置体位时，将压力分布在更大的身体表面区域并避免骨隆突处受压，以降低发生PI的风险。应注意患者术中体位的特殊受压点和术后皮肤的评估（如前额、鼻、下巴、乳房、髂骨、生殖器、处于俯卧位时的膝盖和脚趾）。

（三）支撑面的使用

支撑面是指具有压力再分布功能的专用设备，用于管理组织负荷、微环境和/或其他治疗功能（即任何床垫、整合式床系统、床垫替代物、床罩、坐垫或坐垫罩）。支撑面通常由不同材料或复合材料构成，包括但不限于气体、泡沫、凝胶和液体，合并特定的结构（如与解剖位置相对应区域的气囊和组件）。

1. 根据以下因素选择符合患者压力再分布需求的支撑面：①移动和活动受限的程度；②对控制微环境和降低剪切力的需求；③患者的体型和体重；④现有PI的数量、严重程度和位置；⑤新发PI的风险。

2. 确保床面有足够的宽度，防止患者翻身时接触床挡。定期检查支撑面是否“触底”。患者的体重及体重的分布和体型，可能会导致支撑面变形度超过临界值，从而失去有效的压力再分布。

3. 对于肥胖患者，选择增强压力再分布、降低剪切力、控制微环境的支撑面。

4. 对于有PI风险的患者，使用高规格的特定感应单层泡沫床垫或床罩。高规格的泡沫床垫的特点是高回弹、支撑系数大、足够厚、透气性好。高回弹泡沫具有相对均匀、致密的结构单元，受压时能够提供良好的支撑，减压时也能维持形状。支撑系数可用来表示泡沫床垫的硬度，支撑系数与舒适感有关，数值越大通常表示床垫较软的感觉并具有良好的基础支撑。高规格泡沫床垫的厚度应足够，以控制上半身的重量并防止“触底”。透气性良好的床垫罩可以减少汗液和湿气积聚，从而保持床垫干燥，提高患者舒适度，预防细菌和霉菌滋生，有利于皮肤健康。

5. 对于有PI风险的患者，考虑使用感应空气床垫或床罩。使用感应空气床垫过程中，需要定期检查，确保床垫完好，充气装置/电动泵功能正常。同时，评估感应空气床垫和床罩使用时的安全性。

6. 对于有PI风险的患者，评估使用交替压力充气床垫或床罩的相对益处。交替压力空气床垫需要定期检查，确保床垫完好无损，充气装置/电动泵功能正常。

7. 对于需要手术的PI或有PI风险的患者，手术台需使用压力再分布支撑面。为了尽可能降低压力点压力、剪切力和缩短受压时间，有PI风险的患者在术前、术后也应使用压力再分布支撑面。

8. PI患者若存在以下情况，考虑更换成特定支撑面：①为患者安置体位时，无法避开现有PI；②已有2个或2个以上的受力面（如骶骨和股骨转子处）存在PI，限制了可选择翻身的体位；③进行了合适的综合治疗，但PI未愈合或PI程度加重；④已进行皮瓣或植皮手术；⑤患者主诉不舒适；⑥现有支撑面受压后触底变形。

9. 对于3～4期PI患者使用空气流动床促进愈合，可降低皮肤温度和过度水化。对于无法通过改变体位来缓解压力的患者，建议使用具有压力再分布、减少剪切力、降低皮肤温度和水合作用特征的支撑面。

10. 选择符合患者压力再分布需求的坐姿和坐位支撑面时，要考虑患者的体型和体态；姿势和畸形对压力再分布的影响；活动和生活方式的需求。

11. 对于长期坐椅子或轮椅的PI高风险患者，尤其是无法进行减压的患者，使用压力再分布垫预防PI。建议肥胖患者选择个性化设计的坐位压力再分布支撑面。

12. PI或有PI风险的患者在转运时，建议使用压力再分布支撑面。

（四）器械相关压力性损伤的预防

1. 器械相关性PI的潜在来源（包括但不限于）

（1）呼吸治疗相关器械：①气管切开术固定板及固定装置；②用于无创正压通气的面罩，如双水平气道正压通气、持续气道正压通气；③气管插管导管和经鼻气管插管导管；④脉氧仪；⑤氧气管/鼻导管。

（2）骨科矫形器械：①颈圈；②Halo-Vest支架；③矫形头盔；④外固定器；⑤制动装置；⑥各种支架；⑦石膏模型。

（3）尿液/粪便收集装置：①留置导尿管；②粪便收集装置；③便盆和尿壶。

（4）体位变换装置：①足跟垫；②悬吊带及转运板。

（5）其他：①器械固定装置；②胃管和营养管；③体外膜肺氧合套管；④外科引流管；⑤胸腔置管；⑥中心静脉和透析导管；⑦静脉导管及组件；⑧动脉管路；⑨主动脉内球囊泵；⑩减张缝线；⑪血压袖带；⑫间歇式气压仪袖套；⑬压力梯度袜和绷带；⑭约束装置；⑮床/椅上的非医疗器械和物品（如手机、物品）。

2. 医疗器械相关压力性损伤的预防

（1）医疗器械的选择：选择合适的或能够舒适佩戴的医疗器械，避免过度受压或固定不稳所致的损伤。

（2）使用预防性敷料可降低医疗器械相关性PI的发生率：根据医疗器械的特点选用合适的预防性敷料。使用氧气面罩和氧气管道、导尿管、颈圈、石膏和约束带等时，在局部或接触面使用形状和大小适合的泡沫敷料或水胶体敷料，以降低发生PI的风险。

（3）每天检查医疗器械下受压皮肤及其周围皮肤至少2次，查看周围组织有无PI迹象。局限性或全身性水肿的患者需要增加评估次数。

（4）一旦停止使用医疗器械，应尽早将其移除，从而减少受压时间。临床情况允许时，护士需要更换器械的位置，避免同一部位长时间受压。

（5）保持医疗器械下受压皮肤的清洁、干燥。若皮肤出现潮湿，及时使用柔软毛巾蘸干，有条件可以使用皮肤保护剂。若皮肤发红，提示应避免该处皮肤继续受压；若出现破损，应及时进行伤口处理，以免加重。

（五）术中压力性损伤的预防

在手术期间，由于手术患者不能活动，导致PI的风险增加。为手术患者安置体位时，应将压力分布在大的身体表面区域，避免骨隆突处受压，以降低发生PI的风险。

如有条件，可在手术过程中为患者重新变换体位，此时，并不需要完全移动身体。记录患者在手术过程中的体位，特别是术中体位的特殊受压点和术后皮肤评估（如前额、鼻、下巴、乳房、髂骨、生殖器、处于俯卧位时的膝盖和脚趾）。

（六）足跟压力性损伤的预防

足跟是PI的常见的部位。老年人、重症患者、儿童和新生儿足跟PI的风险高。即使在足跟处使用预防性敷料，也应定期检查足跟部位的皮肤。评估下肢/足跟/足部作为整体皮肤评估的一部分时，应包括：①皮温；②足部血流灌注是否充足（特别是胫后动脉）；③皮肤颜色（如苍白、黄染等）；④皮肤质地和外观（如有无光泽、毛发）；⑤触诊或患者主诉感觉减退；注意区分动脉和静脉疾病。

对于有足跟PI风险和/或1～2期足跟PI患者，使用足跟托起装置或枕头、泡沫垫“悬浮足跟”，可使腿部重量沿小腿分布，完全解除足跟部压力，避免跟腱和腘静脉受压。

七、压力性损伤伤口的治疗

（一）治疗方法

根据《2019国际压力性损伤指南》，各期PI的治疗方法如下。

1. 1期PI　加强护理措施，增加翻身次数并监测皮肤变化状况，避免皮肤发红区域受压，且不可加压按摩，以免加重缺血、缺氧。应用泡沫敷料或水胶体敷料置于皮肤发红区域或骨突处，以减轻骨突处的压力、摩擦力和剪切力，还可以应用液体敷料治疗1期PI患者。

2. 2期PI　此期除继续加强1期PI治疗措施外，当有水疱时，未破的小水疱（直径＜5 mm）要减少摩擦，防止破裂感染，使其自行吸收。大水疱（直径≥5 mm）可在无菌操作下用注射器抽出水疱内液体，保留疱皮，无菌敷料覆盖。对于开放性伤口，根据渗出量选择敷料，渗液量较多时，可选用藻酸盐敷料、泡沫敷料覆盖伤口；渗液量较少时，可选用水胶体敷料。根据PI的临床状况，水胶体敷料、水凝胶敷料和聚合物敷料可用于非感染的2期PI。

3. 3～4期PI　该期PI创面通常有较多坏死组织覆盖，因此，需充分评估创面情况，根据坏死组织的特点选择合适的清创方法，少量多次清除坏死组织，直至清除干净。根据不同愈合时期渗液的特点合理选择敷料，维持伤口局部适度湿润环境，促进肉芽组织生长，同时需注意保护伤口周围皮肤。当伤口存在感染或可疑感染时，需留取分泌物或组织进行细菌培养和药物敏感试验。全身性感染时，根据细菌培养结果，遵医嘱使用抗生素治疗。可选用合适的消毒液消毒伤口，使用0.9%氯化钠注射液冲洗干净，再选用抗感染敷料治疗。敷料需用透气性纱布或棉垫包扎，根据敷料抗感染作用时效和渗液量定期换药。3～4期PI伤口常伴有潜行和窦道，故需仔细评估潜行的范围及窦道的深度，并检查是否有瘘管存在，同时还要避免敷料填塞过紧。可以考虑应用辅助治疗方案，如生长因子、负压治疗，必要时需行外科手术治疗。渗液量少且未感染的3期PI，使用水凝胶敷料；渗液量中等的3～4期PI，使用藻酸钙、藻酸盐敷料。

4. 不可分期PI　此期缺损涉及皮肤全层，但溃疡的实际深度完全被坏死组织和/或焦痂掩盖，无法确定其实际深度，因此，需要彻底清除坏死组织/焦痂，以暴露伤口床。对下肢严重PI患者进行清创前，需进行全面的血管评估，排除动脉供血不足。足跟部稳定的焦痂（干燥、附着紧密、完整且无红肿或波动感）相当于机体天然的生物覆盖物，不应该被清除。

5. 深部组织损伤　此期需要加强护理措施，避免局部皮肤继续受压，避免剪切力和摩擦力，同时密切观察局部皮肤的变化情况。局部皮肤完整时需加以保护，可给予液体敷料改善局部皮肤营养，促进组织修复，避免按摩。

（二）压力性损伤愈合的评估工具/量表

PI评估工具/量表有助于评价PI愈合的过程，主要包括DESIGN-R压疮愈合过程评估量表、压力性损伤愈合计分量表（pressure ulcer scale for healing，PUSH）、Bates-Jensen伤口评估工具（Bates-Jensen wound assessment tool，BWAT）。

1. DESIGN-R压疮愈合过程评估量表　由日本PI协会开发，是一种精确区分PI愈合率的方法，共有7个等级评估深度、渗出物、大小、炎症/感染、肉芽组织、坏死组织和潜行。

2. PUSH　由美国国家压疮咨询委员会（National Pressure Ulcer Advisory Panel，NPUAP）开发的一种监测PI愈合的方法。PUSH提供了一种有效的机制监测伤口随时间的变化，并评估PI是恶化还是改善。

3. BWAT　是压力性损伤状态的评估工具，可用于效果评价，共有15个条目，包括13项得分项和2项不得分项，得分项用于评估大小、可见深度、创面边缘、破坏和隧道化过程、坏死组织类型和数量、渗出组织类型和数量、周围皮肤变色、周围组织水肿、周围组织硬化、肉芽组织和上皮化，不得分项用于描述伤口的部位和形状，其总分为13～65分。BWAT与PI的严重程度相关，根据不同的分期，BWAT评分越高，PI越严重。

八、健康教育

1. 及时告知患者及其家属，患者是否存在PI风险。指导和训练患者及其家属掌握局部减压技巧，协助患者及其家属根据病情、活动能力和潮湿情况等，选择适宜的减压床垫、坐垫及坐垫套，告知患者增加营养的必要性和方法，使其主动配合和参与PI的预防计划。
2. 患者翻身或侧卧时，用枕头或软垫支撑减压体位，避免拖、拉、拽，以减少摩擦。
3. 一旦发生压疮，医务人员应迅速找出相关因素，并及时处理伤口。
4. 如果患者疼痛无法定时翻身，与医师讨论，可在翻身前遵医嘱给予镇痛药。

5. 糖尿病、血液病、长期服用激素、老年人等特殊人群应小心照顾皮肤，撕起胶布应格外小心，防止皮肤脱落。

九、小结

PI是局部和全身因素综合作用引起的皮肤组织变性、坏死的病理过程。临床护士需要充分认识PI的危害，了解PI的病因及发展规律、掌握防治技术，有效做好PI的防治工作。

临床典型案例

【病例摘要】

患者，女性，80岁。因“骶尾部PI”就诊入院。患者糖尿病病史20年、脑梗死病史10年，双下肢肌力3级，长期卧床、肺部感染、低蛋白血症、阿尔茨海默病。患者大小便失禁，留置胃管、尿管状态。诊断：4期PI。患者骶尾部压力性损伤治疗前、后外观见图5-9-7，治疗过程见图5-9-8，效果见图5-9-9。

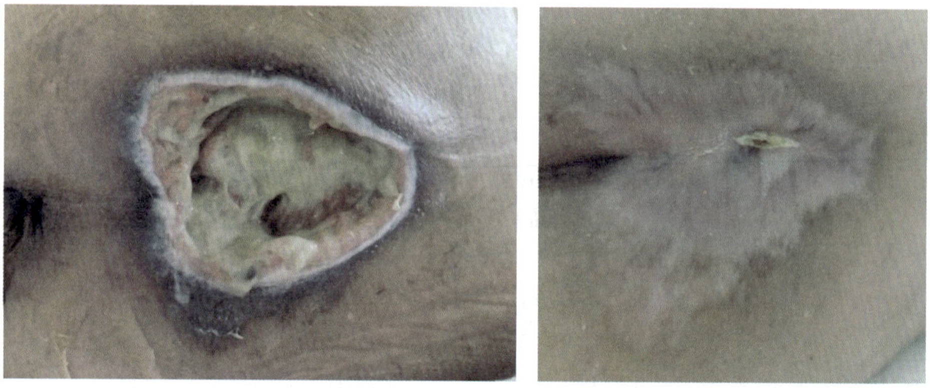

（a）入院时患者骶尾部外观　　（b）出院时患者骶尾部外观

图5-9-7　患者骶尾部压力性损伤治疗前、后外观

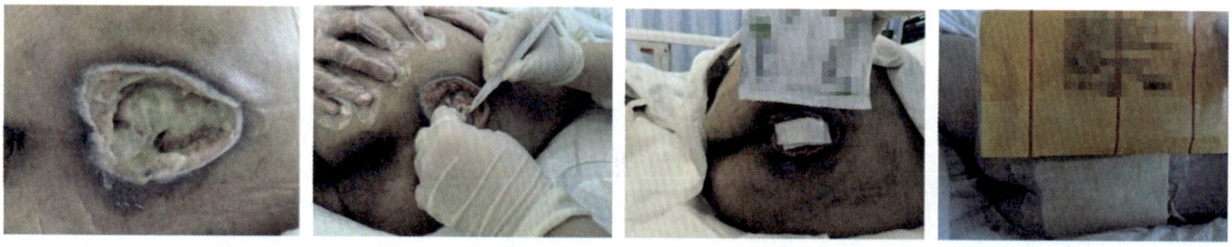

（a）0.9%氯化钠注射液擦拭伤口及周围　　（b）刀片清除坏死组织内层　　（c）覆盖银离子敷料外层　　（d）泡沫敷料

图5-9-8　该患者骶尾部压力性损伤治疗过程

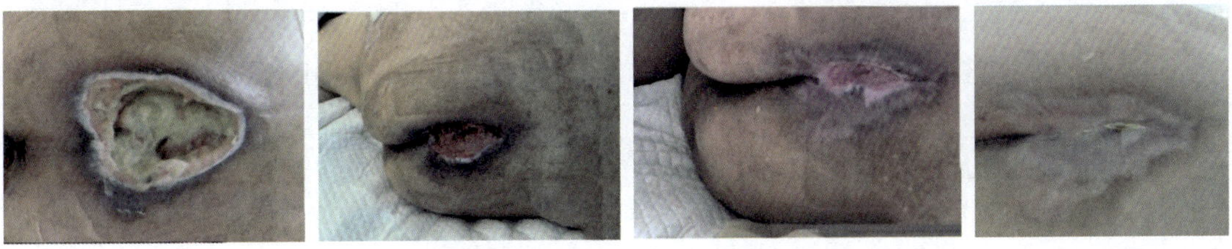

（a）入院当天　（b）入院第 73 天　（c）入院第 93 天　（d）出院后

图 5-9-9　该患者骶尾部不同时期伤口外观

注：（a）～（d）PUSH 评分分别为 15 分、11 分、9 分和 0 分。

【全身评估】

影响因素	临床思维
1. 年龄	患者高龄，组织再生能力随着年龄增长逐渐减退，伤口愈合受影响
2. 组织灌注	患者年龄、糖尿病对血管的损伤及局部压力的增加，使局部组织灌注不足，皮肤及皮下组织处于缺血缺氧状态。血糖控制不佳，表皮中负责免疫应答的朗格汉斯细胞功能受损，容易形成伤口
3. 营养状况	患者消瘦、留置胃管状态，低蛋白血症，支持伤口愈合必需的蛋白质、维生素及微量元素缺乏
4. 活动能力	患者脑梗死后遗留双下肢活动不利，活动受限，无法自主改变体位，极易造成局部压力、剪切力、摩擦力增加，作用于皮肤及深层组织，造成PI
5. 疼痛	伤口局部炎性介质刺激引起疼痛，不愿翻身改变体位。VAS评分为4分，阿尔茨海默病
6. 社会支持系统	患者不与子女同住，由保姆照顾，缺乏关爱；照护者对于PI的预防及护理知识缺乏，不能及时发现皮肤问题并及时就医

注：PI. 压力性损伤；VAS. 视觉模拟评分法。

【局部评估】

影响因素	临床思维
1. 局部压力、剪切力、摩擦力持续存在	活动受限，不能做到定时更换体位，对照护者进行有效宣教
2. 局部潮湿	长期卧床，大小便失禁，会阴部局部微环境差
3. 伤口床坏死组织覆盖，脓性渗出、恶臭	控制感染，管理渗液，充分评估患者全身状况后决定清创方式
4. 伤口周围皮肤红肿、弹性差、角质层薄	选择外层敷料时兼顾周围皮肤的保护
5. 慢性伤口，局部存在感染	伤口持续时间长、外部致伤因素持续存在，慢性伤口表面细菌生物膜的应对

【护理决策思考】

1. 非手术治疗　基于患者全身状况差、高龄、既往多种慢性病、低蛋白血症等因素，选择局部自溶性清创、机械清创方式清除腐肉及坏死组织，再选择合适的内外层敷料进行感染控制、渗液管理。给予患者全身支持，纠正营养不良、控制血糖、加强护理、定时翻身，并对全身皮肤定期进行评估并记录，必要时在其他PI高风险部位使用减压装置或敷料进行预防性保护。

2. 手术治疗 局部伤口床准备就绪后，行外科手术清创及局部皮瓣覆盖闭合伤口。

3. 决策制定 患者全身状况不足以支持外科手术清创，皮瓣移植术后的新伤口没有足够的条件支持愈合。综上所述，患者目前更适合非手术治疗。

4. 治疗实施

（1）多学科合作，给予全身支持：①内分泌科。合理用药，控制血糖。②营养科。改善营养不良，制定个性化营养干预措施，并定期监测营养指标。③疼痛科。对患者进行疼痛评估，制订个性化疼痛管理计划，提高患者舒适度及生活质量。④心内科及神经内科。定期复查，遵医嘱规律用药。⑤呼吸内科。积极治疗肺部感染，提供全身支持。

（2）0.9%氯化钠注射液清洗伤口床及周围皮肤。

（3）保守锐器清创，清除坏死组织。

（4）根据伤口基底组织类型，选择亲水纤维银类内层敷料，吸收渗液同时协同作用，促进自溶性清创，在基底组织类型达到或接近100%红色组织后，可选择抗菌纱型敷料或者脂质水胶体类敷料，局部管理渗液同时促进新生肉芽组织生长。

（5）外层敷料可选择硅胶泡沫类，保护伤口、吸收渗液，局部减压。

（6）健康宣教

1）向照护者强调定时翻身的重要性，可指导制定护理记录卡，每天记录皮肤情况，保持会阴部皮肤清洁干燥，便后及时使用中性清洗液清洗，出现异常皮肤情况及时就医，床单位干燥平整，翻身时避免拖、拉、拽。

2）根据营养科建议，指导照护者进行鼻饲营养注入，并强调注意事项，避免误吸。

3）向照护者宣教伤口居家观察要点，发现异常及时就医。

4）强调心理支持的重要性，鼓励患者子女多关心、关爱患者，提供更多心理支持。

参考文献

[1] 张盼盼，田莹莹，陶伏莹，等．新生儿术中获得性压力性损伤预防和护理的最佳证据总结［J］．中华护理杂志，2024，59（10）：1233-1241．

[2] 张利，赵青，李金林．急诊老年病人压力性损伤的危险因素分析［J］．实用老年医学，2022，36（7）：741-744．

[3] 南锐伶，裴菊红，张亚斌，等．黏膜压力性损伤的护理研究进展［J］．解放军护理杂志，2020，37（12）：62-64．

[4] 李环，姜彩霞，姜丽萍．Braden-Q量表对ICU患儿压力性损伤发生风险的预测效果研究［J］．护士进修杂志，2020，35（12）：1109-1113．

[5] 蒋琪霞，解怡洁，白育瑄，等．中国老年人皮肤损伤患病率及其流行特征的多中心横断面研究［J］．中国全科医学，2022，25（21）：2569-2576．

[6] 孙媛，谭世宇，刘亮，等．手术室医疗器械相关压力性损伤现状及其影响因素的调查分析［J］．护理实践与研究，2024，21（5）：720-725．

[7] 张艳，刘杏仙，何雪梅，等．循证护理在医疗器械相关性压力性损伤患者中的应用［J］．国际护理学杂志，2020，39（12）：2258-2260.
[8] 黄灿，马玉霞，蒋梦瑶，等．压力性损伤风险评估工具的研究进展［J］．上海护理，2021，21（1）：50-53.
[9] 耿晨，吕琳，杨艳林，等．儿童压力性损伤风险评估工具的系统评价［J］．护士进修杂志，2021，36（9）：793-798.
[10] 韩燕，王怀远，孙艳红，等．老年住院压力性损伤患者营养支持的最佳证据总结［J］．中华护理杂志，2022，57（19）：2339-2344.
[11] 柴景秀，徐金华，吴金峰．营养在老年压力性损伤预防和管理中的作用［J］．老年医学与保健，2021，27（6）：1325-1328.
[12] 王乐欣，荆佳美，黄志红，等．使用支撑面预防压力性损伤的证据总结［J］．中华护理教育，2024，21（6）：738-744.
[13] 何子涵，晏蓉，詹昱新，等．骨科患者器械相关压力性损伤预防及管理的最佳证据总结［J］．护理学杂志，2024，39（20）：41-45.

第十节　下肢血管性溃疡的护理

血液是生命之本。血液循环在伤口愈合过程中发挥重要作用。例如，正常的血液循环可以为伤口带来渗液，这些渗液有助于维持伤口的湿性环境；血液循环可以为组织供应营养、能量、氧气，促进新陈代谢，改善伤口的组织活力；血液循环还能为伤口带来免疫防御、炎症应答、抗生素，以控制伤口感染；此外，伤口修复所需的干细胞，除部分从伤口床邻近脂肪、骨髓动员，远处干细胞的迁移也离不开血液的转运。因此，血运的好坏是伤口愈合的主要影响因素，无论是动脉供血减少，还是静脉回流障碍，均为下肢血管性溃疡的致病原因。由于发病机制不同，本节将分别阐述下肢静脉性溃疡（venous leg ulcer，VLU）和下肢动脉性溃疡（arterial leg ulcer，ALU）。

一、下肢静脉性溃疡

（一）定义与病因

VLU俗称“老烂腿”“臁疮腿”，是一种由静脉高压诱发的皮肤黏膜局限性缺损。病变部位多发生在下肢，尤其小腿下段、内外踝。静脉高压导致VLU导致下肢水肿、静脉曲张、色素沉着。VLU急性期有继发感染的表现：小腿红肿热痛，有条索状结节或大面积结块，皮肤破溃，可能会经久不愈。由于病变，皮肤营养变差、干燥、脱屑、脂质硬化，导致溃疡更加难以愈合。引起VLU最重要的发病机制是静脉血流异常引起的静脉高压。常见VLU病因如下。

1．静脉反流　正常下肢静脉存在多处静脉瓣膜，瓣膜发育不良或功能受到破坏，回流效率下降，当身体直立时，出现静脉反流，引发静脉高压。静脉高压不仅会加重小腿交通静脉瓣膜破坏，浅静脉曲张淤血加重，还可导致小腿毛细血管数量、形态及通透性发生改变，使纤维蛋白渗出，沉积于组织间隙，妨碍毛细血管与组织间的正常物质交换，引起细胞新陈代谢障碍，组织缺氧和抗感染能力下降，从而发生溃疡。

2. 静脉回流受阻 导致下肢深静脉血栓形成后遗症、Cockett综合征、下腔静脉阻塞综合征、布-加综合征等疾病的共同特征是深静脉不通畅，引起下肢静脉血液回流受阻，造成血液瘀滞于静脉、毛细血管，出现静脉高压，远端组织代谢产物淤积在下肢远端，皮肤营养障碍，加上炎症作用，共同导致皮肤溃疡。

3. 先天性动静脉畸形 是胚胎发育阶段"原始血管系统的发育异常"。病变可发生于人体任何部位，以下肢和头颈部多见。由于动静脉广泛分流，发生在下肢时，会造成静脉高压，患肢皮色略红，病灶及周围有粗大的曲张静脉，发病部位不局限，常分布于大隐静脉与小隐静脉走行区，局部可触及震颤，听及血管杂音。严重者病灶部位出现皮肤营养障碍，表现为色素沉着、瘢痕形成。一些溃疡部位常可并发大出血，危及生命。

4. 其他 心功能不全是最常见的非静脉疾病诱发的静脉高压病因。此外，由结缔组织病诱发的下肢溃疡疾病，如青斑样血管病、血管炎、类风湿性溃疡等。临床表现与静脉溃疡类似，但通常疼痛剧烈，无明显水肿，治疗难度高，愈合缓慢。因此，需要积极治疗病因同时加强局部治疗。

（二）流行病学

VLU是一种慢性疾病，发病率占成年人口的1%～3%，65岁以上人群的发病率约为6%。VLU病程长，护理成本高，给医保与个人均带来了巨大的负担。相关研究显示，仅20%的患者伤口能在3个月内愈合，50%的患者愈合时间需要1～2年，20%患者的愈合时间甚至需要2年以上，而剩余10%的VLU患者伤口则完全不能愈合。

VLU容易复发。有研究显示，VLU的平均复发时间约为42周，3个月的复发率约为22%，6个月的复发率约为39%，1年的复发率约为57%，2年的复发率约为73%。VLU的复发时间与患者所患基础病、治疗措施依从性等密切相关。另一项调查显示，即使患者使用了压力绷带，但复发率仍具有显著差异，1年复发率为26%～69%。

VLU极大地影响了患者和家庭的生活质量，同时也为患者家庭和社会加重了经济负担。例如，欧洲治疗VLU的费用约占全球卫生支出的1%；英国每年国家卫生预算的2%用于治疗VLU。

（三）分期

1. CEAP分级系统 是血管外科广泛用于评价下肢静脉功能不全的分期方法。"CEAP"是由英文单词Clinic、Etiology、Anatomy、Pathophysiology的首字母组成。其中，"C"代表临床分级，按照曲张的严重程度分为C0～C6，即C0（无静脉曲张）、C1（毛细血管扩张）、C2（出现静脉曲张）、C3（能看到明显的静脉曲张）、C4（静脉曲张伴色素沉着）、C5（愈合期溃疡）、C6（静脉性溃疡反复发作）。"E"代表病因学分类，分为Ec（先天性）、Ep（原发性）、Es［继发性（血栓形成后）］及En（未发现静脉性病因）。"A"代表解剖学分级，表示病变所在静脉层级，分为As（浅静脉）、Ap（穿通静脉）、Ad（深静脉）、An（未发现静脉病变部位)。"P"代表病理生理学分级，分为Pr(代表反流)，Po(代表阻塞)，"Pr，o"代表同时伴有反流和阻塞，"Pn"代表未发现静脉性病理生理改变。

由于CEAP分级中最严重的C6指活动性溃疡，而临床大部分静脉性溃疡患者的分级为C6，故未达到根据溃疡严重程度评级的目的。CEAP分级相对静态，针对病因、解剖学、病生理缺少可量化，且随治疗而改变的分级要素，分级后不能明确体现病情的严重程度，也不能对治疗前、后进行临床评效。因此，CEAP分级更适合血管外科评价治疗下肢静脉功能不全，用于评价VLU具有较大局限性。

2. 静脉性溃疡临床严重程度评分表 静脉性溃疡临床严重程度评分表(venous clinical severity score，VCSS)(表5-10-1)共包含10项评估内容，即疼痛、静脉曲张、静脉水肿、色素沉着、炎症范围、硬结、溃疡数量、溃疡直径、时间及压力支持治疗。每项根据病变程度分为0～3分，满分30分。VCSS可以反映下肢慢性静脉功能不全的严重程度，分值越高，病情越严重。由于评价内容包含了静脉性溃疡的各个方面，通过比较随访治疗前、后的VCSS评分，可以对静脉性溃疡患者临床症状改善程度及治疗效果进行客观评价。美国静脉学会曾将VCSS与CEAP分级系统进行比较，发现两者的相关性好。推荐使用VCSS对VLU严重程度进行分级及临床评效。

表5-10-1 静脉性溃疡临床严重程度评分表

项目	0分	1分	2分	3分
疼痛	无	偶有，不限活动	每天，中度限制活动	每天，重度限制活动，镇痛药
静脉曲张	无	少，散在	多，大隐静脉区域	广泛，大、小隐静脉区域
静脉水肿	无	傍晚，踝部	下午，踝以上	早晨，踝以上，需抬高肢体
色素沉着	无	局部且陈旧	散在或新鲜	广泛且新鲜
炎症范围	无	轻度，溃疡周边	中度，小于小腿下1/3	严重，大于小腿下1/3
硬结	无	局限＜5 cm	内侧，小于腿下1/3	大于小腿下1/3
溃疡数量	0	1个	2个	＞2个
溃疡直径	无	＜2 cm	2～6 cm	＞6 cm
时间	无	＜3个月	＞3个月及＜1年	＞1年未愈
压力支持治疗	无	间断	经常	全天＋抬高肢体

(四)风险因素

1. 下肢静脉相关疾病 VLU是慢性静脉疾病(chronic venous diseases，CVD)的最终结局。下肢静脉相关疾病包括下肢静脉瓣膜功能不全、深静脉血栓后遗症、Cockett综合征、下腔静脉阻塞综合征、布-加综合征及先天性动静脉畸形。CVD造成下肢静脉血液反流或导致静脉内血液淤积，引起静脉高压，从而使患者出现下肢肿胀、疼痛等症状，最终导致VLU。

2. 生活方式 长期大量吸烟的患者会出现反复的咳嗽、咳痰，导致腹腔压力增高，继而导致原有静脉疾病病情的加重，且香烟中的有毒物质会破坏血管，引起血管收缩，不利于血液的回流，最终加快静脉溃疡形成。

3. 工作方式 从事长时间站立的工作，加之血液重力作用，会造成下肢静脉瓣膜关闭不全，下肢血液瘀滞而引发VLU。有研究显示，长期站立的工作者或重体力劳动者下肢血管经常充血、扩张，若下肢静脉原有病理基础，如静脉瓣膜问题、深静脉血栓等，容易加重或形成导致VLU的疾病。

4. 营养状况 肥胖是VLU危险因素。

（1）静脉压力增加：肥胖者体重过大，下肢静脉需承受更高压力。站立或行走时，重力使血液对下肢静脉压力增大，静脉壁扩张、瓣膜功能受损，血液回流受阻，进而引发静脉高压，易使血管内液体和细胞成分渗出，导致组织水肿、缺氧，最终形成溃疡。

（2）血流缓慢：肥胖患者常伴有高脂血症等代谢紊乱，可使血液黏稠度增加，同时因活动相对减少，下肢肌肉泵作用减弱，致使血流缓慢，易形成血栓，阻塞血管，使局部组织缺血、缺氧，增加了静脉溃疡的风险。

5. 患者依从性 患者在有明确的下肢静脉疾病时，未遵医嘱进行有效的治疗，如下肢静脉曲张引起下肢水肿，未遵医嘱进行压力治疗、消肿治疗及踝泵运动、抬高患肢，造成水肿持续加重，最终会形成溃疡。

6. 妊娠 妊娠期间巨大的子宫压迫造成下肢静脉回流障碍；除此之外，孕激素能直接引起血管扩张，引起慢性静脉疾病。分娩后，由于激素变化，部分产妇的慢性静脉疾病可逐步缓解，但多数患者仍会遗留长期病变。因此，妊娠，特别是多胎妊娠是慢性静脉疾病重要危险因素之一。

7. 高龄 慢性静脉疾病的患者大部分为老年患者。随着年龄的增长，内皮细胞表型和功能改变、平滑肌细胞凋亡增加及结缔组织的改变均会促进慢性静脉疾病的发展。随着年龄的增长、活动能力下降及患有高血压、糖尿病、心肺功能不全等均与慢性静脉疾病的发生存在关联。

8. 家族史 有研究表明，遗传因素可能导致原发性瓣膜功能不全、发育异常或静脉壁薄弱等，显著加速下肢慢性静脉疾病的进展，并最终导致VLU的出现。

（五）评估

1. 下肢静脉相关疾病

（1）双下肢静脉彩色多普勒超声检查：是静脉疾病的首选辅助检查手段。彩色多普勒超声检查不仅可以筛查血栓，还可以检测瓣膜功能及反流的程度。

（2）下肢静脉造影：通过了解深静脉系统通畅情况，观察有无血栓的形成，部位、范围及了解血栓形成后的再通演变过程，为临床治疗提供依据；还可以判断交通支瓣膜功能及解剖部位，为手术结扎交通支提供切口部位，评估深静脉功能。

（3）X线检查：它可以发现下肢溃疡部位有无骨髓炎、骨肿瘤或异物残留等一些影响溃疡愈合的因素。

（4）测量ABI：判断动脉通畅程度及狭窄或阻塞部位。15%～25%下肢静脉性溃疡的患者会同时存在外周动脉疾病（peripheral arterial disease，PAD），而充足的动脉血流对促进溃疡愈合至关重要。

（5）空气体积描记仪：检测下肢静脉充盈时间（通常≤20 s为正常）、射血容量、残余容量、射血分数和残余容量分数等，能较好反映腓肠肌泵功能状态。此外，也可以检测足静脉容量，作为静脉病变术后复发的重要依据。

2. 下肢水肿的评估

（1）观察：双下肢对比观察，观察双下肢腿围是否存在粗细不一致的情况；观察双下肢皮肤是否变薄甚至发亮，此种情况说明水肿明显。

（2）触诊：检查者使用双手大拇指，同时按压患者双侧下肢的胫前区域，按压后抬起，观察按压部位皮肤的凹陷程度，凹陷越深，则说明水肿越严重。

3. 下肢动脉疾病的评估　通过下肢动脉血管评估，明确患肢是否存在缺血的问题。检查足背动脉、胫后动脉、股动脉及腘动脉是否可触及动脉搏动。进行ABI测量、动脉超声检查等，以明确有无动脉疾病。

（六）预防措施

1. 控制下肢水肿

（1）药物辅助治疗：遵医嘱口服静脉活性药物，如马栗种子提取物、地奥司明。

（2）弹力袜维持治疗：水肿消退，溃疡愈合后，根据腿围选择穿戴Ⅱ级弹力袜，以预防下肢水肿。每天晨起至睡前均穿戴弹力袜。

（3）踝泵运动：动作分为2个部分，即背伸（勾脚）和跖屈（绷脚）。

1）背伸（勾脚尖）：平躺或坐姿，双腿自然伸直，放松大腿。缓慢将脚尖向上勾（朝向膝盖），保持脚后跟不动，感受小腿后侧拉伸。到最大幅度后维持3～5 s。

2）跖屈（压脚尖）：脚尖缓缓下压（像踩油门），尽量让脚尖指向地面，感受小腿前侧拉伸。到最大幅度后维持3～5 s。

3）环绕运动：以踝关节为中心，脚尖顺时针/逆时针画圈，增加活动范围。

4）每天可反复多次进行。

（4）抬高患肢：当患者取坐位时，避免下肢下垂，双腿可放置椅凳上，促进下肢血液循环。当患者卧位时，小腿下可垫软枕，使下肢高于心脏，促进下肢血液回流，减轻水肿。

2. 皮肤护理　下肢静脉性溃疡患者皮肤营养障碍，表现为色素沉着、皮肤脂质硬化、皮肤干燥脱屑、皮肤瘙痒。患者伤口周围皮肤要保证清洁、卫生，可涂抹润肤油，缓解皮肤干燥。

3. 改善微循环　遵医嘱口服胰激肽原酶肠溶片，可以改善微循环，促进下肢静脉性溃疡的愈合。

（七）下肢静脉性溃疡的治疗

静脉性溃疡需要采取控制感染、改善活力、湿性环境控制等综合治疗，并且需要长期针对病因进行管理。如果只局限在创面，即使溃疡愈合，短期内再次溃烂的概率高。经典治疗策略包括以下3个。

1. 病因治疗 ①促进静脉回流：结扎或切断反流静脉点，促进回流；②解除静脉阻塞：下肢深静脉血栓形成、Cockett综合征、布-加综合征，首选介入治疗，通过溶栓取栓、球囊扩张、支架植入等治疗方式使深静脉恢复通畅；③纠正动静脉分流：一般采取外科手术或介入的方式切断或堵塞分流点，缓解静脉高压。但即使采取非手术、手术等综合治疗，仍不能完全去除许多静脉性溃疡的病因，因此，针对静脉高压的维持性治疗就变得非常重要。

2. 对症治疗 控制静脉高压、消除水肿对于改善伤口环境、恢复组织活力尤为重要。①抬高患肢：以消除水肿为目的地抬高患肢，主要是持续避免双下肢下垂，尤其在坐位时。平卧位时可使用，但在持续抬高同时强调应关注患者的舒适度。②踝泵运动：是踝关节的屈伸运动，通过腓肠肌收缩舒张，促进下肢血液和淋巴循环回流。患者清醒、卧床、输液时皆可进行，每侧肢体每组踝泵运动大约可使200 ml血液回流，是促进下肢静脉回流、预防静脉血栓、消除下肢水肿最简单易行的治疗方法。遗憾的是部分患者踝关节活动受限，或者无法自主运动，主动踝泵运动不能实施。③压力支持：包括不同压力等级的弹力袜、压力绷带、下肢循环促进仪等，是非常重要的限制水肿、对抗静脉高压的治疗手段。④药物治疗：包括消肿、利尿、抗感染。地奥司明、马栗种子提取物、七叶皂苷等药物具有增强静脉张力、降低毛细血管通透性的作用，使组织内多余的水回到静脉；对于心功能不全的患者，呋塞米或托拉塞米可以将血管内多余的水通过尿液排出体外，减轻循环负担。

3. 溃疡处理 静脉性溃疡的特点是，通常伤口较浅，肉芽组织薄，愈合过程缓慢，容易出现细菌定植继发感染。如果控制不及时，感染继续加重，肉芽颜色变暗，黏稠分泌物增多，渗出量增大，溃疡范围扩大，严重可致骨髓炎。需要良好且持之以恒的伤口卫生技术控制感染，根据湿性环境选择敷料管理渗液；新型敷料包括泡沫敷料、亲水纤维敷料、藻酸盐敷料等适用于不同渗液量的管理，含银敷料具有抗菌作用，可以降低细菌负荷。压力绷带可以促进静脉血液回流，使渗液量减少，减轻水肿。

静脉高压造成了屏障受损，弥散功能障碍，抗感染能力下降，这些特点导致了组织修复能力差，很难重新建立起肉芽屏障。当缓解静脉高压的治疗效果不佳，如无法消肿、清创后炎症反应不启动，已有的非手术治疗措施不足以改变静脉性溃疡的愈合环境，此时，再生医学技术、负压治疗技术、皮瓣移植技术就成为一种进一步改善组织活力、加强环境管控、缩小创面愈合时间的措施，在实施前需注意严格把握其适应证和禁忌证。

（八）健康教育

1. 适量运动 锻炼下肢肌肉，改善小腿的肌肉泵功能，避免因运动过量，引起或加重下肢水肿。卧床期间要抬高患肢，促进血液回流。尽量避免久坐、久站，引起下肢水肿加重。

2. 饮食 下肢静脉性溃疡可导致体内蛋白质、水分及热量损耗，指导患者日常生活中补充蛋白质、维生素等，以提升机体免疫力，促进溃疡的愈合。

3. 避免外伤 患肢瘀血水肿，局部营养不良，造成皮肤薄而脆，修复能力差。外伤（如擦伤、抓伤等）形成的轻、浅、小的皮肤破损，均可致病灶扩大，经久不愈。

4. **戒烟**　尼古丁会使血管收缩，增高血液黏稠度，破坏血管壁，故发生静脉溃疡的患者要严格戒烟。

（九）小结

VLU是一类以各种原因导致静脉高压为主要病因的伤口类型，伤口及周围皮肤的主要表现为水肿，中、大量渗液，肉芽生长差，以及周围皮肤色素沉着，一旦伤口卫生状况下降会出现反复感染，导致渗液增加，感染加重。同时，诊断过程中容易与免疫性溃疡、慢性骨髓炎混淆，故需要进行鉴别。治疗过程中，要注意对症治疗与对因治疗。对症治疗包括伤口卫生技术和各种消肿措施；对因治疗包括针对原发病，如下肢静脉曲张、下肢深静脉血栓形成、Cockett综合征、布-加综合征、下肢动静脉畸形的诊断与治疗，同时还要注意并发症，如缺血、心肾功能不全等，也是制约伤口愈合的因素。总之，伤口治疗是动态变化的过程，需要不断地评估伤口，找到当前的主要矛盾并及时修定方案。由于治疗涉及多个学科，整个治疗过程中及时进行多学科合作才能使患者得到最大获益。对患者进行持续的愈后管理能降低VLU的复发率。

临床典型案例

【病例摘要】

患者，女性，87岁。因“右下肢破溃5月余”（图5-10-1）就诊。患者高血压病史20年、下肢静脉曲张30年，双下肢反复水肿（图5-10-2），晨轻暮重。患者双下肢活动不利，轮椅就诊。患者神志清楚，身高162 cm，体重78 kg。诊断：VLU。

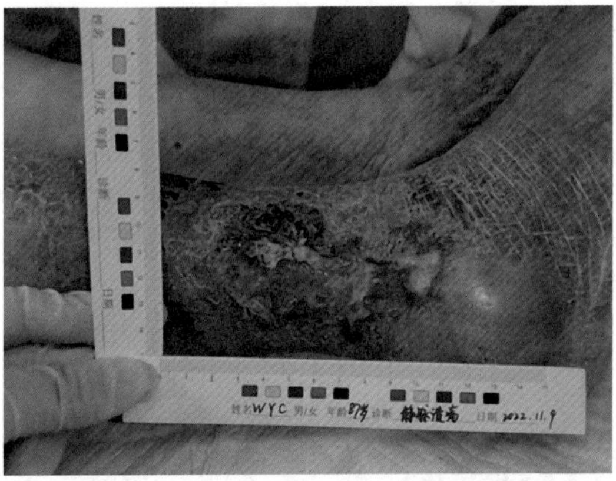

图5-10-1　该患者就诊时右下肢静脉性溃疡外观

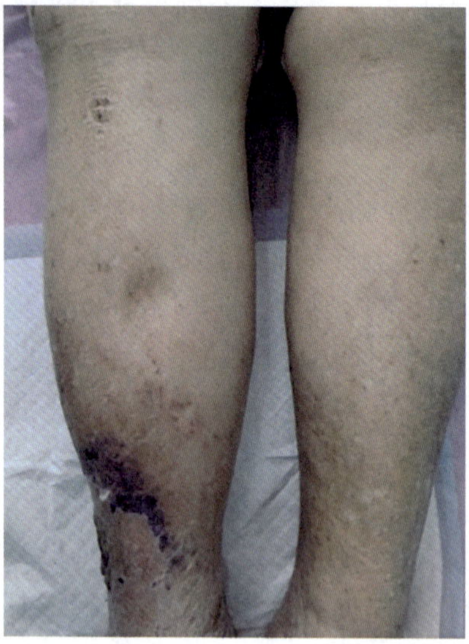

图5-10-2　患者首次就诊时双下肢外观（可见右下肢水肿）

【全身评估】

影响因素	临床思维
1. 下肢水肿	下肢水肿造成伤口周围皮肤组织薄且脆，防御能力下降，下肢皮肤氧合能力下降，造成组织的生长能力降低，影响伤口愈合。给予口服血管活性药物，指导患者进行踝泵运动、抬高患肢，进行压力治疗
2. 生活方式	患者高龄，活动能力下降。喜欢坐位，双下肢下垂，易造成双下肢水肿。影响伤口愈合 指导抬高患肢，踝泵运动
3. 组织灌注	评估患者下肢血供情况。判断足背动脉、胫后动脉是否可触及；检测踝肱指数
4. 疼痛	长期的伤口及疼痛给患者生理、心理及行为造成不良影响，从而影响伤口愈合
5. 高龄	患者高龄，随着年龄的增长，组织再生能力降低，影响伤口愈合

【局部评估】

影响因素	临床思维
1. 慢性伤口，局部感染	患者伤口持续时间长，未进行有效治疗。控制伤口局部感染及应对细菌生物膜
2. 伤口床坏死组织及焦痂覆盖，脓性渗出	伤口床大量的坏死组织及焦痂，造成感染加重，影响伤口愈合。对伤口床及伤口周围皮肤进行彻底的清洗，去除伤口床表面的坏死组织及焦痂（图5-10-3）
3. 伤口周围皮肤干燥	选择涂抹润肤油，保持皮肤的湿润

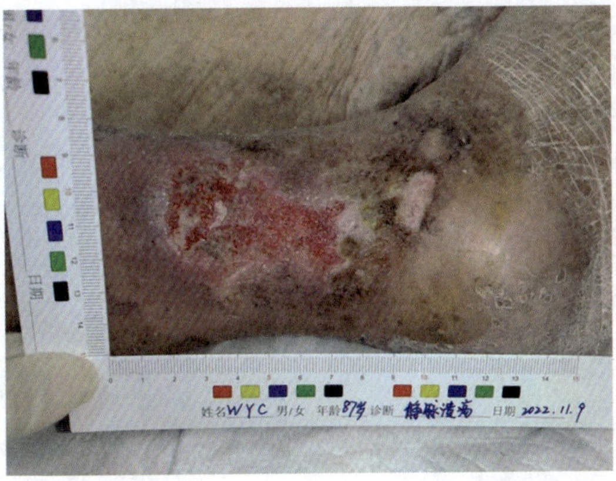

图5-10-3　该患者清除部分坏死组织及焦痂后右下肢伤口外观

【护理决策思考】

1. 非手术治疗　患者高龄、下肢水肿，周围皮肤干燥、脱屑。选择局部保守外科清创方式去除腐肉及坏死组织，充分暴露伤口床。再选择合适的内、外层敷料控制感染，进行渗液管理。

2. 手术治疗　溃疡直径＞5 cm，在外科手术清创后行植皮覆盖伤口。

3. 水肿治疗　口服血管活性药物，促进血液循环。进行踝泵运动、抬高患肢，减轻下肢水肿。使用短延展绷带控制下肢水肿。

4. 决策制定　患者下肢静脉性溃疡，先采取伤口卫生技术控制感染，水肿减轻后，若健康肉芽组织生长速度及上皮爬行良好，可继续非手术治疗。

5. 治疗实施

（1）多学科合作改善患者全身情况：①介入血管科。改善患者下肢水肿情况，口服血管活性药物。②心内科。定期复查，遵医嘱规律用药，维持血压稳定。

（2）应用伤口清洗液清洗伤口床及周围皮肤。

（3）局部可使用含银离子泡沫控制局部感染，管理渗液（图5-10-4）。

（4）周围皮肤使用皮肤营养剂或润肤油涂抹，以缓解皮肤干燥（图5-10-5）。

（5）水肿治疗。使用短延展绷带，控制下肢水肿（图5-10-6）。

（6）根据伤口床的变化情况，感染控制，渗出减少，控制水肿，当伤口组织类型为100%红色肉芽组织，可选择硅胶泡沫类敷料，以保护伤口，促进渗液吸收。在进行压力治疗时，硅胶泡沫类敷料可以起到伤口局部减压作用。患者右下肢伤口愈合后外观见图5-10-7。

（7）健康宣教

1）指导患者及照护者正确进行踝泵运动，抬高患肢、避免久坐、久站。照护者协助或提醒患者按计划进行。

2）向患者和照护者宣教伤口居家观察要点，发现异常及时就医。

3）强调心理支持的重要性，鼓励患者子女多关心、关爱患者，提供心理支持。

4）合理饮食，不食辛辣刺激食物。

5）保持伤口周围皮肤清洁、卫生，保持衣物的干净整洁。

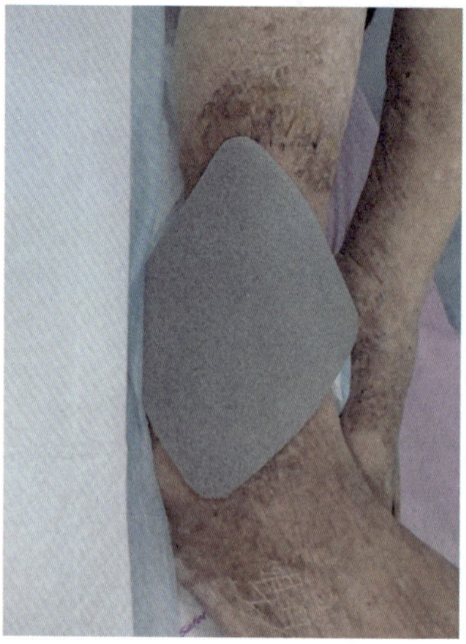

图5-10-4　银离子泡沫敷料覆盖右下肢伤口

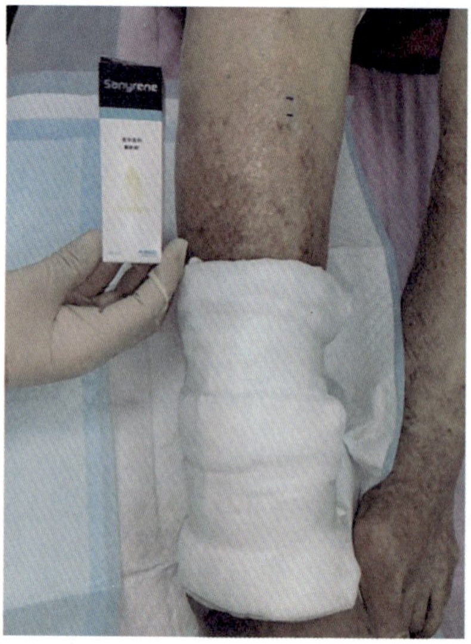

图5-10-5　使用液体敷料涂抹伤口周围皮肤（右下肢）

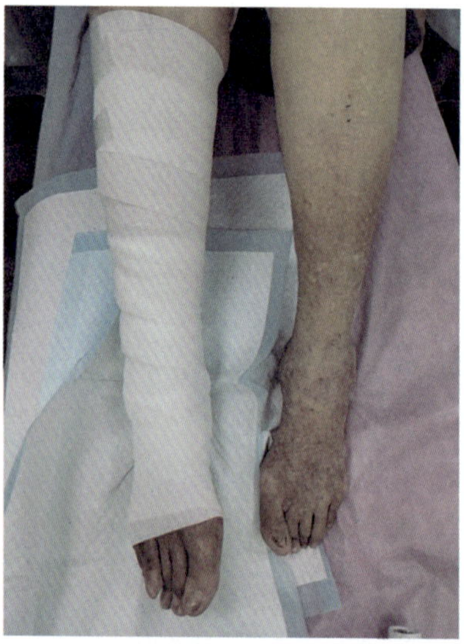

图5-10-6　使用短延展绷带给予压力治疗（右下肢）

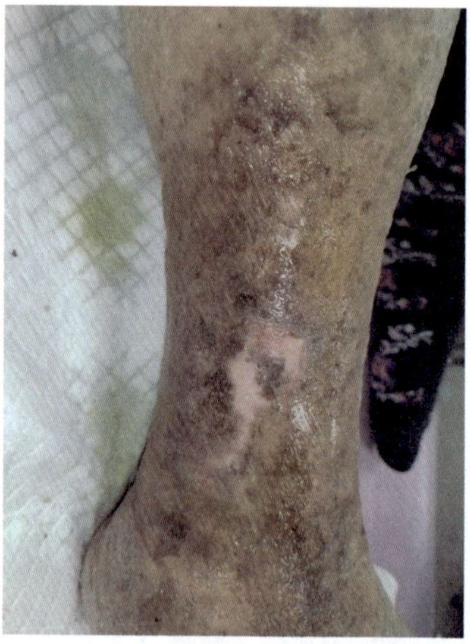

图5-10-7　右下肢伤口愈合后外观

二、下肢动脉性溃疡

（一）定义

ALU是以下肢严重缺血为诱因的皮肤局限性缺损，继发于慢性缺血性疾病，如动脉硬化闭塞症、糖尿病肢体动脉闭塞症、血栓闭塞性脉管炎等，可同时伴有静息痛、肢体坏疽，病程常持续2周以上，ABI≤0.39、踝动脉压＜50 mmHg；当糖尿病患者ABI出现假阳性时，踝动脉压＜30 mmHg，其诊断标准与严重肢体缺血（critical limb ischemia，CLI）相似。ALU的发病机制主要包括以下5个方面。

1. **动脉粥样硬化**　脂质在下肢动脉内层沉积，形成斑块，导致动脉壁增厚和动脉管腔狭窄，使血流受阻，远端供血不足，尤其是老年人，由于氧合能力下降、肌肉萎缩等因素远端供血不足更为明显。

2. **血管炎**　①非化脓性血管炎：各种因素引发的非化脓性血管炎可导致血管内皮细胞损伤、免疫复合物沉积、血栓形成与栓塞等血管内病变。②动脉炎：遗传因素或激素水平异常导致动脉壁炎症反应，可能引发发热、肌肉疼痛和体重下降等。

3. **动脉发育不良**　如动脉畸形或血管平滑肌发育不良，可引发血流受限。

4. **血管痉挛性失调**　交感神经系统功能异常使微小动、静脉产生收缩，静脉血淤滞于毛细血管床，导致皮肤发绀、肢体发冷和疼痛。

5. **其他因素**　吸烟患者下肢动脉粥样硬化的发生率显著升高，且吸烟是外周血管，尤其是下肢血管动脉粥样硬化的重要影响因素。高血压、糖尿病、高胆固醇血症等危险因素也可增加外周血管闭塞的风险。

ALU与坏疽通常发生在足趾与前足。在组织缺损和并发感染的情况下，各种灌注缺损都可能危及肢体。因此，出现疑似CLI体征或症状的患者均应接受全面的血管评估。

（二）流行病学

ALU继发于周围动脉病变（peripheral artery disease，PAD），属于CLI的表现之一，其余还包括静息痛、坏疽、截肢。

在全球范围内，PAD是一种常见疾病。大多数患者无明显症状。10%的PAD患者会发展为CLI。近年来，PAD患者人数持续增加，但女性CLI的发病率低于男性。PAD的危险因素包括糖尿病、吸烟、高血压、血脂异常、慢性肾脏病、肥胖和久坐不动的生活方式。

目前，尚缺乏关于ALU发病率的统计数据，有研究表明，约1/3的足部溃疡或感染与PAD相关。另有报道表明，ALU占下肢慢性溃疡的20%。目前，关于CLI发病率的研究较多。一项纳入83 000病例的荟萃分析结果显示，CLI的发病率约为0.74%。一项来自美国的调查分析结果显示，CLI的年新发病例预计在每百万人口3500例。但需要注意的是，受健康管理水平、饮食生活习惯、吸烟率、糖尿病及肥胖发病率等因素的影响，不同国家和地区的PAD、CLI及ALU的发病率可能存在较大差异。PAD尤其是CLI与心血管发病率和死亡率显著升高相关，特别是在低收入国家和地区。据估计，如果不及时治疗，CLI患者1年截肢的总体风险约为25%。

（三）下肢动脉性溃疡的分期

目前，临床上缺乏专门针对ALU的分期标准，现有的分期标准均针对PAD或CLI。Fontaine分级（表5-10-2）可用于评估缺血的严重程度。Wagner分级对伤口感染深度及范围进行分级，更适用于糖尿病足。TASC Ⅱ分级能够判断大血管病变部位和严重程度，有助于选择合适的治疗方法，但不适用于ALU。

血管外科学会伤口、缺血、足部感染分级（Society for Vascular Surgery Wound, Ischemia, foot Infection，SVS WIfI）分级是血管外科应用最多的分级标准。SVS WIfI分级由美国血管外科学会提出，旨在更准确地评估CLI患者的截肢风险和血管重建的益处。SVS WIfI分级主要基于伤口（wound）、局部缺血（ischemia）和足部感染（foot infection，fI）这3个可能导致截肢的主要风险因素进行分类。通过SVS WIfI分类，医师能够更精确地评估创面愈合可能性和截肢风险，以及比较不同治疗方法的效果，从而改进治疗方案。SVS WIfI分级还强调使用多种诊断测量方法评估患者的血流动力学/灌注情况，以确保评估的准确性和全面性。

但是SVS WIfI分级过于复杂烦琐，Ⅰ级完全依赖检查项目，且这些检查均存在临床局限性，如经皮氧分压（transutaneous pressure of oximetry，$TcPO_2$）受温度、代谢活动、炎症、肥胖、水肿等多因素影响，患者之间的可比性不足；而ABI在严重血管钙化患者中会出现假阳性。同时，烦琐的内容并没有带来更细分的程度，如FI分级中将肌腱炎与骨髓炎感染混淆，但临床实践中这两者的预后却大相径庭。同时，仅少数患者在门诊首诊时能得到全面、客观检查，这就给SVS WIfI分级系统评估患者带来较大难度。因此，SVS WIfI可能更适合住院患者，不适用于门诊形式的伤口中心，同时SVS WIfI分级系统与其他常用的下肢分级系统一样，未纳入可能影响创面愈合和截肢风险的患者合并的疾病。

Fontaine分级简单明了，其中，Ⅲ～Ⅳ级属于CLI，是需要血管外科开通血管的指征，否则伤口将难以愈合，患者有截肢风险。因此，临床中更推荐使用Fontaine分级评价伤口中心下肢血运。

表5-10-2 Fontaine分级

分级	内容
Ⅰ级	有动脉硬化斑块，无临床症状
Ⅱ级	间歇性跛行
Ⅱa级	跛行距离＞200 m
Ⅱb级	跛行距离≤200 m
Ⅲ级	静息痛
	夜间静息痛
	持续性静息痛（24 h静息痛）
Ⅳ级	溃疡、坏疽（干性、湿性）

（四）风险因素

1. **下肢动脉相关疾病** 动脉粥样硬化、血栓闭塞性脉管炎、大动脉炎等下肢动脉疾病，使得下肢血供不足，进而造成肢体远端缺血、缺氧，最终导致溃疡的发生。此外，部分先天性血管畸形（如动静脉瘘）患者也可出现下肢慢性缺血的表现。

2. **吸烟** 长期吸烟会造成血管内皮细胞损伤，烟草中的有害成分会导致血管壁的炎症反应，促使脂质在血管壁内沉积，形成动脉粥样硬化斑块。长期吸烟还会导致血管发生痉挛和收缩，加剧动脉粥样硬化的进程。

3. **糖尿病** 随着糖尿病病程的延长及长期血糖控制不佳，下肢动脉疾病的风险增大。相比于正常人，糖尿病患者动脉粥样硬化、冠状动脉粥样硬化性心脏病（以下简称“冠心病”）、脑血管意外和下肢坏疽等的风险更大。

4. **肥胖、不良饮食习惯** 肥胖可能导致高血压、高脂血症和动脉粥样硬化，从而增加心脏病、糖尿病和脑卒中的风险。不良饮食习惯（高热量、高脂肪饮食，如油炸类食物）会导致脂代谢紊乱，从而促进动脉粥样硬化的形成。

5. **高脂血症** 血脂异常继发动脉硬化斑块是下肢动脉疾病的病理学基础。

6. **高龄** 动脉硬化是随年龄增长而出现的血管疾病。血管原有功能随年龄增加而降低。

7. **家族史** 某些基因会使部分人早期发生动脉硬化疾病，具体原因未明。例如，严重高胆固醇血症，血液中的低密度脂蛋白胆固醇过高，容易沉积在动脉壁上，形成脂质斑块，进而促发动脉硬化；早发性高血压。

8. **高同型半胱氨酸** 高同型半胱氨酸可直接造成血管内皮细胞损伤和血管功能异常，促进动脉粥样硬化的发生和发展。

（五）评估

1. **下肢动脉相关疾病**

（1）$TcPO_2$和皮肤灌注压：是评估肢体缺血的良好指标。

（2）ABI：正常值为0.90～1.30。ABI＜0.90即为异常；ABI在0.40～0.89时，表明血流轻至中度减少，此时，患者常出现间歇性跛行，下肢皮温降低、皮色苍白、肌肉萎缩等症状，若患者无须紧急踝上截肢，应请血管专科医师会诊。当ABI＜0.40时，提示下肢动脉重度缺血，患者常出现静息痛和动脉性坏疽，应紧急咨询血管专科医师能否行血运重建。

（3）下肢动脉多普勒超声：可协助诊断PAD，提供动脉血流动力学信息。多普勒超声通常与脉搏容积记录（体积描记术）结合使用，作为筛查工具。与ABI相比，可听多普勒超声信号声音可以有效地检测或排除PAD。

（4）CTA：CTA仅能呈现血管的狭窄和闭塞情况，无法实时显示血流的方向和速度。此外，检查相关的X线损伤和造影剂相关肾损伤，仍然是需要评估和关注的问题。

（5）血管造影：血管造影被认为是诊断下肢动脉疾病的“金标准”，特别适用于膝下及足部动脉。血管外科医师可依据造影图像，即刻判断血管的通畅程度、血流的方向、血流速度，同时可就病变的情况即刻选择后续的治疗方法。但血管造影属于有创检查，同样要考虑手术相关并发症及造影剂所导致的肾毒性，且费用较高，不适用于健康查体及病情预测。

2. 下肢缺血评估

（1）观察：双下肢尤其足部皮肤颜色，有无出现苍白、发绀。

（2）问诊：询问患者足部有无发凉，有无静息痛及间歇性跛行。

（3）触诊：①皮温。触摸患者足部皮肤，有无足部皮温降低；②指压试验：按压患者足趾趾腹，解除压迫后，观察足趾皮肤颜色恢复时间，正常为解除压迫后2 s即可恢复皮色，恢复时间越长，说明微循环障碍严重。③在资源有限的情况下，通过手动触诊下肢脉搏诊断PAD。触诊顺序为足背动脉、胫后动脉、股动脉、腘动脉。

（4）Buerger试验：双腿抬高65°以上，维持1～3 min，观察足底皮肤，如果出现苍白、蜡黄，患者有疼痛、麻木感觉，则结果为阳性，提示下肢动脉闭塞性疾病，存在肢体缺血。

（六）预防措施

1. 控制基础疾病 积极治疗动脉硬化、糖尿病、高血压等可能导致下肢动脉供血不足的基础疾病。遵循医师的建议，按时服药，控制病情。

2. 改善生活习惯 戒烟限酒，长期吸烟和过量饮酒均会加重动脉硬化。保持健康的饮食，减少高脂肪、高热量食物的摄入，增加蔬菜、水果和全谷物的比例。规律作息，保证充足的睡眠，避免过度劳累。

3. 适当运动 根据个人情况选择合适的运动方式，如散步、骑自行车等，促进下肢血液循环。避免长时间站立或久坐不动，定时变换姿势，减轻下肢负担。

4. 药物 遵医嘱口服药物，以缓解慢性动脉闭塞性疾病引起的溃疡、间歇性跛行、疼痛和冷感等症状。

5. 足部护理

（1）定期检查：每天观察足部有无破损、渗液，如有异常，应及时就医。

（2）足部要注意保暖，可穿戴厚的鞋袜。不可使用热源，如暖贴、热水袋等，洗脚水不超过37 ℃为宜。避免缺血症状加重。

6. 定期检查 定期进行下肢动脉检查，如超声检查，以了解动脉供血情况。若发现出现下肢动脉供血不足的迹象，及时采取治疗措施。

7. 皮肤护理 保持下肢皮肤清洁，避免感染。可涂抹润肤油，避免皮肤干燥。若下肢出现皮肤干燥、瘙痒或破损，及时采取措施进行处理，避免发展为溃疡。

（七）下肢动脉性溃疡的治疗

治疗ALU需要采取纠正缺血、控制感染等综合治疗，由于伤口多见于前足或足趾，血运改善后需选择合适的清创闭合方式。治疗策略包括以下3个方面。

1. 病因治疗 CLI是全身性动脉粥样硬化的终末期表现，常伴有临床症状明显的心血管疾病，如脑卒中和心肌梗死，且这两者的死亡率极高。如果不积极治疗，CLI的预后通常很差，确诊后1年内的死亡率为20%～26%。治疗CLI患者的目标不仅是治疗溃疡、挽救肢体，还要通过积极的风险因素控制和药物治疗降低心血管疾病的发病率和死亡率。可改变的风险因素，如纠正高脂血症、高血压、糖尿病、吸烟和久坐不动的生活方式。

2. 对症治疗　恢复血运对于改善伤口环境、恢复组织活力尤为重要。具体包括：①抗血小板治疗。强烈建议所有有症状的PAD患者使用抗血小板药物，以降低发生重大心血管不良事件的风险，如阿司匹林、氯吡格雷或西洛他唑。一项荟萃分析显示，氯吡格雷的单一疗法相比其他药物单一疗法在降低心血管不良事件中的效果更优。②镇痛治疗。应按照疼痛阶梯原则，逐级使用镇痛药。如果最大耐受剂量不能充分缓解疼痛，则应考虑使用其他方法，如加巴喷丁和普瑞巴林治疗神经性疼痛，或者前往疼痛专科治疗。③血运重建。包括腔内治疗与血管搭桥，需要根据CTA评估手术方式与所需耗材。血运重建后要评估重建后血运覆盖效果，并非所有血管均能被开通。临床上有大量伤口因管腔闭塞无法重建血运，或者重建后短期内血运再次闭塞，应及时修正治疗目标，或者利用有限的恢复血运时间加速伤口愈合。④药物治疗。包括扩血管和抗感染治疗。贝前列素钠、西洛他唑在改善微循环、治疗慢性动脉闭塞性疾病方面具有协同作用。两者联合使用，能更有效缓解患者缺血症状，但对于高龄患者，要注意不良反应和禁忌证。

3. 溃疡处理　动脉性溃疡的特点是伤口渗出少，或者无渗出，皮肤或组织发黑、坏死，肉芽组织薄，或者无肉芽生长，愈合过程缓慢，如果合并未控制的糖尿病，容易出现细菌定植继发感染。但如果血运很差甚至无血运，则不易感染，常表现为干性坏疽，因此，在重建血运前，主要治疗目标是保持伤口干燥、预防感染。当血运恢复时，由于缺血再灌注损伤，伤口周围出现肿胀，此时容易继发感染，应注意及时、充分的引流，同时应用良好的伤口卫生技术控制感染。根据伤口环境和不同渗液量选择合适敷料。新型敷料包括泡沫敷料、亲水纤维敷料、藻酸盐敷料等。其中，含银敷料具有抗菌作用，可以降低细菌负荷。

主干血管开通后，原缺血组织内血供增加，组织灌注压提高，其间要经历再灌注损伤修复及侧支循环重建的重要过程，通常在3周左右，才能恢复组织活力，提高抗感染能力。在这之前，不宜启动修复性清创、负压、植皮等治疗。

（八）健康教育

1．向患者解释ALU的主要病因，如动脉硬化、高血压、高脂血症、糖尿病等。详细说明这些因素如何影响血液循环，从而增加溃疡的风险。

2．向患者详细描述ALU的常见表现，如疼痛、红、肿、溃疡、坏死组织等，教育患者在出现这些症状时及时就医，以便尽早诊断和治疗。

3．改变生活方式，学会自我管理。建议患者减少高脂肪和高胆固醇食物的摄入。鼓励多食蔬果、全谷物等富含纤维和抗氧化剂的食物。鼓励患者适度锻炼，如慢跑、游泳等，以促进下肢血液循环。提醒患者避免长时间站立或久坐不动，定期变换姿势，以减轻下肢负担。强调吸烟和饮酒对ALU的负面影响，并鼓励患者戒烟、限酒。教育患者保持足部干燥和清洁，避免脚部受伤。提醒患者穿适合的鞋子和袜子，避免穿高跟鞋和紧身袜。定期检查足部皮肤，发现任何异常及时就医。

4．做好慢性疾病患者的宣教。指导糖尿病患者掌握有效控制血糖的方法，并遵循医师的建议；合并高血压患者，指导患者如何监测血压并按时服药。

（九）小结

ALU是一类以急性或慢性缺血为主要病因的伤口类型，伤口及周围皮肤的主要表现为渗出少、伤口床大片坏死、生机差、苍白，通过伤口卫生技术常不能使之愈合。血运评估在诊断中具有重要价值。治疗过程中，对于高龄患者，只要感染不是主要问题，无明显疼痛或疼痛能耐受，即可采取非手术治疗，此时，中药洗剂或膏剂配合伤口卫生技术常有良好效果。对于已开通血运的患者，需要密切观察伤口局部的变化，一旦出现红、肿、热、痛，要根据感染深度决定抗感染措施，如切开引流及使用抗生素。与其他类型的慢性伤口一样，多学科协作可以解决影响伤口愈合的多种矛盾因素，在这个过程中，伤口治疗师或医师需要主导、协调整个流程，需要不断地评估伤口与患者的整体情况。

临床典型案例

【病例摘要】

患者，女性，71岁。2019年5月9日因“右足第一趾红肿坏疽10天”（图5-10-8）就诊。患者糖尿病病史18年，血糖控制不佳。脑梗死病史14年，左侧肢体活动不利，言语不利。高血压病史10年，血压维持尚可。患者就诊时白细胞计数6.26×10^9/L；中性粒细胞百分比80.3%；体温38 ℃；血红蛋白97 g/L；空腹血糖7.9 mmol/L；白蛋白28.2 g/L。腹盆及下肢动脉CTA结果显示，双下肢动脉硬化闭塞症；右侧腓动脉重度狭窄。ABI：左侧0.69；右侧0.63。体格检查：右足背动脉及胫后动脉未触及，足部皮温降低，指压试验阳性，Buerger试验阳性。诊断：下肢动脉硬化闭塞症、坏疽、感染。

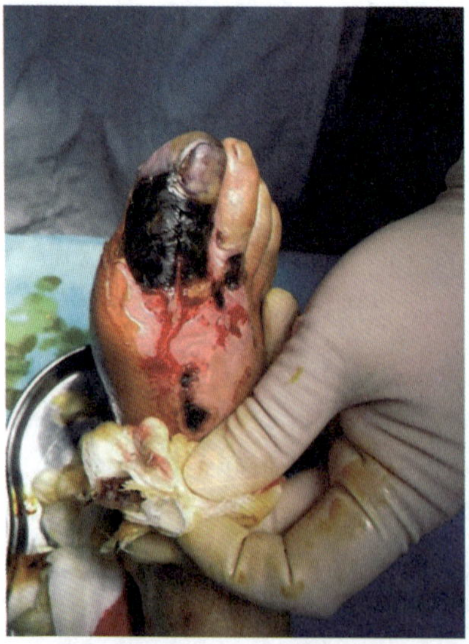

图5-10-8　该患者入院时右下肢外观（下肢动脉性溃疡）

【全身评估】

影响因素	临床思维
1. 缺血	双下肢动脉硬化闭塞，下肢足部缺血。不能供应伤口生长所需要的养分。需手术改善患者下肢缺血症状
2. 年龄	患者高龄，且动脉硬化
3. 慢性疾病	患者糖尿病病史18年，且血糖控制不佳，表皮中负责免疫应答的朗格汉斯细胞功能受损，容易形成伤口，加之患者多年糖尿病出现周围神经及血管病变，导致感觉损伤及血液供应障碍，影响伤口愈合
4. 营养状况	患者低蛋白血症、贫血，支持伤口愈合必需的蛋白质、维生素及微量元素缺乏
5. 活动能力	患者脑梗死后遗留左侧肢体活动不利，活动受限，影响下肢血液循环

【局部评估】

影响因素	临床思维
1. 伤口床坏死组织覆盖，脓性渗出	患者下肢缺血，抗感染能力差，无生长能力。在下肢血运得到改善前，保护性换药，避免感染。不进行过度清创
2. 伤口周围皮肤红肿	周围皮肤红肿，播散感染。抗生素使用指征 伤口周围皮肤也处于缺血状态，包扎固定时，注意避免包扎过紧，再次造成周围皮肤组织的损伤
3. 感染进行性加重	感染进展期，清洗伤口床及周围皮肤，及时充分引流，控制感染
4. 疼痛	疼痛是动脉溃疡患者的常见症状。该人群的疼痛可表现为急性或慢性疼痛。长时间疼痛，会造成患者不能良好地休息，从而造成患者情绪烦躁，影响伤口愈合

【护理决策思考】

1. 决策制定

（1）尽快控制感染：及时充分引流，减少组织破坏。

（2）改善下肢血运：感染控制后，通过手术治疗改善下肢血运。

（3）清创：下肢血运改善后，周围组织活力恢复，在局部麻醉下行彻底清创，去除坏死组织，给组织生长腾挪空间。

（4）闭合伤口。

2. 治疗实施

（1）多学科合作改善患者全身情况：①感染疾病科。选择合适的静脉用抗生素，积极抗感染治疗。②介入血管科。评估患者下肢缺血程度及手术指征，改善下肢缺血情况。③内分泌科。协助患者控制血糖。

（2）伤口清洗液清洗伤口床及周围皮肤。

（3）医师在局部麻醉下切开引流，控制感染。

（4）内层敷料使用含银敷料，使之充分与创面接触，控制感染，管理渗液。

（5）外层敷料使用纱布、棉垫覆盖保护。

（6）待下肢血运改善，周围组织活力恢复，完成伤口床准备后，交由医师进行彻底清创，闭合伤口。

（7）健康宣教

1）足部注意保暖，避免使用热水袋，暖贴等。

2）向照护者宣教伤口居家观察要点，发现异常及时就医。

3）强调心理支持的重要性，鼓励患者子女多关心、关爱患者，提供更多心理支持。

4）合理饮食，不食辛辣刺激食物。

5）保持伤口周围皮肤清洁、卫生，保持衣物的干净整洁。

参考文献

[1] VESTJENS J J，RONDAS A A，WHITE R R，et al. The inter-rater reliability between nurse-assessors clinically assessing infection of chronic wounds using the WUWHS criteria [J]. Int Wound J，2018，15（1）：8-15.

[2] LIU S W，TEAM V，QIU Y J，et al. Investigating quality of life instrument measurement properties for adults with active venous leg ulcers：a systematic review [J]. Wound Repair Regen，2022，30（4）：468-486.

[3] BONKEMEYER MILLAN S，GAN R，TOWNSEND P E. Venous ulcers：diagnosis and treatment [J]. Am Fam Physician，2019，100（5）：298-305.

[4] BERNATCHEZ S F，EYSAMAN-WALKER J，WEIR D. Venous leg ulcers：a review of published assessment and treatment algorithms [J]. Adv Wound Care（New Rochelle），2022，11（1）：28-41.

[5] JOHNSTON S，FINLAYSON K，BUI U，et al. Risk factors for the recurrence of venous leg ulcers in adults：A systematic review protocol [J]. J Tissue Viability，2022，31（4）：804-807.

[6] SHI C H，DUMVILLE J C，CULLUM N，et al. Compression bandages or stockings versus no compression for treating venous leg ulcers [J]. Cochrane Database Syst Rev，2021，7（7）：CD013397.

[7] JOAQUIM F L，SILVA RMCRA，GARCIA-CARO M P，et al. Impact of venous ulcers on patients' quality of life：an integrative review [J]. Rev Bras Enferm，2018，71（4）：2021-2029.

[8] FINLAYSON K，MIASKOWSKI C，ALEXANDER K，et al. Distinct wound healing and quality-of-life outcomes in subgroups of patients with venous leg ulcers with different symptom cluster experiences [J]. J Pain Symptom Manage，2017，53（5）：871-879.

[9] GLOVICZKI P，COMEROTA A J，DALSING M C，et al. The care of patients with varicose veins and associated chronic venous diseases：clinical practice guidelines of the Society for Vascular Surgery and the American Venous Forum [J]. J Vasc Surg，2011，53（5 Suppl）：2s-48s.

[10] ALAVI A，SIBBALD R G，PHILLIPS T J，et al. What's new：management of venous leg ulcers：approach to venous leg ulcers [J]. J Am Acad Dermatol，2016，74（4）：627-640，quiz 641-642.

[11] SHAYDAKOV M E，TING W，SADEK M，et al. Review of the current evidence for topical treatment for venous leg ulcers [J]. J Vasc Surg Venous Lymphat Disord，2022，10（1）：241-247，e15.

[12] LURIE F，PASSMAN M，MEISNER M，et al. The 2020 update of the CEAP classification system and reporting standards [J]. J Vasc Surg Venous Lymphat Disord，2020，8（3）：342-352.

[13] VASQUEZ M A，RABE E，MCLAFFERTY R B，et al. Revision of the venous clinical severity score：venous outcomes consensus statement：special communication of the American Venous Forum Ad Hoc

Outcomes Working Group [J]. J Vasc Surg，2010，52（5）：1387-1396.
[14] PASSMAN M A，MCLAFFERTY R B，LENTZ M F，et al. Validation of Venous Clinical Severity Score（VCSS）with other venous severity assessment tools from the American Venous Forum，National Venous Screening Program [J]. J Vasc Surg，2011，54（6 Suppl）：2s-9s.
[15] LAZZARINI P A，HURN S E，FERNANDO M E，et al. Prevalence of foot disease and risk factors in general inpatient populations：a systematic review and meta-analysis [J]. BMJ Open，2015，5（11）：e008544.
[16] MONARI P，GUALDI G，ROVARIS S，et al. Etiology of chronic leg ulcers in a dermatologic wound clinic：a retrospective observational study [J]. Wound Manag Prev，2022，68（8）：12-15.
[17] BIANCARI F. Meta-analysis of the prevalence，incidence and natural history of critical limb ischemia [J]. J Cardiovasc Surg（Torino），2013，54（6）：663-669.
[18] NEHLER M R，DUVAL S，DIAO L，et al. Epidemiology of peripheral arterial disease and critical limb ischemia in an insured national population [J]. J Vasc Surg，2014，60（3）：686-695，e682.
[19] ABU DABRH A M，STEFFEN M W，UNDAVALLI C，et al. The natural history of untreated severe or critical limb ischemia [J]. J Vasc Surg，2015，62（6）：1642-1651，e1643.
[20] CONTE M S，BRADBURY A W，KOLH P，et al. Global Vascular guidelines on the management of chronic limb-threatening ischemia [J]. Eur J Vasc Endovasc Surg，2019，58（1S）：S1-S109，e33.
[21] JENS S，MARQUERING H A，KOELEMAY M J，et al. Perfusion angiography of the foot in patients with critical limb ischemia：description of the technique [J]. Cardiovasc Intervent Radiol，2015，38（1）：201-205.
[22] VAN HAELST S T W，KOOPMAN C，DEN RUIJTER H M，et al. Cardiovascular and all-cause mortality in patients with intermittent claudication and critical limb ischaemia [J]. Br J Surg，2018，105（3）：252-261.
[23] ARMSTRONG E J，WU J，SINGH G D，et al. Smoking cessation is associated with decreased mortality and improved amputation-free survival among patients with symptomatic peripheral artery disease [J]. J Vasc Surg，2014，60（6）：1565-1571.
[24] POLONSKY T S，MCDERMOTT M M. Lower extremity peripheral artery disease without chronic limb-threatening ischemia：a review [J]. JAMA，2021，325（21）：2188-2198.
[25] SAXON J T，SAFLEY D M，MENA-HURTADO C，et al. Adherence to guideline-recommended therapy-including supervised exercise therapy referral-across peripheral artery disease specialty clinics：insights from the international PORTRAIT registry [J]. J Am Heart Assoc，2020，9（3）：e012541.
[26] KATSANOS K，SPILIOPOULOS S，SAHA P，et al. Comparative efficacy and safety of different antiplatelet agents for prevention of major cardiovascular events and leg amputations in patients with peripheral arterial disease：a systematic review and network meta-analysis [J]. PLoS One，2015，10（8）：e0135692.

第十一节 糖尿病足的护理

一、流行病学

糖尿病患者在全球范围内持续增长，2021年全球糖尿病患者数量达5.366亿，预计至

2045年将增长到7.832亿。随着糖尿病的患病率升高，糖尿病足的患病率也呈逐年上升的趋势。糖尿病足溃疡（diabetic foot ulcer，DFU）是糖尿病常见的并发症之一，糖尿病足的一种具体表现。据2017年文献统计显示，全球DFU的患病率为6.3%，男性高于女性，2型糖尿病高于1型糖尿病。2015年的一项中国糖尿病足和糖尿病患者的大型队列研究统计显示，我国DFU的年发病率为8.1%，年复发率为31.6%，年死亡率为14.4%。45%的患者分级为Wagner 3级以上（中重度病变），总截肢率为19.03%，其中，大截肢率为2.14%，小截肢率为16.88%。

DFU治疗花费巨大，约占整个糖尿病医疗费用的1/3，给患者及家庭带来巨大的社会和经济负担。此外，DFU治疗难度高，且存在高致残、高致死及高复发率，严重危害患者的健康和生命。

二、定义

糖尿病足的概念是由Oakley于1956年首先提出。1972年，Catterall将其定义为，因神经病变而失去感觉和因缺血而失去活力、合并感染的足。

WHO对糖尿病足的定义：糖尿病足是指糖尿病患者由于合并神经病变及各种不同程度周围血管病变而导致下肢感染、溃疡形成和/或深部组织的破坏。

国际糖尿病联盟和国际糖尿病足工作组（The International Working Group on the Diabetic Foot，IWGDF）对糖尿病足的定义：糖尿病患者出现与下肢远端神经异常和不同程度的周围血管病变相关的足部溃疡、感染和/或深层组织破坏。

综上所述，糖尿病足是发生于糖尿病患者，由于长期的高血糖导致神经血管损害，以及与其严重程度相一致的足部感染、溃疡形成。常由机体原发病加重、免疫力下降、外伤、烫伤等原因诱发，进展迅速，常表现为化脓性腱鞘炎、骨髓炎、坏疽、坏死性筋膜炎，乃至感染中毒性休克。

三、糖尿病足的分级

目前，应用最为广泛的是Wagner分级、Texas伤口分类系统。

（一）Wagner分级

Wagner分级（表5-11-1）由Meggitt于1976年建立，随后在此基础上进行了改良并得到推广。Wagner分级是目前最经典的分级方法，根据皮肤损伤的深度，有无感染及坏疽，共分为6个等级。

表5-11-1 Wagner分级

分级	临床表现
0级	有发生足溃疡危险因素的足，目前无溃疡，包括既往愈合的伤口；足部骨骼畸形，如爪形趾、槌状趾、Charcot足，部分截肢（趾）术后
1级	表浅溃疡，临床上无感染
2级	较深的溃疡，可深及肌腱、骨骼或关节囊；常合并软组织炎，无脓肿或骨的感染
3级	深度感染，伴有骨髓炎、脓肿或肌腱炎
4级	局限性坏疽（趾、足跟或前足背）
5级	全足坏疽或至少行膝下截肢的坏疽

（二）Texas伤口分类系统

Lavery等认为，大多数分级系统主要关注溃疡的深度，但并未详细地描述感染和缺血，故提出了Texas伤口分类系统（表5-11-2）。该分类系统为“4×4”的矩阵，横轴为伤口分级，0～3级分别代表皮肤完整、表浅伤口未涉及肌腱、伤口涉及肌腱或关节囊、伤口涉及骨或关节；纵轴为伤口分期，A～D期分别为无感染无缺血、有感染无缺血、有缺血无感染、有感染有缺血。

表5-11-2 Texas伤口分类系统

伤口分期	分级			
	0级	1级	2级	3级
A	溃疡前病灶或溃疡后病灶上皮完全愈合	浅表溃疡，但未累及肌腱、关节囊或骨组织	溃疡累及肌腱或关节囊	溃疡深达骨组织或关节
B	溃疡前病灶或溃疡后病灶上皮完全愈合，伴有感染	浅表溃疡，但未累及肌腱、关节囊或骨组织，伴有感染	溃疡累及肌腱或关节囊，伴有感染	溃疡深达骨组织或关节，伴有感染
C	溃疡前病灶或溃疡后病灶上皮完全愈合，伴有缺血	浅表溃疡，但未累及肌腱、关节囊或骨组织，伴有缺血	溃疡累及肌腱或关节囊，伴有缺血	溃疡深达骨组织或关节，伴有缺血
D	溃疡前病灶或溃疡后病灶上皮完全愈合，同时伴有感染和缺血	浅表溃疡，但未累及肌腱、关节囊或骨组织，同时伴有感染和缺血	溃疡累及肌腱或关节囊，同时伴有感染和缺血	溃疡深达骨组织或关节，同时伴有感染和缺血

注：Texas伤口分类系统包括分级和分期两方面，其中，0～3级分别代表皮肤完整、表浅伤口未涉及肌腱、伤口涉及肌腱或关节囊、伤口涉及骨或关节；根据是否合并缺血及感染，A～D期分别为无感染无缺血、有感染无缺血、有缺血无感染、有感染有缺血。

除上述2种分级方法外，2023年IWGDF指南推荐：①医务人员之间的沟通，使用部位、缺血、神经病变、细菌感染、溃疡面积、溃疡深度（site-ischaemia-neuropathy-bacterial infection-area-depth，SINBAD）分类（第一选择），每个变量有定量评分，强调了DFU的多方面特征；

或者考虑使用创面、缺血、足感染（wound，ischemia，foot infection，WIfI）分类。②描述有感染的溃疡患者的特征时，使用SINBAD分类或WIfI分类；此外，IDSA/IWGDF对糖尿病足感染进行了严重程度分级，同时强调骨髓炎的严重性，便于指导糖尿病足感染的治疗。③描述周围动脉病变患者的特征，考虑使用WIfI分类作为对愈合可能性和截肢风险进行分层的手段。

四、糖尿病足的风险因素

（一）糖尿病足的发病机制

1. 周围神经病变 神经病变包括感觉神经、运动神经和自主神经病变。周围神经病变是由于神经细胞糖化作用所致。

（1）感觉神经病变：导致患者的痛觉、温度觉、振动觉均减弱或消失，增加足部损伤的风险。例如，患者不能感知鞋里的异物、烫伤、新鞋磨损及碰伤等。

（2）运动神经病变：导致足部内在肌肉失衡、足部畸形及关节活动受限，继而导致足部生物力学负荷异常，并可引起局部产生高机械应力，从而导致局部皮肤增厚（胼胝）。胼胝导致足部压力进一步增大，通常伴有皮下出血，最终导致皮肤溃疡形成。

（3）自主神经病变：导致血运调节功能和排汗下降或丧失，引起皮肤干燥和鳞状皮肤，容易导致皮肤皲裂，增加患糖尿病足的危险性。

2. 外周动脉病变 高达50%的糖尿病相关的足溃疡患者存在PAD，该病变通常由动脉粥样硬化引起，导致下肢缺血，严重者出现坏疽，截肢的风险增高。除大血管病变外，小血管和毛细血管病变也可导致毛细血管基底膜增厚，阻止活化的白细胞向组织移行，局部易发生感染。加之微血管病变，加重组织缺血、缺氧，易出现组织坏死和溃疡。

3. 感染 持续的高血糖状态使机体抵抗力下降，足部损伤后易发生感染进而形成溃疡。而感染又会加重溃疡，甚至导致截肢。DFU几乎都会继发感染，多为多种菌的混合感染，其中，厌氧菌常见。

（二）高危因素

糖尿病神经病变和PAD是造成DFU的首要因素。流行病学调查结果表明，糖尿病周围神经血管病变发病率在糖尿病病程5年时为30%，当至糖尿病20年病程时，则高达90%。除上述危险因素之外，视网膜病变、血糖控制不佳、肾功能衰竭、老年人（特别是男性）、独居，既往有足溃疡史、截肢史，足部畸形，关节活动受限，吸烟等均是糖尿病足的高危因素。因此，早期筛查和诊断是糖尿病足防治的首要任务。

五、糖尿病足的风险评估

（一）感觉神经评估

1. 10 g尼龙丝检查 应用尼龙丝对糖尿病患者进行足部检查，以确定足部末梢神经受损情况，方法简单易行，在临床上可以广泛应用。其方法为：用10 g尼龙单丝垂直接触于患者的足趾、足底不同部位的皮肤1～2 s，用力使尼龙单丝弯曲45°。并询问患者是否有感觉。建议测试10个点，第1、3、5足趾第一趾节趾腹，第1、3、5趾跖关节足底皮肤，足弓左右2个点，足跟部1个点，足背部第1、2足跖骨间皮肤1个点，避开胼胝或溃疡处。10个点中患者感觉≤8个，即为阳性。

2. **振动觉检查** 使用128 Hz音叉、生物振动测量仪或神经测量仪进行筛查。

3. **轻触试验** 当没有尼龙丝或音叉时，可用示指尖轻轻触摸患者足趾尖1～2 s。如果患者在某个或某些部位无法感觉到轻触，可能提示该部位的轻触觉减退或消失。

（二）下肢血管状态评估

1. **临床体格检查** 是最常采用、最直观、最快速的检查方法，包括观察皮肤颜色，触摸皮肤温度、下肢动脉搏动情况，Buerger征和指压试验可以快速检测伤口血供情况。

2. **动脉搏动** 触诊足背动脉、胫后动脉、腘动脉、股动脉等，了解足部大血管的病变情况。足背动脉减弱或消失与周围组织病变关系密切，常提示患者存在周围血管病变，容易发生足溃疡。

3. **观察皮肤和趾甲** 皮肤颜色主要由动、静脉通畅情况及血液氧合程度决定。观察皮肤有无苍白、发绀、坏疽、色素沉着，足部有无胼胝、鸡眼、溃疡、肿胀。趾甲变形和增厚通常是导致甲床异常压力的原因，可致甲下溃疡。

4. **踝肱指数** 使用超声探测计测量踝动脉收缩压与同侧上肢肱动脉收缩压的比值，即ABI，判断动脉通畅程度及狭窄或阻塞部位。ABI正常值为0.9～1.3，ABI＜0.9为轻度缺血，可能会有间歇性跛行；ABI为0.5～0.7为中度缺血，可能伴有静息痛；ABI＜0.4为重度缺血，可能发生足坏疽；如果ABI＞1.4，应高度怀疑有下肢动脉钙化。

5. **影像学检查** ①血管彩色多普勒超声检查：是一种无创检查，可发现动脉的形态和血流动力学异常，常作为下肢血管病变的筛查检查；②CT和MRI：进行动脉成像，对有肾功能损害的患者是较理想的检查方法；③动脉血管造影：作为血管检查的“金标准”，能准确反映血管病变情况，但为有创检查且可能引发并发症。已有肾功能损害的患者，应避免动脉动脉血管造影。

（三）整体评估

若患者为首次诊断，需要详细询问病史，确定有无足溃疡史、下肢截肢史、终末期肾病病史，既往足部健康宣教情况、社交孤立，是否难以获取卫生保健服务和经济困难，以及有无足部疼痛（活动或休息时）或麻木，活动度如何等；是否有足部自我护理能力；是否视力不佳、肥胖等。

（四）局部评估

足部是否肿胀、有红斑；足部是否畸形；有无胼胝和鸡眼；足部皮肤的颜色、温度、趾甲情况；鞋袜是否合适等。

足部评估后，使用IWGDF风险分级系统（表5-11-3）对每位糖尿病患者的足溃疡风险进行分级，制订足部筛查的频率和管理计划。

表 5-11-3 IWGDF风险分级系统

风险等级	溃疡风险	特点	检查频率
0	极低危	无感觉神经病变；无周围血管病变	每年一次
1	低危	有感觉神经病变或周围神经病变	6～12个月一次
2	中危	感觉神经病变＋足部畸形 周围神经病变＋足部畸形	3～6个月一次
3	高危	感觉神经病变或周围血管病变加以下任何一项： ①足溃疡史 ②下肢截肢（轻微或严重） ③终末期肾病	1～3个月一次

注：IWGDF. 国际糖尿病足工作组。

六、预防措施

《国际糖尿病足工作组：糖尿病相关的足病预防与管理指南（2023）》提出了预防糖尿病足发生的关键要素：①识别有溃疡风险的足；②定期评估和检查有溃疡风险的足；③为患者及其家庭和医务人员开展结构化的健康教育；④鼓励日常穿着合适的鞋子；⑤管理足溃疡的危险因素。以下为糖尿病足的预防措施。

（一）识别有溃疡风险的足

并非所有的糖尿病患者都有发生足溃疡的风险。只有患者合并有周围神经病变和PAD的症状或体征时，足溃疡的风险会增高。根据IWGDF风险分级系统，对未合并其他危险因素的糖尿病患者（风险分级为0级）需每年进行一次足部检查，及时发现有无周围神经病变的保护性感觉丧失（loss of protective sensation，LOPS）和PAD的症状或体征，确定他们是否有足溃疡的风险。足部筛查内容还包括，评估是否存在足溃疡、鸡眼、胼胝、嵌甲或溃疡前兆，如水疱、皲裂和出血。

（二）指导患者足部自我护理

1. 定期进行足部检查。
2. 不赤足、穿袜子不穿鞋或穿薄底拖鞋行走。
3. 出现LOPS的患者，不管是在室内还是室外，都应穿合适的鞋子。所有鞋子都应根据患者的足部结构或生物力学的任何改变进行调整。
4. 保持适当的足部卫生。
5. 平直地修剪趾甲，如果视力不佳，勿自行修剪。
6. 条件允许者，可使用非接触性红外线测温仪监测足部的温度，及时发现足部尤其是深部组织的病变，减少溃疡的复发。

7. 听从医务人员指导。按规定用药及饮食治疗，定时监测血糖。将血糖控制在正常或基本正常水平。

（三）积极治疗足溃疡的危险因素

足溃疡前兆，如水疱、皲裂或出血，其他危险因素包括鸡眼和胼胝、嵌甲和真菌感染，当足部出现上述异常，需要医疗、保健的专业人员立即进行治疗。处理方法：去除鸡眼和胼胝；保护水疱，必要时刺穿水疱并排干水疱液；治疗皲裂；处理嵌甲；治疗皮肤出血；抗真菌治疗。

七、糖尿病足的治疗

糖尿病足的治疗是多学科合作诊疗过程，包括血糖控制、感染控制、伤口处理、手术治疗，改善缺血、减负治疗、神经病变的治疗、全身情况管理等多方面。

（一）血糖控制

将血糖控制在理想的范围是预防糖尿病足发生的重要环节，也是促进糖尿病足愈合的重要因素，因此，良好的血糖控制应该贯穿糖尿病足的整个治疗过程。血糖的控制不能仅靠单一的药物治疗，而是需要饮食、运动、药物、监测、心理调适等综合疗法。

糖尿病足感染阶段，血糖波动大，难控制，感染与血糖可互为因果，相互影响，故需要对血糖进行连续监测，并采用强化降糖方案，通常采用胰岛素强化治疗。

研究表明，强化血糖控制可使2型糖尿病患者截肢的风险降低36%。英国前瞻性糖尿病研究结果显示，糖化血红蛋白每降低1%，微血管并发症的风险降低37%。多项指南建议，糖化血红蛋白的控制目标为7%或更低。在进行强化降糖治疗时，还需关注不良后果，因其会导致低血糖的发生风险增加。

（二）感染控制

糖尿病相关足感染（diabetes-related foot infection，DFI）是导致下肢截肢的最常见诱因，且预后差，其1年的溃疡愈合率仅为46%，1年中15%的患者面临死亡，17%的患者需要截肢。DFI常由机体原发病加重、免疫力下降、外伤、烫伤等原因诱发，初始常为浅溃疡，进展迅速，常由蜂窝织炎迅速进展为化脓性腱鞘炎、骨髓炎、坏疽、坏死性筋膜炎，甚至脓毒症休克。

糖尿病足感染必须通过临床诊断，以局部或全身体征或炎症症状为基础。糖尿病足感染通常分为3个阶段：即蜂窝织炎、腱鞘炎、骨髓炎。蜂窝织炎常表现为局部弥漫性红肿，伴皮温升高及疼痛；腱鞘炎常表现为沿肌腱走行区域的红肿；骨髓炎的典型临床体征为腊肠征，并需结合X线、CT或MRI检查确诊，有条件者也可进行核素骨扫描等检查协助诊断。DFI的细菌培养首选感染创面内的组织标本，以确定致病性微生物与对其敏感的抗生素。

DFI的感染控制主要包括局部处理和全身抗生素治疗。糖尿病足感染进展期的处理原则是，及时充分引流，当感染造成局部组织坏死、液化时，局部高压中心形成，周围间生态组织受压，间生态组织内扩张的血管网受压，血供中断，将导致更大范围的坏死，局部压力继续集聚，形成炎性反应的恶性循环。因此，及时、充分引流是感染治疗的第一原则，引流的指征是组织液化。引流前需结合患者临床和影像学检查，准确判断感染的深度，并进行充分引流。此外，骨髓炎常合并周围的化脓性腱鞘炎，且足部组织间隙较多，引流时务必将感染的组织间隙全部打开，以达到引流充分。

DFI的感染常为混合感染，细菌培养结果未出来前，常选用广谱抗生素控制感染，覆盖可能的杆菌和球菌，抗生素的应用原则为降阶梯原则，即优先选用高级别广谱抗生素，感染控制后再降级。根据感染控制情况制定抗生素治疗方案。糖尿病足由感染进展期进入坏死稳定期，周围间生态组织具备屏障感染的能力，确定感染不会反复时，是停用抗生素的指征。

（三）伤口处理

糖尿病足患者存在组织活力的累积性不可逆下降，不仅抗感染能力差，再生修复能力也差。糖尿病足伤口的处理原则：①需要进行感染管控，感染控制需贯穿糖尿病足治疗全程；②需改善糖尿病足患者的组织活力，使其恢复修复能力，最终实现伤口愈合；③过程中需根据伤口湿度进行环境管理，提供最有利于愈合的环境。

根据国际伤口感染研究所（International Wound Infection Institute，IWII）2022版的指南建议，局部感染主要采用伤口卫生技术，包括清洁、清创、重塑、覆盖4个步骤。播散感染需要在此基础上，启动抗生素治疗。其中，清创是伤口处理的重要部分，从感染阶段到伤口修复阶段，伤口床的渗出逐渐减少，伤口床坏死组织的含水量也越来越少：先是组织坏死液化，含水量最高，需要引流；液化组织引流后，伤口床坏死组织的含水量降低，但仍较湿，也就是腐肉；腐肉逐渐被清理后，伤口床露出一些含水量进一步降低的干性坏死，同时坏死去除的地方开始生发肉芽组织，这时候的肉芽组织生长环境不好，周围还有坏死，常为炎性肉芽组织。因此，伤口的清创主要针对这3种组织，即腐肉、干性坏死、炎性肉芽组织。

清创为有创操作，清创同时会对周围的间生态组织（间生态组织是介于坏死和正常组织间活力差的组织，通常位于伤口周围）造成创伤，还会引起疼痛、出血一系列问题。因此，清创时一定要注意周围间生态组织的活力，在组织液化阶段，只做引流。

腐肉阶段，间生态组织最容易受伤害，清除多少腐肉要看间生态组织的活力，腐肉清除的适应证：当腐肉成为主要感染源；当腐肉影响液化组织引流；当腐肉造成被覆盖组织进行性坏死。间生态组织活力完全恢复后，可以彻底清创。干性坏死和炎性肉芽的清创指征是间生态组织活力恢复。

糖尿病足患者的组织修复能力差，修复过程中常需要借助再生医学技术。富血小板血浆（platelet-rich plasma，PRP）在慢性伤口修复中的积极作用已被广泛证实。PRP是经离心分离技术获得的含高浓度血小板的血浆。由于血小板活化后能释放多种细胞因子，可以发挥止血、启动组织修复、募集白细胞抗感染、协助杀菌、加快细胞增殖分化及促进血管形成等作用。21世纪初，PRP开始应用于慢性难愈合伤口的治疗。多项研究表明，PRP在DFU的治疗上有所获益，Qu等对20个随机对照试验和5个观察性研究进行了系统评价，发现自体PRP可增加下肢糖尿病溃疡创面的完全闭合率、缩短愈合时间及减小创面面积。

负压伤口治疗在糖尿病足创面的应用越来越多，负压治疗可起到充分引流、封闭创面、固定创面及辨别肉芽组织活力的作用。负压治疗使用得当，临床效果加倍。负压治疗使用前，需要明确其治疗的适应证和禁忌证。

糖尿病足负压伤口治疗的适应证：①负压伤口治疗应在播散感染控制后进行；②缺血纠正是实施负压伤口治疗的前提；③彻底清除坏死组织是负压伤口治疗提高疗效的关键；禁忌证：播散感染未控制、重度缺血未纠正。通常不建议动脉重建术后立即启动清创及负压伤口治疗。

此外，糖尿病足还有一些辅助治疗手段，如高压氧疗、局部氧疗、物理治疗、皮肤替代物、干细胞、胎盘衍生品、生长因子等，这些治疗手段临床疗效尚未得到广泛验证，或者治疗手段成本较高，目前未在临床广泛应用。

（四）手术治疗

随着治疗方法的进步和技术的不断提高，糖尿病足的截肢率逐渐下降，保肢率逐步提高。挽救肢体的评估应从治疗感染时开始进行。适当的引流和抗生素的使用能明显改变患者的足外观和生存能力。若无法挽救肢体，需行膝下位或膝上位截肢。

《中国糖尿病足防治指南（2019版）》提出截肢的手术适应证。

1. 糖尿病足Wagner分级为4～5级坏疽。

2. 糖尿病足Wagner分级为3级合并严重感染伴随全身症状（主要是全身炎症反应）危及生命，如气性坏疽；不能控制的化脓性关节炎；长期存在的慢性骨髓炎引起肢体严重畸形，功能丧失，甚至诱发癌变。

3. CLI经过积极内科非手术治疗、各种血管重建手术仍不能耐受的疼痛、肢体坏死或感染播散。

4. 糖尿病Charcot足合并混合感染经对症治疗无效，并严重影响功能者，截肢后安装义肢改善功能，提高生活质量，为相对适应证。

（五）改善缺血

糖尿病下肢血管病变是由于长期高血糖而出现下肢动脉粥样硬化、微血管病变及周围神经病变，进而发生肢体缺血、缺氧、坏疽、感染等病理改变，又称“糖尿病性动脉闭塞症”，其具有以下临床特点。

1. 发病率高、进展快、后果严重，感染是核心加重因素，与缺血表现不平行。

2. 糖尿病下肢血管病变最严重部位常在胫前、胫后和腓动脉分叉以远的末梢动脉，主要表现为微循环障碍。

3. 糖尿病足除有血管病变因素参与外，还有神经病变和感染因素参与，湿性坏疽较多，致残率高。在纠正缺血之前，控制感染，减少进行性坏死是重要步骤。

糖尿病周围血管病变的治疗原则：控制危险因素、内科治疗和外科治疗。药物治疗的适应证：有症状的周围血管病变，Fontaine分期在Ⅱ期及Ⅱ期以上，或者Rutherford分级在1级及1级以上，临床表现为间歇性跛行、静息痛，甚至溃疡或坏疽。主要治疗目的是缓解患肢疼痛症状，改善血管重建术后组织灌注及生活质量。治疗的药物包括舒张血管药物、抗血小板/抗凝药物。

外科治疗的适应证：①糖尿病周围血管病变导致肢体严重缺血，Fontaine分期为Ⅲ、Ⅳ期，或者Rutherford分级在4级及4级以上，临床表现为患肢静息痛或者溃疡、坏疽；②严重的患肢间歇性跛行，影响生活质量，Fontaine分期为Ⅱb期，或者Rutherford分级为3级。目前，主要的外科治疗方法包括血管旁路手术和腔内血管成形术两种。

（六）减负治疗

减轻足底压力对预防及治疗糖尿病足有帮助，减轻足底压力方法有支具、鞋袜、外科手术。减压支具包括全接触石膏支具、可拆卸支具、充气鞋、糖尿病足治疗鞋。鞋袜减压治疗能降低溃疡的复发率。减压支具包括可拆卸的膝上减压装置、不可拆卸的膝上减压装置及矫形鞋等，需结合患者足部感染情况、下肢缺血情况、患者本身意愿进行选择。感染可控的糖尿病神经性前足溃疡患者，建议使用不可拆卸支具。不伴缺血的足底感染患者可选择使用拆卸支具。通过非手术治疗不能治愈的活动性足溃疡患者，可选择外科减压方法，包括跟腱延长、趾骨头截除、关节矫形、足趾屈肌腱切断术。跟腱延长术只适用于踝关节背屈受限的患者。槌状趾、存在诱发溃疡的体征或有足趾溃疡的糖尿病患者，非手术治疗失败，可推荐足趾屈肌腱切断，以预防或治疗足趾溃疡。

（七）神经病变的治疗

糖尿病神经病变以远端对称性多发神经病变最多见，是糖尿病足的重要发病因素之一。糖尿病神经病变的对因治疗包括代谢控制、抗氧化应激、改善微循环、抑制醛糖还原酶和神经修复等；对症治疗主要是改善疼痛症状。

（八）糖尿病足全身情况管理

包括全身营养状况管理、心血管疾病管理、肾脏疾病管理、糖尿病足相关情绪问题等。

1. **全身营养状况管理** 糖尿病足患者在控制血糖同时需注意营养均衡。营养管理需特别强调：①达成个体化的血糖、血压、血脂及白蛋白的控制目标；②达到并保持体重目标值；③促进DFU的愈合。

2. **心血管疾病管理** 心血管疾病是导致DFU患者死亡的最主要因素。DFU同时存在许多心血管疾病危险因素，如高血压、糖尿病、大血管与微血管病变，糖尿病外周神经病变、低蛋白血症、多种药物同时使用等，及时处理危险因素与治疗已存在的心血管疾病，能降低DFU患者诊疗过程中的死亡风险。

3. **肾脏疾病管理** 有慢性肾病的患者，随着肾小球滤过率的下降，溃疡不愈合、大截肢和死亡风险成倍增加，心血管事件的发生率也进一步提高。因此，应加强糖尿病肾病的早期诊断与干预。

4. 糖尿病足相关情绪问题 糖尿病足患者的焦虑、抑郁的患病率可达30%以上，抑郁会增加糖尿病足部溃疡的发生风险，且与溃疡的持续和复发明显相关。对糖尿病患者的焦虑、抑郁进行有效干预，可以改善糖尿病足的治疗结局、延长患者生命、提高患者生存质量，故在临床治疗、护理中应该引起重视。

八、健康教育

1. 基础知识教育 向患者详细介绍糖尿病足的概念、病因、发病机制及危害，使其对疾病有全面的认识。告知患者控制血糖是预防糖尿病足进一步恶化的重要前提。严格按照医嘱使用降糖药物，定期监测血糖水平，保持血糖稳定。

2. 足部日常护理及自我管理

（1）每天检查双足，特别是足趾间，观察有无色泽、温度、水疱、皲裂、鸡眼、胼胝、趾甲内陷等异常情况。

（2）每天用温水（低于37 ℃）洗脚，不要使用热水，洗脚时间不超过5 min。洗完后用浅色毛巾擦干，尤其是趾间，避免潮湿环境引发感染。

（3）每天在光线明亮的环境下检查足部及足趾间皮肤情况，必要时请家属进行协助检查。

（4）对于足部皮肤干燥的患者，可使用油膏类护肤品，但避免在趾间使用，不宜用爽身粉。

（5）选择合适鞋袜：选择平底、棉质、软底、透气、松紧合适的鞋，以及浅色棉袜。避免穿高跟鞋、尖头鞋、过紧或有毛边的袜子。定期检查鞋内有无异物或异常，避免损伤足部。

（6）修剪趾甲。趾甲不宜过长，应定期修剪，水平地剪，避免剪得过短或损伤甲床。修剪后可用小锉子将趾甲边缘修圆滑。有视力障碍者，请家人帮助修剪。

（7）避免赤足行走。无论何时何地，都应避免赤足行走，以防足部受伤。

（8）有条件的患者，可使用非接触红外线测温仪，监测足部温度，及时发现足部，尤其是深部组织的病变。

（9）避免使用热水袋、电热毯等热源直接保暖足部，以防烫伤引发溃疡。若足部出现水疱、破损等异常情况，应及时就医处理。

（10）不要自行修剪或利用化学药物清除鸡眼和胼胝。

（11）有足癣者要积极进行治疗，防止因瘙痒随意搔抓引起的皮肤破溃。

（12）定期进行糖尿病足筛查，早期发现潜在危险因素，及时采取干预措施。

3. 健康生活方式 保持良好的生活习惯，如戒烟、限酒、合理饮食、适量运动等，有助于降低糖尿病足的风险。

九、小结

糖尿病足治疗难度大，存在高致残、高致死及高复发率的特点，给患者及家庭带来巨大经济负担。早期识别和及时有效地干预危险因素对糖尿病足的防治非常重要。糖尿病足的风险评估主要包括足溃疡、保护性感觉丧失、下肢血管检查、询问病史、皮肤检查、骨和关节评估、认知障碍，以及鞋、足部护理能力等方面。糖尿病足的治疗是多学科合作诊疗过程，包括血糖控制、感染控制、伤口处理、手术治疗，改善缺血、减负治疗、神经病变的治疗、全身情况管理等许多方面。贯彻预防为主、专业化诊治和多学科协作理念能有效降低DFU的发生、发展，提高治愈率，降低截肢率并减少医疗费用。

临床典型案例

【病例摘要】

患者，男性，56岁。2015年右足伤口不愈合，自行换药多年，2024年6月右足伤口加重，右腿淋巴水肿。2024年6月25日，以“糖尿病足”（图5-11-1）就诊于我院。患者糖尿病病史7年、高血压病史10年，高脂血症病史10年。诊断：糖尿病足Wagner分级3级、播散感染、下肢水肿、糖尿病、高血压、高脂血症。

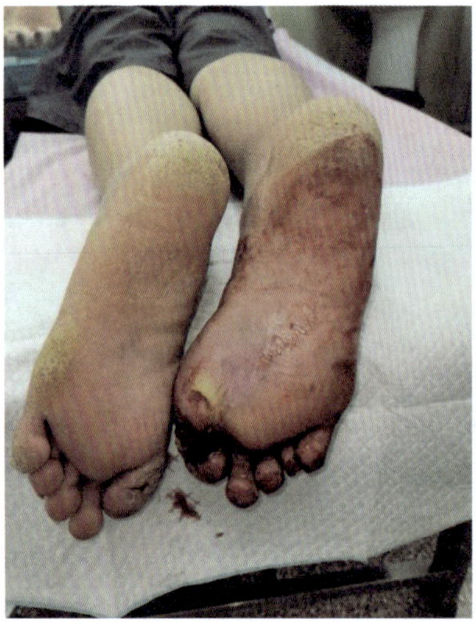

（a）足底

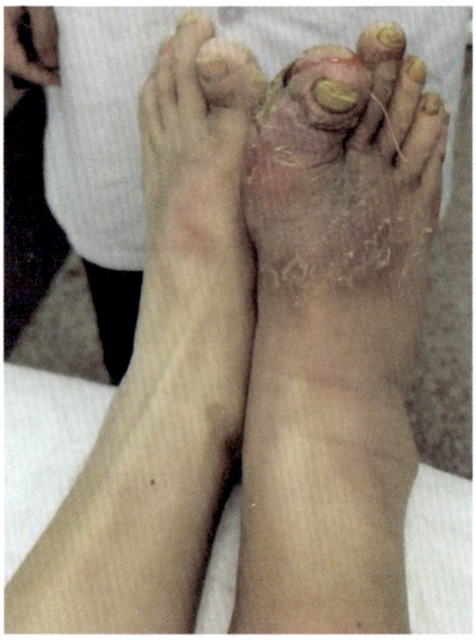

（b）足背

图5-11-1　入院时伤口足底、足背外观

【全身评估】

影响因素	临床思维
1. 慢性疾病	糖尿病7年，空腹血糖9.0 mmol/L，糖化血红蛋白8.4%，因糖尿病出现周围神经病变，足底感觉减退，足部麻木感，足部皮肤干燥皲裂。高血压、高脂血症病史10年

续　表

影响因素	临床思维
2. 不良生活习惯	吸烟30年，每天20支，饮酒30年，每周250 ml。吸烟会降低血液中氧气含量，使外周血管收缩，造成伤口缺血、缺氧，从而延缓伤口愈合
3. 炎症反应	C反应蛋白、降钙素原、中性粒细胞百分数均升高（患者是否有体温升高，呼吸加快，心率加快等全身炎症反应综合征的表现）。感染波及全身，是应用抗生素的指征
4. 组织灌注	下肢淋巴水肿，局部压力的增加使局部组织灌注不足，皮肤及皮下组织处于缺血、缺氧状态
5. 疼痛	伤口局部炎性介质刺激引起疼痛
6. 社会支持系统	家庭和睦，非本地医保

【局部评估】

影响因素	临床思维
1. 播散感染：右足踇趾、第1及第2跖趾关节处红肿伴皮温升高，第1跖趾关节屈侧面可见一长度约为3 cm溃疡，并有血液及脓液流出，伴有触痛。伤口分期：感染进展期	播散感染是全身应用抗生素的指征 及时充分引流是感染控制的首要措施
2. 第一踇趾骨髓炎	拍X线或CT检查，明确诊断
3. 双下肢凹陷性水肿	局部微循环差。控制水肿，改善微循环
4. 伤口周围皮肤红肿、弹性差、角质层薄	选择外层敷料时兼顾周围皮肤的保护

【护理决策思考】

1. 感染阶段　伤口处于播散感染、感染进展期阶段，主要处理策略是及时充分引流，在患者疼痛可以耐受的情况下，去除影响引流的坏死组织，即黑痂和腐肉，确保伤口局部引流通畅。因下肢淋巴水肿，导致肢体末梢缺血及局部组织感染造成肉芽屏障（伤口愈合过程中，肉芽组织形成的一种保护屏障。肉芽组织是由新生的毛细血管及增生的成纤维细胞构成，质地鲜红，有颗粒感）脆弱，过度清创会扩大组织坏死范围并导致感染加重，因此对于分界不清的坏死组织暂不清除。

2. 感染控制后　组织活力恢复，闭合伤口，①爬皮愈合。需要较长时间，在肉芽生长阶段容易造成肉芽的感染或老化。②手术方式，感染得到有效控制后，坏死组织与健康组织分界清晰，组织活力恢复，启动手术进行彻底清创，最大限度清除坏死组织和死骨，运用PRP填塞后闭合伤口。

3. 决策制定　患者全身状况较好，血糖控制稳定，希望早日闭合伤口，回归工作岗位。综合考虑，患者目前更适合采用手术的方式闭合伤口。

4. 治疗实施

（1）多学科合作，给予全身支持：①全身抗感染治疗。②内分泌科。合理用药，控制血糖。③心内科。调控血压，降血脂。规律用药，并定期检测血压、血脂指标。④戒烟、戒酒。

（2）表面活性剂（液体伤口敷料）清洁伤口床及周围皮肤，表面活性剂能够有效降低伤口床上生物膜的表面张力，瓦解生物膜。

（3）根据伤口基底的情况，选择亲水纤维银类内层敷料，吸收渗液同时协同作用，促进自溶性清创。播散感染得到有效控制，周围组织活力得到恢复，通过手术治疗彻底清创，去除死骨及坏死组织，填塞PRP，促进肉芽组织生长，闭合伤口。

（4）外层敷料可选择泡沫类敷料，保护伤口、管理渗液。

（5）健康宣教

1）向患者及家属强调血糖控制的重要性，监测空腹及三餐后血糖并记录，遵医嘱注射餐前及睡前胰岛素。饮食上低盐、低脂糖尿病饮食，避免引起血糖波动，将血糖控制在正常范围才有利于伤口愈合。

2）嘱患者足部避免行走及负重，减轻局部压力。指导患者进行踝泵运动，促进下肢血液循环，改善足部营养。

3）戒烟戒酒。向患者宣教吸烟嗜酒的危害。引起患者足够的重视。

4）强调心理支持的重要性，鼓励家属多关心、关爱患者，提供更多心理支持。

创面处理步骤及治疗效果见图5-11-2、图5-11-3。

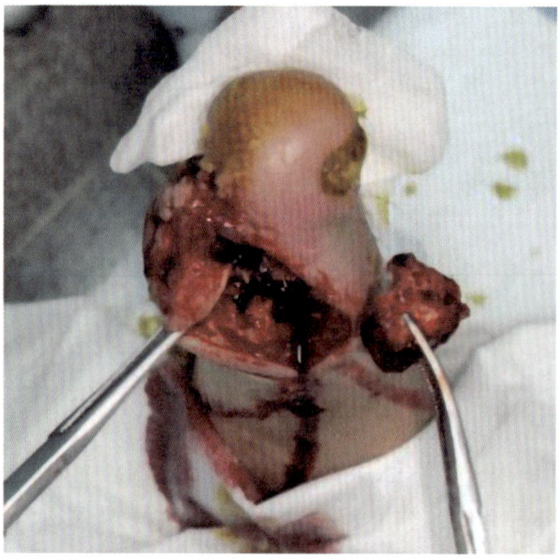

（a）切开引流

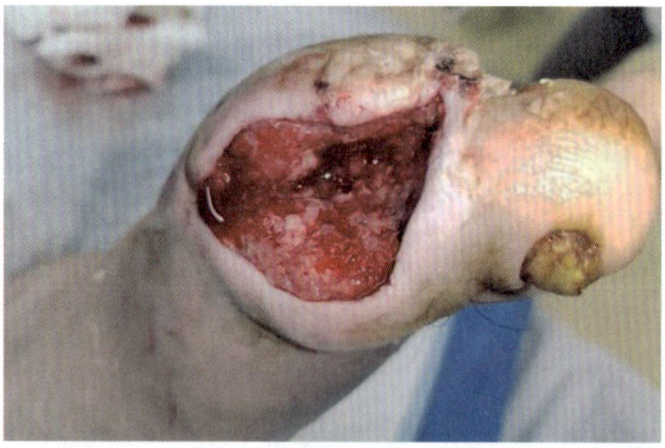

（b）伤口床准备

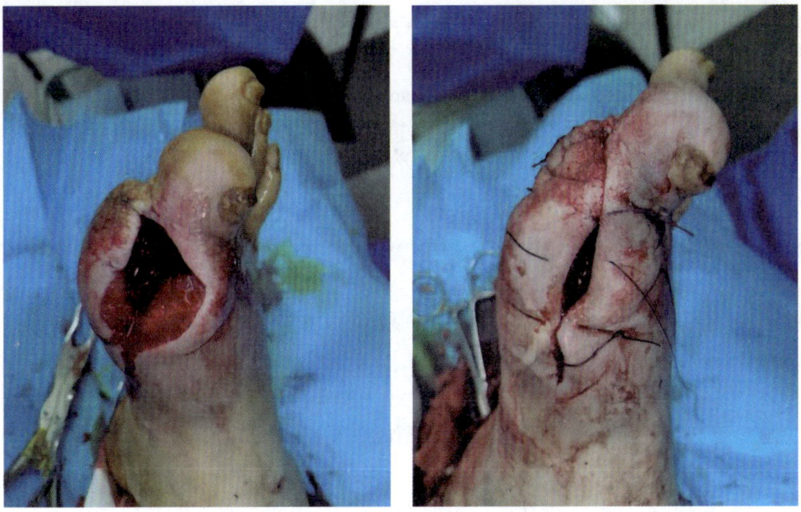

（c）手术彻底清创　　（d）填塞富血小板血浆、缝合

图5-11-2　创面处理步骤

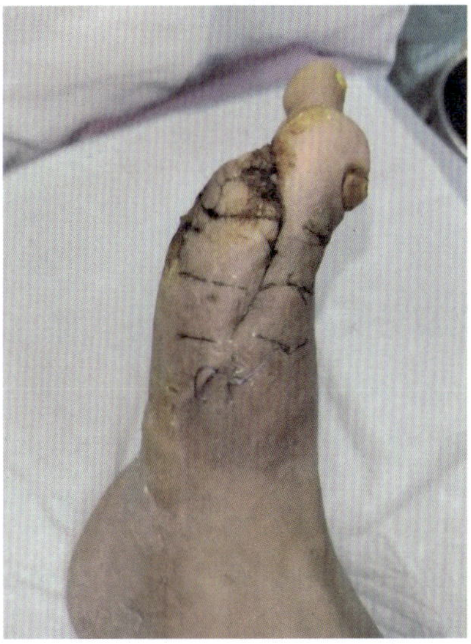

图5-11-3　术后3周伤口外观（愈合）

参考文献

［1］周子慧，李恭驰，邹利军，等. 2022年糖尿病足基础与临床研究进展［J］. 感染、炎症、修复，2023，24（1）：1-6.

［2］薛耀明，邹梦晨. 中国糖尿病足防治指南（2019版）解读［J］. 中华糖尿病杂志，2019，11（2）：88-91.

[3] 孙子林，杨兵全，姜玉峰，等. 糖尿病足规范化全程管理手册［M］. 南京：东南大学出版社，2019.
[4] FERNANDO ME，SENEVIRATNE RM，TAN YM，et al. Intensive versus conventional glycaemic control for treating diabetic foot ulcers［J］. Cochrane Database Syst Rev，2016，2016（1）：CD010764.
[5] 许樟荣，徐俊（译），冉兴无（审校）. 糖尿病患者足感染的诊断与治疗指南（IWGDF/IDSA2023年版）——《国际糖尿病足工作组：糖尿病相关的足病预防与管理指南（2023）》的一部分［J］. 感染、炎症、修复，2024，25（1）：47-70，封三.
[6] QU W，WANG Z，HUNT C，et al. The Effectiveness and Safety of Platelet-Rich Plasma for Chronic Wounds：A Systematic Review and Meta-analysis. Mayo Clinic proceedings，2021，96（9）：2407-2417.
[7]（美）斯德威. 糖尿病足［M］. 天津：天津科技翻译出版公司，2011.
[8] 徐旭英.《中国糖尿病足防治指南2019》解读［J］. 中国临床医生杂志，2023，51（4）：394-397.
[9] 周秋红，耿琳华，靳松娜（译），陈利鸿，冉兴无，许樟荣（审校）. 糖尿病相关的足病预防与管理实践指南（2023年更新版）——《国际糖尿病足工作组：糖尿病相关的足病预防与管理指南（2023）》的一部分[J]. 感染、炎症、修复，2024，25（1）：3-13，32.
[10] 李恭驰，王知，李炳辉（译），李秋，许樟荣（审校）. 糖尿病相关的足溃疡预防指南（2023年更新版）——《国际糖尿病足工作组：糖尿病相关的足病预防与管理指南（2023）》的一部分［J］. 感染、炎症、修复，2024，25（1）：14-32.
[11] 孙子林，杨兵全. 糖尿病足规范化全程管理手册［M］. 南京：东南大学出版社，2019：022-026.
[12] 宁宁，廖灯彬，刘春娟. 临床伤口护理［M］. 北京：科学出版社，2017.
[13] 王泠，胡爱玲. 伤口造口失禁专科护理［M］. 北京：人民卫生出版社，2019.

第十二节　创伤性溃疡的伤口护理

一、创伤性溃疡的定义及分类

（一）定义

创伤性溃疡（traumatic ulcer，TU）是指有明确外伤史，并在此基础上发生的溃疡，这种溃疡可以由多种创伤因素引起，包括但不限于机械性、物理性及化学性等局部刺激因素。TU的临床表现依损伤性质而异，部位各异。常见的TU包括机械性创伤性溃疡、化学性创伤性溃疡、热损伤性溃疡和放射性溃疡等。TU是临床慢性溃疡主要种类，约占体表慢性溃疡住院患者的67.5%。在慢性难愈创面病例中，TU占31.1%～34.75%。其治疗通常强调去除创伤因素，并采取适当的创面处理措施，以促进愈合。

（二）分类

1. **机械性创伤性溃疡**　通常指机体受到机械性暴力作用后，致伤物或致伤因素作用于机体引起的组织结构破坏和/或功能障碍。按致伤物性状，分为钝器伤、锐器伤及火器伤；按损伤类型，分为自杀伤、他杀伤、意外或灾害伤；其他特殊类型损伤，如交通损伤、坠落伤和颅脑损伤。当以上机械性损伤造成的皮肤连续性破坏时，因创面处理不当、清创不彻底或换药不当可继发的伤口感染、坏死，或者血管、神经损伤，影响肉芽生长，妨碍伤口愈合（图5-12-1）。

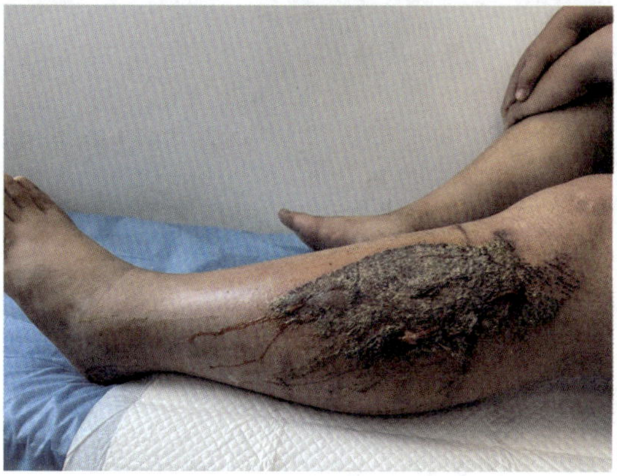

图5-12-1　机械性创伤性溃疡

2. 化学性创伤性溃疡　通常指由酸、碱或有机化合物引起，造成皮肤损伤或呼吸道黏膜溃疡。其中，酸性化学物质是最常见的致伤因素。化学物质引发的症状类似浅表烧伤的症状，包括红、肿和疼痛，伴或不伴随水疱。化学性创伤性溃疡（图5-12-2）的患者通常损伤皮肤全层，出现组织坏死。还有一种是在静脉治疗过程中，腐蚀性药物经静脉管腔渗入到血管以外的皮下组织，造成皮肤损伤，此为药物外渗（图5-12-3），具体内容详见第五章第十三节。

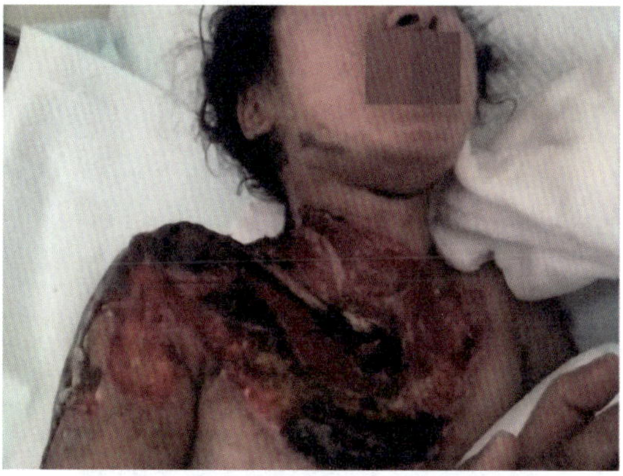

图5-12-2　化学性溃疡创面（硫酸烧伤）

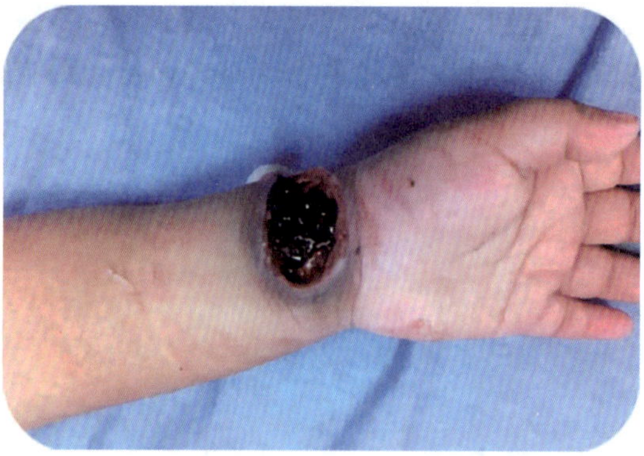

图5-12-3　药物外渗创面（葡萄糖酸钙外渗）

3. 热损伤性溃疡　通常指由于高温刺激造成人体皮肤、黏膜的损伤，进而形成的溃疡（图5-12-4）。热损伤性溃疡常见于皮肤或黏膜接触过热物体或液体后，如热水、热油及火焰等。热损伤（图5-12-5）占烧伤的85%～90%，其初始表现可能为水疱，疱皮破溃后形成糜烂面或浅表溃疡，伴有明显的疼痛。其损伤程度取决于受伤面积、部位和深度。可参照烧伤的三度四分法对溃疡进行分度（表5-5-2）。

4. 放射性溃疡　又称“辐射性溃疡”，是放射性皮炎（图5-12-6）严重时的一种溃疡表现。放射性溃疡是由电离辐射（如α、β、γ及X射线等）对皮肤和黏膜的急性或慢性照射损伤引起的局限性皮肤黏膜缺损，是肿瘤局部放疗中最常见的并发症。当皮肤直接暴露于辐射，照射部位常出现红斑、脱屑、水疱、糜烂及色素沉着等症状，严重时可能发生局部坏死和溃疡，并伴有瘙痒、疼痛及烧灼感等不适。约50%的肿瘤患者在治疗过程中需要接受局部放疗，而其中95%的患者会经历不同程度的放射性皮炎，尤以头颈部肿瘤、乳腺癌和肺癌患

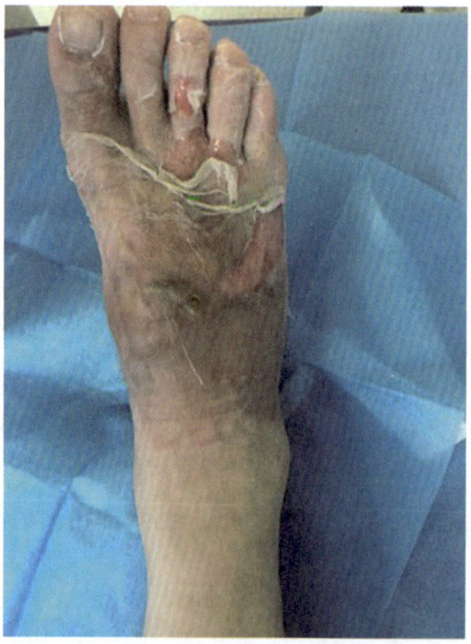

图5-12-4　热损伤性溃疡

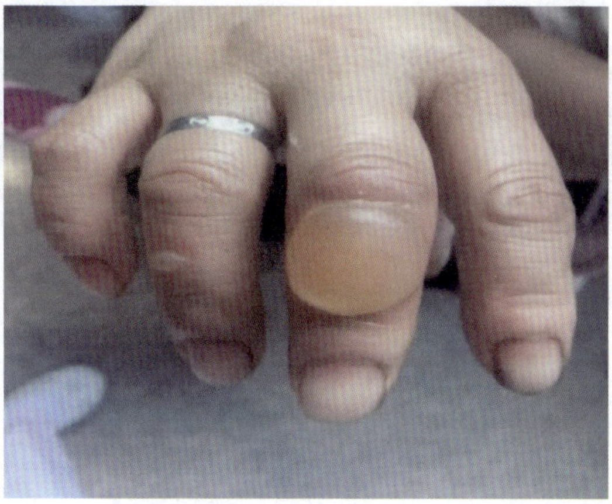

图5-12-5　热损伤

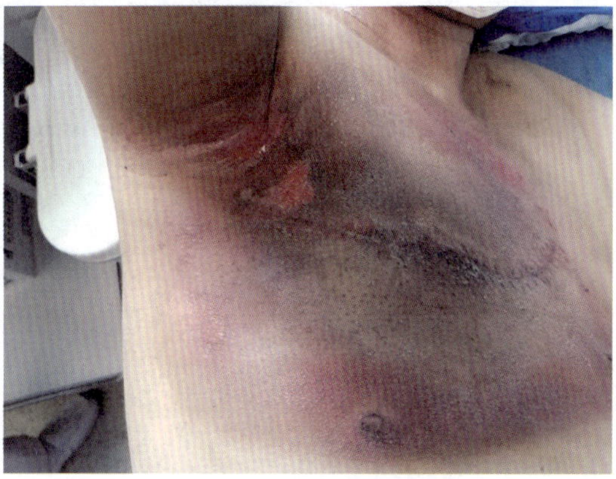

图5-12-6　放射性溃疡

者为多见。大部分患者表现为轻度或中度皮炎，但20%～25%的患者可能发展为皮肤糜烂，严重时甚至出现溃疡，约49%的头颈部放疗患者会在治疗期间出现Ⅲ～Ⅳ级放射性皮炎。

放射性皮炎可分为急性期和慢性期，两者在病情严重程度、病程、临床表现及预后方面均有较大差异。急性期放射性皮炎通常在放疗或辐射暴露后90天发生，皮肤改变可在数小时内出现，并在数小时至数天内消退。皮肤表现包括红斑、水肿、脱屑、糜烂、溃疡、色素沉着及毛发脱落等，其发生过程呈剂量依赖性。一般情况下，急性皮肤反应会在停止放疗后1个月内痊愈。慢性放射性皮炎通常在放射治疗完成后数月至数年出现，常见表现为色素减退或色素沉着、毛细血管扩张、表皮萎缩及纤维化（表5-12-1）。在众多放射性皮炎的分级标准中，推荐使用美国肿瘤放疗学会（Radiation Therapy Oncology Group，RTOG）和美国国立癌症研究所不良事件通用术语标准5.0版（National Cancer Institute Common Terminology Criteria For Adverse Events Version 5.0，NCI CTCAEv5.0）进行诊断。二者的分级标准类似，均具备客观、清晰及简洁的特点，便于临床应用（表5-12-2）。

表5-12-1 急性放射性皮炎和慢性放射性皮炎表现

急性皮肤反应（数小时至数周）			慢性皮肤反应（数周至数年）		
临床表现	剂量（Gy）	发病时间	临床表现	剂量（Gy）	发病时间
一过性红斑	2	数小时	迟发性溃疡	＞45	辐射后数周
淡红斑、毛发脱落	6～10	7～10天	坏死/萎缩	＞45	辐射后数月
红斑、色素沉着	20～25	2～3周	纤维化	＞45	辐射后6个月至数年
干性脱屑	20～25	3～4周	毛细血管扩张	＞45	辐射后6个月至数年
湿性脱屑	30～40	≥4周	—	—	—
溃疡	＞40	≥6周	—	—	—

注：—. 无内容。

表5-12-2 美国肿瘤放疗学会和美国国立癌症研究所不良事件通用术语标准评估分级系统

项目	病程	Ⅰ级	Ⅱ级	Ⅲ级	Ⅳ级	Ⅴ级
NCI CTCAEv5.0	急性	淡红斑或干燥性鳞屑	中度红斑和片状湿性脱屑，多局限于皮肤皱褶处；中度水肿	非褶皱部位的湿性脱屑，轻伤或摩擦可出血	危及生命；皮肤全层坏死或溃疡；受累部位可自发性出血，植皮	死亡
RTOG急性放射损伤分级标准	急性	水疱性、淡红斑或暗红斑；脱发；干性脱屑；少汗	触痛性红斑或鲜红斑，片状湿性脱屑；中度水肿	皮肤褶皱部位以外融合性湿性脱屑；凹陷性水肿	溃疡；出血；坏死	死亡
RTOG慢性放射损伤分级标准	慢性	轻度萎缩；色素改变；脱发	片状萎缩；中度毛细血管扩张；完全脱发	显著的皮肤萎缩；粗大的毛细血管扩张	溃疡	死亡

注：RTOG. 美国肿瘤放疗学会；NCI CTCAEv5.0. 美国国立癌症研究所不良事件通用术语标准5.0版。

二、创伤性溃疡的评估与诊断

（一）创伤性溃疡的评估

准确评估是制订有效护理、治疗计划的基础和关键，对促进伤口愈合具有重要意义。评估内容可分为致伤原因评估、全身评估和局部评估。

1. **致伤原因评估** 询问患者或陪同人员患者致伤原因、受伤时间、伤后处理方法等，判断TU的分类、分期及分级等。

2. **全身评估** 了解患者年龄、体重与BMI、营养状态、既往疾病史、药物使用史、敷料过敏史、身体功能状态、心理状态、社会支持系统及各项实验室检查指标。充分了解可能影响伤口愈合的各种因素、是否存在全身感染、发热及水肿等。

3. 局部评估 了解伤口位置、大小、深度（是否累及骨骼、神经、血管、内脏等）、出血情况、疼痛情况及局部感染情况；按照“TIME”原则和评估三角内容评估局部伤口床颜色、渗出液性质、量、气味；伤口床周围皮肤颜色、质地、感觉、血管情况及深部组织暴露状况等。

（二）创伤性溃疡的诊断

1. 影像学检查

（1）超声检查：可用于评估溃疡的深度、周围组织的血流情况及是否存在感染或脓肿，明确瘘管的走行及深度。

（2）CT检查：用于评估溃疡是否侵及深层组织（如肌肉、骨骼），显示深部脓肿的范围或感染的扩展情况，也可以高敏感度检测异物。

（3）MRI检查：用于深部组织和骨骼的评估，尤其适用于疑似骨髓炎、深部软组织感染、肉芽组织与坏死组织的分辨，更清晰显示炎症及缺血性组织。

2. 实验室检查

（1）通过血常规、C反应蛋白等炎症指标，评估感染和全身健康状况。

（2）凝血酶原时间、活化部分凝血活酶时间及D-二聚体等，评估凝血功能是否正常。

（3）从伤口分泌物中提取样本，进行细菌培养，有助于识别感染的病原体，指导抗生素的使用。

（4）血糖指标，排除糖尿病或评估糖尿病患者血糖控制情况。

（5）肝肾功能指标，了解全身代谢状况及抗生素使用的安全性。

（6）营养指标：如白蛋白、前白蛋白及总蛋白水平，评估患者的营养状况。

（7）免疫相关检查：自身抗体筛查，排除结缔组织疾病（如红斑狼疮）。免疫球蛋白水平，评估免疫状态。

（8）组织病理活检：从溃疡边缘或底部取组织，排除恶性肿瘤或特异性感染（如结核性溃疡）。

3. 光学成像技术 高分辨率成像，如光学相干断层扫描，可用于评估皮肤和黏膜的微观结构变化，辅助诊断。

三、创伤性溃疡的伤口处理

（一）去除致病因素

创伤总是在一定环境中发生，不少特殊环境因素本身对机体就会产生不利影响，故也会加重伤情，延缓伤口愈合。去除致病因素，是创伤救治首要措施。根据全身评估结果，判断影响伤口愈合因素，改善相关因素，促进伤口愈合。

（二）伤口局部处理

1. 清洁、清创、控制感染 创伤性损伤强调手术治疗，对于TU不深、面积小或散在多发者，非手术治疗也能治愈。非手术治疗的原则强调清洁、彻底清创，控制感染，避免急性溃疡发展成慢性溃疡。溃疡以保护为主，控制感染，局部处理时，可依据“TIME”原则，个性化选择机械清创、自溶性清创、抗感染、控制吸收渗液的敷料，创造伤口愈合环境。但此类溃疡若不解除致伤原因，其治愈可能性小。

2. **创面保护** 根据创面深度、面积、分泌物多少选择合适敷料。①对于浅表溃疡伤口，使用水胶体敷料维持湿润环境；②对于渗出量较多及受压部位的溃疡类伤口，使用泡沫敷料提供缓冲保护并吸收分泌物；③对坏死完全消失、健康肉芽生长良好及边缘上皮爬行的溃疡类伤口，使用水凝胶敷料有助于保湿促生长，同时抑制瘢痕增生；④对存在较高感染风险患者，根据使用场景酌情使用银泡沫、银油纱、亲水纤维银或藻酸盐银等含银敷料。

（三）全身管理

1. **营养管理** TU的营养支持应以高热量、高蛋白饮食为基础，补充丰富的维生素（如维生素C、维生素A、维生素E）和矿物质（如锌、铁、钙），以促进组织修复、增强免疫力和加速伤口愈合。可使用营养风险筛查2002对患者进行营养风险筛查。营养状态良好的患者可根据患者个人喜好及既往病史，安排常规健康饮食。对于营养不良的患者，需要结合既往病史等信息，制订个性化营养计划。

2. **疼痛管理** TU的疼痛管理应以缓解疼痛、改善生活质量为目标，遵循个体化、分阶段和多学科诊疗的原则。采用综合方法，包括局部处理（如使用功能性敷料和湿性愈合理论进行伤口床准备）、药物治疗（如非甾体抗炎药、局部麻醉药或必要时使用镇痛药）。同时，应针对疼痛的具体原因（如感染、压迫、炎症）进行干预，使用NRS（图5-12-7）定期评估疼痛程度并及时调整疼痛管理方案。必要时进行多学科协作，以减轻患者疼痛。

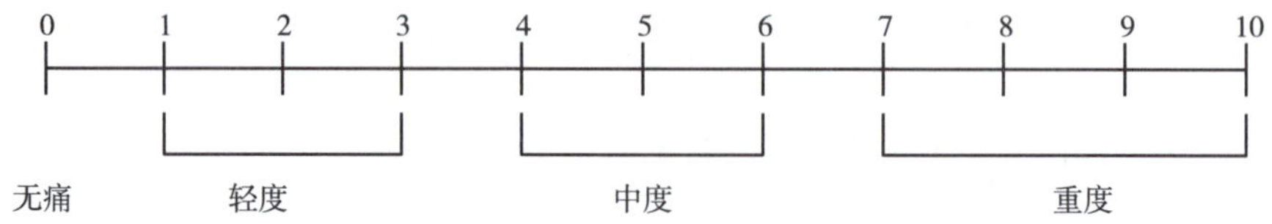

图5-12-7 数字分级评分法（NRS）

3. **心理护理** 创伤性溃疡的心理护理原则强调建立良好的护患关系，积极进行心理疏导，通过有效的沟通以减轻患者的心理负担，并争取家庭和社会支持。操作时，注意患者情绪的变化，做好操作前、中、后的解释和健康教育指导。常规情绪管理效果欠佳者，可采用焦虑、抑郁评估专业量表筛查其是否存在情绪障碍，对量表结果显示阳性者，需联合心理科或精神科医师共同干预。

临床典型案例

【病例摘要】

患者，男性，62岁。工地工人。主因发热、左腿部外伤（图5-12-8）就诊于我院。患者主诉3周前骑电动车摔伤，致小腿胫骨外侧大面积创伤，伤口流脓，就诊前于外院输抗生素1周，现仍低热。既往有高血压病史10年、糖尿病史7年。

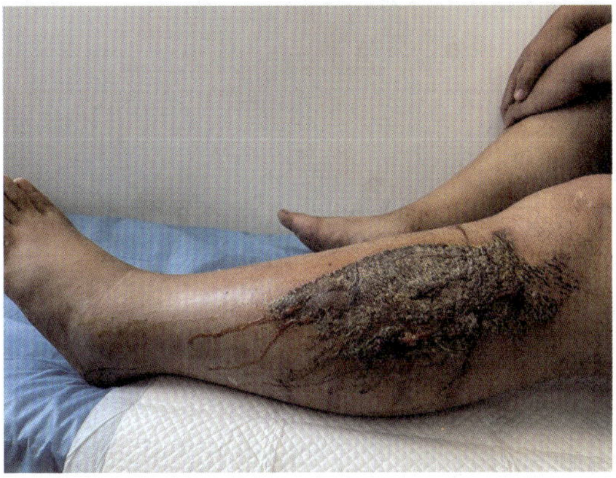

图5-12-8 患者入院时左下肢外观（创伤性溃疡）

【全身评估】

影响因素	临床思维
1. 年龄	患者62岁，属于老年人群，随着年龄增长，组织修复能力减弱，免疫力下降，愈合时间可能延长
2. 内分泌代谢状态	患者糖尿病病史7年，既往血糖控制不佳，未进行定期血糖监测，影响伤口愈合
3. 营养状况	患者偏瘦，发生外伤后未能增加伤口愈合必需的蛋白质、维生素及微量元素
4. 活动能力	患者一般活动能力尚可
5. 组织灌注	高血压病史10年可能导致血管硬化，降低局部组织灌注，加上糖尿病可能导致微循环障碍，需评估其下肢血流状态。因患者拒绝进一步检查，可通过望、触进行初步评估。患者左小腿肿胀，局部皮温高，双足皮温正常，可触及足背动脉
6. 疼痛	伤口局部炎性介质刺激引起疼痛，走路时加重
7. 社会支持系统	患者单身，缺乏家庭关爱，外伤后未能及时就诊，对糖尿病相关知识缺乏，不能按时服药并进行血糖监测。工作环境差，个人卫生差
8. 心理社会评估	作为工地工人，经济状况较为一般，可能影响其治疗依从性。应评估其是否存在经济压力、抑郁或焦虑等心理问题
9. 免疫状态评估	糖尿病会降低免疫能力，需进一步评估有无其他免疫抑制因素

【局部评估】

影响因素	临床思维
1. 伤口局部情况：伤口表面有渗出液、血液及坏死脱落的组织干燥后形成的一层褐色硬痂	细菌感染时，痂皮阻碍渗出液引流，痂下成为“培养基”，加重细菌感染，影响伤口愈合过程
2. 渗出物性质：伤口床有坏死组织覆盖，脓性渗出	控制感染，管理渗液，充分评估患者全身状况后决定清创方式
3. 周围皮肤软组织情况：伤口周围皮肤红肿伴疼痛	选择外层敷料时应兼顾周围皮肤的保护。注意下肢静脉回流及淋巴回流
4. 伤口病程情况	伤口持续时间较长、伴低热，需尽快引流，避免全身感染

【护理决策思考】

1. 非手术治疗 基于患者的全身评估和局部评估，选择局部机械性清创方式去除部分硬痂，加强引流。给予输注抗生素，并根据患者经济情况选择合适的内外层敷料进行感染控制、渗液管理。给予全身营养支持，控制血糖、注意休息，抬高患肢。

2. 手术治疗 外科手术清创。

3. 决策制定 依据患者个人意愿及全身状况选择非手术治疗。

4. 治疗实施

（1）多学科诊疗，给予全身支持：①内分泌科。合理用药，控制血糖。②营养科。协助患者制定食谱，增加蛋白质摄入量，保证伤口愈合所需营养。③创伤外科。对患者检查后排除骨折及神经系统损伤。④疼痛科。对患者进行疼痛评估，考虑疼痛由伤口局部感染引起，建议继续口服抗生素。

（2）患肢膝下用温盐水进行清洗，碘伏清洗局部伤口及周围皮肤。

（3）局部去痂，加强引流，控制局部感染。根据医嘱使用口服抗生素。

（4）根据伤口基底的情况，选择银泡沫敷料，其在吸收渗液同时加强局部抗感染。在基底组织类型达到或接近100%红色肉芽组织后，可选择泡沫敷料或者水胶体类敷料，促进新生肉芽组织生长，至伤口痊愈（图5-12-9）。

（5）健康宣教：①指导患者加强个人卫生。按时换药，注意休息，抬高患肢。②根据营养科建议，指导患者加强营养，同时控制血糖，促进伤口愈合。③强调社会支持的重要性，根据患者的经济情况及工作环境，制定符合患者意愿的治疗方案，增强患者治疗信心。

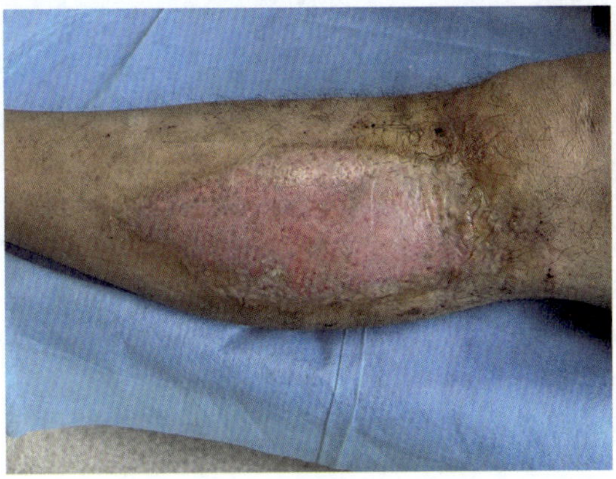

图5-12-9　治疗后患者左下肢外观

参考文献

［1］中华医学会创伤学分会组织修复专业委员会（组）. 慢性伤口诊疗指导意见（2011版）第4讲　创伤性溃疡［J］. 中国临床医生，2011，39（12）：55-57.

［2］柏志玉，袁长深，石喜榕，等. 自制疡愈膏治疗创伤性溃疡的疗效观察及护理体会［J］. 护士进修杂志，2012，27（20）：1901-1903.

［3］刘耀强，刘旭倩. 以口腔黏膜溃疡为表征的NK/T细胞淋巴瘤1例报告［J］. 中华老年口腔医学杂志，2022，20（5）：284-287.

［4］姜玉峰. 中国体表慢性难愈合创面流行病学研究［D］. 北京：中国人民解放军军医进修学院，2011.

［5］黄志福. 近六年慢性难愈创面临床流行病学调查［D］. 南宁：广西医科大学，2019.

［6］徐亮，葛乃航，郝擎宇，等. 慢性创面患者410例临床分析［J］. 中国基层医药，2021，（6）：923-927.

［7］中华人民共和国公安部. 法医学　机械性损伤致伤物分类及推断指南：GA/T 1969-2021［S］.

［8］王洁，张雪涛. 化学性皮肤灼伤早期创面处理综述［J］. 职业卫生与应急救援，2023，41（02）：233-236、258.

［9］张成书，王俊，李恒，等. 烧伤患者血清炎症因子、Ang Ⅱ、可溶性选择素及CD46变化［J］. 分子诊断与治疗杂志，2022，14（7）：1145-1148.

［10］祁俊，胡克苏，张逸. 切削痂植皮术结合术后银离子凝胶治疗对高龄深度烧伤恢复及CRP、降钙素原水平的影响［J］. 中国老年学杂志，2021，41（11）：97-99.

［11］ŻWIEREŁŁO W，PIORUN K，SKÓRKA-MAJEWICZ M，et al. Burns：Classification，Pathophysiology，and Treatment：a Review［J］. Int J Mol Sci，2023，24（4）3749.

［12］杨飞，谢卫国，张伟，等. 放射性溃疡严重程度分型及临床治疗分析［J］. 组织工程与重建外科，2022，18（1）：62-66.

［13］沈余明，胡云刚. 慢性放射性溃疡的诊疗策略［J］. 中华烧伤与创面修复杂志，2024（6）：501-506.

［14］中华医学会医学美容与美学分会皮肤美容学组. 放射性皮炎诊疗专家共识［J］. 中华医学美学美容杂志，2021（5）：353-357.

［15］YOKOTA T，ZENDA S，OTA I，et al. Phase 3 Randomized Trial of Topical Steroid Versus Placebo for Prevention of Radiation Dermatitis in Patients With Head and Neck Cancer Receiving Chemoradiation［J］.

Int J Radiat Oncol Biol Phys，2021，111（3）：794-803.
[16] 范铭，冯梅，袁双虎. 放射性皮炎的预防与治疗临床实践指南 [J]. 中华肿瘤防治杂志,2023,30(6)：315-23.
[17] GRéGOIRE V，ANG K，BUDACH W，et al. Delineation of the neck node levels for head and neck tumors：a 2013 update. DAHANCA，EORTC，HKNPCSG，NCIC CTG，NCRI，RTOG，TROG consensus guidelines [J]. Radiother Oncol，2014，110（1）：172-81.
[18] BASCH E，REEVE B B，MITCHELL S A，et al. Development of the National Cancer Institute’s patient-reported outcomes version of the common terminology criteria for adverse events（PRO-CTCAE）[J]. J Natl Cancer Inst，2014，106（9）：dju244.
[19] 杨敏，韩春茂. 创面治疗中的循证营养干预 [J]. 中华烧伤与创面修复杂志，2022（8）：798.

第十三节 药物外渗相关伤口的护理

一、药物外渗相关伤口概述

（一）药物外渗定义及流行病学

药物外渗（extravasation of drug，EOD）是指静脉治疗过程中，腐蚀性药液进入静脉管腔以外的周围组织。EOD是临床静脉用药治疗常见且具有潜在危害的临床并发症，常出现于使用发疱性药物。当药物从血管通路漏出至周围组织时，造成水疱、组织腐化或坏死等严重后果。其发生率受患者特征、药物种类、浓度及输液技术影响。据文献显示，我国EOD临床发病率为0.038%～21.000%，普通静脉输液药物的外渗发生率为0.1%～6.5%，化疗药物和血管活性药物等高风险药物的外渗发生率可达11%。EOD不仅影响患者治疗依从性和生活质量，严重时还可能导致永久性功能障碍。EOD一般临床表现为局部组织红、肿、痛，逐渐出现大小不等的水疱，严重的会导致组织坏死、大面积全层皮肤溃疡和邻近结构（如肌腱、肌肉、关节和周围神经）损伤。EOD后形成的瘢痕可导致局部组织挛缩和畸形。此外，EOD引起的严重损伤通常需要手术干预，如清创、重建甚至截肢，从而导致住院时间延长，医疗费用增加和致残率升高。

（二）药物外渗相关危险因素

EOD可受多种因素影响，一般分为患者因素、药物因素、医源性因素3大类。

1. 患者因素

（1）年龄：婴幼儿和老年人是EOD的高风险人群。婴幼儿的血管相对较细、管壁薄，婴幼儿又好动，因此更容易发生外渗。老年患者的血管弹性差、管壁脆弱，加之循环功能不全和认知障碍，发生EOD时无法准确和及时感知，从而引发严重后果。

（2）依从性：依从性差、躁动患者在静脉输液过程中易发生针头移位，刺破血管发生

EOD。

（3）血管弹性：血管弹性脆弱的患者，针头轻微挪动即可能刺破血管，导致血管破裂。

（4）病情：病情危重的患者，存在血液循环系统障碍，血管功能受损，血管通透性改变，从而发生EOD。

（5）部分慢性疾病：如合并有糖尿病、动脉粥样硬化、系统性红斑狼疮等疾病的患者因心血管系统受累，血管发生病理性改变，增加了EOD的发生风险。此外，癌症患者通常会使用化疗药物进行治疗，发生EOD的风险通常更高。

（6）其他：性别、感染、肥胖、外周多次穿刺史均与EOD具有相关性。

2. 药物因素 使用发疱性或具有发疱特性的药物存在更高EOD的风险。发疱性药物是指药物从血管通路漏出至周围组织时，可以造成水疱、组织腐化或坏死的药物或制剂，如化疗药物（长春新碱、多西他赛及表柔比星等）。然而，化疗药物并非造成EOD的唯一发疱性药物，一些非化疗药物或溶液具有发疱特性，也可以造成水疱、坏死或严重组织损伤，如血管活性药物（多巴胺、去甲肾上腺素及血管升压素等）和高渗压药物（20%甘露醇、50%葡萄糖、10%氯化钾、5%氯化钙、10%葡萄糖酸钙、胺碘酮、碘海醇及静脉营养液等）。发疱性药物的细胞毒性对血管内皮造成不同程度的破坏，因此增加了血管内膜通透性；细胞膜上离子通道的改变促使血管内皮收缩障碍，从而增加血管破裂风险。静脉给药可致局部血药浓度过高，不合适的药物浓度可致局部血管内膜损伤，从而引发EOD。

3. 医源性因素

（1）针头材质（如金属材质）、套管尺寸、导管类型。

（2）大量快速给药或使用注射泵快速静脉给药。速度过快、血管管径过小，可以使血管受刺激痉挛收缩，从而引发血管功能障碍。

（3）穿刺部位选择不当，穿刺部位选择关节处（手腕、足踝）。

（4）注射部位维护不当，导管固定不足、外周静脉留置针超时间使用。

（5）医务人员缺乏相关知识，未能根据药物性质、渗透压、酸碱度合理选择输液工具及输液部位，或者医务人员操作不熟练等。

（三）药物外渗相关伤口发生机制

EOD的机制涉及药物从血管内渗漏至周围组织后引发的病理生理反应及组织损伤，主要包括机械性因素、药物理化特性及血管受损等方面。

1. 机械性因素 当穿刺针头或导管未完全进入血管腔或导管移位时，药液则渗漏至周围组织。

2. 药物理化特性 高渗透压药物（渗透压＞600 mOsm/L）、强酸/碱性药物（pH＜5或pH＞9）及药物细胞毒性会导致局部组织出现毒性反应，造成组织严重损伤。高渗透压药物可引起细胞脱水、收缩，最终导致细胞坏死；强酸/碱性药物会引起组织蛋白质变性、细胞膜破坏及局部酸碱失衡；细胞毒性药物（如蒽环类药物、抗肿瘤抗生素等）通过直接破坏细胞结构或黏合DNA传播由自由基引起的致命DNA交联或链断裂，引起组织损伤及炎症反应，从而导致细胞凋亡坏死。组织损伤程度取决于化疗药物与DNA的结合能力。非DNA结合抗肿瘤药物（如长春生物碱、紫杉烷类等）通过干扰细胞有丝分裂，导致细胞凋亡坏死。根据

EOD损伤临床表现可进行以下分期（表5-13-1）。

表5-13-1 药物外渗损伤分期（WHO）

分期	临床表现
Ⅰ期（局部组织炎性反应期）	局部皮肤发红、肿胀、发热、刺痛，无水疱和坏死
Ⅱ期（静脉炎性反应期）	局部皮下组织出血或水疱形成，水疱破溃组织苍白，形成浅表溃疡
Ⅲ期（组织坏死期）	局部皮肤变性坏死、黑痂、深部溃疡，肌腱、血管、神经外露或伴感染

注：WHO.世界卫生组织。

3. 血管受损 血管共有3层结构，与血液接触的一层称为血管内膜，中间的一层称为血管中膜，最外面的一层称为血管外膜。血管内膜主要由内皮细胞构成，具有渗透作用，负责氧和营养物质交换、维持血管抗凝和促凝平衡、分泌有益物质、避免有害物质侵害。当血管受到药物化学刺激，一方面，血液成分发生改变；另一方面，药物直接刺激血管内膜引起炎症介质释放，增加了血管通透性，引发EOD。

二、药物外渗的处理

EOD组织损伤的严重性取决于药物种类、剂量、浓度、毒性、灌注速率、渗出时间及范围等。EOD的初始症状无特异性，难以预测。抗肿瘤药物的局部不良反应具有差异性，发疱剂可造成水疱、诱发组织坏死和继发感染。

相关伤口的护理原则是早发现、早处理。尽早发现EOD和给予紧急处理可防止EOD引发的进一步组织损伤，根据EOD损伤分期采取恰当的处理方法，避免组织坏死引发不良后果，促进伤口尽快恢复。

（一）停止输液

一旦发现EOD，应立即停止原通路输液，避免更多的药物渗出。

（二）渗液回抽

保留导管，尝试用注射器从导管中抽吸残留的溶液及药物。

（三）拔针

拔出针头，减少皮肤刺激和进一步的EOD，但不宜用力压迫穿刺部位。评估肿胀范围及外渗液体量，确认外渗的边界并标记；观察外渗区域的皮肤颜色、温度、感觉、关节活动和外渗远端组织的血运情况。

（四）局部封闭

对于外渗到组织中的药液，可围绕外渗部位进行环形局部封闭，通常在外渗后立即进行。根据药物性质及EOD严重程度，遵医嘱（通常选择0.9%氯化钠注射液6 ml、2%利多卡因4 ml和地塞米松1 ml混合液）在超出外渗边缘0.5～1.0 cm处，放射状向红肿正中处进行皮下注射（1次/天，连续3天），以形成封闭环境，减轻疼痛和炎性反应、阻止药物进一步扩散。

（五）治疗措施

依据药物性质和组织损伤程度给予药膏涂抹（外敷）、冷敷、热敷、使用功能性敷料、注射解毒剂及体位管理等，多数EOD最初可以采取非手术治疗。当创面呈现溃疡坏死时，应谨慎清创。待正常组织与坏死组织边界清晰时再行清创。早期以自溶性清创为主，或者少量多次进行保守锐器清创，避免损伤正常组织。

1. 药膏涂抹（外敷） 对于表皮完整或Ⅰ期外渗的患者可遵医嘱使用多磺酸黏多糖、糖皮质激素等药物局部外敷，缓解局部炎症，降低患者疼痛水平。

2. 冷敷 适用于充血水肿为主的急性渗漏性损伤。蒽环类化疗药物（如表柔比星）、多巴胺、肾上腺素、去甲肾上腺素、氨茶碱、高浓度营养液、氯化钾、造影剂及20%甘露醇等药物发生外渗，应选择冷敷。于EOD发生24 h内开始冷敷，冷敷温度为4～6 ℃，可采用持续冷敷24～48 h或间歇冷敷循环。一般使用0.9%氯化钠注射液、50%硫酸镁等浸湿无菌纱布，覆盖于外渗处皮肤，有助于血管收缩，减少皮下渗漏药物向周围扩散。值得注意的是，高渗透性EOD的患者不可使用50%硫酸镁冷敷。皮肤完整性受损者不可使用50%硫酸镁冷敷。

3. 热敷 适用于血管收缩剂、植物生物碱、部分抗肿瘤药渗漏造成的缺血性改变，处理操作基本同冷敷，但应尽早开始，目的是镇痛、消肿，促进血液循环。草酸铂类、长春新碱、奥沙利铂发生外渗应首选热敷。热敷温度为40～60 ℃，儿童患者热敷温度不超过42 ℃，每天3～4次，每次15～20 min，外敷面积要大于渗出面积。

4. 功能性敷料 水胶体敷料可减轻药物对血管内膜的损伤，减轻炎症反应、改善局部血运，促进炎症物质的吸收和代谢，可减轻疼痛；同时，其具有溶解纤维蛋白作用，保证局部组织的正常代谢，防止组织坏死，因此，水胶体敷料可用于EOD早期。外敷水胶体敷料的面积要大于渗出面积，以限制外渗范围，防止发生组织坏死。若水疱破溃形成溃疡、外渗皮肤发黑、坏死，肿胀肢体切开减压等形成伤口后，应对伤口创面的大小、基底颜色、深度及周围组织等进行评估，根据评估结果选择合适的敷料及处理方法。红色创面渗液多时，内层敷料可选用藻酸盐敷料、亲水纤维敷料及脂质水胶体敷料，外层敷料可选择纱布、水胶体敷料及泡沫敷料。创面合并感染时，内层敷料应选择银离子敷料，包括藻酸银敷料、亲水纤维银敷料、脂质水胶体银敷料及泡沫银等敷料，再根据创面有无窦道、潜行、渗液量等情况选择不同类型的抗菌敷料。

5. 注射解毒剂 根据外渗药物的种类，遵医嘱可使用相应的解毒剂和治疗药物。化疗EOD解毒剂/拮抗剂使用方法见表5-13-2。

表5-13-2 化疗药物外渗解毒剂/拮抗剂使用方法

解毒剂/拮抗剂	外渗化疗药	给药方式	用量	配制	保存
右雷佐生	应用于DNA结合的蒽环类药物外渗	应避开外渗部位的静脉输注，宜选择对侧肢体大静脉，维持超过1～2 h。输注前15 min应移除冷敷	按患者体表面积计算：第1天：1000 mg/m^2，在外渗发生6 h内使用，单次最高剂量2000 mg/m^2；第2天：1000 mg/m^2，单次最高剂量1000 mg/m^2；第3天：500 mg/m^2	每支500 mg右雷佐生用50 ml特定稀释液混匀，再取出患者使用的剂量，加入1000 ml 0.9%氯化钠注射液中	室温25 ℃
50%～100%二甲亚砜	宜用于与DNA结合的蒽环类药物和丝裂霉素外渗，建议外渗10 min内开始使用，不可与右雷佐生同时使用	二甲亚砜1～2 ml用棉签或纱布涂抹于大于外渗面积2倍的皮肤表面，自然晾干，4～8 h一次，持续7～14天	—	—	—
1/6 mol/L硫代硫酸钠	宜用于氮芥、丝裂霉素、放线菌素D和高浓度顺铂（＞0.5 mg/ml）发生大范围外渗（＞20 ml）	在外渗部位皮下注射	每外渗氮芥1 ml使用2 ml硫代硫酸钠	①10%硫代硫酸钠4 ml＋注射用水6 ml；②25%硫代硫酸钠1.6 ml＋注射用水8.4 ml	室温15～30 ℃
150 U/ml透明质酸酶	宜用于非DNA结合的长春碱类和紫杉醇类化疗药物外渗，建议外渗1 h内开始使用	平均分5次在外渗部位顺时针方向皮下注射	每外渗1 ml药液使用1 ml透明质酸酶	—	2～8 ℃冷藏

注：DNA.脱氧核糖核酸；—.无内容。

6. 体位管理 协助患者取舒适体位，抬高患肢，帮助患肢静脉回流，减轻水肿，若局部肿胀明显，可给予50%硫酸镁、如意金黄散等湿敷。

三、药物外渗相关伤口的处理

（一）水疱处理

外渗引起的直径＞0.5 cm的水疱，宜在无菌技术操作下抽出疱液，保留疱皮，水胶体敷料或薄型泡沫敷料覆盖。对于新生水疱，待水疱皮肤张力降低后再行处理。直径＜0.5 cm多发水疱尽量保持水疱的完整性，避免摩擦和热敷，局部可使用水胶体敷料，促进血液循环，减轻水肿，待其自然吸收。

（二）切开减压

严重的外渗或经非手术治疗后，效果不佳或出现组织坏死、慢性溃疡，可进行清创治疗、负压创面治疗及皮瓣置入术等外科手术治疗。外渗后发生组织坏死，应立即清除坏死组织，每2天进行1次清创，持续到获得健康组织。对于暴露于重要结构皮下组织的EOD创面，宜进行皮瓣重建术。

（三）伤口护理

根据伤口不同时期选择恰当的湿性敷料，创面在湿润环境能加快表皮细胞迁移速度，无结痂形成，促进伤口愈合。待正常组织与坏死组织边界清晰时再行清创。早期以自溶清创为主或蚕食性清创，避免损伤正常组织，促进组织功能修复。

四、药物外渗预防

防止EOD是保证患者充分享受原发病治疗效果的关键，是临床护理的重点环节，虽然EOD的发生受患者本身及药物影响，但护士仍可采取各种预防措施降低外渗风险。

（一）规范评估和教育培训

护士需要定期接受有关识别、管理和预防外渗事件的全面培训，以保证临床工作中的服务质量，降低患者发生EOD的风险。应采取预防措施，监测、识别迹象/症状和尽早采取治疗措施。选择静脉穿刺部位时，避免关节处，包括腕关节、手及肘窝。尽可能使用尺寸最小的穿刺导管，满足治疗需要。

（二）患者教育

护士需要加强对患者进行血管通路装置、给药程序和潜在并发症的健康教育，内容应包括告知患者和照顾者血管通路装置的用途、维护要求及外渗早期迹象，如有不适，及时向护士报告。此外，对于使用中心静脉导管的患者，需要指导患者关于装置的正确护理和及时维护的重要性。

（三）血管评估及装置选择

护士需要对患者血管进行全面评估，结合注射药物及患者本身存在的EOD危险因素，选择合适的血管进行穿刺。结合治疗持续时间、频率和患者的血管状态选择合适的血管通路装置，并与医师及患者讨论。外周静脉导管常用于短期治疗，而中心静脉导管（包括外周置入的中心静脉导管和植入式输液港）是长期治疗或难以建立外周通路时的首选。根据化疗药物性质、化疗方案及患者血管条件等选择血管通路及工具。引起外渗的常见化疗药物分类见表5-13-3。

表 5-13-3 外渗的常见化疗药物分类

类别	常见药物
A1 发疱性药物	
烷化剂	氮芥、苯达莫司汀等
抗生素类	蒽环类（柔红霉素、多柔比星、表柔比星等）、丝裂霉素、放线菌素D等
植物类	长春碱、长春新碱、长春地辛、长春瑞滨等
紫杉烷类	多西他赛、紫杉醇、白蛋白结合型紫杉醇等
A2 刺激性药物	
烷化剂	卡莫司汀、环磷酰胺、异环磷酰胺、美法仑、达卡巴嗪、塞替派等
抗生素类	博来霉素、米托蒽醌、脂质体-阿霉素等
植物类	依托泊苷、伊立替康、托泊替康等
抗代谢类	阿糖胞苷、氟达拉滨、氟尿嘧啶、吉西他滨、甲氨蝶呤等
铂类	卡铂、顺铂*、奥沙利铂等

注：*顺铂在分类上属于刺激性药物，但须注意浓度及外渗的量，若高浓度（＞0.5 mg/ml）的顺铂发生大量外渗时（＞20 ml），必须视为发疱性药物外渗并处理。

（四）穿刺的准确性

正确的穿刺及置管操作可最大限度地降低外渗的风险，护士必须接受足够的导管插入和维护培训，以最大限度地降低并发症的风险。在超声引导下行导管插入等技术可以提高成功率并降低血管损伤的风险。

（五）定期监测和评估

定期评估穿刺部位并在治疗期间监测并发症是安全给药技术的重要组成部分。静脉治疗时，根据药物性质、治疗时间等合理选择输液工具，并稳妥固定和防止导管移动。当使用敷料时，避免阻挡穿刺部位，以便于观察。确保早期发现外渗迹象，及时评估输注部位周围是否有疼痛、肿胀、发红或发白等症状。输注过程，定时进行评估，观察输注是否通畅，输注腐蚀性药物时，增加评估频率，并对患者和照顾者进行健康教育。一旦发生EOD症状，应采取相应的处理措施及定时随访。

（六）记录与报告

应完整记录EOD事件，包括输液的类型和数量、外渗部位和采取紧急处理操作等信息，定期将EOD相关记录进行回溯分析，为持续优化EOD防治策略提供指导。

临床典型案例

【病例摘要】

患者，男性，85岁。因“胃癌术后合并肠梗阻”接受治疗。既往有高血压、冠心病史，认知障碍。在左足踝浅表静脉留置针输注肠外营养制剂，治疗第2天早上发现，左踝关节处局部红肿，范围5.0 cm×4.0 cm，表面见2个水疱，触摸患者足部，表现为局部反射性触痛，NRS评分为2分。护士给予25%硫酸镁湿敷，未见明显好转， 3天后，出现局部软组织坏死，范围6.0 cm×8.0 cm（图5-13-1）。

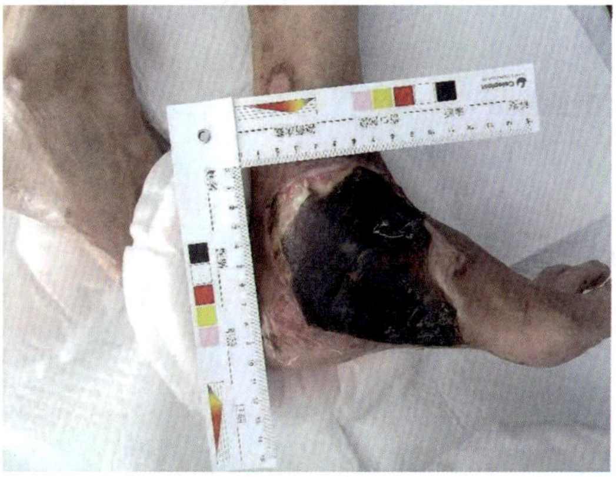

图5-13-1 药物外渗后患者左足外观

【全身评估】

影响因素	临床思维
1. 年龄	患者高龄，皮肤松弛，下肢循环不良。影响伤口愈合进程
2. 慢性疾病	患者有高血压、冠心病20余年病史，长期服用降压药和改善心功能药物，不利于伤口愈合
3. 营养状况	患者胃癌术后，营养状态不良，术后发生肠梗阻，术后10天仍禁食水。伤口愈合所需营养不足
4. 组织灌注	患者双下肢皮肤温度低，双下肢活动无力，微循环障碍
5. 紧急处理不利	输液位置选择不当，选择下肢踝关节的浅表大隐静脉，药液有抗菌药物、肠外营养制剂、白蛋白、抑制胃酸等药物，有高渗性。护士巡视未能及时发现，同时发现后未做紧急处理，导致Ⅲ期药物外渗
6. 疼痛	根据NRS疼痛评分，评分6分
7. 社会支持系统	患者家属治疗积极，患者有医保，社会支持系统良好

注：NRS.数字分级评分法。

【局部评估】

影响因素	临床思维
1. 伤口床坏死组织覆盖，脓性渗出、恶臭	控制感染，管理渗液，充分评估患者全身状况后决定行清创
2. 伤口周围皮肤红肿、弹性差、角质层薄	选择外层敷料时兼顾周围皮肤的保护
3. 局部存在感染	药物外渗后未做紧急处理，痂下有积脓

【护理决策思考】

1. 非手术治疗 基于患者全身状况差、高龄、既往有慢性病、低蛋白血症等因素，选择局部机械清创和自溶性清创方式清除腐肉及坏死组织，再选择合适的内、外层敷料进行感染控制、渗液管理。给予患者全身支持，纠正营养不良。

2. 手术治疗 局部伤口床准备就绪后，可根据患者全身情况、患者和照护者意愿行外科手术清创及局部皮瓣覆盖愈合伤口。

3. 决策制定 患者全身状况不足以支持外科手术清创，皮瓣移植术后的新伤口没有足够的条件支持愈合。综上所述，患者目前更适合非手术治疗。

4. 治疗实施

（1）多学科合作，给予全身支持：①营养科。改善营养不良，制定个性化营养干预措施，并定期检测营养指标。考虑患者胃癌术后且肠梗阻未完全好转，置入外周中心静脉导管（peripherally inserted central venous cathete，PICC）进行肠外营养支持。待肠梗阻好转后可改为鼻饲。②疼痛科。对患者进行疼痛评估，制订个性化疼痛管理计划，提高患者舒适度及生活质量。

（2）0.9%氯化钠注射液清洗伤口床及周围皮肤。

（3）局部可活动的焦痂进行机械清创，联合自溶性清创，外层敷料使用泡沫银，控制局部感染，吸收渗液。

（4）根据伤口基底的不同阶段，选择亲水纤维银类内层敷料，吸收渗液同时协同作用，促进自溶性清创，在基底组织类型达到或接近100%红色组织后，可选择硅胶泡沫类或脂质水胶体类敷料，局部管理渗液同时促进新生肉芽组织生长，至伤口愈合（图5-13-2）。

（5）健康宣教。①向照护者强调局部伤口的保护，避免敷料脱落；②根据营养科建议，指导照护者进行鼻饲营养注入，并强调注意事项，避免误吸；③强调心理支持的重要性，鼓励患者子女多关心、关爱患者，提供更多心理支持。

（6）督促患者所在科室做好EOD的不良事件记录，并对科室护士进行相关预防和紧急处理相关知识培训，防止此类事件的发生。

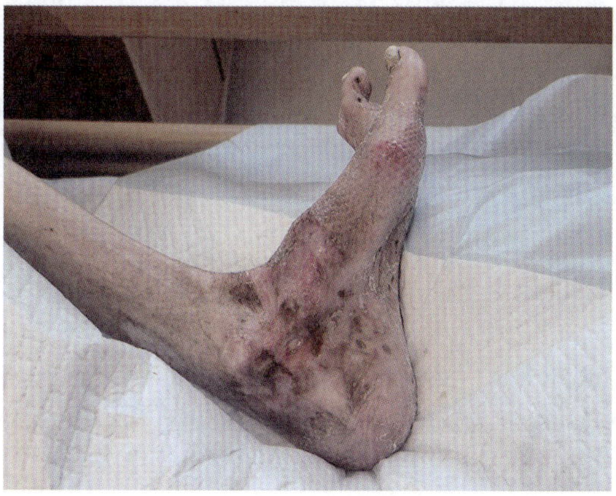

图5-13-2 治疗后患者左足外观（药物外渗基本愈合）

五、小结

护士在EOD管理、预防和治疗中起重要作用。护士是多学科诊疗团队中的基本组成部分，为患者提供全面的护理，从而关注患者的身体心理社会健康。通过护理干预，并向患者及其家属宣教EOD的危害，使其进一步提高患者的安全意识。护士有必要了解最新EOD相关知识。EOD管理培训可以提高护士能力水平，有效识别危险因素，从而防止EOD的发生，并降低患者的医疗成本。

参考文献

[1] 杨童玲，王丽．新生儿医源性皮肤损伤的评估要点和预见性护理的专家共识［J］．中国循证儿科杂志，2020，15（3）：161-165.

[2] 王建新，苏金娜，李云涛．静脉输液港输液外渗的原因分析及对策［J］．护理学杂志，2017，32（3）：46-48.

[3] ENER R A，MEGLATHERY S B，STYLER M．Extravasation of systemic hemato-oncological therapies［J］．Ann Oncol，2004，15（6）：858-862.

[4] 张玉洁，崔妮，赵晓虹．发疱类化疗药物致儿童静脉外渗防护研究进展［J］．护理研究，2017，31（10）：1174-1176.

[5] 吴晶晶，张淑红，马红霞．赛肤润与硫酸镁在小儿甘露醇外渗治疗中的对比研究［J］．全科护理，2021，19（12）：1649-1651.

[6] Hassan D，Hasary H．Chemotherapy-induced extravasation injury：Classification and management［J］．Al-Rafidain J Med Sci，2022，2：81-92.

[7] BAHL A，HADDAD L，HOERAUF K，et al．The clinical and economic burdens of infiltration and extravasation with peripheral intravenous catheters：a contemporary narrative review［J］．Int J Nurs Health Care Res，2023，6（6）：1-16.

[8] 徐洪莲．药物外渗伤口的护理［J］．上海护理，2021，21（3）：72-75.

[9] 倪乐凤，龚卫娟，刘林．非化疗药物外渗的原因分析及对策［J］．实用临床医药杂志，2022，26（6）：145-148．
[10] 金欣．基于药物特性选择输液工具降低液体渗出和外渗的研究［J］．中国护理管理，2019，19（S1）：187-188．
[11] 杨华．化疗药物输注的特殊要求与外渗的护理对策［J］．甘肃医药，2012，31（5）：391-393．
[12] 黄东婧．静脉输液外渗原因及护理对策［J］．当代护士（上旬刊），2018，25（05）：9-11．
[13] 刘维海，常青．药物外渗的原因分析及处理措施［J］．中国医院用药评价与分析，2020，20（9）：1150-1152．
[14] SLODERBACH A，GóRSKA A，SIKORSKA M．Classical oxazaphosphorines—metabolism and therapeutic properties—new implications［J］．Postepy Hig Med Dosw（Online），2013，67：1235-1253．
[15] 中华护理学会肿瘤护理专业委员会．化疗药物外渗预防及处理标准［J］．中华护理杂志，2020，55（s2）：33-35．
[16] 中华护理学会静脉输液治疗专业委员会．静脉导管常见并发症临床护理实践指南［J］．中华现代护理杂志，2022，28（18）：2381-2395．
[17] 石秦川，朱珠，陶伏莹．新生儿静脉输液外渗损伤护理的最佳证据总结［J］．护士进修杂志，2024，39（10）：1066-1071．
[18] 张雪燕，周乐山．化疗药物静脉外渗的护理［J］．中国老年学杂志，2014，34（12）：3502-3504．
[19] GORSKI L A．The 2016 Infusion Therapy Standards of Practice［J］．Home Healthc Now，2017，35（1）：10-18．
[20] KIMMEL J，FLEMING P，CUELLAR S．Pharmacological management of anticancer agent extravasation：A single institutional guideline［J］．J Oncol Pharm Pract，2018，24（2）：129-138．
[21] 谢月霞，苏冰莲，龚兰娟．局部封闭联合硫酸镁湿敷治疗强刺激性药物外渗性损伤的效果观察［J］．中国实用护理杂志，2010，（3）：45-47．
[22] 吴玉芬，杨巧芳．静脉输液治疗专科护士培训教材［M］．北京：人民卫生出版社，2018．
[23] 魏力．伤口护理实践快速成长手册［M］．北京：人民卫生出版社，2019．

第十四节　皮肤撕裂伤的护理

一、定义

2018年，国际皮肤撕裂专家咨询小组（International Skin Tear Advisory Panel，ISTAP）更新的皮肤撕裂伤（skin tears，ST）的定义：ST是由机械力引起的创伤性伤口，包括去除黏附剂，其严重程度可能因深度而异（一般不穿透皮下组织）。该定义阐明了ST发生的常见原因及其损伤深度。

临床实践中，ST又称“撕裂伤”。本节阐述的ST是指特定类型的皮肤损伤，与一般的撕裂伤（定义为软组织撕裂）有一定的区别。

二、流行病学

ST是常见于老年人的一种创伤性伤口，在危重症患者、慢性病患者、儿童和新生儿中也具有一定的高风险性。

国外医疗机构ST现患率为3.3%～19.8%，国内报道为1.06%。ST可以发生在身体任何部分，通常发生在四肢，双上肢、双下肢、躯干部及头面部，其中双上肢ST发生率占比高达80%。

ST多数在医院内获得，是住院患者院内获得性不良事件之一。一旦发生ST，会延长住院时间和增加治疗费用。ST在一定程度上可以被有效预防，需要临床医护人员高度重视，避免此类不良事件发生。

三、皮肤撕裂伤的分级

目前，常用的ST分类系统分为3种：①ST分级系统。1993年由Payne和Martin提出，依据皮肤损伤的面积将ST分为Ⅰ～Ⅲ级。②STAR ST分级系统。2007年，ISTAP提出的STAR（Skin Tear Audit Research Classification System，STAR）分级系统。并于2011年对其进行了修正。STAR分类系统依据皮肤损伤面积和组织缺损形态将ST分为1～3级（包括2个亚级）。③2018年国际皮肤撕裂伤专家咨询小组发布的《老年人皮肤撕裂伤预防和管理最佳实践》中的ISTAP ST分类系统，它采用德尔菲法将Payne和Martin的ST分级系统简化，并删除了亚分级，即使不评估面积也可进行分类。

这3个分类系统中只有STAR ST分级系统和ISTAP ST分类系统有信度和效度报告。本节重点介绍临床上常用的STAR ST分级系统。

（一）1a级皮肤撕裂伤

1a级ST伤口边缘可以复位到正常解剖位置，皮肤或皮瓣颜色不苍白、暗淡或发黑（图5-14-1）。

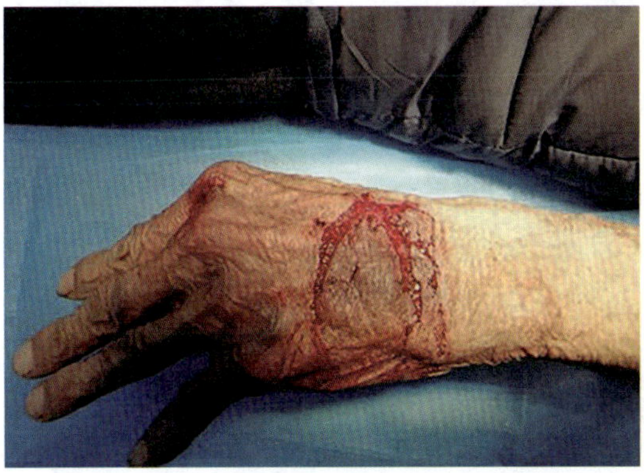

图5-14-1 1a级皮肤撕裂伤外观（手部）

（二）1b级皮肤撕裂伤

1b级ST伤口边缘可以复位到正常解剖位置，皮肤或皮瓣颜色苍白、暗淡或发黑（图5-14-2）。

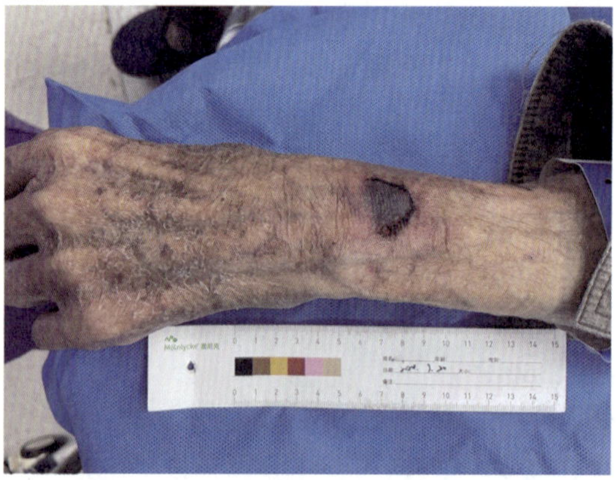

图5-14-2　1b级皮肤撕裂伤外观（左上肢）

（三）2a级皮肤撕裂伤

2a级ST伤口边缘不能复位到正常解剖位置，皮肤或皮瓣颜色不苍白、暗淡或发黑（图5-14-3）。

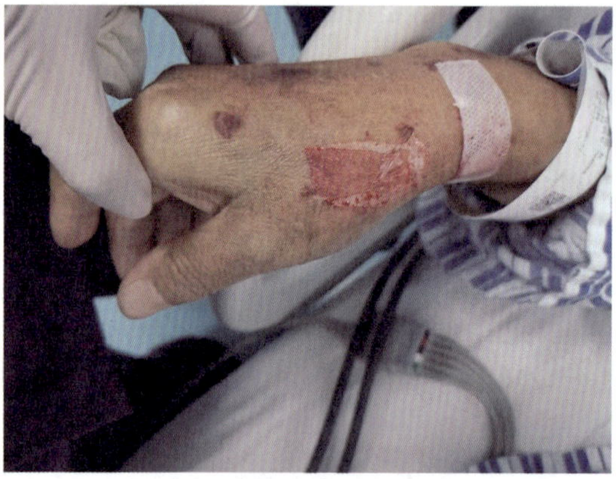

图5-14-3　2a级皮肤撕裂伤外观（手部）

（四）2b级皮肤撕裂伤

2b级ST伤口边缘不能复位到正常解剖位置，皮肤或皮瓣颜色苍白、暗淡或发黑（图5-14-4）。

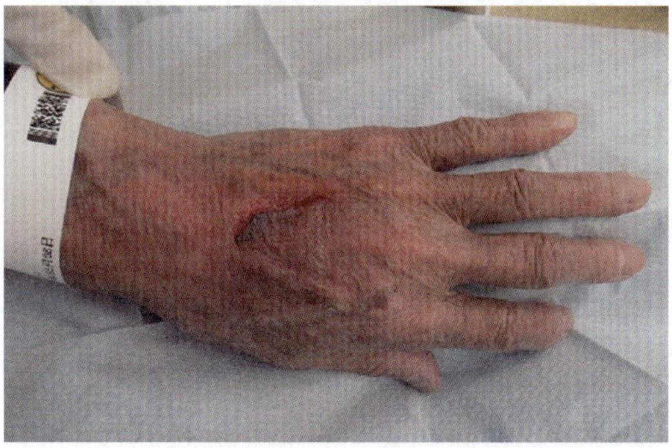

图5-14-4　2b级皮肤撕裂伤外观（手部）

（五）3级皮肤撕裂伤

3级ST的皮瓣完全缺失（图5-14-5）。

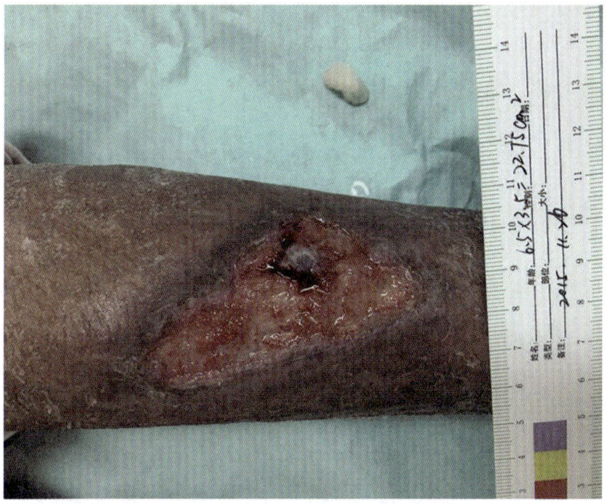

图5-14-5　3级皮肤撕裂伤外观（下肢）

四、皮肤撕裂伤的风险因素

（一）内在因素

1. 年龄因素　老年人皮肤胶原蛋白、弹性蛋白和脂肪组织减少，皮脂腺及汗腺分泌减少，导致皮肤干燥，皮肤屏障功能减弱，更容易发生ST。老年人是ST发生的高危人群，与年龄相关的皮肤改变可使皮肤更容易损伤。此外，由于婴幼儿的皮肤角质层薄、角质细胞小，且皮肤尚未发育成熟，故较易发生ST。

2. 感知觉障碍　老年人、新生儿及危重患者的感觉、视觉、听觉和认知功能的改变会导致ST的风险增加。痴呆是ST的一个重要危险因素。痴呆患者对危险因素或危险环境的识别能力受损，跌倒发生率也较高，从而导致ST的发生率较其他人群高。

3. 移动能力受限 活动障碍、反复跌倒及生活自理能力缺损等与ST的发生相关。国内有研究结果显示，ST的住院患者中85.7%存在活动障碍。

4. 营养不良 国外研究表明，BMI是ST风险的重要预测因子，BMI越低，ST的发生风险越高。进食富有营养的食物，可以增强皮肤的弹性和韧性，可有效降低ST的发生风险。

（二）外在因素

1. 粘胶产品不正确的粘贴与移除 是导致ST的主要外因之一。粘贴膏药或胶布时粘贴过紧、揭除时未用另一只手轻按皮肤、逆着毛发生长方向撕除或暴力撕除，均可以导致表皮部分或全部分离。有研究表明，当皮肤与粘胶间的黏附力比皮肤细胞之间的凝聚力更大时，则会发生皮肤损伤；当粘胶强度超过皮肤细胞间的凝聚力时，则会发生内聚破坏，导致表皮层分离或完全从真皮层剥离。即使无可见创伤，去除粘胶也会导致皮肤表面上皮细胞受损。

2. 潜在风险的环境因素 患者床上使用的生活物品、床旁使用中的设备或家具，以及房间的照明系统影响视物等，均为潜在的环境风险因素，会增加活动不便患者发生ST的风险。

3. 认知不足 医护人员、患者/家属对ST的防护意识薄弱，且ST缺乏同质化的评估、分类和记录方法导致临床中ST经常被低估、漏报和误诊，且缺乏同质化的评估、分类和记录方法；患者及家属从未或很少接受ST相关知识培训，或者没有充分认识ST的危害，导致ST的风险增加。

4. 药物影响 最常见的药物为皮质类固醇药物，此类药物能影响胶原蛋白的合成及表皮再生，不仅能诱发ST，还能抑制伤口愈合。使用的药物种类增多会导致患者有衰弱的风险，进而增加跌倒风险。

5. 多病共存 老年人常有多种慢性病共存的现象。我国老年人共病的患病率为4.46%。研究表明，心脑血管疾病、糖尿病、恶性肿瘤等，可以影响血液供应或皮肤强度，从而增加ST的风险。

（三）其他因素

1. ST发生史 国内外文献均证实，有ST发生史的患者更容易再次发生ST，ST发生史为ST发生的独立影响因素。

2. 跌倒 老年人及幼儿跌倒的发生率相对较高，是发生ST的主要危险因素之一。国内3项有关ST的多中心研究结果显示，跌倒是ST常见重要原因之一。

五、皮肤撕裂伤的风险评估

风险评估内容包括：①评估患者皮肤状况，包括极端年龄，如老年人或婴幼儿、皮肤干燥/脆弱、既往有皮肤撕裂史；②评估活动能力，包括跌倒史、活动受限、依赖于日常生活活动的帮助、机械性创伤史；③评估患者整体健康状况，包括并发症、多药并用、感觉/视觉/听觉认知功能受损及营养不良。

早期识别ST高风险人群对于减少，甚至避免ST至关重要。《老年患者皮肤撕裂伤防护专家共识（2022版）》和中国研究型医院学会于2024年发布的团体标准《住院患者皮肤撕裂伤风险评估和预防措施》（T/CRHA 043—2024）中，制定了风险评估时机，明确了高风险患者。

（一）首次评估

患者入院8 h内应完成ST风险评估，65岁以上的老年患者尽早完成风险评估。

（二）定期评估

当存在以下风险因素之一时，应评定为高风险患者，每天进行风险评估：老年人/新生儿、移动能力受损、皮肤脆弱、视觉障碍、使用类固醇激素和/或抗凝血药物、ST发生史及日常生活活动依赖。

（三）再次评估

患者病情发生变化时及时评估，如抢救、手术前后、进行一些特殊治疗等。

六、预防措施

（一）皮肤护理

恰当地清洁和保护皮肤，增强皮肤的抵御能力，维持皮肤的完整性，可以有效预防ST的发生。

1. 皮肤清洁

（1）水温：成人宜为38 ～ 40 ℃；婴幼儿夏季水温以37 ～ 38 ℃，冬天水温以39 ～ 40 ℃较为适宜。ST风险患者宜减少洗澡次数及时间。

（2）清洗剂选择：使用含磷脂的清洗剂，或者使用免清洗及温和的清洁剂进行沐浴，不使用有刺激性的清洁剂或碱性肥皂进行清洗。沐浴后应使用软毛巾沾干水分，不要揉搓或擦干。

2. 皮肤保护

（1）润肤剂使用：使用润肤剂可以促进皮肤的健康，宜使用含营养成分的润肤乳（皮肤修复乳）或皮肤保护剂涂抹皮肤，每天至少涂抹皮肤2次。润肤产品有保湿剂（霜剂、软膏和乳液）、沐浴油、凝胶，建议使用pH中性、无香料的润肤剂。润肤剂能够“锁住”皮肤中的水分，减少水分蒸发，从而保持皮肤湿润，而含有额外成分（如尿素）作为保湿剂的润肤剂通过将水分从真皮层吸引到表皮层，弥补皮肤保湿因子的减少。有研究表明，每天涂抹2次润肤剂可以提高老年患者对ST的预防意识，减少ST的发生风险。

（2）衣物选择：四肢无特殊情况的ST高风险人群，宜穿戴长袖衣衫、长筒裤或袖套及过膝长袜，以保护皮肤。生活中应剪短指甲，不佩戴可能损伤皮肤的饰品。

（二）营养护理

1. 存在营养风险的ST高风险人群，建议患者每天每千克体重能量摄入的总量为30～35 kcal，蛋白质为1.2～1.5 g。给予高热量、高蛋白、精氨酸、锌、抗氧化补充物的强化食物和/或营养补充剂。

2. 存在营养不良的ST高风险人群，宜与营养师和医师共同制定并实施个体化的营养干预方案。

（三）其他

1. 预防黏胶所致的ST ST高风险人群，非必要不在皮肤上使用黏胶类产品。如果必须使用，粘贴前可喷涂皮肤保护剂进行防护，并无张力粘贴，也可选择非粘性胶带或硅胶敷料。移除黏胶类产品时，应采用无角度（0°或180°）移除手法，并顺着毛发生长方向缓慢移除，动作要轻柔。移除困难时，可选择使用不含酒精的黏胶祛除剂协助。

2. 提供安全环境 ①家具和设备的硬质配件宜采用防护垫包裹，移除活动场所不必要的设备或物品。②对于存在活动问题的患者，应尽可能鼓励主动活动，并考虑辅助设备的适用性，同时，评估相关的风险因素。ST高风险人群改变体位时，要注意保护四肢及全身皮肤，翻身后使用软枕支撑，避免皮肤造成损伤。护理人员采取正确的体位改变技巧，避免拖、拉、拽等动作。同时，为高风险患者制订并实施跌倒预防计划。③安全转运，不要出现身体与轮椅、平车的碰撞、摩擦。④提供光线明亮的安全活动环境。

3. 重视ST培训 加强医护人员与护工ST的相关知识培训，提高ST相关认知水平及重视程度；鼓励患者及家属参与ST的预防管理工作，提高对ST的防范意识；多学科诊疗团队共同参与患者ST预防和管理，提高ST的预防效果。

七、皮肤撕裂伤的治疗

ST的治疗需要遵循伤口管理原则。全身治疗目标：积极治疗原发疾病，给予营养支持、疼痛管理；局部治疗目标是最大限度保护现存有活性的皮瓣，注重伤口周边组织的保护与修复，降低伤口感染风险。治疗前，充分评估伤口、皮瓣和周围皮肤的颜色及弹性。

（一）创面止血

目前，临床常用的止血方法有压迫止血、药物止血及新型敷料止血等。具体操作如下：

彻底清洗伤口后，复位或对合皮肤/皮瓣（不包括已坏死皮瓣），加压包扎并抬高肢体，如果无法对合皮瓣，局部可覆盖藻酸钙敷料或止血海绵，再覆盖灭菌纱布加压包扎，局部压力大小要合适。四肢及肢体末端血供不足时，以及使用绷带或弹力绷带时，避免给予过大压力，出血明显的ST，密切观察止血效果，48～72 h更换一次敷料。

（二）创面清洗

必须彻底清除碎屑、坏死组织及细菌。选择正确的冲洗方法，冲洗压力的大小会影响撕裂的皮肤/皮瓣的复位及成活。可以使用非细胞毒性溶液，如0.9%氯化钠注射液或非离子表面活性剂，清洗时，压力控制在10～15磅/平方英寸，建议使用19号针头和35 ml注射器清洗伤口表面，利用冲洗过程的机械作用，有效去除坏死组织碎片，保护肉芽组织。优先选用＞0.5%氯己定进行皮肤消毒，对消毒剂均过敏者可使用0.9%氯化钠溶液进行皮肤擦拭。涂抹消毒剂要待干后使用敷料，清洗/冲洗创面时，注意清除残留血肿。

（三）撕裂皮肤/皮瓣处理

1．动态评估及处理撕裂皮肤/皮瓣，尽量保留皮肤/皮瓣（除非已经完全坏死），在不拉伸周围皮肤的前提下尽可能将皮肤/皮瓣复位或对合于原解剖位置。操作时动作要轻柔，对合后可采用免缝拉合胶带固定或手术缝合。无条件者，可使用油纱类敷料和纱布加压固定。对下肢血管病变的患者，对小腿及足部ST压迫前，应进行血管评估。

2．坏死皮肤/皮瓣根据“TIME”原则，选择适合的清创方法。清创时，注意保护存活皮瓣的完整性，预防或处理伤口感染，保护周围脆弱皮肤，促进肉芽生长及上皮移行。

（四）敷料选择与应用

ST敷料的选择标准：保持湿度平衡，适合局部伤口环境，控制或管理渗出物，控制或管理感染，以及延长敷料更换间隔时间。

1．可复位的撕裂皮瓣，建议选择如脂质水胶敷料保护皮瓣，再覆盖纱布或泡沫敷料，或者直接使用一种敷料，如非黏性泡沫敷料、柔软硅胶敷料，可以减轻揭除敷料时的疼痛及减少对皮肤/皮瓣的二次损伤。敷料无渗出时，建议延长敷料保留时间，以保证皮肤/皮瓣对合效果。

2．有大量渗液ST，建议选择吸收性强的敷料，如亲水纤维敷料、藻酸钙敷料、泡沫敷料等。

3．有感染征象或感染的ST，建议选择抗感染敷料预防或治疗。

4．尽可能不直接使用纱布敷料。因粘连易导致皮肤/皮瓣移位。如果因一些不可控因素直接使用了纱布敷料，更换时使用0.9%氯化钠注射液润湿后，轻柔揭除或采用粘胶祛除剂进行移除。

5．敷料外做好皮肤/皮瓣的对合方向的标记，移除敷料时按照标记进行揭除，可减少二次损伤；非同一个专科医护人员换药时，通过标记可明确皮肤/皮瓣对合方向。

（五）动态观察与处理

1．**伤口疼痛观察与处理**　由于神经末梢裸露在环境中受刺激后引起的疼痛，首选湿性愈合敷料治疗伤口。如果为伤口感染后炎症介质刺激而导致的疼痛，首选抗感染敷料局部覆盖，有条件者使用红外线或红光治疗，促进炎症介质的转运和消散。上述非药物性干预无效时，请医师会诊治疗。

2. 皮瓣血运的观察与处理 观察皮肤和/或皮瓣颜色有无发白、发灰/黑，以及弹性下降等缺血表现。如果皮肤或皮瓣出现缺血改变，应在24 ～ 48 h重新评估，必要时给予清创。

3. 感染征象的观察与处理 发现局部感染，如局部出现红、肿、热、疼痛加重，渗液增多等，可考虑使用抗菌敷料，如含银敷料、医用蜂蜜敷料等。如果出现播散感染或全身感染，明确实验室相关指标后，应根据药物敏感试验结果遵医嘱使用抗生素。

八、健康教育

1. 提高防范意识 教育患者与家属在日常生活中避免ST发生的方法，如选择合适的助行工具；避免跌倒坠床，卧床者使用床栏；避免指甲过长划伤皮肤；减少皮肤裸露等。

2. 掌握皮肤保护方法 告知患者避免频繁洗澡，防止皮肤干燥。使用润肤剂保护皮肤，涂抹前清洁皮肤，涂抹时顺应毛发生长的方向，避免引起毛囊炎。

3. 减少粘胶产品的使用 如果必须使用，尽可能选择含有硅胶成分，对皮肤有保护作用的粘胶产品。粘贴粘胶产品时采取无张力粘贴方法，将胶布放于粘贴处，使之与皮肤贴妥，用手指抹压胶布，保证胶布与皮肤粘贴处无张力，避免牵拉粘贴而引起皮肤损害。粘贴时尽量避免肿胀部位。揭除粘胶产品的正确方法，使用“0°或180°”顺着毛发生长的方向揭除。避免反复更换敷料，难以撕除者用0.9%氯化钠注射液或清水先浸湿粘胶再移除；或者用专用粘胶祛除剂，避免医源性伤害造成的疼痛和ST。

临床典型案例

【病例摘要】

患者，女性，45岁。下公交车时不慎被车门拖倒，致使左小腿胫前皮肤撕裂，出血不止，就近前往医院清创缝合治疗。因皮瓣缺失过大，强行缝合后裂开，皮瓣坏死，前往笔者工作的医院伤口门诊就诊。患者19年前诊断为肾功能不全，现处于尿毒症期，规律血液透析治疗。实验室检查结果：血肌酐207.80 μmol/L、血钾4.10 mmol/L、血钙1.85 mmol/L、血磷0.73 mmol/L、白蛋白30.80 g/L；超声结果显示：双下肢动静脉功能正常；伤口局部评估：左下肢胫前撕裂伤3级，大小6.5 cm×3.5 cm×0.7 cm，皮瓣完全缺失，伤口100%红色，大量淡红色稀薄渗出液，无感染迹象，伤口周围皮肤色素沉着，干燥脱屑，略有肿胀（图5-14-6）。患者自诉换药时疼痛明显，NRS评分为7分。医疗诊断：慢性肾脏病尿毒症期、左小腿皮肤撕脱伤修复术后皮肤及软组织缺损。

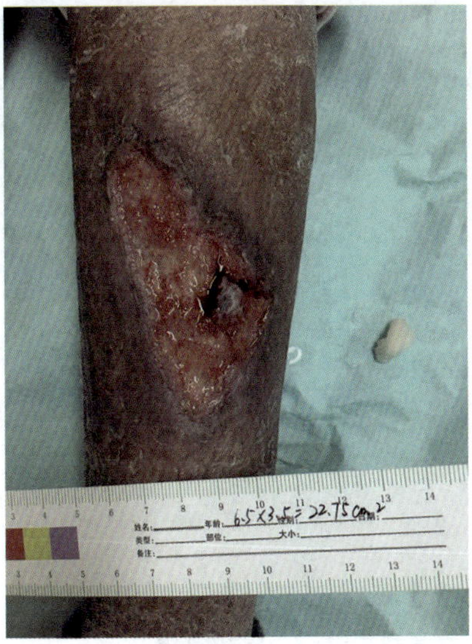

图5-14-6 患者入院时左小腿胫前外观

【全身评估】

影响因素	临床思维
1. 慢性疾病	慢性肾功能不全，全身解毒和排毒功能下降，伤口容易停滞在炎症反应期或增殖期
2. 营养状况	患者白蛋白30.80 g/L，缺乏支持伤口愈合的必需蛋白质
3. 药物使用	长期规律透析，凝血功能障碍，伤口出血时间延长，影响伤口愈合

【局部评估】

影响因素	临床思维
1. 大量淡血性稀薄渗出液，渗液失衡	伤口床组织缺损较大，渗液较多；患者白蛋白低，渗液量较多，选择吸收渗液能力强的敷料，促进肉芽组织生长
2. 伤口周围皮肤菲薄、干燥脱屑、肿胀	选择敷料时兼顾周围皮肤的保护
3. 慢性伤口，局部可能存在感染	创面持续暴露，透析患者，抵抗力较差，容易发生感染

【护理决策思考】

1. 护理方案制定 积极治疗原发病；加强患者家属的健康教育；伤口给予止血、渗液管理、促进肉芽组织生长。

2. 治疗实施 ①皮瓣完全缺失，皮肤撕裂伤3级；②0.9%氯化钠注射液冲洗伤口后，无菌纱布拭干，藻酸钙敷料填充伤口，外层使用无边泡沫敷料覆盖，弹力绷带固定；③根据敷料浸湿情况，每周更换2～3次；④每周评价记录一次伤口面积、渗液量和周围皮肤状况。⑤治疗30天后，伤口大小4.5 cm×1.5 cm，基底肉芽组织新鲜，接近愈合（图5-14-7）。

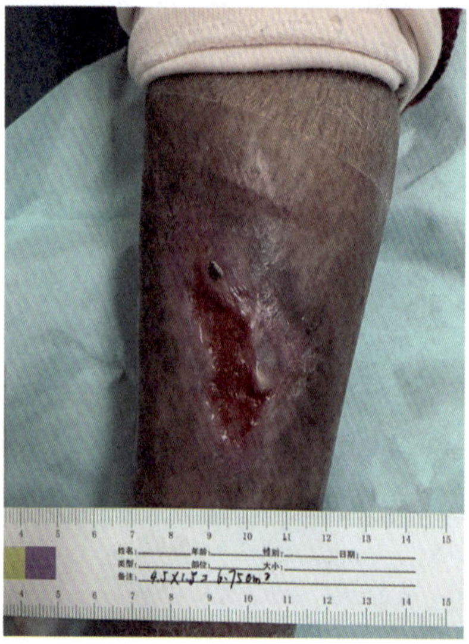

图5-14-7　治疗30天后患者左小腿胫前外观（接近愈合）

参考文献

［1］STRAZZIERI-PULIDO K C，PERES G R，CAMPANILI T C ，et al. Skin tear prevalence and associated factors：a systematic review［J］. Rev Esc Enferm USP，2015，49（4）：674-680.

［2］蒋琪霞，解怡洁，白育瑄，等. 中国老年人皮肤损伤患病率及其流行特征的多中心横断面研究［J］. 中国全科医学，2022，25（21）：2569-2576.

［3］LEBLANC K，BARANOSKI S. International Skin Tear Advisory Panel：putting it all together，a tool kit to aid in the prevention，assessment using a simplified classification system and treatment of skin tears［J］. World Council of Enterostomal Therapists Journal，2014，34（1）：12-27.

［4］KOYANO Y，NAKAGAMI G，IIZAKA S，et al. Exploring the prevalence of skin tears and skin properties related to skin tears in elderly patients at a long-term medical facility in Japan［J］. International Wound Journal，2014，13（2）：189-197.

［5］HAWK J，SHANNON M. Prevalence of Skin Tears in Elderly Patients：A Retrospective Chart Review of Incidence Reports in 6 Long-term Care Facilities［J］. Ostomy/Wound Management，2018，64（4）：30-36.

［6］LEBLANC K，WOO K Y，VANDENKERKHOF E，et al. Skin tear prevalence and incidence in the long-term care population：a prospective study［J］. Journal of Wound Care，2020，29（Sup7）：S16-S22.

［7］Kaçmaz H Y，Karadağ A，Kahraman H，et al. The prevalence and factors associated with skin tears in hospitalized older adults：A point prevalence study［J］. Journal of Tissue Viability，2022，31（3）：387-

394.

[8] VAN TIGGELEN H，VAN DAMME N，THEYS S，et al. The prevalence and associated factors of skin tears in Belgian nursing homes：a cross-sectional observational study［J］. Journal of Tissue Viability，2019，28（2）：100-106.

[9] VAN TIGGELEN H，LEBLANC K，CAMPBELL K，et al. Standardizing the classification of skin tears：validity and reliability testing of the International Skin Tear Advisory Panel Classification System in 44 countries［J］. Br J Dermatol，2020，183（1）：146-154.

[10] 蒋琪霞，江智霞，郑美春，等. 医院内皮肤撕裂伤现患率及流行特征的多中心横断面调查［J］. 中国护理管理，2017，17（5）：631-636.

[11] 蒋琪霞，唐永利，展颖颖，等. 老年患者皮肤撕裂伤流行特征及危险因素的多中心横断面研究［J］. 护理学杂志，2022，37（5）：34-37.

[12] 金琇泽，路云. 中国老年人共病状况及其对医疗卫生支出的影响研究［J］. 中国全科医学，2019，22（34）：4166-4172.

[13] LEBLANC K，CAMPBELL K，BEECKMAN D，et al. ISTAP best practice recommendations for the prevention and management of skin tears in aged skin［EB/OL］.（2018-05-02）［2022-02-04］. http：// www. woundsinternational. com.

[14] LEBLANC K，CAMPBELL K E，WOOD E，et al. Best practice recommendations for prevention and management of skin tears in aged skin：an overview［J］. Journal of Wound Ostomy & Continence Nursing，2018，45（6）：540-542.

[15] SERRA R，IELAPI N，BARBETTA A，et al. Skin tears and risk factors assessment：a systematic review on evidence - based medicine［J］. International Wound Journal，2018，15（1）：38-42.

[16] MCINULTY L. Prevention and management of skin tears in older people［J］. Emergency nurse，2017，25（3）.

[17] BENBOW M. Assessment，prevention and management of skin tears［J］. Nursing Older People，2017，29（4）.

[18] MORNANE C，PECK B，TERRY D，et al. Twice-daily moisturizer application for skin tear prevention among older adults in acute care［J］. Adv Skin Wound Care，2021，34（2）：1-4.

[19] 中国老年医学学会烧创伤分会，周琴，卢迎，郭光华，皮红英. 老年患者皮肤撕裂伤防护专家共识（2022版）［J］. 中华损伤与修复杂志（电子版），2023，18（2）：98-103.

[20] NEWALL N，LEWIN G F，BULSARA M K，et al. The development and testing of a skin tear risk assessment tool［J］. International Wound Journal，2017，14（1）：97-103.

[21] MNDLOVU H，DU TOIT L C，KUMAR P，et al. Development of a fluid-absorptive alginate-chitosan bioplatform for potential application as a wound dressing［J］. Carbohydrate Polymers，2019，222：114988.

[22] VARAPRASAD K，JAYARAMUDU T，KANIKIREDDY V，et al. Alginate-based composite materials for wound dressing application：A mini review［J］. Carbohydrate Polymers，2020，236：116025.

[23] 蒋琪霞. 皮肤和伤口循证护理规范［M］. 南京：东南大学出版社，2021.

[24] 王泠，胡爱玲. 伤口造口专科护理［M］. 北京：人民卫生出版社，2018：265.

第十五节　失禁相关性皮炎的护理

一、定义

失禁相关性皮炎（incontinence associated dermatitis，IAD）是潮湿相关性皮肤损伤的一种，是指由于暴露于尿液和/或粪便所造成的皮肤损伤，是一种发生在大小便失禁患者身上的接触性、刺激性皮炎。

二、流行病学

IAD是大小便失禁患者的常见问题。在不同的照护机构及人群中，IAD的发生率存在较大差异。多中心研究发现，成人住院患者失禁患病率为3.21%，其中，尿失禁现患率为1.21%，便失禁现患率为0.38%，尿便双失禁现患率为1.62%。ICU中的IAD患病率相对更高，为20%～25.2%。

三、失禁性皮炎的分级

2015年，Clarke-O’Neill提出了一种简便的分级系统，IAD分类工具见表5-15-1，共包含3个等级。1级、2级IAD见图5-15-1，图5-15-2。

表5-15-1　IAD分类工具

IAD分类	临床表现
0级（无IAD）	皮肤完好、无发红； 与身体其他部位皮肤比较无差别
1级（轻度IAD）	皮肤发红、完整； 红斑、水肿
2级（中重度IAD）	皮肤发红、受损； 水肿、水疱，大疱，皮肤糜烂、剥脱、感染

注：IAD. 失禁相关性皮炎。

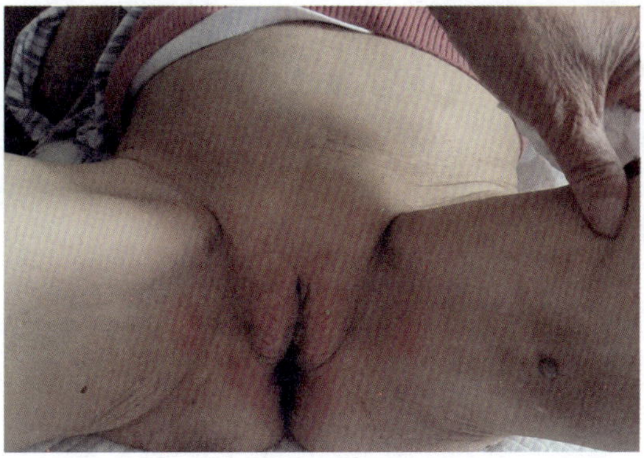

图5-15-1　1级失禁相关性皮炎外观（女性会阴部）

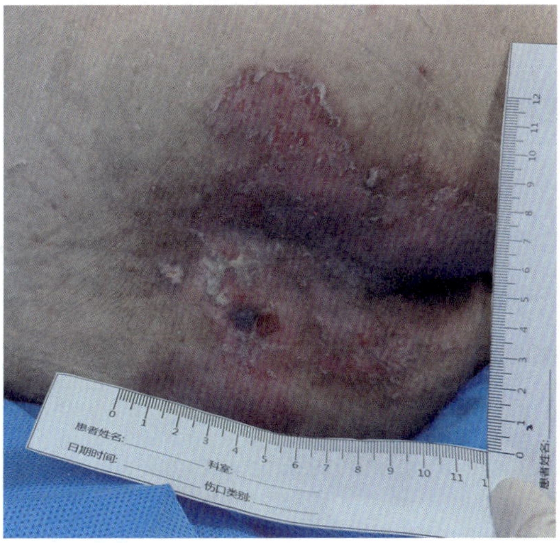

图5-15-2　2级失禁相关性皮炎外观（骶尾部）

四、失禁性皮炎的风险因素

（一）年龄

老年人群由于皮肤老化、变薄并且弹性降低，IAD的发生率较高。国外研究表明，IAD的发病率在3.4%～25%。目前，尚缺乏国际间可比的数据。

（二）失禁类型

患者尿失禁时，局部皮肤的渗透性增加，从而皮肤的脆性增高，皮肤的保护能力受到破坏，使细菌入侵，最终形成IAD。患者大便失禁时，粪便中的胆盐、pH升高、蛋白酶和脂肪酶的活性增高，加重皮肤损伤，导致IAD的风险增加。

（三）失禁频率

患者腹泻频率增加，排泄物对皮肤的刺激次数增高，照护者为使肛周及会阴等部位免受刺激物浸渍与损伤，增加清洁频率，使得皮肤受到不同程度的环境破坏与损伤。

（四）皮肤状况

皮肤接触尿液和/或粪便时，其屏障功能受到损害，导致其中的水分渗透并积累在失禁患者的角质细胞中，过量的水分使角质层结构的肿胀与混乱，同时引发浸渍等皮肤问题，使刺激物更容易通过水分渗透，引起炎症反应。

（五）移动能力

移动能力受限的患者常难以自行变换体位，这可能导致尿液或粪便在皮肤上长时间停留，使得皮肤处于潮湿环境，还增加了皮肤与尿液或粪便中有害物质的接触时间，从而加剧了皮肤炎症的风险。此外，移动能力受限的患者在如厕和清洁方面也可能存在困难，进一步增加了失禁性皮炎的发生率。

（六）认知能力

在重症患者中，认知意识减弱和频繁大便失禁是IAD早期发展的独立危险因素。有研究表明，意识障碍是IAD发生的独立危险因素，即意识不清的患者发生IAD的风险约为意识清醒患者的4倍。

（七）其他

当患者处于营养不良状态时，皮肤的防护能力显著降低，在失禁情况下，使得皮肤容易受到损伤。

五、失禁性皮炎的风险评估

研究表明，老年、长期卧床患者是IAD的高发人群。IAD的发病率与年龄呈正相关，IAD最可能发生在长期卧床和/或健康状况不佳的患者中，在临床护理中，应做好对老年及长期卧床患者的皮肤护理。

（一）识别好发部位

肛周是发生IAD最常见的部位。大便失禁导致IAD的主要原因，其影响因素是其他因素的1.25倍。

（二）会阴部评估工具

会阴部评估工具见表5-15-2。

表 5-15-2　会阴部评估工具

评估项目	1分	2分	3分
刺激物类型	成形的粪便和/或尿液	软便混合或未混合尿液	软便混合或未混合尿液
刺激时间	床单/尿布的更换频率≤8小时/次	床单/尿布的更换频率≤4小时/次	床单/尿布的更换频率≤2小时/次
会阴皮肤状况	皮肤干净、完整	红斑、皮炎合并或不合并念珠菌感染	皮肤剥落、糜烂合并或不合并皮炎
影响因素：低白蛋白、感染、鼻饲营养或其他	0～1个影响因素	2个影响因素	3个（含）以上影响因素

注：总分为4～12分，分数越高表示发生失禁性皮炎的危险性越高。总分在4～6分为低危险群；7～12分为高危险群。

六、预防

（一）识别与治疗可逆病因

对IAD的高危患者进行充分评估后，应及时采取相应措施，以预防失禁性皮炎的发生。同时，治疗原发疾病。通过评估，与主管医师共同查明患者失禁原因，协助医师治疗可逆的病因，如对患者进行如厕技巧培训或进行液体摄入管理，尽量缩短患者失禁的时间。

（二）管理排泄物

缩短皮肤浸渍于排泄物中的时间，根据排泄物的不同性质，应使用不同类型工具有效收集排泄物，例如，尿失禁患者留置导尿管、指导患者使用尿套；大便失禁患者使用肛管、一件式造口袋、粪便收集装置等。

（三）结构化皮肤护理方案

根据《成人失禁相关性皮炎护理实践专家共识（2017版）》《2015失禁相关性皮炎实践指南》，标准的结构化皮肤护理方案主要是通过对各类IAD防护产品的选择，发挥清洁、保湿和保护皮肤的作用。

1. 清洁　建议选择pH接近正常皮肤酸碱度（pH为4～6）的清洁产品。肥皂的pH≥9，会导致皮肤受刺激产生炎性反应。避免使用毛巾（损伤表皮），可用一次性软布，推荐使用含有清洁、保湿剂、防护三效合一的一次性软布。清洗时动作应轻柔（必要时浸泡1～2 min），避免用力擦洗或摩擦，潮红的皮肤使用拍打方式。建议采取冲洗的方式来护理大便失禁患者，以降低IAD的发生。有研究表明，对IAD患者每6 h进行1次皮肤护理和保护的效果，优于每12 h 1次。

2. 保护　应尽量避免或降低皮肤与尿液或粪便的接触及减少摩擦。清洁后，在皮肤上涂抹保护剂，能够在角质层与潮湿或刺激物之间形成一层屏障，同时促进皮肤修复。经过

1～2天皮肤护理，皮肤状况会有明显的改善，通常在1～2周内恢复至正常状态。关于使用皮肤保护剂的使用频率，国内有研究表明每8 h使用1次与每12 h使用1次，两者的效果是相似的，国外的研究发现，在重症监护医疗单元的患者中，每12 h应用1次皮肤保护膜，能够有效减少IAD的发生率，并能延缓其出现的时间。皮肤保护剂有霜剂、膏剂、糊剂、乳剂、液体膜等。粉剂类,如有爽身粉、造口粉等，其特性是减少摩擦，吸收水分；其优点是使用方便；其缺点是爽身粉不宜大量使用。油剂类，如有山茶油、菜籽油、赛肤润等，其特性是增加皮肤营养和抵抗力，形成保护膜，避免浸渍，减少摩擦。其优点是滋养皮肤，阻隔排泄物的刺激；其缺点是不易清洗，破溃皮肤不可使用。膏剂类，如鞣酸、烧伤膏、烫伤膏等，使用方便，患者依从性好，但这类皮肤保护剂的成分疗效不确定。敷料类具有效果显著、可剪裁等优点，缺点在于需要一定的技巧，吸收渗液能力较弱。抗生素类皮肤保护剂需要在医师指导下使用，不宜过度使用，具有使用方便、价格低廉、抑菌效果明显等特点。保护膜特点为隔绝效果明显，且具有透气性，但是干燥皮肤具有紧绷感，存储条件有要求。

七、失禁性皮炎的治疗

（一）明确分级与处理

积极寻找失禁发生的原因，并对患者进行全面评估，同时与医师沟通，以鉴别诊断、针对病因给予相应措施。

（二）物理治疗

申请康复理疗科会诊，选用微波或红外线局部物理治疗达到局部消炎、收敛、抗感染，促进皮肤愈合的功效。

（三）辅助用品选择

辅助器具主要包括吸收型产品、收集型产品和引流装置。

1. 吸收型产品 吸收型的产品主要是指纸尿裤、一次性尿垫、尿布、卫生棉条等。目前临床已经不提倡使用尿垫。选用纸尿裤有5个重要指标：①吸水量。选择吸水量大的纸尿裤，如果吸水量不足，当尿量较多时，会造成外漏。②干爽度。选择干爽度高的纸尿裤。③重复粘贴区材质。选择重复粘贴区材质好的纸尿裤，可重复粘贴多次，但若重复粘贴区材质不佳，易破损且包覆性不好，会造成外漏的可能。④纸尿裤的材质。选择透气度高的纸尿裤。⑤有立体防漏侧边（防漏尿）。

2. 收集型产品 最常见的收集产品是造口袋。通过使用造口袋可有效降低IAD的发生率，并能延缓其发生时间。然而，采用造口袋可能会影响对患者肛周皮肤的观察，且频繁的更换可能导致肛周皮肤损伤的风险增加。建议使用一次性大便失禁护理套件，不过价格较贵。

3. 引流装置 引流装置主要涉及各类导管型装置的使用，例如导尿管、肛管等。

八、失禁相关性皮炎与压力性损伤相鉴别

PI常被用作衡量护理质量的指标，IAD与1期、2期PI的区分比较困难，有时IAD会与PI共存。《成人失禁相关性皮炎护理实践专家共识（2017版）》对两者进行了比较和鉴别：①IAD是因潮湿和摩擦引起“自上而下”的损伤，而PI是因压力或压力联合剪切力引起“自下而上”的损伤；②IAD通常发生在排泄物刺激的部位，而PI的常见部位是受力部位，如骨隆突处；③IAD比较表浅，颜色由浅红至深红，而PI由浅到深，可能是红色、黄色或黑色；④IAD的形状是弥散的，边界模糊不规则，而PI的形状是局限的，边界清楚。

九、健康教育

IAD患者常缺乏自我照护能力，因此，对于照护者的健康教育尤为重要。应指导照顾者正确预防IAD的预防方法，减少由此给患者带来的痛苦。

临床典型案例

【病例摘要】

患者，男性，87岁。因“失禁相关性皮炎”就诊（图5-15-3）。患者阿尔茨海默病病史3年，糖尿病病史20年，脑卒中病史6个月。大小便失禁5天，每日6～8次黄色糊状便。诊断：失禁相关性皮炎1级。

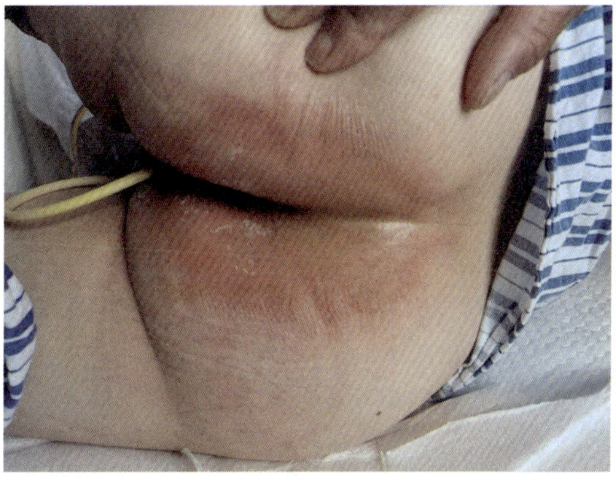

图5-15-3　患者入院时肛周外观（失禁相关性皮炎）

【全身评估】

影响因素	临床思维
1. 年龄	患者高龄，皮肤老化、变薄并且弹性降低
2. 活动能力	患者脑卒中无法自主活动。导致粪便或尿液在皮肤上长期停留，使皮肤长时间处于潮湿状态，并受尿液及粪便的刺激。此外，活动能力受限，在如厕及清洁方面也增加了难度
3. 社会支持系统	患者由老伴照顾，老伴年龄偏大，存在照顾不及时问题

【局部评估】

影响因素	临床思维
1. 大小便失禁	粪便糊状，每天6～8次，皮肤的pH值为弱酸性，而粪水为碱性，糊状粪便容易刺激皮肤，腐蚀皮肤，造成皮肤损伤
2. 局部皮肤潮湿	患者卧床，大小便失禁，肛周及会阴部潮湿，长时间潮湿，要考虑到皮肤湿疹问题

【护理决策思考】

1. 护理方案制定 积极治疗原发病；加强患者家属的健康教育；给予结构化皮肤护理方案。

2. 治疗实施

（1）使用温水、一次性软布，每6 h擦洗肛周1次，排便后随时擦洗。

（2）皮肤清洁干爽后，外涂氧化锌软膏在患处皮肤上（起到治疗和隔离作用）；如果皮肤破损，可以外涂凡士林膏，非含氧化锌隔离霜、护臀膏等。涂抹量不宜过多，薄薄的一层即可。

（3）穿着纸尿裤进行收集，配合纸尿片使用，这样每次仅需更换纸尿片，既方便又经济。

（4）48h后患者在全身治疗的基础上，排便次数降至每日2～3次，皮肤好转。

参考文献

［1］陈淑真，刘丽君，林丽琴，等．危重症大便失禁患者失禁相关性皮炎风险预测模型的构建与验证［J］．护士进修杂志，2024，39（22）：2372-2379．

［2］熊亚玲，钱惠玉，李红燕．失禁相关性皮炎皮肤护理的研究进展［J］．全科护理，2023，21（34）：4819-4822．

［3］范思越，陈丽娟，江鸿展，等．危重症患者失禁相关性皮炎风险预测工具的研究进展［J］．中华护理杂志，2023，58（22）：2812-2817．

［4］刘小霞，李敏，黄素群，等．护理决策支持系统在失禁相关性皮炎全程管理模式中的应用［J］．中国护理管理，2023，23（7）：1004-1008．

［5］甘晓庆，胡丽立，王芬，等．危重症患者失禁相关性皮炎预防与管理的最佳证据总结［J］．护理实践与研究，2023，20（12）：1866-1871．

[6] 周静. 风险评估在预防ICU病人失禁相关性皮炎中的研究进展 [J]. 全科护理，2023，21（9）：1200-1203.
[7] 江鸿展，陈丽娟，申嘉丽，等. 老年患者失禁相关性皮炎危险因素的Meta分析 [J]. 中华护理杂志，2023，58（4）：471-477.
[8] 顾艮莹，熊兴林，李杰，等. ICU患者失禁相关性皮炎预防与管理的最佳证据总结 [J]. 护士进修杂志，2022，37（17）：1561-1566.
[9] 张凤云，张泊宁，王立娟，等. 先天性巨结肠患儿术后失禁相关性皮炎的预防与护理实践 [J]. 中国护理管理，2022，22（7）：1094-1097.
[10] 郭江凤，汤曼力，张严丽. 临床决策支持工具用于多发伤危重患者失禁相关性皮炎管理 [J]. 护理学杂志，2022，37（9）：6-10.
[11] 李咏妮，周艳辉，欧玉兰. 危重症患者失禁性皮炎的现状及影响因素分析 [J]. 护理实践与研究，2023，20（19）：2912-2917.
[12] 许丹阳，王海播，魏玲玲. 皮肤保护膜联合半透膜敷料在失禁性皮炎患者中的应用 [J]. 齐鲁护理杂志，2022，28（18）：138-141.
[13] 蒋琪霞，解怡洁，白育瑄，等. 中国老年人皮肤损伤患病率及其流行特征的多中心横断面研究 [J]. 中国全科医学，2022，25（21）：2569-2576.

第十六节　癌性伤口的护理

一、定义

癌性伤口是指恶性肿瘤通过原发病灶的直接浸润或远处原发肿瘤转移至皮肤并破坏周围组织和血管，造成组织损伤、缺氧、坏死，多呈蕈状、菜花状或溃疡状。常见的相关体征和症状是疼痛、渗出、恶臭和出血。

二、流行病学

癌性伤口是一种难愈性伤口，严重影响患者的生理和心理健康。5% ～ 15%的晚期癌症患者会发生癌性伤口，其中，约1/3的癌性伤口与原发肿瘤有关，2/3与转移有关。

三、病因与发病机制

癌性伤口是由于局部皮肤受到原发癌或附近/远处转移的癌细胞损害所致。常见的病因主要包括：原发肿瘤通过淋巴和血液进行的皮肤转移；来源于未经治疗的原发皮肤癌；诊断或术中肿瘤细胞发生的机械性种植；肿瘤复发；某些慢性溃疡伤口也有发生癌性病变的可能，但伤口恶变的确切机制尚不清楚。

四、评估

评估既是伤口处理的开始也是最关键的一步。全面的伤口评估要求是动态、持续且贯穿于伤口处理的全过程；伤口评估不仅要观察伤口的局部，更应该结合整体性考虑，制订符合患者伤口现状的治疗计划。

（一）局部伤口评估

1. 伤口部位 乳腺癌患者多见，也可发生于头面部、颈部、胸腹部及四肢等部位的癌症及淋巴瘤、恶性黑色素瘤患者。

2. 伤口外观 伤口大小一般采用一次性“L”形尺测量；伤口床组织颜色分类表示其占比；深度用棉签或镊子垂直探测，再用尺测量其长度；由于癌性伤口易出血，故探测潜行和窦道时需谨慎、小心。

3. 伤口渗液 主要评估渗液的量、颜色、性状。

（1）渗液量的评估：一般采用Mulder提出的基于更换10 cm×10 cm纱布频率的方法。①无渗出。24 h更换的纱布不潮湿。②少量渗出。24 h渗出量少于5 ml，每天更换纱布不少于1块。③中等量渗出。24 h渗出量在5～10 ml，每天至少需要1块纱布，但不超过3块。④大量渗出。24 h渗出量超过10 ml，每天需要3块或更多的纱布。

（2）渗液颜色的评估：①清澈黄色。正常渗液颜色。②混浊灰白色。渗液中存在白细胞和细菌，局部有感染的风险。③红或微红色。渗液中含有红细胞，毛细血管破裂所致。④黄褐色。坏死组织被溶解或者清除。⑤绿色。存在铜绿假单胞菌感染。

（3）渗液黏稠度评估：肿瘤伤口渗出液黏稠度主要分为2个等级，分别是①高黏稠度。接触时可明显感觉稠厚感，自主流动性欠佳，由于渗液蛋白含量高，与接触物分离时可表现出丝状物。②低黏稠度。常表现为稀薄、水样，自主流动性佳。

4. 伤口气味 根据Grocott伤口气味评估法，对恶性伤口气味描述分为0～5级，共6个等级。①0级：一入房间/病房/诊间即可闻到；②1级：与患者一个手臂距离即可闻到；③2级：与患者少于一个手臂才能闻到；④3级：接近患者手臂可闻到；⑤4级：只有患者自己可闻到；⑥5级：没有气味。

5. 伤口出血 评估伤口出血时，首先，要对出血量进行客观描述，其次，还需了解伤口出血的原因。伤口出血的原因主要包括：恶性肿瘤细胞侵蚀血管、化疗及癌症本身造成血小板数量减少或功能低下、伤口感染使组织脆性增加、移除敷料或清洗伤口时引起的损伤等。不同原因导致的出血常有不同特点，如颈动脉受侵蚀出血常呈喷射状，肿瘤区小血管破裂出血呈流线状，移除敷料或清洗伤口时出血多表现为渗血。针对恶性肿瘤伤口出血，应评估出血量、出血原因、伤口清洗方法，以及血红蛋白、凝血酶原和血小板值等，以便为后续伤口处理提供依据。

6. 伤口疼痛 临床常用NRS评估疼痛程度。NRS是由0～10数字等份标出的线性标尺，“0”表示无痛，“10”表示最痛。

7. 伤口周围皮肤情况 评估渗液是否对伤口周围皮肤造成浸渍、皮炎；是否有皮肤牵拉刺激神经末梢导致的瘙痒；肿瘤是否侵犯周围皮肤；敷料黏胶对皮肤的影响。

（二）全身系统评估

1. 经济状况　癌性伤口为难愈性伤口，所用敷料的数量及换药的频率均高于普通伤口，此外，抗肿瘤治疗或姑息性治疗均会增加患者经济负担，需通过评估患者经济状况制定符合患者现状的伤口护理方案。

2. 治疗情况　癌性伤口是反映抗肿瘤治疗疗效的评价指标之一，而抗肿瘤药物也会影响伤口的发展趋势。当患者使用化疗、免疫治疗或靶向药物时，由于血小板低下或药物中抗血管生成成分易导致伤口出血加重等。

3. 营养情况　营养是影响伤口愈合的因素之一。目前，营养风险筛查2002被推荐作为住院患者的营养风险筛查工具。癌性伤口渗液中含有蛋白质，而癌性伤口持续渗液导致蛋白质流失，同时晚期肿瘤患者蛋白质摄入不足，显著加重低蛋白血症。

4. 基础疾病　关注影响伤口愈合的相关疾病，如糖尿病、贫血和自身免疫性疾病等。

5. 心理状态　癌性伤口渗液、恶臭会导致患者产生自卑和羞耻感；由于伤口需长期护理，患者不能照顾家庭产生负罪感；癌性伤口的不可控，如大出血容易导致患者恐惧、焦虑。使用与伤口心理相关的评估量表，如采用伤口症状自评问卷（wound symptoms self assessment chart，WoSSAC）评估症状的严重程度及对患者生活的影响；采用恶性肿瘤伤口评估工具（malignant fungating wound assessment tool，MFWAT）客观评估患者对恶性肿瘤伤口的主观感知和恶性肿瘤伤口状态。

五、癌性伤口的治疗

早期的癌性伤口可通过手术、放疗、化疗、免疫治疗和中药治疗等促进愈合，但当肿瘤继续扩散、变大、皮肤转移情况无法得到控制时，伤口治疗只能以症状管理为主。2002年Naylor提出癌性伤口护理的目的并非伤口愈合，而是减少肿瘤伤口愈合或恶化过程中的症状，通过管理渗液、控制恶臭、减少出血、降低疼痛、保护周围组织的症状管理维护患者的尊严及减轻恐惧，尽可能提高患者的生存质量。

六、癌性伤口的护理

（一）症状管理

1. 管理渗液　渗液管理的目标是优化伤口床湿度，保护伤口免受污染，保护伤口周围皮肤，通过症状管理提高患者的生活质量。渗液管理时，需要根据渗液量、伤口性质、伤口大小等特点选用合适的敷料，同时，应兼顾患者的经济状况。Seaman建议，应该选用多层敷料以对抗渗液，第一层敷料是接触伤口创面的非黏性层。第二层敷料是存纳层，如藻酸盐敷料。渗液量少时，可使用防创面粘连且有一定吸收功能的敷料，如水胶体敷料、超薄型泡沫敷料；渗液量多时，内层可使用高吸水性的敷料，如泡沫敷料、亲水纤维敷料、藻酸盐敷料等，外层尽量选择对渗液吸收包裹性良好且不容易透出的敷料，如卫生巾或尿片，以免浸湿的衣物或被服，降低患者的舒适感；当渗液量多且伴有瘘管时，可采用引流的方式收集渗液，如使用造口袋、伤口引流袋。敷料或引流装置更换的频次可根据伤口渗液的控制情况和伤口的创面情况进行动态调整。

2. 控制恶臭 通过清洗、清除坏死组织、控制感染和选择合适的敷料减轻臭味。

（1）清除坏死组织：遵循减少创面刺激、缓解疼痛的原则清洁伤口。去除伤口表面残留的渗出物和坏死物碎屑，降低细菌浓度，减轻气味。一般使用0.9%氯化钠注射液清洗伤口；当伤口恶臭程度较重时，先适当使用3%过氧化氢溶液清洗，再使用0.9%氯化钠注射液冲洗。导致癌性伤口恶臭的原因主要是局部坏死组织的分解、微生物繁殖及非厌氧细菌释放腐胺、尸胺。癌性伤口相对于其他慢性伤口的出血风险高，不建议积极清创，也不建议手术或锐器清创，可选择自溶性清创或酶清创；考虑清创时，应咨询伤口专科护士和有经验的临床医师。

（2）控制感染：有专家指出，活性炭可以明显减少癌性伤口恶臭，减轻伤口感染；有研究表明，0.75%甲硝唑凝胶能够有效降低伤口细菌载量，改善恶臭，且具有良好的安全性。必要时，对伤口分泌物做细菌培养，根据药物敏感试验结果选择有效抗生素进行治疗。为降低患者的换药成本，外层敷料可选用茶包、硅胶猫砂等吸附异味。

（3）保持环境清新：及时更换伤口敷料、开窗通风、保持患者衣物及床单位清洁。

3. 减少出血 出血是癌性伤口常见症状。保持创面适宜的湿度，通常选择不粘连伤口基底的敷料，如泡沫敷料、凡士林纱布；在取下敷料前，应先将敷料充分浸湿，以使其松动，防止敷料粘在伤口上；清洗或灌洗伤口时，动作应温柔。易出血的癌性伤口，应适当减少敷料更换的频次。出血的处理方法：①流线状出血。与肿瘤侵蚀伤口毛细血管、引起破裂有关。可在局部覆盖藻酸盐敷料或止血海绵，外加干纱布轻轻压迫止血，必要时，使用弹力绷带加压包扎伤口。癌性伤口组织脆弱，切忌压力过大造成新的损伤，引起新的出血。②喷射状出血。与肿瘤侵蚀伤口小动脉、引起破裂有关。处理方法，即刻通知医师或紧急送就近医疗机构，同时在局部覆盖止血海绵，外加干纱布轻轻压迫止血，必要时，使用弹力绷带加压包扎伤口，安慰患者，使其保持镇静。遵医嘱使用止血药物，监测生命体征直至出血停止、病情稳定。③与感染有关的组织脆性增大，表现为组织水肿，触之容易渗血，使用抗感染敷料控制感染，通常能减少渗血。④对于临终状态且有大出血风险的患者，建议预先告知患者及家属，并准备好止血敷料或加压敷料、镇静剂和深色毛巾（遮盖血液）等，做好相应心理护理，帮助减轻患者及家属的紧张、焦虑情绪。

4. 减轻疼痛 肿瘤压迫、肿瘤神经损伤、水肿或更换敷料可引起癌性伤口疼痛。美国国立综合癌症网络（National Comprehensive Cancer Network，NCCN）《成人癌痛临床实践指南》2024年第2版指出，常规操作所致的偶发性疼痛，可应用短效阿片类药物控制。有文献报道，换药前使用复方利多卡因乳膏局部涂抹可以减轻癌性伤口疼痛。采用WHO推荐的三阶梯疗法控制与肿瘤相关的疼痛。其原则是：按药效的强弱依阶梯方式顺序使用、使用口服药、按时服药、用药剂量个体化。为减轻换药时的疼痛，换药前用0.9%氯化钠注射液充分湿润敷料，减少对伤口撕拉；清洗伤口时，可采用冲洗的方式，减少对伤口的摩擦；采用非黏性敷料，以减少换药频率。同时，加强局部感染的控制，减少炎性疼痛的叠加。

5. 保护周围组织 合理使用吸收性强的敷料，同时使用皮肤保护剂或隔离剂，如氧化锌软膏、凡士林、护肤粉、皮肤保护膜等，预防渗液对周围组织的浸渍。肿瘤对周围组织的侵犯使皮肤表面张力增加且敏感度升高，为减少胶带固定造成的机械性撕脱伤，可用绷带或是衣服代替胶带固定。

（二）心理护理

癌性伤口的外观、渗液、异味等均会影响患者的身心健康，导致患者自我形象紊乱及负性情绪，影响其社交和生活质量。伤口管理者应评估患者的心理状态、应对机制及社会支持网络。根据评估结果，利用自己的专业知识和技能，提供相应的心理干预措施。

1．护理癌性伤口时，要兼顾患者的外观需求，尽量选用舒适和美观的外层敷料，维护患者自尊，缓解其负性情绪。

2．提供相应的信息支持，如讲解癌性伤口的特点、预后等，纠正患者不合理的认知。鼓励患者及家属参与癌性伤口护理目标的制定及症状的管理。

3．使用心理干预手法，如按摩、音乐疗法、芳香疗法等，帮助患者缓解不良的心理状态，帮助其建立有效的情感和社会支持系统。

七、健康教育

（一）治疗前宣教

1．讲解癌性伤口换药的目的，取得患者理解和配合。

2．疼痛剧烈的患者可在换药前 30 min 口服镇痛药。

3．伤口大量渗液的患者，穿着开衫棉质衣物。准备高吸收防渗透的外固定材料，如尿不湿、大块脱脂棉纱布，减少伤口气味外溢或患者衣物浸湿，消除患者的自卑及焦虑。

（二）治疗中宣教

1．指导患者取舒适体位，伤口下方放置康护垫，防止衣物床单浸湿。

2．疼痛加重时，指导患者深呼吸，做好心理护理，分散其注意力。

3．伤口大量出血需要加压止血时，及时告知患者加压的作用和目的，取得患者配合，同时做好心理安抚。

（三）出院/居家指导

姑息性治疗患者在出院前由伤口护士指导家属基础的自我护理，并按时进行随访；姑息性治疗患者定期前往伤口门诊换药或进行线上问诊；抗肿瘤治疗患者在治疗周期可定期到门诊换药；患者居家时若伤口突发大量出血，应迅速用干毛巾按压止血并立即前往医院就诊。

八、小结

癌性伤口的治疗是抗肿瘤治疗与伤口处理的综合治疗，局部伤口护理通过对渗液、气味、出血和疼痛等症状进行综合管理，提高患者舒适度，改善其生活质量。

临床典型案例

【病例摘要】

患者，女性，52岁。因“胸壁溃疡”（图5-16-1）就诊。患者抑郁症病史4年，2000年确诊为“左侧乳腺癌（基底细胞样癌）”，行乳腺癌根治术后进行综合治疗，但均因患者精神状态差，自觉无法耐受，遂停止治疗。2024年7月，肿瘤复发，手术区域皮肤出现破溃，溃疡面进行性增大，左胸壁疼痛加重。营养风险筛查2022评分为2分。诊断：左侧乳腺癌综合治疗后进展、胸壁溃疡。

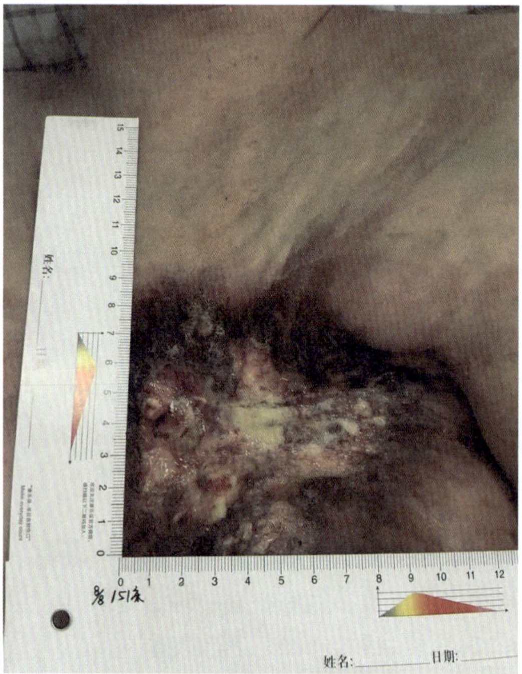

图5-16-1　该患者入院时左侧乳腺癌性伤口外观

【全身评估】

影响因素	临床思维
1. 肿瘤	患者胸壁被肿瘤细胞侵蚀，皮肤出现恶性溃烂形成伤口
2. 精神疾病	患者抑郁症病史4年。乳房缺如和癌性伤口恶臭渗液使患者产生自卑心理，不愿意进行抗肿瘤治疗，从而影响局部伤口症状的控制

续　表

影响因素	临床思维
3. 营养状况	患者肿瘤复发，抗肿瘤治疗导致胃肠道反应加重，进食差，消瘦，肿瘤细胞消耗大量蛋白质，导致伤口愈合必需的蛋白质、维生素及微量元素缺乏
4. 疼痛	肿瘤细胞侵犯皮层痛觉感受器引起的癌性疼痛；伤口局部炎性介质刺激引起疼痛，导致患者换药依从性降低
5. 社会支持系统	患者未按时服用抗抑郁症药物，拒绝与家属沟通，不允许他人照顾且自我照顾不全。缺乏关爱和心理介入。其心理问题会对治疗依从性和连续性产生影响

【局部评估】

影响因素	临床思维
1. 伤口床坏死组织覆盖	充分评估患者抗肿瘤药物使用情况及全身状况后决定清创的方式
2. 伤口渗血	充分评估坏死组织的范围，尽可能减少锐器清创，采用自溶性清创，渗血时采取压迫止血
3. 局部脓性分泌物、恶臭	进行分泌物培养，控制感染，应对伤口持续时间长而产生细菌生物膜
4. 伤口疼痛	局部使用镇痛药，如口服阿片类药物，选择减少伤口粘连的敷料，使用合适的清洗方法
5. 伤口渗液	控制感染，注意保护周围皮肤，外层敷料尽可能选择吸收性好、无渗透的敷料
6. 伤口周围皮肤挛缩、胶布过敏	注意褶皱处皮肤的保护和处理，使用皮肤保护剂及透气性好的胶布，减少对周围皮肤的刺激

【护理决策思考】

1. 姑息性治疗　基于对肿瘤伤口局部评估和对患者全身系统评估，如果患者肿瘤创面无自发性出血，可选择采取局部保守清创和自溶性清创去除腐肉及坏死组织，再选择合适的内、外层敷料控制感染，管理渗液，做好周围皮肤抗过敏保护。低蛋白血症和抑郁症患者应给予全身营养支持、纠正营养不良，督促患者按时服用抗抑郁药物及镇痛药、抗肿瘤药物，定期监测血常规及进行心理状态评估，同时积极与家属沟通，使其积极配合治疗和护理。

2. 手术治疗　评估癌性伤口范围及有无周围组织脏器侵犯，可做局部皮瓣覆盖愈合伤口。

3. 决策制定　患者全身状况不足以支持外科皮瓣移植术。因此，患者目前更适合姑息性治疗方法。

4. 治疗实施

（1）多学科合作，给予全身支持：①肿瘤科。对患者进行抗肿瘤治疗，定期监测血常规指标。②营养科。改善营养不良，制定个性化营养干预措施，并定期检测营养指标。③疼痛科。对患者进行疼痛评估，制订个性化疼痛管理计划，提高患者舒适度及生活质量。④神经内科。定期复查，遵医嘱规律使用抗抑郁药及心理辅导。

（2）使用低刺激性消毒液和0.9%氯化钠注射液冲伤口床及周围皮肤。

（3）根据局部坏死组织评估，采用保守清创去除坏死组织，同时可使用银离子或根据医嘱使用甲硝唑控制局部感染和恶臭；对于难以清除的坏死组织，使用清创胶促进自溶性清创。

（4）伤口基底选择低黏性敷料，如凡士林油纱布可作为内层敷料，以减少伤口的粘连。渗液量大时，使用藻酸盐吸收渗液。保护周围皮肤，预防浸渍性皮炎。

（5）伤口基底有渗血时，及时按压止血，可用外层敷料加压包扎。

（6）外层敷料可选择泡沫类固定，以吸收自溶性清创后产生的液体；硅酮泡沫类敷料能减少因胶布过敏引起的不适感。

（7）做好周围组织的保护，使用皮肤保护剂。

（8）健康宣教

1）定期复查血常规，白细胞和血小板低下时，关注伤口渗液量、气味及出血情况。

2）规范服用镇痛药，以缓解癌痛。

3）化疗间歇期增加优质蛋白质和维生素的摄入，增强抵抗力，促进伤口的症状控制。

4）及时与患者家属沟通，告知其按时换药的重要性。

5）患者服用抗抑郁药期间需同步加强心理支持，建议家属主动陪伴关怀，引导患者倾诉情绪，同时可通过聆听舒缓音乐缓解焦虑。

参考文献

[1] 徐洪莲. 恶性肿瘤伤口的护理［J］. 上海护理，2021，21（1）：71-74.

[2] BARRETO A M，MARQUES A D B，CESTARI V R F，et al. Effectiveness of metronidazole in the treatment of tumor wound odors［J］. Rev Rene，2018，19：e3245.

[3] TILLEY C，LIPSON J，RAMOS M. Palliative wound care for malignant fungating wounds：holistic considerations at end-of-life［J］. Nurs Clin North Am，2016，51（3）：513-531.

[4] TILLEY CP FU M R，QIU J M，et al. The microbiome and metabolome of malignant fungating wounds：a systematic review of the literature from 1995 to 2020［J］. J Wound Ostomy Continence Nurs，2021，48（2）：124-135.

[5] YASMARA D，，TAM SH ，FANG S Y，Caring for patients with malignant fungating wounds：a scoping literature review. J Wound Ostomy Continence Nurs，2024，51（1）：19-25.

[6] 徐波，陆宇晗. 肿瘤专科护理［M］. 北京：人民卫生出版社，2018：177.

[7] 王会宁，孙小玲，吴玲，等. 高渗出癌性伤口渗液管理的最佳证据总结［J］. 护理学报，2023，30（21）：54-59.

[8] 陈思涓，谌永毅，谭慧，等. 恶性肿瘤伤口评估及管理的研究进展［J］. 中国护理管理，2018，18（11）：1558-1661.

[9] 强万敏，覃惠英，陆箴琦，等. 整合护理中国肿瘤整合诊治技术指南（CACA）［M］. 天津：天津科学技术出版社，2023：164-165.

[10] TILLEY C. P.，FU M R，VAN CLEEVE J，et al. Symptoms of malignant fungating wounds and functional performance among patients with advanced cancer：an integrative review from 2000 to 2019［J］. J Palliat Med，2020，23（6）：848-862.

[11] FINLAYSON K，TELENI L，MCCARTHY A L. Topical opioids and antimicrobials for the management of pain，infection，and infection-related odors in malignant wounds：a systematic review [J]. Oncol Nurs Forum，2017，44（5）：626-632.
[12] Winnipeg Regional Health Authority（WRHA）. Malignant fungating wounds clinical practice guideline[EB/OL]. [2022-08-10]（2025-01-24）. https：//professionals. wrha. mb. ca/old/extranet/eipt/files/ EIPT-013-007. pdf.
[13] 刘艳，范湘鸿，王艳. 癌性伤口护理方法及效果的Meta分析 [J]. 中华护理杂志，2020，55（1）：55-61.
[14] WATANABE K，SHIMO A，TSUGAWA K，et al. Safe and effective deodorization of malodorous fungating tumors using topical metronidazole0. 75% gel（GK567）：a multicenter，open-label，phase Ⅲ study（RDT. 07. SRE. 27013）[J]. Support Care Cancer，2016，24（6）：2583-2590.
[15] 罗瑞君，熊敏芳. 硅胶猫砂用于晚期恶性肿瘤患者癌性伤口的疗效观察 [J]. 护理学报，2017，24（15）：64-66.
[16] 刘晓晴，蒋琪霞，宋思平. 癌性伤口对患者影响的质性研究的系统评价 [J]. 护士进修杂志，2021，36（3）：247-254.

第十七节　放射性皮炎伤口的护理

一、定义

放射性皮炎（radioactive dermatitis，RD）又称“放射性皮肤损伤”，是指肿瘤患者在放疗时由于放射线的作用产生的特殊皮肤反应之一，是肿瘤放疗最常见的并发症。根据发生时间，RD分为急性RD和慢性RD。在照射后数天或3个月内发生的为急性RD，轻者表现为皮肤色素沉着、毛囊扩张、疼痛、瘙痒、干性脱屑、红斑；严重者可出现水肿、溃疡、出血、感染等症状。放射线照射后3个月至数年出现的为慢性RD，临床症状包括皮肤萎缩、色素沉着、硬结性水肿，以及迟发性溃疡、增厚、纤维化等。

二、流行病学

在接受放疗的过程中，95%的患者会发生不同程度的RD，放疗后约47%的患者会出现Ⅱ度以上的放射性皮肤反应，10%～15%的患者会出现湿性脱皮，尤其是乳腺癌、肺癌、头颈部肿瘤患者。放射性皮炎会引起患者不适，严重者会导致放疗计划中止、住院周期延长及住院费用增加，影响日常生活并降低生活质量。

三、评估

复旦大学与澳大利亚JBI（Joanna Briggs Institute）循证卫生保健国际合作中心报道的证

据总结指出，护理人员应该使用评估工具对放疗部位皮肤进行常规评估和记录，目前，暂无RD评估分级的“金标准”，推荐使用美国肿瘤放射治疗协作组（Radiation Therapy Oncology Group，RTOG）放射损伤分级标准和美国国家癌症研究所常见不良事件通用术语标准（common terminology criteria for adverse events，CTCAE）进行皮肤评估。

（一）美国肿瘤放射治疗协作组急性放射性损伤分级标准

RTOG急性RD共分为0～Ⅳ级。①0级：皮肤外观无变化；②Ⅰ级（图5-17-1）：滤泡样暗色红斑、脱毛、干性脱皮，出汗减少；③Ⅱ级（图5-17-2）：触痛性或鲜色红斑、片状湿性脱皮、中度水肿；④Ⅲ级（图5-17-3）：皮肤褶皱以外部位融合湿性脱皮，凹陷性水肿，皮肤疼痛难忍；⑤Ⅳ级（图5-17-4）：溃疡、出血、坏死。

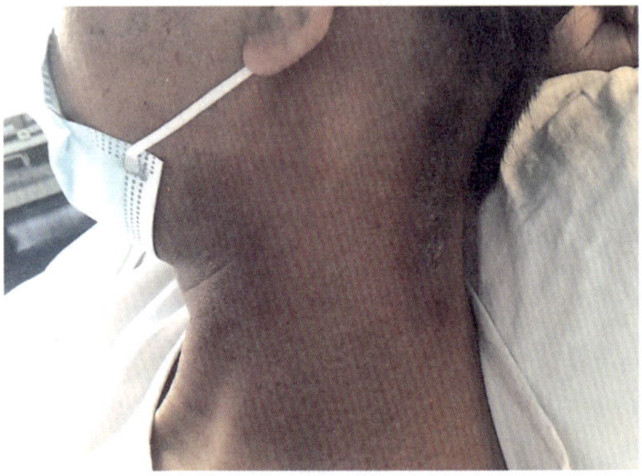

图5-17-1　急性放射性损伤Ⅰ级外观（颈部）

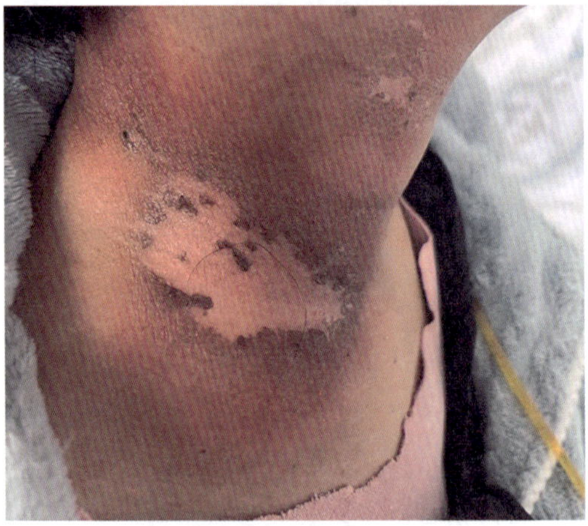

图5-17-2　急性放射性损伤Ⅱ级外观（颈部）

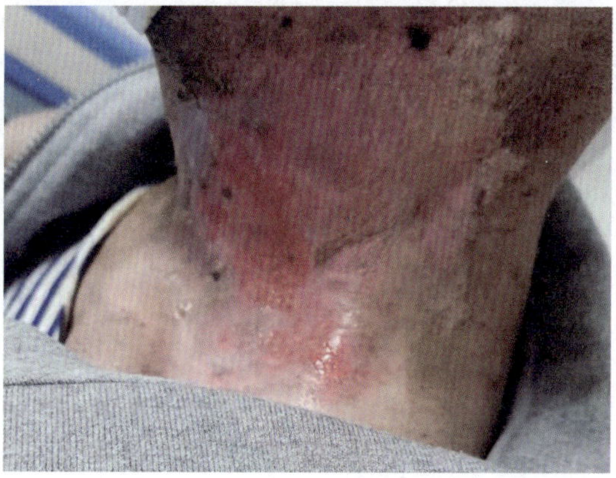

图5-17-3 急性放射损伤Ⅲ级外观（颈部）

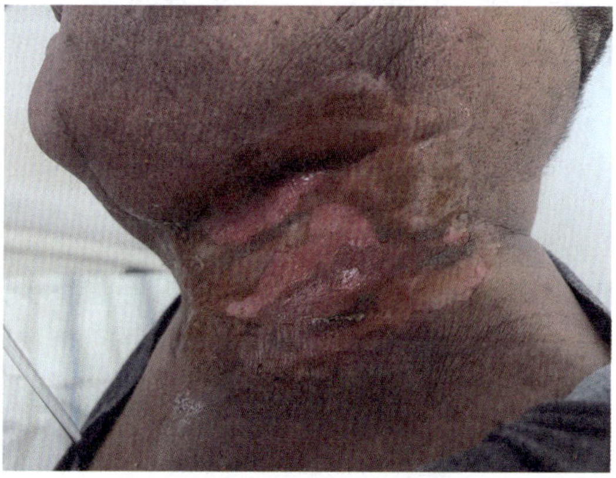

图5-17-4 急性放射损伤Ⅳ级外观（颈部）

（二）美国肿瘤放射治疗协作组慢性放射性损伤分级标准

RTOG慢性RD分级标准共分为0～Ⅳ级。①0级：皮肤外观无变化；②Ⅰ级：轻度皮肤萎缩、色素改变，脱发；③Ⅱ级：可见片状萎缩，中度毛细血管扩张，完全脱发；④Ⅲ级：皮肤萎缩显著，粗大毛细血管扩张；⑤Ⅳ级：溃疡。

（三）常见不良事件通用术语标准分级标准

CTCAE将RD分为0～Ⅳ级。①0级：皮肤外观无变化；②Ⅰ级：轻微红斑、干燥脱皮；③Ⅱ级：中度至活跃的红斑、局限于皮肤褶皱的斑片状湿性脱皮、中度水肿；④Ⅲ级：皮肤褶皱以外部位的湿性脱皮、轻微创伤或擦伤引起的出血；⑤Ⅳ级：致命的后果，全层真皮皮肤坏死或溃疡、受累部位自发性出血，需皮肤移植。

四、放射性皮炎的风险因素

RD的发生、发展受多因素共同作用，分为内在因素和外在因素。①内在因素：包括年龄、过敏史、BMI、基础代谢疾病（高血压、糖尿病等）、营养状况、皮肤状态、吸烟史、饮酒史、疾病分期；②外在因素：包括放疗方式、部位、放疗单次剂量、次数、大体靶区的总剂量。

五、预防措施

（一）皮肤清洁

放疗患者应保持放射区域皮肤清洁和干燥，以降低皮损后感染发生的风险，使用清水和/或无刺激性的非碱性肥皂清洗皮肤，以免对局部皮肤造成损害。正常频次洗头不会加重RD的不良反应，同时，保持良好的卫生习惯对患者的心理具有积极作用。

（二）日常保护

患者应穿宽松、柔软的织物或棉质衣物。放疗部位皮肤禁止使用婴儿爽身粉、玉米淀粉等，以免加重皮肤干燥和刺激。放疗部位应避免涂抹化妆品或香料，以减少不必要的皮肤负担。禁止使用刀片剃须刀，建议使用电动剃须刀。禁止使用胶带和黏合剂，放疗部位皮肤禁止挠抓。患者不得自行处理放疗部位的水疱。避免皮肤直接暴露于阳光下，以免加重皮肤症状；避免皮肤暴露在过冷或过热环境中，如桑拿、冰敷等。

（三）饮食指导

指导患者进食清淡易消化、高蛋白、高能量饮食；戒烟酒、忌辛辣食物、多饮水，多食水果、蔬菜。

（四）放射性皮炎的非药物预防

1. 护肤霜 建议选用无香味、不含羊毛脂的亲水性面霜，若皮肤破损需立即停用。护肤霜能保持皮肤表面的水分，保持皮肤柔韧性。不推荐使用芦荟，目前，尚无足够的证据表明芦荟能改善放疗引起的皮肤毒性症状。

2. 透明膜类敷料 透明膜类敷料能温和地粘着伤口周围皮肤，而不粘连伤口，其顺应性良好，不会导致患者表皮脱落和疼痛，且在淋浴时不被破坏，能在原位置保留数天，并具有一定组织填充效应。不影响放疗射线的剂量，放疗时可留在原位。使用时的注意事项如下：①务必在患者首次放疗前开始应用，在放疗期间持续使用贴膜；②在粘贴过程中，保证无张力贴膜，不可重叠，敷料较大无法完全贴合时，沿贴膜边缘划线裁剪再进行贴附；③务必使贴膜之间无缝隙，贴膜范围要超过放射野皮肤至少3 cm以上，避免外露皮肤损伤。

（五）放射性皮炎的药物预防

1. **外用皮质类固醇** 在放疗期间和放疗结束后数周，定期使用外用皮质类固醇降低重度皮炎的发生率，缓解瘙痒和刺激，但过量使用可导致皮肤变薄。一旦引起过敏反应，应停止使用。

2. **三乙醇胺** 三乙醇胺乳膏是一种水包油型白色乳膏，它通过渗透和毛细作用的原理，达到清洁和引流的双重作用。放疗早期应用三乙醇胺乳膏可以有效改善细胞的功能，减少急性放射性皮炎和远期放射性组织反应的发生率。

3. **放射治疗皮肤防护剂** 是根据射线对组织、细胞损伤的机制而研制的皮肤外用药物，其主要成分有三乙醇胺、硬脂酸、聚乙二醇、对羟基苯甲酸甲酯、对羟基苯甲酸丙酯，具有防止细胞损伤和利于表皮细胞修复等作用。放射治疗皮肤防护剂能预防和减轻放射性皮肤损伤，具有抗感染、止痒、镇痛的效果。

4. **医用射线防护喷剂** 其主要成分为超氧化物歧化酶，可有效清除氧自由基，可以降低皮肤和黏膜发生严重放射性损伤的概率。

5. **重组人表皮生长因子凝胶** 重组人表皮生长因子为外源性创面组织表皮生长因子，能刺激巨噬细胞生成创面愈合相关因子，诱导黏膜上皮细胞的迁移和增殖，使角质细胞进入再生状态，活化成纤维细胞促进肉芽组织形成，从而促进黏膜愈合。

六、放射性皮炎的治疗

在放疗过程中，每周应对患者进行至少1次皮肤评估，注意观察患者的皮肤反应。RD的治疗与护理取决于皮肤损伤的严重程度。

（一）Ⅰ级放射性皮炎

保持皮肤清洁，使用亲水性（水包油型）润肤剂保湿，也可使用外用皮质类固醇直至放疗结束后2周，频率为每天1～2次。

（二）Ⅱ～Ⅲ级放射性皮炎

发生Ⅱ～Ⅲ级放射性皮炎时，护理重点包括预防继发皮肤感染及在脱皮部位使用敷料。敷料可治疗湿性脱皮，但使用时需要确保敷料在移除时不伤害创面和周围皮肤。软聚硅酮泡沫敷料能保护皮肤、降低疼痛感，减缓皮炎损伤，且能加速损伤恢复。出现融合性湿性脱皮时，可根据具体情况，个体化选择表皮生长因子或藻酸盐/银离子敷料联合泡沫敷料，根据渗液量确定更换敷料的频率，使其有效吸收渗液，促进伤口愈合。

（三）Ⅳ级放射性皮炎

Ⅳ级放射性皮炎少见。出现全层皮肤坏死和溃疡的患者应视个人情况处理，此时，可能需要中止放疗，并由创伤科医师、放射肿瘤科医师、皮肤科医师与护理人员等多学科诊疗团队提供综合治疗。

七、健康教育

放疗前向患者详细讲解放疗相关知识，包括放疗原理、作用、注意事项、不良反应及RD的预防及处理措施。放疗中指导患者穿棉质衣物，避免摩擦照射野皮肤，保持皮肤、口腔清洁，忌搔抓、撕剥放射野皮肤，避免佩戴金属物品，以免加重射线的吸收。外出时，避免阳光直晒。放疗结束后，指导患者继续保护放射野皮肤，3个月内勿使用碱性肥皂液擦洗。

八、小结

RD是指肿瘤患者在放疗时由于放射线的作用所产生的特殊皮肤反应，临床护士只有充分认识到RD的病因及发展规律，掌握其防治技术，才能有效做好RD的防治工作。

临床典型案例

【病例摘要】

患者，男性，45岁。左侧颈部可触及多个肿块，最大的肿块大小约4 cm×3 cm；右侧颈部可触及一大小约1.5 cm×1.0 cm肿块，均质硬，活动度差，伴压痛。颈部MRI及喉镜检查显示，下咽左后壁，左侧梨状窝肿物。诊断为“下咽鳞状细胞癌”。患者在放疗末期，由于心情不佳，于节假日回家休息，安返病房时左侧颈部出现破溃，4天后喉结下方出现破溃（图5-17-5）。

体格检查显示，左侧颈部创面大小为8 cm×6 cm，红、肿、热、痛明显，皮肤褶皱部位以外融合性湿性脱皮，重度水肿，RD分级为Ⅲ级。伤口周围皮肤脆弱，色素沉着。诊断：

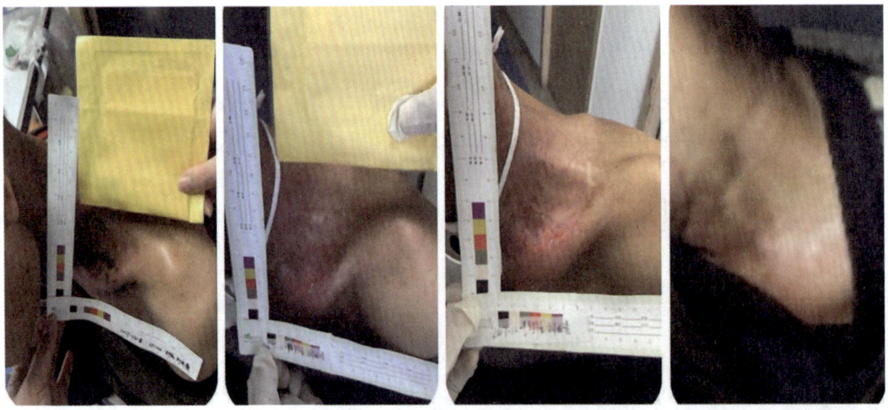

（a）放疗第28次　（b）放疗第31次　（c）放疗第33次　（d）放疗结束第8天

图5-17-5　该患者放射性皮炎处理过程

放射性皮炎。使用0.9%氯化钠注射液清洗伤口及周围皮肤，将水胶体敷料剪裁成合适大小覆盖于患处。患处周围完好的皮肤涂抹放疗皮肤保护剂，每天3～4次。每天放疗前0°角撕除敷料，继续放疗后重复上述操作。

【全身评估】

影响因素	临床思维
1．恶心、呕吐	1．放疗引发消化道反应：包括恶心、呕吐、食欲缺乏、便秘、腹泻等，这些症状主要由放疗对胃肠道细胞的影响造成 2．心理因素：患者情绪低落导致食欲缺乏
2．贫血、低蛋白血症、电解质紊乱，营养状况差	1．患者行放疗，进行到后期，饮食喝水吞咽时疼痛，食不下咽，每天只能进食流食及半流食 2．患者无家属照顾，饮食不规律 3．医院条件有限，无法提供个性化饮食，患者觉得食物味道不佳，进食量减少 4．患者严重贫血，影响身体的代谢和生理功能导致食欲减退
3．炎症	1．患者咽部有炎症，咳嗽、咳痰 2．造血抑制：放疗会抑制骨髓内造血细胞的分裂和增殖，导致白细胞、红细胞和血小板数量减少，进而引发感染、出血等症状
4．依从性差	患者拒绝置入鼻饲管，导致食物摄取量严重不足，需给予心理辅导，增加预防风险因素的依从性
5．疼痛	放疗过程中，口腔黏膜、鼻腔黏膜、食管黏膜等可能会受到损伤，出现疼痛溃疡、出血等症状

【局部评估】

影响因素	临床思维
1．伤口床面积较大	用0.9%氯化钠注射液清洗伤口，可清除放射性皮炎皮肤表面的刺激物和致病细菌
2．周围皮肤红、肿、脆弱，色素沉着	红、肿和皮温高提示有局部炎性反应或感染，选择敷料时兼顾局部抗感染和周围皮肤的保护
3．渗出大量渗液	选择吸收性敷料进行渗液管理，避免浸渍皮肤

【护理决策思考】

1．非手术治疗 RD严重时，患者可能需要暂停放疗；保护皮肤损伤部位，防止外伤和各种物理、化学刺激；消除炎症防止继发感染，促进组织愈合；在合并有急性放射病时，全身病变和局部病变可互相影响，因此，在进行局部治疗的同时，应积极进行全身治疗，纠正营养不良；遵医嘱使用抗生素，控制感染。使用粒细胞-巨噬细胞集落刺激因子漱口水预防辐射诱发的黏膜炎和黏膜炎相关疼痛。选择合适的敷料进行感染控制、渗液管理。

2. 决策制定 该患者局部感染严重，局部组织缺损面积大，需经过伤口床准备和创面修复2个阶段完成创面治疗。先进行伤口床准备，直至创面基底清洁、肉芽组织新鲜后，再完成创面修复。

3. 治疗实施

（1）多学科合作，给予全身支持：①营养科。改善营养不良，制定个性化营养干预措施，并定期检测营养指标。②疼痛科。对患者进行疼痛评估，制订个性化疼痛管理计划，提高患者舒适度。

（2）伤口床准备

1）清洗：用0.9%氯化钠注射液清洗，可清除RD皮肤表面的刺激物和致病细菌，建议患者每天进行1～2次创面清洗，水温应控制在36～40 ℃，避免在放射治疗期间长时间创面浸泡。

2）抗感染：保持伤口局部清洁、干净，选择抗感染和吸收渗液功能的敷料，并及时更换。

3）管理渗液：使用水胶体敷料进行局部渗液管理，其适用于浅表型创面，能覆盖保护创面，为创面营造湿润愈合环境。

（3）创面修复

1）水胶体敷料：提供湿性愈合的环境，促进肉芽组织及上皮组织生长，可以促进自溶性清创；封闭伤口床，保护伤口；防水阻菌，防止尿液和粪便污染；具有中度渗液、吸收能力。

2）促表皮生长因子：局部破损皮肤使用促表皮生长因子可促进创面修复，降低RD皮肤损伤的严重程度，并缩小RD的面积。有研究表明，促表皮生长因子可以降低急性RD的严重程度和缩短其持续时间，并防止急性不良反应的发生。

（4）健康宣教

1）强调积极配合伤口治疗的重要性。

2）增加新鲜蔬菜的摄入，养成规律的饮食习惯和作息时间。建议患者置入鼻饲管，以加强营养。

3）穿着的内衣应柔软、宽大、吸湿性强；外出时要注意防晒；局部不可粘贴胶布或涂抹酒精及刺激性油膏。

4）RD患处周围完好的皮肤使用放疗皮肤保护剂，使用方法为：放疗后0.5 h使用柔软毛巾蘸取温水，轻柔擦拭放疗区域皮肤，待干后大范围涂抹放疗皮肤保护剂，每天3～4次。

参考文献

[1] 范铭，冯梅，袁双虎. 放射性皮炎的预防与治疗临床实践指南［J］. 中华肿瘤防治杂志，2023，30（6）：315-323.

[2] TENORIO C，MATA D，LEYVA J A F，et al. Mexican radiation dermatitis management consensus［J］. Rep Pract Oncol Radiother，2022，27（5）：914-926.

[3] FINKELSTEIN S，KANEE L，BEHROOZIAN T，et al. Comparison of clinical practice guidelines on

radiation dermatitis: a narrative review [J]. Support Care Cancer, 2022, 30 (6): 4663-4674.
[4] WEI J L, MENG L B, HOU X, et al. Radiation-induced skin reactions: mechanism and treatment [J]. Cancer Manag Res, 2019, 11: 167-177.
[5] COX J D, STETZ J, PAJAK T F. Toxicity criteria of the radiation therapy oncology group (RTOG) and the European organization for research and treatment of cancer (EORTC) [J]. Int J Radiat Oncol Biol Phys, 1995, 31 (5): 1341-1346.
[6] TROTTI A, COLEVAS A D, SETSER A, et al. CTCAE v3. 0: development of a comprehensive grading system for the adverse effects of cancer treatment [J]. Semin Radiat Oncol, 2003, 13 (3): 176-181.
[7] MCQUESTION M. Evidence-based skin care management in radiation therapy: clinical update [J]. Semin in Oncol Nurs, 2011, 27 (2): e1-e17.
[8] ZHANG Q F, WANG Y, YANG S, et al. What is the appropriate skin cleaning method for nasopharyngeal cancer radiotherapy patients?A randomized controlled trial [J]. Supportive Care in Cancer, 2022, 30 (5): 3875-3883.
[9] 张俊萍，董新寨，李铮，等. 乳腺癌病人放射性皮炎预防性护理的研究进展 [J]. 护理研究，2024，38 (6): 1043-1046.
[10] FROMANTIN I, LESPORT G, LE MÉE M. How to maximize skin care during radiotherapy? [J]. Cancer Radiotherapie, 2015, 19 (6-7): 543-547.
[11] 张淑珍，余文汝，张俊峰，等. 肿瘤放疗患者放射性皮炎预防与管理的循证护理实践 [J]. 护理学报，2024，31 (16): 62-67.
[12] WONG R K S, BENSADOUN R J, BOERS-DOETS C B, et al. Clinical practice guidelines for the prevention and treatment of acute and late radiation reactions from the MASCC Skin Toxicity Study Group [J]. Support Care Cancer, 2013, 21 (10): 2933-2948.
[13] 王园园，荆凤，袁书琪，等. 头颈部肿瘤患者放射性皮炎预防及管理的最佳证据总结 [J]. 护士进修杂志，2024，39 (4): 401-407.
[14] Herst P M, Bennett N C, Sutherland A E, et al. Prophylactic use of Mepitel Film preventsradiation-induced moist desquamation in an intra-patient randomised controlled trial of 78 breast cancerpatients [J]. Radiother Oncol, 2014, 110 (1): 137-143.
[15] FERREIRA E B, VASQUES C I, GADIA R, et al. Topical interventions to prevent acute radiation dermatitis in head and neck cancer patients: a systematic review [J]. Support Care Cancer, 2017, 25 (3): 1001-1011.
[16] 王立英，任瑞美，刘尚兰，等. 三乙醇胺对乳腺癌保留乳房术后同时推量照射皮肤保护作用的临床观察 [J]. 中华肿瘤防治杂志，2010，17 (19): 1579-1580.
[17] 罗朝霞. 三种皮肤外用药在防治鼻咽癌患者放射性皮炎中的效果研究 [D]. 贵阳：贵州医科大学，2016.
[18] 张力元，常韵芳，王彬彬，等. 医用射线防护喷剂防治皮肤黏膜放射性损伤的临床观察 [J]. 中华放射医学与防护杂志，2006，26 (6): 597-599.
[19] LIU S, WANG Y L, SHI S T, et al. The effect of recombinant human epidermal growth factor on radiation dermatitis in rectal and anal cancer patients: a self-controlled study [J]. BMC Cancer, 2022, 22 (1): 1140.
[20] 沈月，陶诗琪，周炜，等. 软聚硅酮敷料治疗头颈部肿瘤急性放射性皮炎的meta分析 [J]. 华西医学，2019，34 (11): 1285-1291.
[21] HEMATI S, ASNAASHARI O, SARVIZADEH M, et al. Topical silver sulfadiazine for the prevention

of acute dermatitis during irradiation for breast cancer [J]. Support Care Cancer, 2012, 20 (8): 1613-1618.

[22] LEE J, LEE S W, HONG J P, et al. Foam dressing with epidermal growth factor for severe radiation dermatitis in head and neck cancer patients [J]. Int Wound J, 2016, 13 (3): 390-393.

[23] BERNIER J, BONNER J, VERMORKEN J B, et al. Consensus guidelines for the management of radiation dermatitis and coexisting acne-like rash in patients receiving radiotherapy plus EGFR inhibitors for the treatment of squamous cell carcinoma of the head and neck [J]. Ann Oncol, 2008, 19 (1): 142-149.

第十八节　不典型伤口的护理

非典型伤口是指病因不明确，临床表现不典型，难以通过常规伤口评估、检查，询问病史及体格检查明确诊断的伤口。不典型伤口（如伤口表现异常或位置异常等）常需要启动针对性检查，才能明确诊断。此类伤口不属于典型伤口类别（如动脉性、静脉性、混合型、PI或糖尿病足溃疡），是由炎症、感染、恶性病变、慢性疾病或遗传疾病等引起的病症或疾病。非典型伤口包括代谢性伤口（如痛风石溃疡）、免疫性溃疡（如坏疽性脓皮病）、癌性伤口（如皮肤鳞癌溃疡）、遗传性伤口（如大疱性表皮松解症）及血管瘤与脉管畸形等，其临床表现具有高度异质性。

非典型伤口约占所有慢性伤口的20%，且随人口老龄化及慢性病患病率上升呈显著增长趋势。患者因疼痛、渗出物、行动能力下降和伤口难愈，其生活质量明显受损，易出现孤独、抑郁等显著心理障碍，严重者存在自残风险。临床管理需基于多学科协作，整合病因治疗、创面精准护理及心理干预，以降低致残致死率，改善患者生活质量。

本节分别对痛风石伤口、坏疽性脓皮病和中毒性表皮松解症3种不典型伤口进行阐述。

一、痛风石伤口的护理

（一）定义

痛风石又称“痛风结节”，是单核细胞和多核巨细胞包裹尿酸盐结晶形成的肉芽肿样物质，是痛风进入慢性期的标志。痛风石可导致骨质破坏、关节畸形和功能障碍，严重时可引起骨折和皮肤破溃。

（二）流行病学

研究显示，12%～35%痛风患者会发展为痛风石。痛风石容易沉积在四肢关节及附近，最常见部位是第1跖趾关节，导致严重的手足畸形和关节功能障碍。随着痛风结石扩张和侵蚀，最终导致皮肤破溃，形成痛风性溃疡，经久难愈。痛风石破溃不仅引起剧烈疼痛和不适，严重时还可导致全身感染、败血症等，危及生命，是痛风患者致死、致残的主要原因之一。

（三）临床表现

1. 急性发作期　典型特点是夜间发作、起病急骤，剧痛且进行性加剧，12 h达高峰，疼痛呈刀割或撕裂样。受累关节及周围软组织红肿，皮温升高。症状多于数天或2周内自行缓解。好发于下肢，如足跟、踝、膝关节。

2. 发作间歇期　初发者多在1～2年内复发。随着病情进展，发作频率和症状持续时间都增加，间歇期缩短，严重者发作后症状不能缓解。

3. 慢性痛风石病变期　高血尿酸未得到控制，常同时存在慢性痛风石关节炎、皮下痛风石和痛风石创面。慢性痛风石关节炎是关节内沉积大量痛风石，表现为持续关节肿痛、压痛、畸形和功能障碍，可导致关节骨质破坏、组织纤维化和退行性变等；皮下痛风石常发在第1跖趾关节、手指关节（图5-18-1）、肘关节、踝关节和耳郭等部位，可见皮下隆起大小不一黄白色结节，皮肤破溃后形成溃疡面，痛风石创面可排出乳白状、类泥沙样或豆腐渣样物质，伴发感染时，溃疡周围皮肤红、肿、热、痛，溃疡较深时可见坏死物排出、骨外露等，合并重症感染时可有臭味（图5-18-2、图5-18-3）。

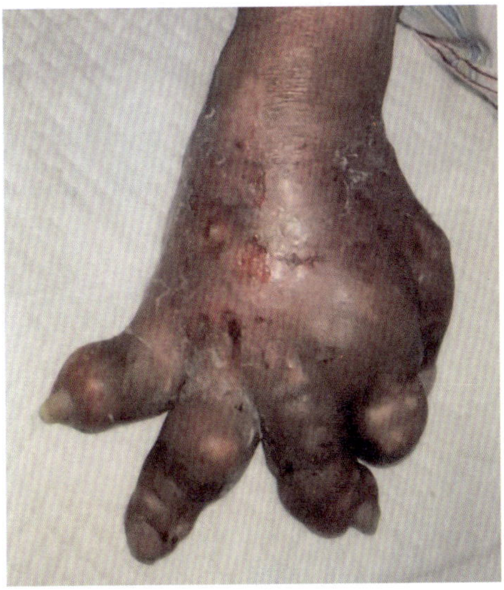

图5-18-1　皮下痛风石（手指关节）

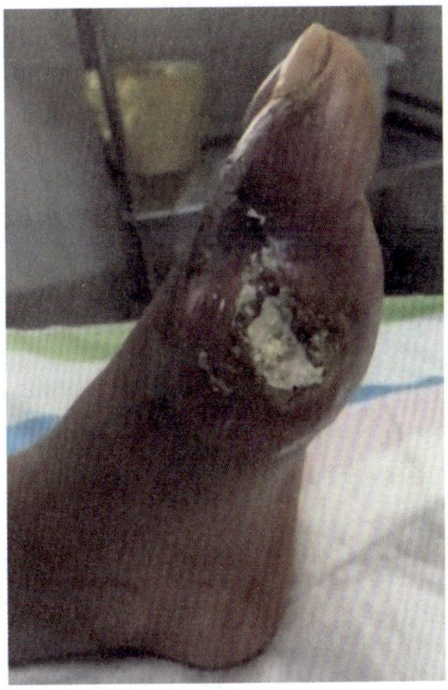

图5-18-2　痛风石创面外观

注：乳白状泥沙样物质排出（第1跖趾关节）。

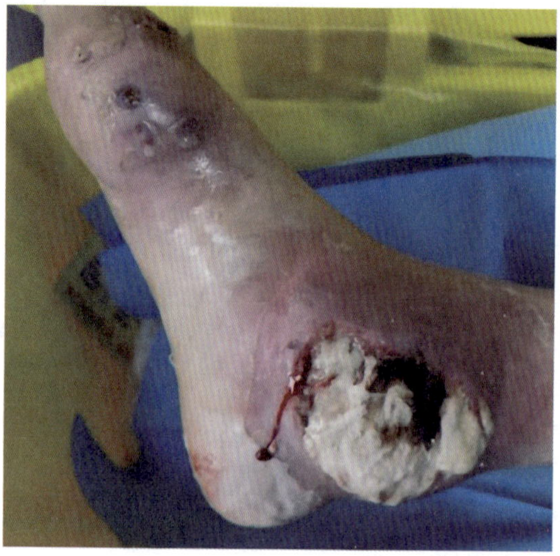

图5-18-3 痛风石创面外观

注：合并感染，有坏死组织和异味（踝关节）。

（四）辅助检查

1. 实验室检查 急性期多有红细胞沉降率和C反应蛋白升高；血尿酸测定，正常嘌呤饮食状态下，非同日2次空腹检测血尿酸＞420 μmol/L时，可诊断为高尿酸血症。由于血尿酸受多种因素影响会有波动，应多次测定。

2. 影像学检查 X线检查能观察关节及骨骼的改变，评估严重程度和关节损害情况；超声能观察关节内痛风石的形态、大小和位置，以及关节积液和滑膜增生等情况，用于早期发现和诊断；CT能特异性识别，更准确地测量痛风石的大小、数量和位置，可评估病情和制定治疗方案；MRI能清晰地显示关节内的炎症、水肿和痛风石等病变。

（五）治疗

1. 非手术治疗

（1）非药物治疗：①饮食调整：限制高嘌呤食物摄入，多饮水促进尿酸排泄；②控制体重，减轻关节负担；③控制伴发病及危险因素，包括高脂血症、高血压、高血糖、肥胖和吸烟，限制饮酒和高果糖浆。

（2）药物治疗：包括抗尿酸药物和抗炎、镇痛药物治疗。①抗尿酸药物。包括抑制尿酸合成（别嘌醇和非布司他）和促进尿酸排泄（苯溴马隆）两类，其中，别嘌醇是一线治疗的药物选择，但肾功能不全者需谨慎，同时定期监测血尿酸水平。②抗炎及镇痛药物，包括非甾体抗炎药（如布洛芬）、秋水仙碱等。可在医师指导下，注射糖皮质激素，可迅速缓解炎症和疼痛，避免长期或过量使用。

（3）支持及营养治疗：纠正低蛋白血症、贫血、电解质紊乱，调整高血糖、高脂血症、高血压等状况，以促进创面愈合。

2. 手术治疗 是治疗痛风石的有效手段。当非手术治疗不能有效缓解症状严重影响日常生活、巨大痛风石皮肤破溃感染、出现神经卡压症状时，应采取手术治疗，包括痛风石切除术、关节融合术和皮片移植等。

（六）护理

1. 饮食护理 避免高嘌呤食物如动物内脏、海鲜、红肉等；多摄入新鲜蔬菜、水果和全谷类食物；戒烟酒；饮水量＞2000 ml/d。

2. 用药护理 按时服用降尿酸药物，如别嘌醇、非布司他等，以维持尿酸在正常水平，定期复查血尿酸。

3. 关节保护 急性发作期关节制动，抬高患肢，注意保暖。

4. 伤口护理

（1）手术切口的护理：痛风石切除术后大部分伤口可Ⅰ期愈合，但仍有部分伤口术后出现红肿、渗液、皮下积液、局部开裂和窦道形成，导致延迟愈合。①保持伤口敷料干燥；②观察伤口愈合情况，发现皮下积液，可抽吸积液后加压包扎；发现切口裂开，可用免拉力胶带固定伤口两侧，或者用负压装置进行伤口固定；若发现空腔则做好引流，同时局部加压包扎或负压闭合死腔。若空腔较大，应放置引流管，及时引流。有些手术不能彻底清除痛风石（图5-18-4），需在后期换药过程中逐渐从伤口排出，可延长伤口引流时间，每次换药时均进行局部冲洗和挤压，排出白色泥浆样痛风石和积血混合物，继续保持引流和加压包扎。

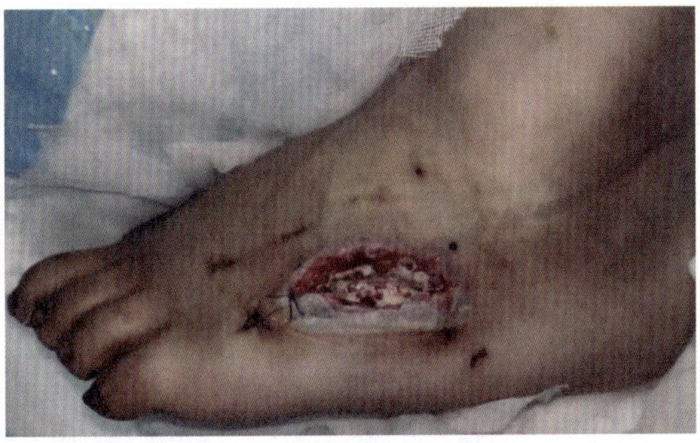

图5-18-4 手术清创后伤口外观

注：已行手术清创，但未能彻底清除痛风石，需后期换药过程中逐渐排出。

（2）痛风石溃疡的护理：不同阶段采用不同的伤口护理方法。①清创期。重点完成伤口清创、感染控制和渗液管理。可采用保守锐器清创（手术刀片或镊子）、超声清创和机械清创（5%碳酸氢钠溶液反复冲洗），彻底去除失活组织。选择具有抗感染、引流和吸收渗液功能的敷料，如银离子敷料等，可选择皮肤保护膜保护伤口周边皮肤。②增生期。维持伤口清创和感染控制，重点促进生长。因痛风创面愈合困难，仍有感染风险，可继续选用抗感染敷料（如含银敷料），但要注意其潜在不良反应，如银离子蓄积致细胞毒性，抑制增殖且诱导耐药等，因此，建议含银敷料使用时间≤14天，感染未控制需再次评估。可采用相同的清创方法，换药频次逐步减少。③上皮化期。重点完成对新生上皮组织的保护。用0.9%氯化钠注射液清洗伤口，可选用油纱类敷料或薄型泡沫类敷料，保持创面湿润，促进上皮爬行。

（七）风险因素

个体因素（年龄、独居、经济条件差和依从性差）、痛风阳性家族史、并发症因素（周围血管或神经病变、痛风病程长、受累关节多和高血尿酸）、生活习惯与饮食因素（吸烟、饮食不当、寒冷和剧烈运动）、代谢因素（肥胖、高血压和糖尿病异常）、其他因素（合并影响足功能的骨科疾病、鞋袜不合适）。

临床典型病例

【病例摘要】

患者，男性，58岁。因“反复右踝关节疼痛10年，红肿破溃2月余”，以“右踝关节痛风石溃疡”就诊。既往痛风病史10年，糖尿病病史10年，吸烟史20年。体格检查：右踝创面大小5.5 cm×5.5 cm，红、肿、热、痛明显，可见痛风石及豆腐渣样物质渗出，大量渗液。诊断：右踝痛风性溃疡伴感染。入院后行伤口清创，清创边界扩展至病灶周围2 cm正常组织，以清除微坏死灶及生物膜（图5-18-5）。换药期间应确保创面引流通畅，以促进肉芽组织生成。待创基条件改善后，行手术皮片移植覆盖创面。

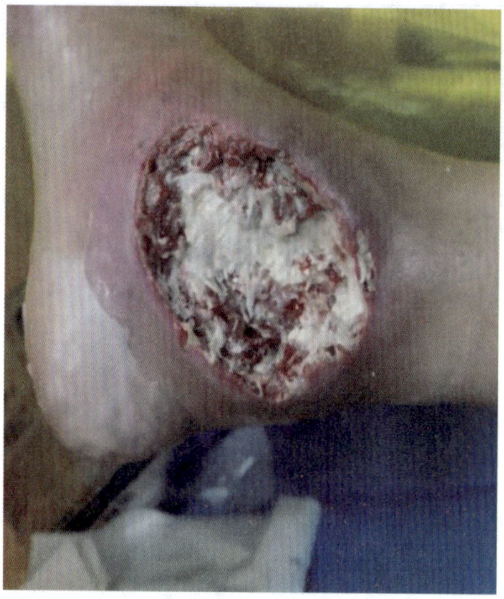

图5-18-5　该患者痛风石创面清创后外观

【全身评估】

影响因素	临床思维
1. 未规律服用降尿酸药物	1. 高血尿酸水平下，尿酸盐结晶更容易在关节和软组织中沉积 2. 由于尿酸盐结晶的不断排出和刺激，导致溃疡周围组织发生缺血性坏死，并且肌腱、肌肉组织、关节囊等组织已被破坏，创面难以愈合
2. 糖尿病病史10年	发生周围神经及血管病变，导致感触觉损伤及血液供应障碍，影响伤口愈合
3. 痛风病史10年	较长的痛风病程，导致患者体内尿酸盐结晶大量沉积，已对关节、皮肤软组织造成严重侵蚀破坏，修复和再生能力下降
4. 贫血、低蛋白血症、电解质紊乱	营养差、贫血，需改善全身基础状况，重点给予营养支持和纠正贫血，以促进伤口愈合
5. 依从性差，有吸烟不良习惯	吸烟导致血管收缩，影响皮肤血供，降低皮肤修复能力。指导养成良好的生活习惯，增加预防风险因素的依从性
6. 疼痛	判断是创面还是痛风石引发的关节疼痛，给予针对性处理

【局部评估】

影响因素	临床思维
1. 伤口床坏死组织覆盖	伤口清创，可采用保守锐器清创、超声清创和机械清创，彻底清除坏死组织，控制感染
2. 周围皮肤红肿	红、肿和皮温高提示有局部炎性反应或感染，选择外层敷料时兼顾局部抗感染和周围皮肤的保护
3. 渗出大量脓液、恶臭	选择抗感染和吸收性敷料进行渗液管理，避免浸渍、控制异味
4. 部位和全层皮肤和组织缺损	伤口位于右足外踝，局部软组织薄，加之痛风石已侵入到肌腱、韧带，损伤程度深达肌层，局部软组织缺损面积大，伤口难愈合

【护理决策思考】

1. 非手术治疗 基于患者高尿酸血症，全身状况偏差，既往高血糖、低蛋白血症等因素，选择局部保守锐气清创、超声清创和机械清创方式清除伤口坏死组织；同时，给予患者全身支持，纠正营养不良、控制血糖和禁烟；加强抗尿酸药物治疗，并监测血尿酸水平；遵医嘱使用抗生素，控制感染。选择合适的内、外层敷料进行感染控制和渗液管理。

2. 手术治疗 局部伤口床准备就绪后行手术皮片移植覆盖创面。

3. 决策制定 该痛风石创面为难愈性慢性创面，表面覆盖大量坏死组织，局部感染严重，清创后局部组织缺损面积大，需经过伤口床准备和创面修复2个阶段完成创面治疗。先进行伤口床准备，直至创面基底清洁、肉芽组织新鲜后，再进行皮片移植完成创面修复。现阶段实施伤口床准备。

4. 治疗实施

（1）多学科合作并给予全身支持：①内分泌科。合理用药，控制血糖和血尿酸，并定期监测。②营养科。改善营养不良，制定个性化营养干预措施，并定期检测营养指标。③疼痛科。对患者进行疼痛评估，判断是创面还是痛风导致的疼痛，制订个性化疼痛管理计划，提高患者舒适度。

（2）伤口床准备

1）清创：采用保守锐器清创、超声清创和机械清创，清除失活组织，可选择5%碳酸氢钠溶液反复冲洗创面。

2）抗感染：内层选择抗感染、引流和吸收渗液功能的敷料，如银离子或藻酸盐敷料。

3）管理渗液：内层选择藻酸盐敷料、泡沫敷料进行局部渗液管理，避免浸渍。

（3）创面修复：伤口基底明显改善，肉芽新鲜后，配合医师完成皮片移植覆盖创面。

（4）关节制动保护：石膏托固定踝关节，避免关节活动过度导致牵拉。

（5）健康宣教

1）强调痛风的预防以及控制血尿酸水平的重要性。

2）指导健康的生活方式，包括限酒、减少高嘌呤食物、含糖饮料的摄入、增加新鲜蔬菜摄入、规律饮食和作息。

3）遵医嘱使用降尿酸药物治疗，定期监测尿酸水平，及时处理异常情况。

4）积极治疗高血压、糖尿病等慢性疾病，以降低痛风石发生的风险。

二、坏疽性脓皮病的护理

（一）定义

坏疽性脓皮病（pyoderma gangrenosum，PG）是一种免疫系统相关的嗜中性皮肤病，以复发性、疼痛性、坏死性溃疡为特征，多由较小的皮损发展而来，常伴有潜在的系统疾病。

同时，PG是一种少见的慢性、炎症性、非感染性皮肤病，主要表现为皮肤的炎性、溃疡性病变。尽管其名称中有“坏疽”和“脓皮”二字，但它既不是感染性疾病，也不是坏疽性疾病。

（二）流行病学

PG是一种罕见疾病，发病率较低，欧美国家年发病率为0.3～1.0/10万。其可以发生于任何年龄阶段，儿童和青少年少见，多见于成人。文献报道，在75岁及75岁以上年龄段的人群中，其发病率有所升高。男女发病比例约为1∶3，56.8%PG患者伴发系统疾病，包括炎症性肠病、类风湿关节炎、血液疾病或恶性肿瘤等。PG的皮损好发于躯干和下肢。

（三）病因和发病机制

PG是由中性粒细胞介导的皮肤病，其发病机制复杂，目前的研究表明，PG与中性粒细胞功能障碍、自身炎症反应、适应性免疫和遗传易感性等有关。

1. 中性粒细胞功能障碍　包括中性粒细胞活化失调、凋亡延迟和吞噬功能异常。大量的中性粒细胞活化和募集导致皮损区域过度的炎症反应，引发更严重的组织损伤。

2. 自身炎症反应　PG患者常并发全身炎症性疾病，如炎症性肠病，在全身炎症条件下，内在免疫被过度激活，导致多种炎症介质如IL-1过度表达，触发系列炎症级联反应，包括TNF-α、γ干扰素（interferon-γ，IFN-γ）和IL-8的释放，最终引发基质金属蛋白酶（matrix metalloproteinase，MMP）-9和MMP-10（基质金属蛋白酶-10）的过度表达，使MMP降解下降，导致组织损伤和溃疡形成。

3. 适应性免疫　PG皮肤病损中，调节性T细胞和辅助性T细胞（即Th17）比例失衡，表现为调节性T细胞比例降低，Th17比例上调，调节性T细胞/Th17比例下调导致更为严重的组织损伤。

4. 遗传易感性　遗传因素与PG的病因存在一定关联，文献报道，地中海热基因（Mediterranean fever gene，MEFV）、核苷酸结合结构域富含亮氨酸重复序列和含热蛋白结构域受体（nucleotide-binding domain leucine-rich repeat and pyrin domaincontaining receptor，NLRP）及脯氨酸-丝氨酸-苏氨酸磷酸酶相互作用蛋白1（proline-serine-threonine phosphatase-interacting protein 1，PSTPIP-1）等多种自身炎性基因的致病变异，可导致经典溃疡型PG。此外，遗传性免疫功能缺陷患者对感染的抵抗力较弱，患PG风险高。

（四）临床表现

1. 皮肤损害　快速进展性溃疡是PG患者皮肤损害的临床特征，初期表现为单个或多个红紫色脓疱或结节，迅速破溃，形成边界清晰的坏死性溃疡；疼痛剧烈是PG突出特征，溃疡疼痛程度与外观严重不成比例。

溃疡基底可覆盖黄白色坏死组织或脓性分泌物（图5-18-6），溃疡边缘呈紫红色或灰蓝色，边界隆起，周围皮肤充血水肿（“浸润性紫色边缘”）（图5-18-7、图5-18-8）。

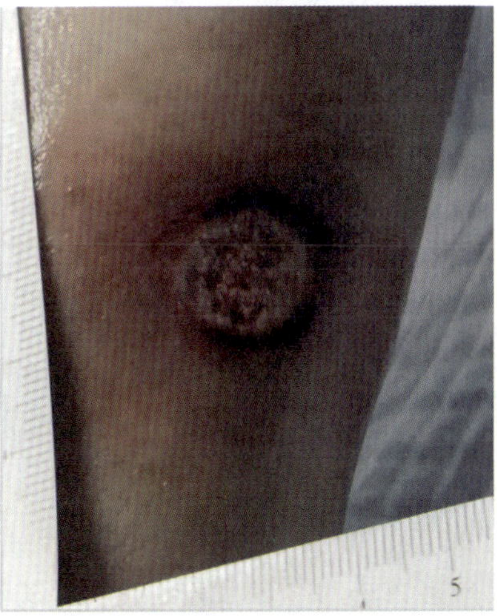

图5-18-6　坏疽性脓皮病溃疡外观

注：表面黄白色坏死组织（单发、下肢）。

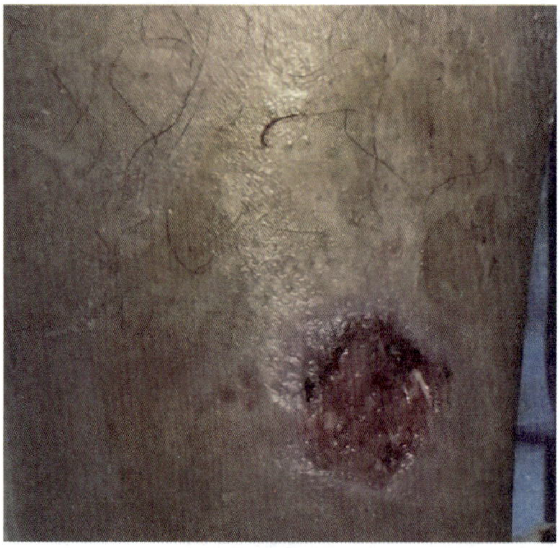

图5-18-7 坏疽性脓皮病溃疡的外观

注：边缘紫色（单发、下肢）。

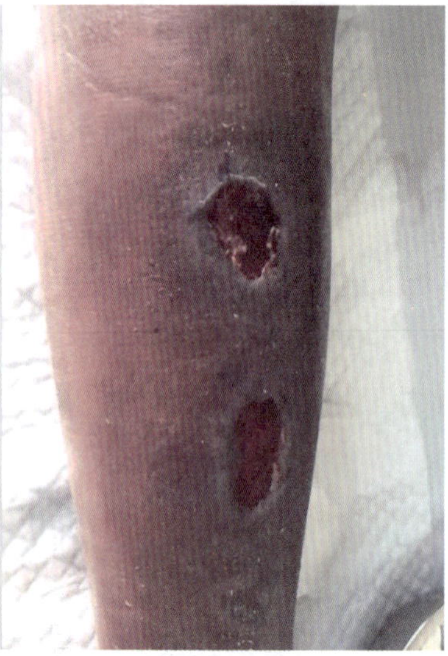

图5-18-8 坏疽性脓皮病溃疡的外观

注：边缘紫色隆起，潜行，周围皮肤红肿（多发、下肢）。

溃疡可单发或多发，散在或丛集分布。可发生于全身任何部位，以下肢（胫前区）、躯干、臀部多见，亦可累及手术切口或创伤部位。

2. 全身症状 患者常有发热、全身不适、肌痛等全身症状。病情发展有2种情况。①急性发病：起病急骤，皮肤损害数小时至数天内迅速出现并扩展，数周内溃疡深度及范围急剧进展，可侵蚀筋膜、肌肉或骨骼，导致严重组织缺损及功能障碍。常伴持续性或弛张性高热（≥38 ℃）、显著全身毒性反应，易继发脓毒症等。②慢性发病：起病隐匿，皮损经数周至数月逐渐演变为典型溃疡，病程迁延数月至数年，呈现“发作-缓解”交替特征。稳定期溃疡面积变化缓慢，加重期可出现局部扩展加深，但整体进展速度远低于急性型。全身症状多轻微或缺如，偶伴低热。

（五）诊断

1. **诊断**　主要依据临床表现，须排除其他原因的溃疡后才能诊断。手术清创后溃疡扩大强烈提示PG。

2. **实验室检查**　患者一般均有外周血中性粒细胞绝对值（absolute neutrophil count，ANC）升高和红细胞沉降率增快。胞质型抗中性粒细胞胞质抗体可呈阳性。此外，还应进行血生化、蛋白电泳、胸部X线检查、结肠镜、血抗磷脂抗体、血冷球蛋白、动脉和静脉功能检查、以及溃疡分泌物的微生物培养等，以确定有无合并的疾病及排除与PG相似的疾病。

（六）治疗

1. **系统治疗**　适用于多发性、弥漫性严重PG，包括传统药物和新型生物制剂。

（1）传统药物：糖皮质激素、免疫抑制剂、抗生素和静脉注射免疫球蛋白等。其中，糖皮质激素是一线药物，早期足量治疗可快速阻止皮损进展、控制炎症和减少新皮损发生。

（2）生物制剂：TNF-α抑制剂、IL-1抑制剂、利妥昔单抗和小分子抑制剂等。其中，TNF-α抑制剂是治疗PG的最常用生物制剂，包括英夫利昔单抗、依那西普及阿达木单抗。

2. **局部治疗**　对于小面积浅表的PG伤口，局部治疗是一线治疗方案，包括伤口护理、外用或局部注射药物、外科手术、负压伤口治疗（negative pressure wound therapy，NPWT）及高压氧疗法（hyperbaric oxygen therapy，HBO）等。

（1）伤口护理：包括温和清洁、适当选用抗菌剂/敷料和保持适度湿润的创面环境。

（2）外用或局部注射药物：外用选择强效糖皮质激素（如丙酸氯倍他索乳膏）和他克莫司，有抗炎和抑制免疫作用，可阻止PG进展及促进伤口愈合。针对进展期PG溃疡的边缘，可行糖皮质激素封闭治疗，防止PG皮损面积扩大。

（3）外科手术：PG皮损稳定但创面长期不愈合时，可考虑行植皮手术快速修复创面。但手术治疗一直存在争议，其原因是①单纯手术并不能有效治疗PG；②进展期PG皮损采取手术可能会导致病情进一步加重，因此，应谨慎进行侵袭性外科清创术。

（4）NPWT及高压氧疗法：可在行皮肤移植手术时联合使用，是辅助治疗方法，可加速伤口愈合。

（七）护理

1. **疼痛护理**　评估疼痛原因和程度，选择合适的镇痛方式，如改换舒适体位、物理治疗及遵医嘱给予药物治疗。换药操作时避免疼痛刺激，可采取流水式冲洗法清洗伤口。

2. **用药护理**　Janus激酶（Janus Kinase，JAK）抑制剂类药物如巴瑞替尼、托法替尼是治疗PG的靶向药物。静脉注射免疫球蛋白常作为PG的辅助治疗药物。用药期间，监测患者生命体征、精神状态，观察有无食欲缺乏、恶心、呕吐、下肢水肿和有无黑便等情况，监测血常规、肝肾功能血糖和电解质等变化。

3. 创面护理 ①清洁和清创：使用0.9%氯化钠注射液冲洗创面，在局部麻醉下，超声清创清除坏死组织；②抗感染：PG伤口常有中至大量的渗出液，若局部出现感染，可使用含银泡沫兼具抑菌及管控渗液作用，如播散感染，应联合敏感抗生素使用；③湿润平衡：根据渗出量选择合适的湿性敷料，及时更换；④促进上皮爬行：水胶体敷料或薄型泡沫敷料覆盖，形成局部湿性平衡环境，保护肉芽组织和促进上皮爬行，也可使用成纤维细胞生长因子（喷剂或凝胶）。避免使用强黏附性的覆盖物。

临床典型病例

【病例摘要】

患者，男性，75岁。因“右足背无明显诱因出现红斑、溃疡伴疼痛2周余”，以“足背软组织感染”就诊。体格检查：体温38.3 ℃，血压165/80 mmHg，右足背可见6 cm×4 cm伤口，伤口床＞75%黄色，＜25%红色，伤口边缘呈暗紫色增厚（图5-18-9），伤口周围皮肤红肿，大量渗出，NRS评分为7分。患者既往有高血压、类风湿关节炎病史，无药物过敏史。实验室检查结果，白细胞计数15.0×10^9/L，中性粒细胞百分比82.0%，血红蛋白90 g/L；C反应蛋白128 mg/L，降钙素原0.2 ng/ml；白蛋白28 g/L，丙氨酸氨基转移酶50 U/L，天门冬氨酸氨基转移酶48 U/L。凝血功能结果系列正常。甲胎蛋白、癌胚抗原、CA19-9、CA125未见明显异常。细菌培养结果显示金黄色葡萄球菌。CT下肢动脉血管成像显示，双侧胫后动脉中度狭窄、广泛动脉粥样硬化。入院后溃疡边缘皮肤活检，病理结果显示，表皮真皮全层可见弥漫性中性粒细胞浸润。诊断为PG。伤口按“TIME”原则进行换药，包括采用自溶性清创方式清创伤口表面失活组织（图5-18-10）、同时，做好感染控制和渗液管理。换药28天后再次评估，伤口床转变为＞75%红色，＜25%黄色（图5-18-11），换药方法为促进肉芽组生长及上皮化，换药51天后伤口基本愈合（图5-18-12）。

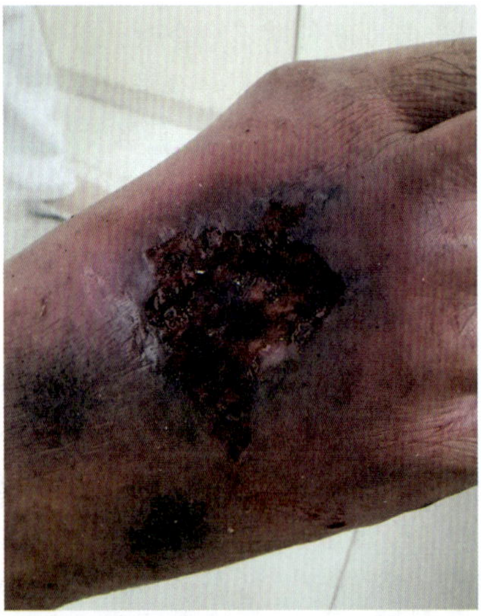

图5-18-9 该患者入院时右足伤口外观

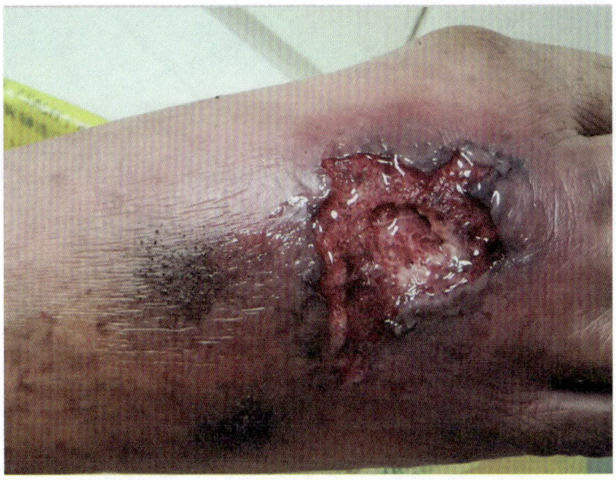

图5-18-10　给予该患者右足自溶性清创＋内层凝胶伤口敷料后外观

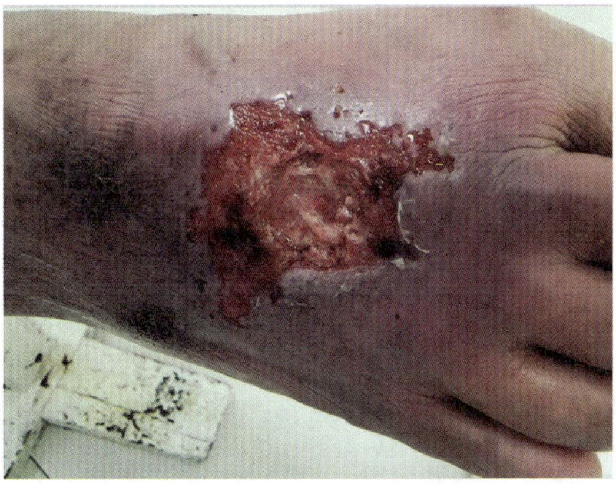

图5-18-11　该患者入院28天后右足外观

注：伤口基底＞75%红色，＜25%黄色。

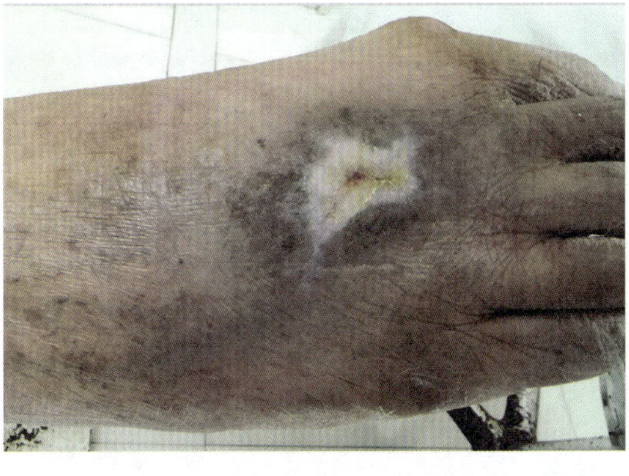

图5-18-12　该患者换药51天右足外观（愈合）

【全身评估】

影响因素	临床思维
1. 体温高	1. 患者体温38.3 ℃出现全身炎症反应，免疫系统反应增强，白细胞计数增多 2. 炎症反应介质释放增多，加剧患处的炎症反应，导致伤口愈合延缓和感染风险增加
2. 合并病：类风湿关节炎	1. 类风湿关节炎导致免疫系统异常，产生针对自身组织的抗体和免疫复合物，引发炎症反应和组织坏死 2. 治疗类风湿关节炎的药物，如糖皮质激素和免疫抑制剂，抑制细胞生长和毛细血管增生，导致伤口愈合困难
3. 合并病：高血压	1. 高血压状态下，伤口局部血液循环受影响 2. 高血压患者通常免疫力较低，更容易受到细菌和病毒的侵袭，引发伤口感染
4. 下肢血供偏差：双侧胫后动脉中度狭窄、广泛动脉粥样硬化	广泛血管狭窄，使伤口部位血液循环障碍，营养和氧气供应不足，影响正常愈合
5. 疼痛	1. 患者NRS评分为7分，疼痛不耐受 2. 伤口的明显炎性反应，炎性介质持续刺激肿痛应采取有效方法如口服或静脉滴注镇痛药，缓解疼痛
6. 焦虑	1. 伤口长期不愈合，患者明显焦虑 2. 患者对手术治疗方式恐惧，不愿意配合

注：NRS. 数字分级评分法。

【局部评估】

影响因素	临床思维
1. 伤口红肿，表面失活组织覆盖	1. 局部软组织溃疡暴露，直接受到外界细菌或病毒侵袭 2. 伤口红肿、表面覆盖失活组织，说明细菌负荷量大、炎性反应明显，应及时清除伤口表面坏死组织，减少细菌负荷
2. 细菌培养：金黄色葡萄球菌	伤口存在感染，使用抗菌类敷料进行控制
3. 大量渗出	选择吸收性敷料，管理渗液，保持湿润平衡
4. 疼痛明显	1. 选择不粘连、易揭取的敷料，减少操作过程的刺激 2. 疼痛评估，痛感明显者，遵医嘱给予镇痛药

【护理决策思考】

1. 非手术治疗 患者已出现高热，全身炎症反应症状明显，遵医嘱使用抗生素控制感染。局部伤口大量坏死组织覆盖，明显红肿、疼痛，细菌培养结果为金黄色葡萄球菌，应及时清创去除坏死组织，控制局部感染，同时，加强渗液管理，重视健康宣教，指导患者减少行走。

2. 决策制定 患者有类风湿关节炎和高血压的基础疾病，在改善全身情况的基础上，根据“TIME”原则进行换药，促进伤口湿性愈合。

3. 治疗实施

（1）全身抗感染，遵医嘱抗生素治疗。

（2）伤口护理

1）伤口床准备：①清除坏死组织。患者NRS评分为7分，可选择温和锐器清创、超声清创和自溶性清创，单一或联合应用，以清除失活组织。然后选择不粘连、吸收渗液、自溶性清创和抗感染功能的敷料覆盖，如软聚硅酮类、泡沫类或含银类敷料等。②控制感染。每次清创后，内层选择有控制感染功能的敷料，如含银敷料或液体伤口敷料等。③湿润平衡。从早期的大量渗出到后期的中量或少量渗出，每次换药，均根据渗出量选择能保持局部湿润平衡的敷料，如藻酸盐敷料、泡沫敷料或水胶体敷料；换药频次根据伤口的渗出量，早期炎性反应明显，伤口渗出液多，可每天换药一次，后期渗出量逐渐减少，可2～3天换药一次。

2）创面修复：当伤口边缘和周围组织无红肿、当伤口床组织基础健康时，可开始促进伤口上皮化，选择能提供湿性愈合的环境，保护肉芽组织和促进上皮组织生长得敷料。如水胶体敷料，也可选择薄型软聚硅酮泡沫敷料或油纱类敷料。

（3）健康宣教

1）卧床休息，避免长时间行走。

2）保持创面清洁和干燥，避免继发感染。

3）防止摩擦/搔抓患处，局部瘙痒明显时，遵医嘱抗过敏药物。

4）戒烟限酒、避免接触化学制剂、重金属等物质。

5）应在医师指导下使用免疫抑制剂和糖皮质激素，定期监测生化指标。

三、中毒性表皮坏死松解症

（一）定义

中毒性表皮坏死松解症（toxic epidermal necrolysis, TEN）是一种严重的皮肤-黏膜反应，通常由药物引起，以水疱及泛发性表皮松解为特征，可伴有多系统受累。它是史-约综合征（Stevens-Johnson syndrome，SJS）的重症形式，当超过30%的皮肤表面受到影响且体内的湿润内膜（黏膜）发生广泛性损伤时，即可诊断为TEN。

（二）流行病学

TEN在各个年龄段均可发病，以中年人为主，男女比例无差异。抗菌类和抗痛风类药是最常见的致敏药物。TEN的发病率为0.4/1 000 000～1.9/1 000 000，病死率可达50%，主要死亡原因为脓毒症。

（三）病因

1. 药物因素　引发TEN的主要药物包括抗菌药物类（大环内酯类、喹诺酮类、头孢菌素类、磺胺类等）、非甾体消炎药、抗癫痫药（卡马西平、苯妥英钠）、别嘌呤醇、抗结核药及近年来广泛应用的靶向药物等 。其中，由头孢菌素类抗生素所引起的重症药疹，近年来有上升趋势。

2. **遗传因素** 患者的易感基因和药物代谢酶相关基因缺陷，导致个体对某些药物产生异常反应和对药物的代谢能力降低或增强，进而引发药疹。

3. **个体差异** 相关药物使用的方式和剂量，个体健康状况及其他潜在健康问题，均影响TEN的发生和发展。如肝肾功能不全患者可因药物排泄减慢而更容易发生药物蓄积和不良反应。

4. **其他因素** 少数患者可由病毒感染、淋巴瘤、放射治疗、疫苗接种、移植物抗宿主反应及接触毒物丙烯腈等引起。

（四）临床表现

1. **皮肤损伤** 表皮广泛坏死剥脱是TEN患者的临床特征之一。初起于面、颈和胸部，水疱很快扩散至全身，融合形成大片松弛性大疱，表皮松解破溃后，暴露深红色糜烂面，类“烫伤样”，疼痛明显。Nikolsky征阳性表现是TEN的典型体征，指稍微受外力（轻微摩擦或按压）后皮肤出现水疱或剥脱，形成糜烂面。

2. **黏膜损伤** 黏膜受累也是TEN患者的临床特征之一。超过90%的患者出现眼、口和生殖器的黏膜受累。眼部症状（眼睑红肿、结膜充血、糜烂和角膜混浊，导致视觉障碍），口腔症状（黏膜糜烂和溃疡，导致疼痛、张口困难和吞咽困难）；生殖器症状（黏膜糜烂、溃疡，伴有疼痛和分泌物增多）；胃肠道症状（吞咽困难和出血）。

3. **全身症状** 高热（可达40 ℃）、可出现严重器官损伤，可继发肺部感染、肝肾衰竭和电解质紊乱。

（五）辅助检查

1. **实验室检查** 重点监测血常规、血培养、肝肾功能指标和电解质，评估患者的内脏功能状态和内环境情况；对可能或已经出现的感染的患者，进行微生物学检查；可能需要特异性免疫球蛋白E（immunoglobulin E，IgE）水平测试或其他过敏原检测；自身免疫标志物检测可以排除或证实自身免疫性疾病。

2. **组织病理学检查** 对TEN诊断和治疗至关重要，皮肤活检的典型表现是大量角质细胞的凋亡和坏死。

（六）诊断

根据典型的皮肤和黏膜表现，结合患者的病史（特别是新药使用史）进行诊断。皮肤活检可以确认表皮松解和坏死的存在，有助于与其他皮肤病鉴别。

（七）治疗

1. **停药或调整药物** TEN的皮损类似Ⅱ度烧伤创面，通常不需要手术治疗。停用可疑致敏药物或调整剂量（靶向抗肿瘤药物）。

2. **促进药物排泄** 鼓励患者多饮水或静脉输液，促进药物排出，尽快消除药物反应。心脏功能不全、肾脏功能不全的患者要谨慎补液。

3. 支持治疗　稳定“内环境”是治疗的关键。及时纠正患者低蛋白血症和水电解质紊乱，并维持血容量，必要时输入血液、血浆或白蛋白，以维持胶体渗透压；对其他器官系统受累者，行对症处理如伴有肝功能受损时，应行保肝治疗；酌情给予能量合剂。

4. 药物治疗　可以给予抗组胺药物、糖皮质激素、人血丙种免疫球蛋白、免疫抑制剂和抗感染药。其中，抗组胺药物对于TEN的直接治疗效果有限，不推荐常规使用；早期足量糖皮质激素是治疗首选；不建议常规预防性使用抗菌药物治疗。

5. 血浆置换　常规治疗效果不佳时可考虑使用血浆置换，有助于清除致敏药物及其代谢产物及炎症介质。

（八）护理

1. 保护性隔离　患者入住单间，并定期消毒，接触患者使用个人防护装备，包括手套、口罩，必要时穿防护服，预防交叉感染。

2. 处理水疱　应尽快及时处理。用稀释碘伏或0.9%氯化钠注射液消毒水疱表面，用无菌剪刀或针头从水疱的最底部刺破，用无菌纱布按压出液体，尽量保持水疱顶部完整以保护伤口。

3. 日常伤口护理

（1）清洁创面：用0.9%氯化钠注射液清洗皮损区域，去除表面可能导致感染的物体。

（2）选择敷料：使用无损伤敷料，防止疼痛和移除时出血。

（3）包扎固定：使用绷带、护垫、手套等包扎和保护易受摩擦部位。

（4）特殊部位保护：如手指可使用硅胶泡沫或脂质水胶敷料分隔，避免其残毁和融合；如阴唇、阴囊或肛周皮肤皱褶处，可使用脂质水胶体敷料隔离，减少摩擦与浸渍。

（5）定期更换敷料，保持伤口干燥。换药时动作轻柔，避免疼痛刺激。

4. 慢性创面的护理　反复破溃后局部形成慢性伤口。根据“TIME”原则换药处理，选用湿性敷料促进愈合，如聚氨酯泡沫敷料、软硅胶泡沫敷料、藻酸盐敷料或油纱类敷料等；监测创面感染，定期细菌培养，及时发现并处理。

5. 口腔和眼部的护理　长期使用糖皮质激素或JAK抑制剂治疗可导致口部念珠菌感染，需进行口腔护理；眼部每天用0.9%氯化钠注射液清洗，观察有无红肿或其他异常。

6. 疼痛护理　TEN的皮肤损害会引起疼痛或不适，需要给予适合的镇痛药进行疼痛管理，日常护理和伤口处置时应减少对创面的刺激。

临床典型案例

【病例摘要】

患者，女，46岁。因咳嗽、发热在当地医院使用头孢呋辛、双氯芬酸钠治疗，当天胸、腹部和背部均出现深红色小皮疹，伴瘙痒感，对症处理后好转，3天后全身出现弥漫性红斑，快速发展成大小不一的松弛性水疱或大疱，轻微摩擦或按压后即刻大面积表皮破溃松脱（图5-18-13、图5-18-14），大量浆液性液体渗出，皮温高，疼痛剧烈。以“呼吸道感染、大疱性表皮松解症”急诊入院。体格检查：体温38.9 ℃，脉搏120次/分，呼吸28次/分，血压

95/60 mmHg，神志清楚，面部浮肿，扁桃体Ⅱ度肿大，咽部充血。否认药物过敏史、家族病史和糖尿病史。实验室检查结果，白细胞计数13.0×10^9/L，中性粒细胞百分数80.0%，血红蛋白90 g/L；C反应蛋白28.57 mg/L，降钙素原0.109 ng/ml；白蛋白26.3 g/L，丙氨酸氨基转移酶52 U/L，天门冬氨酸氨基转移酶48 U/L，血肌酐60 μmol/L，尿素氮7.17 mmol/L，血钾3.17 mmol/L，血钠130.8 mmol/L，血钙1.86 mmol，凝血功能结果均正常。伤口分泌物培养：奇异变形杆菌。皮肤情况：全身大面积表皮脱落，皮肤潮红，似浅Ⅱ度烫伤，Nikolsky征阳性，破损处糜烂，大量渗液，全身皮损面积＞80%，躯干（图5-18-15）和四肢最严重，皮肤病理活检确诊为TEN，属于重症药物过敏反应。入院后，停用头孢呋辛和双氯芬酸钠。全身治疗包括大剂量甲强龙冲击治疗、静脉滴注丙种球蛋白3～5天抗感染，同时，护胃、补钾，纠正水电解质失衡和营养支持。局部伤口处理：包括水疱处理和伤口护理。入院时大部分水疱松脱，用无菌棉垫轻按压排出疱内液体，清除大部分松脱坏死的疱皮，发现基底部分糜烂。然后，用0.9%氯化钠注射液清洗伤口，水胶体油纱＋无菌棉垫覆盖（图5-18-16、图5-18-17、图5-18-18），根据渗出情况更换敷料。皮肤完好后涂抹皮肤保护剂。

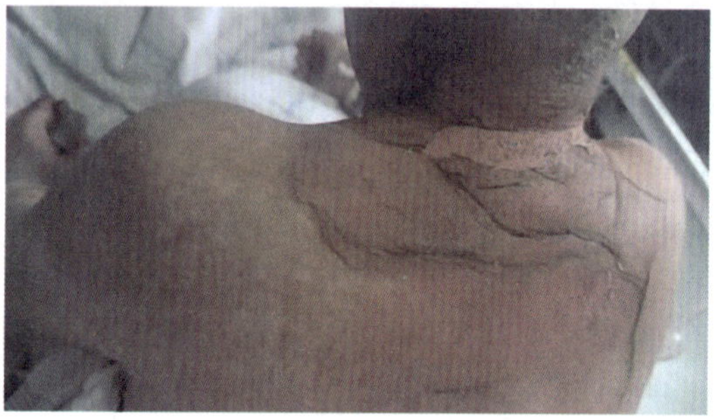

图5-18-13　患者入院时颈背部外观（大疱，疱皮破溃、松脱）

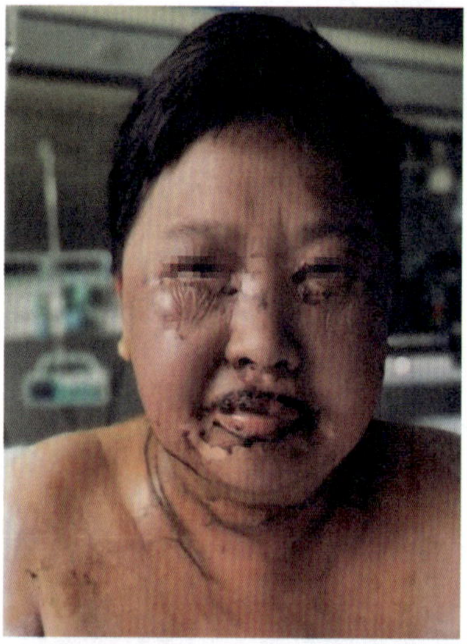

图5-18-14　患者入院时面部外观（眼睑、口唇、疱皮破溃、松脱）

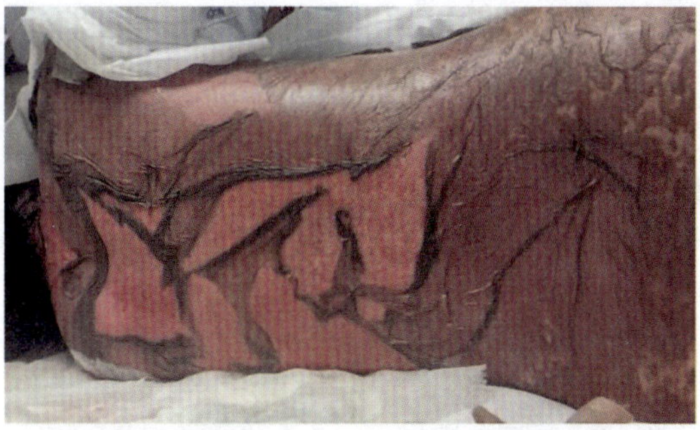

图5-18-15　患者入院时背部外观（疱皮破溃、松脱）

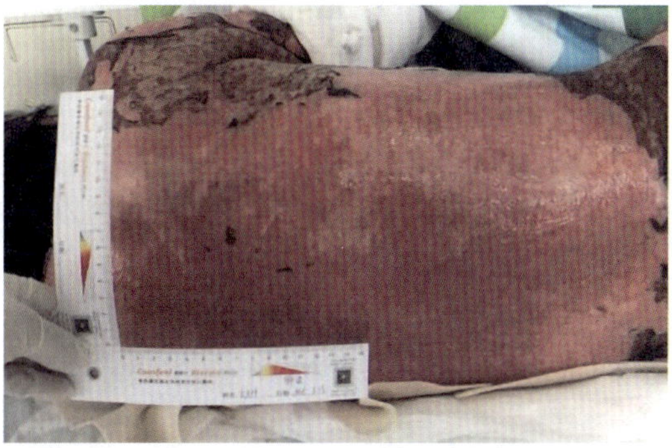

图5-18-16　清除该患者背部坏死疱皮后外观（部分皮肤糜烂）

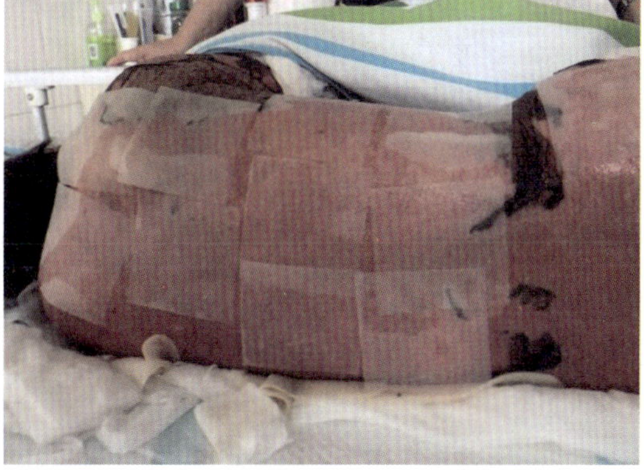

图5-18-17　患者背部伤口内层使用脂质水胶体敷料外观

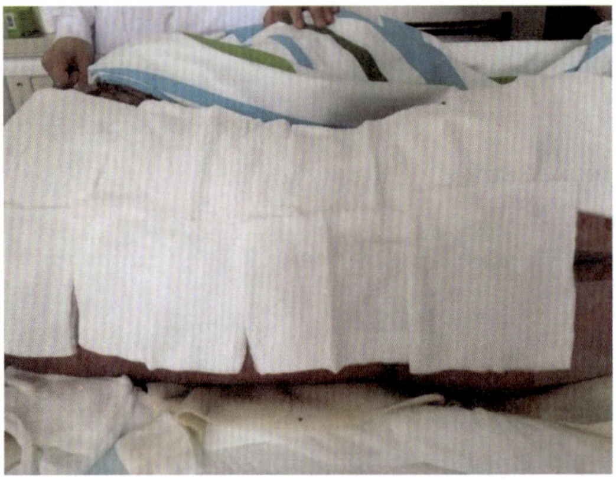

图5-18-18 该患者背部伤口外层使用无菌棉垫外观

【全身评估】

影响因素	临床思维
1．感染/炎性指标高	1．表皮受到大面积破坏，皮肤的屏障功能丢失，易继发细菌感染 2．创面红肿、糜烂，处于炎性反应过程中 3．患者咳嗽、高热可能存在呼吸系统感染 4．全身炎症反应会延长伤口愈合的“炎症期”，导致创面停滞在慢性炎症状态
2．营养差/营养指标低，电解质紊乱	1．皮肤破损面积大，渗液多，营养流失严重，导致低蛋白血症和水电解质紊乱 2．口腔黏膜受损，吞咽困难，营养摄入低于机体需要量 3．患者使用激素冲击疗法，对胃肠道产生影响，进食量下降 4．炎症反应和免疫反应使营养消耗增加 5．低蛋白血症会削弱机体免疫防御，增加感染风险
3．疼痛	1．皮肤存在炎症反应 2．表皮缺损后神经末梢暴露 3．皮肤受到摩擦或压力 4．疼痛引发应激、炎症及代谢紊乱，抑制修复，延缓愈合
4．高热	1．皮肤受损后继发感染 2．自身药物过敏反应可引起发热 3．高热会加速代谢消耗，加重炎症缺氧，抑制修复细胞活性，延缓愈合

【局部评估】

影响因素	临床思维
1．皮损面积＞80%	1．坏死的疱皮等异物/刺激物容易黏附表面 2．面积过大，伤口清洗和消毒困难 3．屏障功能丢失，易感染 4．病损面积进行性增加，提示病情的进展 5．广泛表皮缺失可致皮肤屏障功能丧失，大量血浆蛋白、电解质和水分渗出，形成高代谢状态。暴露的真皮层易受细菌定植，上皮化延迟，修复受阻
2．皮肤脆弱、红肿、糜烂	1．脆性皮肤，耐受力差，轻微摩擦即可加重损伤 2．真皮层外露，易受到细菌、病毒等微生物的侵袭，引发感染和糜烂面 3．红肿和皮温高时提示局部存在炎性反应活跃，破坏修复过程
3．大量渗出液	皮肤结构破坏、炎症反应和继发感染均导致伤口大量渗出，渗出液中含蛋白酶及炎性介质，破坏局部微环境，稀释生长因子，阻碍细胞迁移与增殖，同时，高湿环境会增加继发感染风险，延缓上皮再生
4．局部感染/细菌培养阳性（奇异变形杆菌）	奇异变形杆菌分泌蛋白酶破坏细胞外基质，侵袭性强且易形成生物膜，延长炎症期并抑制修复细胞功能，阻碍上皮化

【护理决策思考】

1．非手术治疗　患者TEN皮损类似于浅Ⅱ度烧伤伤口，经医师评估，无须手术治疗。遵医嘱落实全身治疗，同时，积极局部护理。全身治疗是TEN治疗的基础，包括激素冲击治疗，控制全身炎症反应；纠正水电解质失衡和营养支持；按烧伤患者护理，实行保护性隔离，加强病房消毒管理。局部治疗包括保护皮肤损伤部位，防止外伤和各种物理化学刺激和控制局部炎症，减轻感染。

2．决策制定　该患者皮损面积大，存在感染，因此必须控制感染，维持伤口清洁，促进组织愈合。应选择适合的敷料进行感染控制、渗液管理和促进组伤口修复。

3．治疗实施

（1）多学科合作并给予全身支持治疗：①内分泌科。指导激素冲击疗法，制定糖皮质激素联合丙种球蛋白的治疗方案，控制全身炎症反应，冲击疗法可导致机体代谢功能紊乱，护士应密切观察患者消化道症状（腹痛、腹泻、胃痛）、感染情况（体温监测）、血压升高、血糖异常等。②营养科。改善营养不良，制定个性化营养干预措施，并定期检测营养指标。③疼痛科。对患者进行疼痛评估，制订个性化疼痛管理计划，提高患者舒适度。

（2）伤口护理

1）清洗消毒：一般选择0.9%氯化钠注射液清洗即可，当伤口糜烂或有感染时，可用无刺激的消毒液体，如液体伤口敷料、聚维酮碘等，如果患者痛觉敏锐，擦拭不耐受时，可用脉冲式或喷雾式消毒。

2）抗感染：保持伤口局部的清洁干净，选择抗感染和吸收渗液功能的敷料，及时更换。

3）渗液管理：早期大面积真皮层外露，渗出量大，可选用有吸收功能的软聚硅酮泡沫敷料，或者脂质水胶体油纱和棉垫联合使用，渗出量减少或皮肤逐渐恢复，可选择薄型泡沫敷料。

4）水疱处理：早期表皮松解分离部位，将已松解的表皮暂留在原位，起到保护真皮层并减少体液丢失作用，已经坏死的表皮可以清除。

5）药物选择：伤口清洁后，可选择有促进生长作用的药物，如表皮生长因子；也可选择湿润烧伤膏涂抹，可起到防止粘连、隔离保护伤口和促进恢复。其他药物包括磺胺嘧啶银乳膏、皮肤保护膜、藻酸盐粉等，可根据个体情况进行选择。

6）换药频次：根据渗出情况更换敷料，注意事项如下。①换药操作过程应严格无菌技术和动作轻柔。②“0”角度揭取敷料，防止移除时出血和疼痛。③原则上选择选用通透性好、不粘连、易揭除的敷料，避免换药时再次损伤。④包扎固定。此类伤口面积较大，可能涉及特殊的部位不好包扎，在环境清洁干净前提下，可选择暴露疗法，此方法需注意预防感染。⑤皮肤恢复后需继续涂皮肤保护剂。

（3）健康宣教

1）避免撕扯水疱，以免加重损伤。

2）穿着柔软宽大衣物，避免摩擦和压迫。

3）摄入均衡饮食，避免生冷、刺激性食物，保持充足的水分摄入。

4）避免接触某些敏感性药物和化学物质，如磺胺类药物，避免诱发或加重TEN。

5）皮肤恢复后，选择皮肤保护膜、皮肤屏障修复剂，维持皮肤的健康状态。

参考文献

[1] 中华医学会内分泌学分会. 中国高尿酸血症与痛风诊疗指南（2019）[J]. 中华内分泌代谢杂志，2020，36（1）：1-13.

[2] 刘甜，马利丹，程晓宇，等. 皮下多发痛风石患者的临床特点及相关危险因素研究[J]. 中华内分泌代谢杂志，2023，39（11）：950-954.

[3] 徐东，朱小霞，邹和建，等. 痛风诊疗规范[J]. 中华内科杂志，2023，62（9）：1068-1076

[4] 马俪文，刘健，党万太. 不同影像学检查方式在痛风性关节炎中应用的研究进展[J]. 重庆医学，2023，52（17）：2662-2666.

[5] 黄叶飞，杨克虎，陈澍洪，等. 高尿酸血症/痛风患者实践指南[J]. 中华内科杂志，2020，59（7）：519-527.

[6] 仲丽媛，王婧，王双双. 模块式护理计划模式对痛风性关节炎患者疼痛、心理应激及生活质量的影响[J]. 国际护理学杂志，2023，42（9）：1686-1690.

[7] 曹雯，陈国芳，刘超. 基于指南的痛风诊治进展[J]. 中国全科医学，2018，21（32）：3920-3923.

[8] 朱坤智，卢涛，罗张风，等. 四肢痛风石外科治疗时机和适应证[J]. 中国组织工程研究，2021，25（30）：4883-4890.

[9] 汤华林，王亮，彭文平，等. 四肢多发痛风石的手术治疗[J]. 临床骨科杂志，2017，20（3）：380.

[10] 李晨，曾学军. 中国痛风石手术治疗文献回顾[J]. 中华临床免疫和变态反应杂志，2018，12（1）：25-30.

[11] 王红玉，曾满琴，曾洁，等. 1例心源性水肿合并痛风致双下肢溃疡患者的护理[J]. 护理学报，2020，27（22）：67-68.

[12] 傅文静，向丽娟，戴燕，等. 一例典型痛风石破溃伴化脓感染患者的伤口护理 [J]. 中国实用护理杂志，2017，33（14）：1105-1108.
[13] 王瑞松，全健，李锐，等. 手术切除联合高频脉冲冲洗、负压吸引治疗男性反复发作破溃巨大痛风石临床疗效观察 [J]. 陕西医学杂志，2021，50（6）：694-696.
[14] 李舒婷，何金云，陈楚芬，等. 难愈合型痛风性溃疡患者行皮片移植术的护理 [J]. 护理学杂志，2018，33（18）：36-37.
[15] 杨锦，何华斌，唐永丰，等. 晚期手部痛风结石的治疗体会 [J]. 浙江创伤外科，2019，24（6）：1181-1182.
[16] 李杨，王园园，邢可，等. 坏疽性脓皮病的治疗现状及最新进展 [J]. 中华烧伤与创面修复杂志，2022，38（6）：574-579.
[17] 杨岚，杨青文，付妍婕. 坏疽性脓皮病发病机制与诊断的研究进展 [J]. 中华烧伤与创面修复杂志，2022，38（6）：569-573.
[18] 赵景峰，郝岱峰，李涛，等. 坏疽性脓皮病的临床特征和治疗情况分析 [J]. 中华烧伤与创面修复杂志，2022，38（6）：506-511.
[19] 冯尘尘，杨转花，李高洁，等. 坏疽性脓皮病诊疗研究进展 [J]. 中国麻风皮肤病杂志，2022，38（6）：414-418.
[20] 黎晓丽，林乃余，唐旭华，等. 坏疽性脓皮病发病机制的研究进展 [J]. 皮肤性病诊疗学杂志，2022，29（2）：178-181.
[21] 徐元玲，沈云. 坏疽性脓皮病临床识别和创面护理的研究现状 [J]. 中国实用护理杂志，2018，34（7）：552-555.
[22] 张晶晶，崔彩娟，高美中，等. 坏疽性脓皮病并发贫血一例的创面护理 [J]. 实用皮肤病学杂志，2018，11（4）：237-238
[23] 刘海佳，刘丽萍，余娇，等. 造口周围坏疽性脓皮病患者伤口管理的研究进展 [J]. 中华护理杂志，2024，59（22）：2805-2811.
[24] 黄飞燕，柳晶晶，汪彩娜. 1例青少年女性乳房巨大溃疡坏疽性脓皮病病人的护理 [J]. 护理研究，2024，38（07）：1314-1316.
[25] 徐敏，邵爱敏. 一例经胸乳入路腔镜甲状腺切除术后合并坏疽性脓皮病患者的护理 [J]. 护士进修杂志，2023，38（1）：85-87＋93.
[26] 王璐. 1例难治性坏疽性脓皮病患者创面的护理 [J]. 天津护理，2023，31（3）：340-342.
[27] 叶建龙，程文元，蒋正华，等. 坏疽性脓皮病的诊治分析 [J]. 浙江创伤外科，2023，28（11）：2084-2086.
[28] 胡正祥，卞徽宁，马丹，等. 中毒性表皮坏死松解症的临床特点及预后影响因素分析 [J]. 中华烧伤杂志，2021，37（8）：738-746.
[29] 程波.《药疹基层诊疗指南（2022年）》的几点说明 [J]. 中华全科医师杂志，2022，21（9）：801-803.
[30] 赵永红，高健翔，倪甜. 多技术联合治愈化疗致大疱性表皮松解型药疹1例报告 [J]. 中国烧伤创疡杂志，2024，36（2）：161-164.
[31] 余平子，陈泽宇，李伟泽，等. 去痛片致大疱性表皮松解症 [J]. 药物不良反应杂志，2019，21（6）：480-481.
[32] 贺巧. 1例老年重症大疱性表皮松解症并发感染患者的护理 [J]. 当代护士（上旬刊），2021，28（3）：153-154.
[33] 杨水源，童艳丽，曾泗宇，等. 甲巯咪唑致大疱性表皮松解症 [J]. 药物不良反应杂志，2016，18（5）：

388-389.
[34] 张华，郝天智，王方明，等. 22例大疱性表皮松解坏死型药疹皮损处理临床回顾[J]. 实用皮肤病学杂志，2015(4)：274-276.
[35] 梁丽，解东莉. 1例口服药物导致大疱性表皮松解坏死型药疹患者的护理[J]. 现代临床护理，2015(2)：78-80.
[36] 李艳菊，范洁美，王芳，等. 氨酚待因片(Ⅰ)和布洛芬缓释胶囊致大疱性表皮坏死松解型药疹1例[J]. 药物流行病学杂志，2023，32(5)：590-595.
[37] 李丹琪，楼雨晨，陶娟. 大剂量静脉注射免疫球蛋白在重症皮肤病治疗中的应用进展[J]. 中华皮肤科杂志，2022，55(5)：455-459.
[38] YANG L，SHOU Y H，LI F，et al . Retrospective study of 213cases of Stevens-Johnson syndrome and toxic epidermal necralysis from china[J]. Burns，2020，46(4)：959-969
[39] 余梦清，孙宇，张蕊. 2种换药方法在中毒性大疱表皮松解型药疹病人中的应用效果研究[J]. 护理研究，2019，33(1)：179-181.

第六章

伤口辅助治疗技术在创面修复中的应用

学习目标

【知识目标】

1. 了解各种伤口辅助技术的发展及现状。
2. 熟悉各种伤口辅助技术的作用机制。
3. 掌握各种伤口辅助技术的适应证与禁忌证。
4. 掌握各种伤口辅助技术的护理要点。
5. 熟悉各种伤口辅助技术的医护配合。

【能力目标】

与团队密切配合，多学科协作，灵活运用伤口辅助技术治疗复杂伤口。

【素质目标】

具有丰富的创面修复知识体系，与各学科衔接紧密，了解各学科治疗技术特点；关心关爱患者。

第一节　负压治疗在创面修复中的应用

一、概述

负压封闭引流（vacuum sealing drainage，VSD）技术的历史最早可追溯到1954年，Redon等首次提出真空负压伤口引流技术的概念，VSD技术涵盖“负压、封闭和引流”的外科理念。并于1959年将真空负压伤口引流装置Sterimed应用于临床外科，有增强引流效果、减少感染、促进伤口愈合的作用。直至1995年，武汉大学中南医院裘华德教授首次将VSD技术引入国内，并成功应用于普通外科的腹部手术患者中，突破外科引流的技术瓶颈。1997

年，部分学者采用多孔聚氨酯海绵材料治疗慢性难治性伤口，引流效果更好，并提出负压伤口治疗和负压辅助封闭（vacuum assisted closure，VAC）技术。此后该技术便被逐渐应用于头颈外科、骨科、整形科、烧伤科等临床专科领域。

目前，国内对负压创面治疗技术尚无统一的命名，主要有负压辅助封闭（vacuum assisted closure，VAC）、VSD技术、吸引创面闭合疗法（suction wound closure therapy，SWCT）、表浅负压疗法（topical negative pressure，TNP）等，均可指代负压创面治疗技术，虽然名称不同，但应用方法和技术基本相同，国际上较通用的名称是负压创面疗法（negative pressure wound therapy，NPWT），即用泡沫性敷料覆盖或填塞组织缺损后贴膜封闭伤口，连通负压吸引装置和伤口，形成局部负压吸引治疗伤口的技术。

二、作用机制

（一）通过负压吸引拉合伤口边缘，缩小伤口面积

传统的换药技术是对创面进行敷料填塞，有可能会撑开伤口，NPWT在伤口内填塞弹性良好的泡沫敷料，通过负压吸引使泡沫敷料收缩并起到持续将伤口由四周向中间聚拢的作用，缩小伤口面积。

（二）促进肉芽组织生长

1. 使细胞超微结构发生应变刺激细胞增殖。

2. 减轻创面水肿。水肿会使细胞壁渗透压改变，细胞间隙加大，阻碍细胞间的物质交换，并使局部微血管和淋巴管受到压迫，导致局部缺血、缺氧和淋巴回流障碍，不利于创面愈合。NPWT可消除过量组织液导致的压力梯度，降低间质压力并通过负压吸引使组织液排出体外，进而减轻创面水肿，为创面愈合营造良好条件。

3. 促进局部血液循环，改善创面血供。NPWT可增加创面血流灌注和创缘新生毛细血管数量，并能增大创面毛细血管横截面积，刺激血管内皮细胞增生，血管芽生成，萌出新生毛细血管，加速血液在创面的局部循环。

4. 维持伤口湿性平衡。1954年英国动物学家Winter教授首次提出湿润环境更利于伤口愈合的观点。伤口过干、形成结痂不利于成纤维细胞和上皮细胞生长，伤口过湿又会为细菌增殖创造有利条件，并且伤口渗液中的炎性介质和各种酶物质也会抑制伤口愈合进程。NPWT应用的半通透性薄膜维持伤口湿性平衡状态，通过负压吸走多余的液体，避免伤口渗液积聚，为肉芽组织生长、上皮爬行，提供良好环境，从而促进创面愈合。

NPWT的主要作用机制可进一步归纳为宏观应变和微观应变。宏观应变是指NPWT清除多余渗出液和病理性物质、减轻局部水肿、机械牵拉缩小创面；微观应变是指NPWT改变组织细胞的形状结构并以此刺激细胞增殖、促进伤口新生血管生成、改善微循环、增加伤口局部灌注。

因此，NPWT不仅是一种管理伤口渗液，减少换药次数的辅助工具，还是一种可以调节伤口微环境、改善组织活力的技术手段。在临床实践中要综合评估和考虑，充分发挥其在伤

口不同时期的作用，从而实现其功能和疗效的最大化。

三、负压治疗在创面修复中的应用

（一）适应证

1. **各种急性、亚急性伤口**　手术切口感染、裂开，皮肤软组织感染切开引流后的伤口，植皮区、供皮区或皮瓣术后、创伤、烧伤伤口等。

2. **各种慢性难愈性伤口**　糖尿病足、压力性损伤、下肢静脉性溃疡、放射性溃疡等的伤口。

（二）禁忌证

1. 恶性肿瘤伤口。
2. 未经治疗的骨髓炎。
3. 有大血管或脏器暴露的伤口。
4. 伤口有瘘管与胸腔或器官相通。
5. 有焦痂存在的伤口。
6. 活动性出血伤口。
7. 全身疾病控制不佳或疾病终末期等。
8. 感染未充分控制，或者伤口负压吸引后可能存在引流不畅。

（三）护理要点

1. **负压值**　不同压力值下，伤口肉芽组织的形成、引流效果及患者感受均有差异。若伤口严重污染、水肿等，初始负压值应设定较高值，伤口面积较大时应适当增加负压值。负压值应根据患者病情、创面部位和类型、引流量及患者耐受程度等合理设置。

（1）负压值过低：可能导致引流不畅，使伤口内的渗出物和坏死组织不能有效清除，影响愈合；适当的负压有助于吸引伤口处的渗出液和促进新生组织的生长，负压值过低则可能延缓这一过程；负压值过低使新生的肉芽组织无法持续生长。此外，伤口周围皮肤浸渍、湿疹，血块、黏稠的分泌物、坏死组织等无法被及时吸走，堆积于伤口，易造成伤口周围皮肤浸渍、湿疹等。

（2）负压值过大：导致创面周围血管扩张，增加出血风险，并可能引起疼痛；对伤口周围的健康组织造成损伤，不仅会影响愈合过程，还会造成组织缺血、坏死；破坏伤口的微环境，使细菌更易生长，从而增加感染的风险。

2. **填充材料**

（1）亲水性敷料：白色（聚乙烯醇）泡沫敷料，孔径为100～300 μm，孔隙致密；生物相容性佳，不粘连伤口，有一定的可塑性，抗牵拉能力强，在窦道和较小区域可轻易放置、完整移除，并可防止肉芽组织侵入敷料内，因此适用于窦道及深部创腔伤口中使用。因材料孔径小而致密，遂易堵管，且后期材料易变硬，故不适用于间歇式吸引模式。

（2）疏水性敷料：黑色（聚氨酯）泡沫敷料，孔径为500～650 μm，通透性较好，不易堵管，能够及时吸收深层创面的渗出液，因此适用于渗出液较多且含沉淀物较多的感染性创面。聚氨酯材料质地柔软，能够将负压均匀地传导至创面，刺激肉芽组织生长，可结合间歇负压吸引模式起脉冲式正向血流调节作用，形成“剪切力”刺激肉芽组织生长和伤口面积收缩，伤口面积较大时可使用多个黑色泡沫相互连接使负压均匀传递到每部分。因材料的疏水性，且孔径大，不建议在深部创腔或窦道中填塞，以防肉芽组织长入孔洞，取出时易牵拉损伤组织，造成出血。

3. 吸引模式

（1）持续吸引模式：目前应用最多的是持续24 h不间断吸引，适用范围相对最广的是NPWT治疗模式。

（2）间歇模式：一般为持续吸引5 min、暂停2 min。某些血供欠佳创面或必须环形包扎的创面考虑应用间歇模式行NPWT治疗，不过该模式可造成泡沫敷料舒张和紧缩变化，有时会引起创面疼痛。

（3）交替模式：指负压值在设定的范围内（通常为−125～−50 mmHg）规律性交替变动，创面始终处于负压状态，该模式治疗效果与间歇模式类似，但疼痛明显减轻。交替模式临床应用相对较少，其负压值的设定范围仍有待进一步实践和研究。

4. 压力源装置

（1）壁挂式中心负压装置：压力源需连接医院中心负压工作槽，患者局限于床边，移动范围受限。

（2）便携式负压装置：移动压力源，装置小巧、轻便，便于便携。患者活动半径扩大，舒适度好，适用于病情稳定、依从性良好的慢性创面患者，可以实现患者门诊-家庭模式的护理要求。

5. 观察与记录

（1）定期观察引流管，确保引流管畅通：每天对引流管进行检查，防止引流管道受到外力拉扯或扭曲，观察是否有堵塞现象，若有异常及时处理，以免影响负压治疗效果。

（2）记录引流液量与性状：密切观察引流液的颜色、性状和量，正常的引流液应为透明或淡黄色，无异味。定期更换引流瓶，根据引流情况和医嘱决定更换引流瓶的频率。

6. 常见问题及处理

（1）漏气：多见于皮肤褶皱不规整部位，如腋窝、手、足、会阴、腹股沟等，表现为有漏气声音，负压不足，引流物引出不畅，带有漏气报警功能的负压泵可及时发现并报警。高发部位为半透膜重叠区域，引流管周围等部位。查找漏气点，使用小块半透膜或留置针贴膜封闭漏气部位，皮肤皱褶处可考虑使用防漏膏进行封闭。以上措施无效时可考虑更换贴膜或敷料。

（2）堵塞：表现为引流管内有血凝块、分泌物、坏死组织等，填充敷料膨胀弹起，持续堵塞会产生积液，导致伤口周围皮肤浸渍等，带有阻塞报警功能的负压泵可及时发现并报警。应定期清洁和冲洗引流管，以去除堵塞物。如果堵塞严重，需要更换或调整引流管位置。

（3）感染加重：表现为引流液黏稠、敷料内坏死组织残留、可闻及透过半透膜的异味等，伤口周围出现典型的临床感染症状和体征，如红、肿、热、痛，以及发热、白细胞计数增多等全身症状，多见于清创不彻底等情况。采用抗感染治疗，创面需充分畅通引流，增加敷料更换频率，必要时暂停NPWT。

临床典型案例

【病例摘要】

患者，女性，86岁。主因“腰骶部疼痛4个月，发热3天”入院。

现病史：患者4个月前在家中发生腰椎压缩性骨折，行卧床保守治疗。卧床1个月后发现骶尾部皮肤发黑，继而发生破溃，在家自行使用碘伏局部换药。其间间断发热，中药（具体不详）治疗后体温恢复正常。3天前患者体温高达37.8 ～ 38.5 ℃，在家自行用药控制差，2天后体温达39.8 ℃，为求治疗，急诊入院。来院时患者意识模糊，体温39.2 ℃。伤口分泌物培养结果为大肠埃希菌；痰液培养结果为白念珠菌；粪便培养结果为白念珠菌。

既往史：患者高血压30余年，帕金森综合征20余年，阿尔茨海默病2年，干燥综合征20余年。2012年行腰椎椎管狭窄减压术。2018年行左髋关节置换术。无食物、药物过敏史。

【案例分析与策略】

1. 积极控制全身感染，完善感染指标的检测，运用敏感抗生素，加强全身营养支持。

2. 鉴于患者全身条件差，无法耐受外科大切口清创术，拟行小切口冲洗引流术。

3. 在明确诊断的基础上，寻找致病因素，解除不良因素刺激，加强照护人员的健康教育，保证有效的局部解压。

【辅助检查】

1. **实验室检查** 白细胞计数8.39×10^9/L，C反应蛋白194.00 mg/L，红细胞沉降率54 mm/h，降钙素原59.92 ng/ml，血红蛋白121 g/L，血清白蛋白30.90 g/L，血钾3.86 mmol/L，血钠129.00 mmol/L，血钙2.03 mmol/L。

2. **影像学检查** CT检查显示双侧肺炎，左侧胸腔心包积液，双侧胸膜增厚（图6-1-1）。

【治疗与护理过程】

第一阶段伤口治疗：患者取左侧卧位，常规消毒骶尾部皮肤，查体见尽管创面创口小，但创口周围潜行广泛（图6-1-2），表明损伤已波及深层组织，需引流清除坏死组织。铺无菌单，局部浸润麻醉后，以创口为中心，探明潜行范围。探查发现筋膜间不同深度有多个间隔死腔形成，潜行由右臀部向股骨外侧延伸，大于30 cm（图6-1-3）；死腔采用低位小切口处理，理清潜行区域筋膜间潜腔关系，腔与腔之间尽量不贯通；使用大量0.9%氯化钠注射液冲洗伤口。采用改良式负压装置进行潜行腔间的渗液管理（图6-1-4），压力设定为−150 ～ 225 mmHg；吸引模式为持续；护理要点为监测压力波动和吸引效果。

解除不良睡姿，指导患者家属采用左侧卧与右侧卧相交替进行卧床休息，不良支撑面（图6-1-5）为压力性损伤的主要原因，将支撑面更换为一体式气垫床。

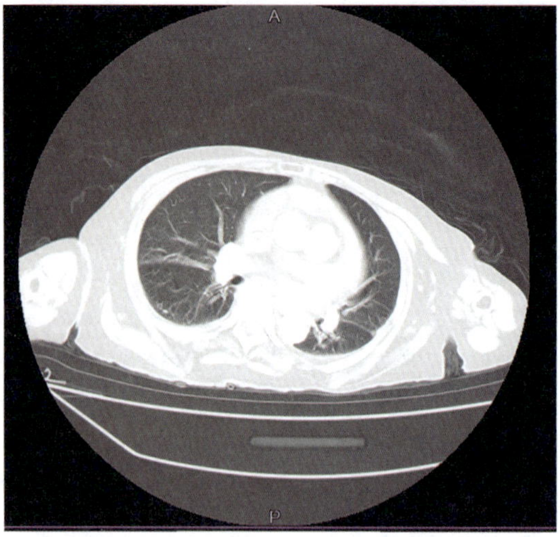

图6-1-1　患者入院时CT检查

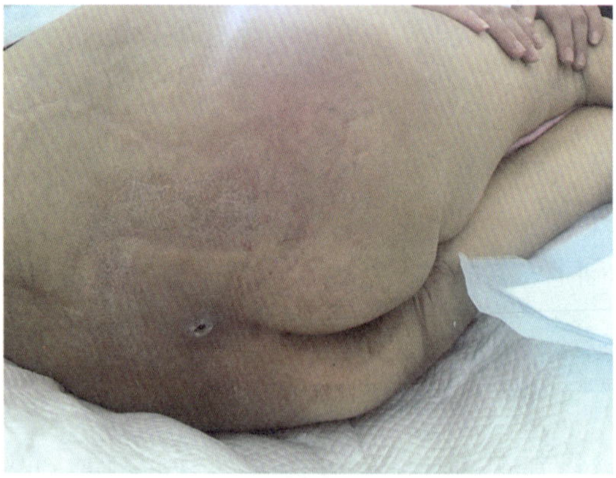

图6-1-2　患者入院时骶尾部外观

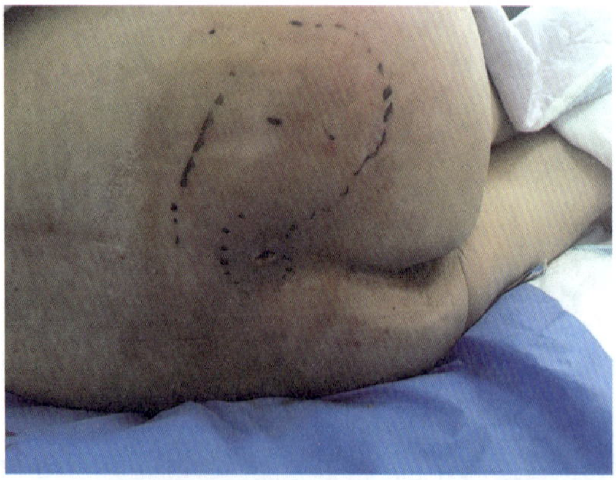

图6-1-3　骶尾部潜行范围（图中记号笔标注的范围）

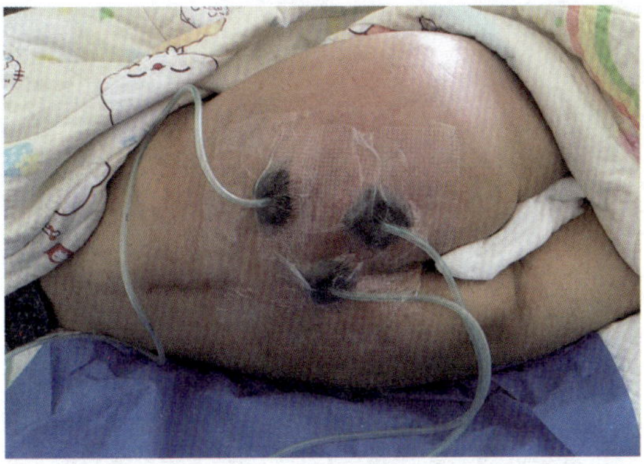

图6-1-4 负压装置进行潜行腔间的渗液管理（右臀部）

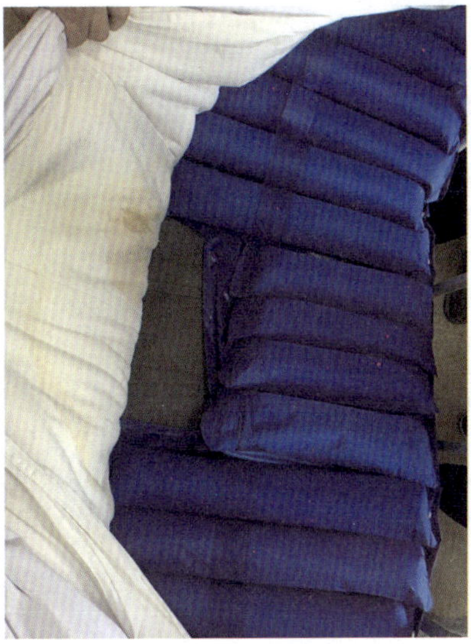

图6-1-5 不良支撑面

第二阶段伤口治疗（治疗1周）：患者治疗配合度高，体温逐渐降低，2天后持续发热转变为间断发热。C反应蛋白96.80 mg/L，血清白蛋白25.20 g/L，血钾2.65 mmol/L，血钠129.00 mmol/L，血钙1.61 mmol/L。

患者取左侧卧位，铺无菌单，常规消毒骶尾部及右臀部皮肤；以创口为中心，止血钳钝性探查周围筋膜间腔隙，细而长的筋膜间隙由臀部向股骨外侧延伸，逐层注射2%利多卡因注射液行局部麻醉，小切口暴露探查盲点（图6-1-6）；以切口为冲洗口，超声水刀充分冲洗腔隙的延伸端，可见大量伴有恶臭的黄色脓液排出。之后用保守性锐器清创、清除黑色及黄色坏死筋膜组织；以小切口为入路置入冲洗管，使用大量0.9%氯化钠注射液滴灌治疗，切口及原创口填充负压海绵。采用持续负压引流装置进行渗液和冲洗液管理，压力设定为-225～300 mmHg，吸引模式为持续；护理要点为监测压力波动和吸引效果、滴注速度为40～60滴/分，每小时快冲1次，防止冲洗管堵塞。初始创口用藻酸盐敷料填充，泡沫敷料覆盖（图6-1-7）。

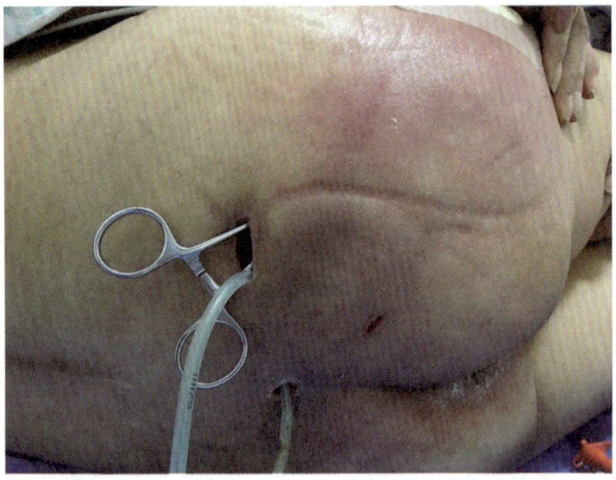

图6-1-6　潜行及红肿延伸方向（右臀部）

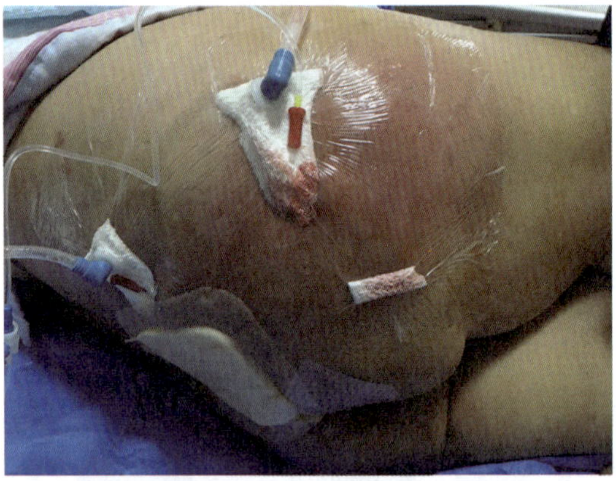

图6-1-7　滴灌治疗联合持续负压引流（右臀部）

第三阶段伤口治疗（治疗5周）：患者意识间断清晰，精神好转，仍答不切题。给予低流量吸氧，拔除胸腔引流管，呼吸均匀。慢性病容貌，营养中等，被动体位，侧卧位交替休息。食欲、睡眠好，拔除胃管。体温正常。血红蛋白96 g/L，血清白蛋白26.90 g/L，血钾4.00 mmol/L，血钠138.00 mmol/L，血钙2.0 mmol/L。

患者取左侧卧位，检查见切口间窦道13 cm（图6-1-8），股骨外侧延伸窦道5 cm（图6-1-9）。铺无菌单，常规消毒骶尾部及右臀部皮肤；将0.9%氯化钠注射液纱布深入窦道由内向外机械摩擦创面，以清除残留碎屑组织，至有新鲜血渗出，局部停止滴灌治疗联合持续负压治疗，改为间断负压吸引模式，促进肉芽组织生长。仅创口覆盖负压引流装置，压力设定为-150 mmHg，吸引模式为间断（吸5 min，停2 min）模式；护理要点为监测压力波动和吸引效果，促进肉芽组织填充窦道空腔（图6-1-10）。骶尾部原窦道口周围潜行范围较前有明显缩小，处理同前。患者精神较前好转，咀嚼功能恢复停止鼻饲饮食，改为高营养高维生素经口膳食。协助患者间断床边坐位休息，上肢主动功能锻炼，下肢主动功能锻炼，每天2次，每次15～20 min，进行四肢及关节功能锻炼，预防失用综合征。

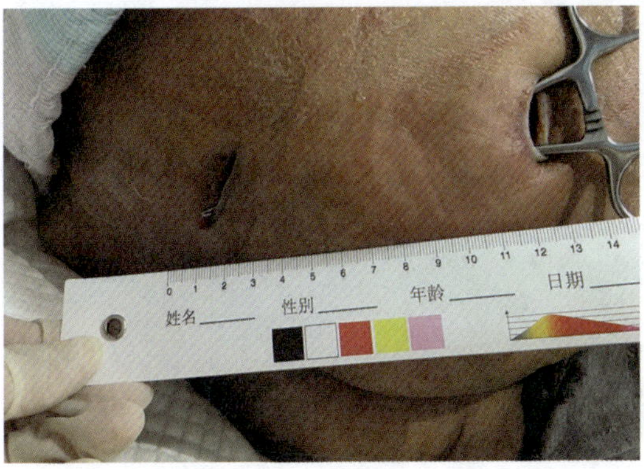

图6-1-8　右臀部切口间窦道（13 cm）

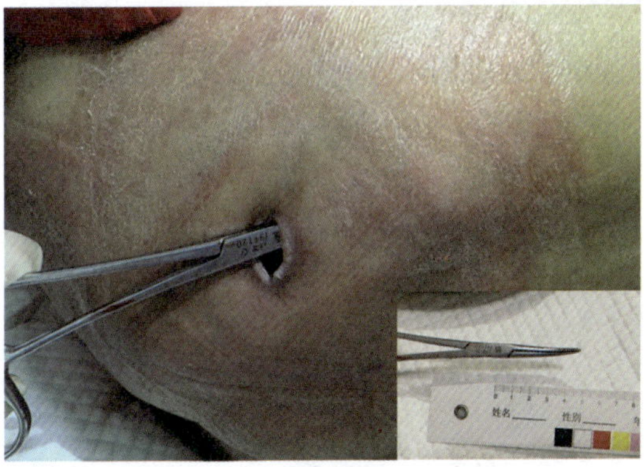

图6-1-9　股骨外侧延伸窦道（5 cm）

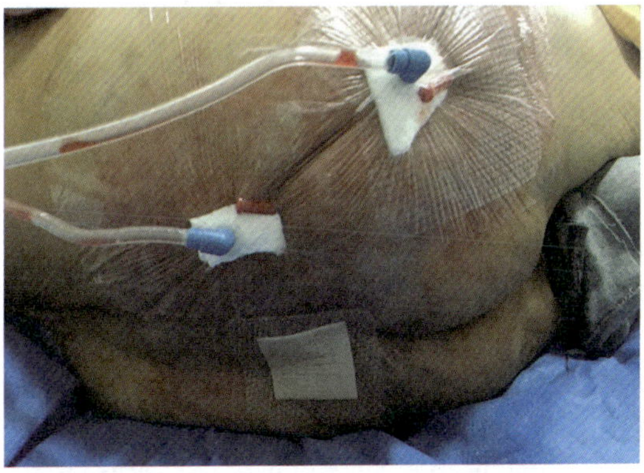

图6-1-10　间断负压吸引治疗(右臀部)

第四阶段伤口治疗（治疗8周）：治疗8周，创口肉芽填充良好（图6-1-11），严密观察伤口情况，切口及原窦道口采用外科缝合手段逐个闭合。治疗12周，创面愈合（图6-1-12）。

2个月随访，创面未复发，患者在助行器辅助下可行走，生活质量明显改善。

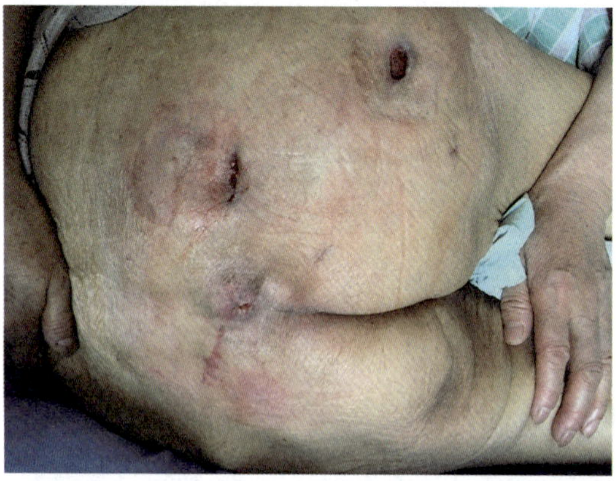

图6-1-11 治疗8周时患者骶尾部外观（窦道肉芽填充良好）

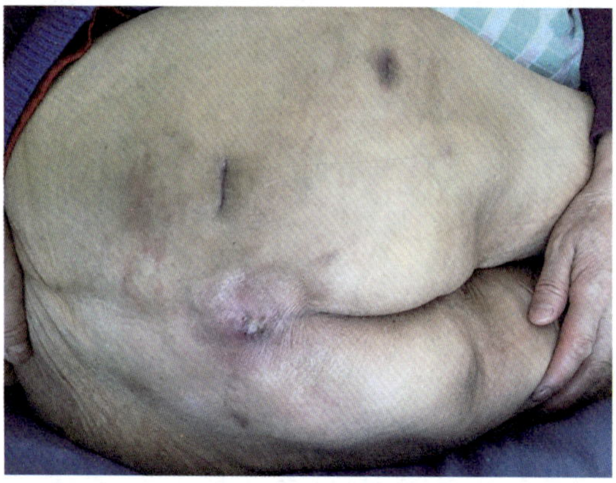

图6-1-12 治疗12周时患者骶尾部外观（创面愈合）

【案例思考】

压力性损伤是一项涉及多学科的复杂且费用高昂的全球性公共卫生问题。老年人因反应迟钝、皮肤弹性下降、皮下脂肪萎缩变薄等因素成为压力性损伤的高发人群，与之高患病率所不相匹配的是照顾人群对于压力性损伤相关预防知识的低知晓率，因此有关压力性损伤治疗的话题越来越受到社会各界的关注。尽管治疗策略层出不穷，预防远重于治疗仍是压力性损伤最重要的医学策略。

该案例之所以能收到满意的临床效果，一方面在于心内科、呼吸科、药学部、骨科、营养科、伤口护理专科等学科的及时介入；另一方面依托了微生物实验室、伤口敷料、负压引流装置等先进的辅助诊疗技术。经试验研究和临床实践证实，负压引流技术是一项安全、有效、省时的慢性伤口治疗辅助技术。

第二节 富血小板血浆在创面修复中的应用

一、概述

富血小板血浆（platelet-rich plasma，PRP）的发现，最初是研究人员发现血小板可以促使血液凝固，并于20世纪初用于治疗血小板减少症及在外科手术中输注血小板以降低手术出血风险。1954年，PRP被Kingsley等首次提出并逐渐在临床治疗中广泛使用，21世纪初拓展到创面修复领域。

PRP是从自身全血中通过离心法分离和浓缩生产出来的富含血小板的血浆，是一种成本低、简单、安全、微创的产品。PRP中富含生长因子、细胞因子和抗菌肽等多种生物活性物质，具有促进细胞增殖、分化、组织再生与修复等作用，在再生医学中扮演着重要角色。国内外已有将PRP用于急性损伤、慢性难愈合创面修复、烧伤、运动损伤、骨损伤、整形美容，以及神经外科、泌尿外科、心胸外科、颌面外科等患者的组织损伤修复。大量研究报道表明，PRP具有良好的治疗价值和生物安全性，已成为再生医学领域发展的新希望。

二、作用机制

（一）富血小板血浆可释放生长因子

基于伤口的生理愈合进程，PRP作为生长因子的混合物，可封闭伤口，为肉芽组织的生长提供湿性平衡的愈合环境，并将活化后的高浓度血小板及其释放的生长因子带到伤口周围，如血小板源性生长因子（platelet derived growth factor，PDGF）、EGF、成纤维细胞生长因子（fibroblast growth factor，FGF）、转化生长因子-β（transforming growth factor-β，TGF-β）和血管内皮细胞生长因子（vascular endothelial growth factor，VEGF）等。PDGF、EGF和FGF可促进成纤维细胞、角质形成细胞和内皮细胞等的分裂，显著促进伤口细胞增殖；TGF-β和PDGF通过刺激纤维蛋白原，诱导胶原、黏多糖和蛋白聚糖的合成，为细胞外基质（extracellular matrix，ECM）的生成创造条件；VEGF和FGF可促进新生血管形成，便于营养物质和氧气运输，帮助细胞的生长和功能修复。

（二）富血小板血浆可调节局部炎症反应

炎症是正常伤口愈合进程中的重要阶段，但持续炎症状态是导致慢性伤口不愈合的重要因素。PRP可缓解已恶化的炎症反应，从而促进伤口愈合由炎症阶段向增殖与重塑阶段递进。体外试验发现，富白细胞的PRP可以促成纤维细胞增殖与迁移，避免成纤维细胞过度老化。

还有研究指出，PRP中含有的特异性白细胞可显著促进免疫调节和组织修复再生，并发现活化的血小板与中性粒细胞的结合对组织修复可起到积极作用。同时，PRP治疗可显著减少炎症细胞因子白介素IL-17A和IL-1的产生，通过局部炎症的调节、血管生成的增强和再上皮化，显著改善皮肤创面愈合。此外，PRP还可减少促炎性细胞因子的表达，并且能提高抗炎细胞因子水平而发挥直接抑制炎症作用。

（三）富血小板血浆可改善伤口局部微环境

PRP中的VEGF与血管内皮细胞生长因子受体（vascular endothelial growth factor receptor，VEGFR）结合可刺激内皮细胞增殖，促进创面微血管生成。FGF通过促进蛋白多糖产生，刺激内皮细胞增殖改善创面局部循环。全血中白细胞与血小板重力系数相似，因此，离心后的PRP其白细胞数量也较多，可发挥抑菌作用，进而改善局部微环境。

（四）富血小板血浆参与细胞外基质重构

PRP富含多种重要蛋白质，如纤维蛋白，为细胞迁移提供临时支架并控制生长因子的释放。有效的伤口愈合最终依赖于受损组织自身的胶原沉积、伤口收缩、肉芽组织形成及再上皮化。ECM是重要的组织微环境，不仅为组织提供了机械支撑和物理强度，还可支持细胞黏附和爬行，同时储存和传递不同生长因子和细胞因子。各种纤维蛋白（胶原蛋白、弹性蛋白、纤维连接蛋白、玻璃体连接蛋白和层黏连蛋白）以及黏多糖、蛋白多糖等是ECM的重要组成成分。ECM的重塑是由复杂的蛋白酶网络介导的，如基质金属蛋白酶（matrix metalloproteinase，MMP），MMP可消化分解受损的ECM。慢性伤口中的相关调节功能失衡，高水平MMP会加剧组织损伤并延缓正常的修复过程。现有证据表明，PRP可上调金属蛋白酶组织抑制剂的表达，其是MMP活性的内源性调节因子，能够抑制一系列MMP，在ECM的分解重塑中起调控作用。

（五）富血小板血浆可抑制病原微生物生长

多项研究证实，PRP具有抑菌作用。PRP对耐甲氧西林金黄色葡萄球菌、产超广谱β-内酰胺酶的细菌、肺炎克雷伯菌和耐碳青霉烯类铜绿假单胞菌均具有抗菌活性。核因子-κB（nuclear factor of kappa B，NF-κB）是一种重要的转录因子，是炎症反应和免疫细胞活化和分化的关键介质。体外研究发现，PRP可保护细胞免受细菌损伤，促进细胞增殖，还可调节NF-κB通路抑制炎症反应，具体表现为IL-6和TNF-α的生成减少，而IL-10和TGF-β表达和分泌增加，并且在随后的体内试验中得到验证，发现PRP可减轻MRSA感染伤口的炎症，并改善增殖促进愈合。

三、富血小板血浆在创面修复中的应用

（一）适应证

1. **急性创面** 如手术切口、烧伤、撕裂伤等。

2. **慢性难愈创面** 如糖尿病足溃疡、压力性损伤、静脉溃疡等。

3. **软组织损伤** 如肌腱、韧带损伤。

4. **骨折愈合** 加速骨折愈合过程。

5. **软骨修复** 如关节炎患者的软骨损伤。

6. **美容整形** 如皮肤损伤、瘢痕修复。

（二）禁忌证

1. **绝对禁忌证** 血小板功能障碍综合征、重度血小板减少症、血流动力学不稳定、败血症、不愿意接受风险的患者。

2. **相对禁忌证**

（1）应用非甾体抗炎药，如阿司匹林、对乙酰氨基酚、布洛芬等，药物停药未超过48 h。

（2）1个月内患处曾注射皮质激素。

（3）全身皮质激素治疗停药未超过2周。

（4）吸烟、酗酒。

（5）近2周有发热等表现。

（6）恶性肿瘤，尤其是造血系统或骨骼系统。

（7）血红蛋白$<$100 g/L，血小板计数$<100\times10^9$/L。

（三）护理要点

1. **术前准备** 向患者解释PRP治疗的过程和可能的效果。确保患者无禁忌证，并进行相关检查。

2. **操作过程** 严格遵守无菌操作原则，防止感染。准确提取并处理PRP，确保高浓度血小板血浆的质量。

3. **术后护理** 观察伤口愈合情况，及时处理任何并发症。保持伤口清洁、干燥，定期更换敷料。遵医嘱给予适当的药物治疗，如抗生素预防感染。

4. **健康教育** 指导患者正确的伤口护理方法。鼓励患者进行适当的康复训练，促进功能恢复。

5. **定期随访** 定期评估治疗效果，及时调整治疗方案。关注患者的整体健康状况，确保治疗的安全性和有效性。

临床典型案例

【病例摘要】

患者，女性，62岁。主因“左胫骨骨折术后感染骨水泥安置术后1月余”入院。

现病史：患者于2017年5月不慎摔伤导致左胫骨平台骨折，于当地医院行手术治疗，术后患者发现左小腿前侧皮肤红肿并出现破溃流脓，对伤口定期行换药处理。为求进一步治疗遂就诊于门诊，以“左胫骨平台骨折术后感染”收入院。患者自发病以来，精神、食欲、睡眠良好，体重未见明显减轻。创面分泌物培养结果为头状葡萄糖球菌。

既往史：否认传染病史，否认高血压史，否认糖尿病史，否认心脏病史，有外伤史，否认输血史，有青霉素药物过敏史，否认食物过敏史。

【案例分析与策略】

1. 感染范围涉及骨与软组织，且伴有组织缺损，需谨慎选择植入物。
2. 损伤部位邻近关节，治疗过程严密观察，谨防感染扩散造成关节内感染。
3. 创面分泌物培养呈阳性，建议规律足量全身使用敏感抗生素治疗。
4. 获得洁净的“骨床”“创床”后拟行富血小板血浆治疗。

【辅助检查】

实验室检查：白细胞计数3.9×10^9/L，C反应蛋白＜3.14 mg/L，红细胞沉降率7 mm/h，降钙素原0.31 ng/ml，血红蛋白127 g/L，血清白蛋白41.60 g/L。

【治疗与护理过程】

完善术前相关检查后，行局部病灶清创术，彻底清除感染骨质及周围软组织（图6-2-1）。术后规律局部创面换药治疗，结合分泌物培养药敏结果全身用药，再次复查结果呈阴性，准备好“骨床”与“创床”后，对于创面进行PRP治疗，创面愈合后2个月随访，创面稳定（图6-2-2～图6-2-5）。

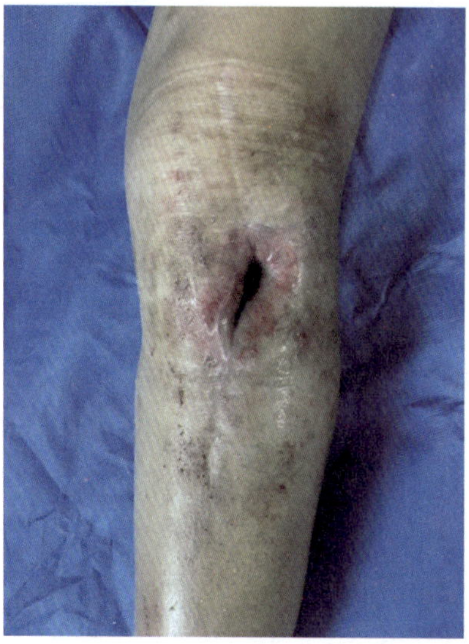

图6-2-1　首诊创面外观（左下肢）

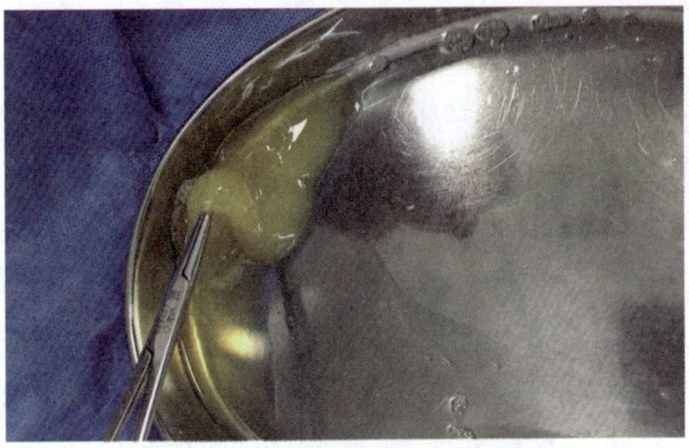

图6-2-2　制备好的富血小板血浆

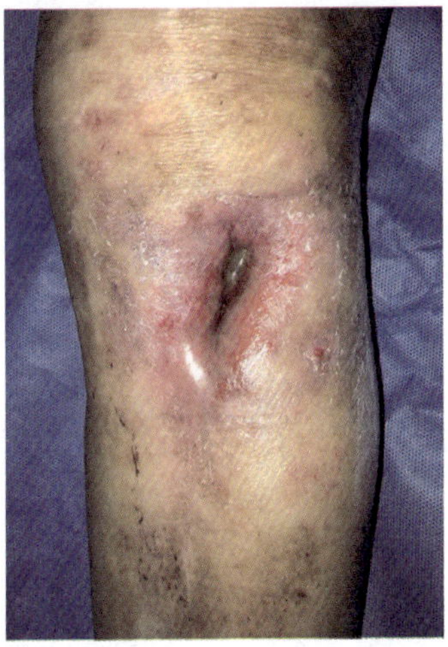

图6-2-3　富血小板血浆填充伤口后外观（左下肢）

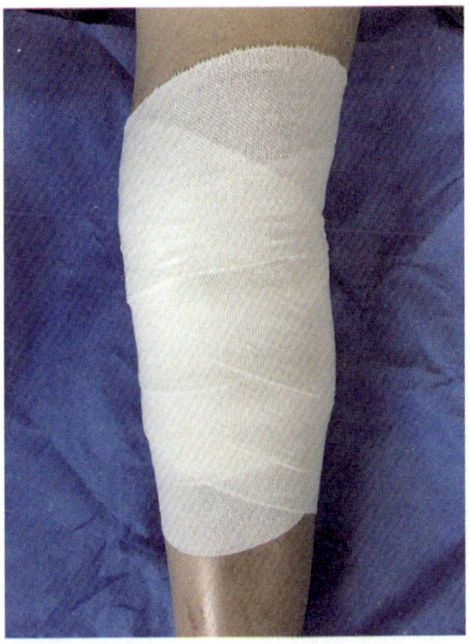

图6-2-4　左下肢包扎后外观

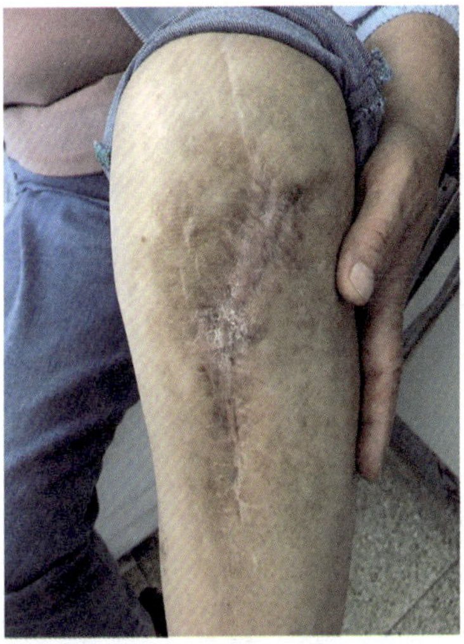

图6-2-5　患者随访时左下肢外观（伤口愈合）

【制备富血小板血浆】

PRP含有不同浓度的血小板，会释放大量的活化分子，还含有少量的白细胞和红细胞，PRP的制备基于血小板浓度，不同的制备技术会导致不同的血小板浓度、回收率和成分。目前，PRP血小板浓度未得到标准化，因此在临床上常根据所需的类型使用不同的制备方式。目前，PRP的制备方法主要有血浆分离置换法和密度梯度离心法。①血浆分离置换法。将采集的全血使用血细胞分离仪等设备分离后获得PRP的一种方法，可快速、有效获取高质量的PRP，但由于仪器设备价格昂贵且需专业人员进行操作维护，同时提取的PRP不易保存，导致该类制备方法在临床治疗中使用受限，多在血液制品相关机构中用于血小板的采集及成分血的制备。②密度梯度离心法。利用血液中各组成成分沉降系数不同这一特性，通过离心将全血中不同成分进行分离从而提取PRP，依据分离次数的不同又可分为单次离心法、双次离心法及三次离心法。临床使用较多的制备方式为单次离心法和双次离心法，与单次离心方法相比，双次离心方法可使血小板数量增多、产量也会更高，并且红细胞及白细胞污染更少，故双次离心法更有利于自体和同种异体PRP的制备。离心速率和离心时间也是影响血小板产量的重要因素，具有较低的离心速率和时间可产生较高的血小板计数。

第三节　骨搬移技术在创面修复中的应用

一、概述

骨搬移技术的起源要追溯到外科对于骨折、肢体损伤等创伤疾病的骨科外固定治疗技术的历史长河中。最为经典的是20世纪60年代，苏联外科医师伊里扎诺夫发现的“牵拉成骨”现象，即运用骨外固定器械缓慢反向牵拉2个骨折端，骨折端之间逐渐扩大的“空间”会被新生的骨组织所填充，从而实现了骨组织的“再生”，进而形成了著名的“张力-应力法则”。随着研究的不断深入与临床实践的应用，骨外固定技术中的牵拉力学效应与组织再生、修复紧密地联系在一起。由此“牵拉成骨”技术内涵渐渐延伸至“牵拉成组织”，成为组织损伤修复治疗领域的重要技术手段，也成为“再生医学”领域中应用最为广泛的医学治疗技术，纵向骨搬移术和横向骨搬移术是其重要的技术代表。

二、作用机制

骨搬移技术的原理是利用“张力-应力法则”，通过对生物组织施加持续、缓慢稳定的应力性牵拉力，组织的再生能力被激活、加强，骨髓内的干细胞被激活，并分化成新的组织细胞，刺激骨骼及其附着的肌肉、筋膜、血管、神经、软组织的再生和修复。

三、骨搬移技术在创面修复中的应用

（一）适应证

1．骨感染或骨缺损伴慢性软组织感染者。

2．大段骨缺损伴软组织缺失损伤者。

3．Wagner分级为3级及3级以上的糖尿病足，在接受清创、换药及标准内科治疗超过2个月后仍不缓解，且全身状况可耐受手术者。符合上述条件，彩色多普勒超声、CTA、MRA或DSA检查腘动脉通畅且腘动脉以下有1条或1条以上知名动脉通畅者。

（二）相对禁忌证

1．营养不良或肠道吸收不良疾病者。

2．合并精神异常不能配合者。

3．股浅动脉和/或腘动脉闭塞，或者影像学检查结果提示下肢血管堵塞，经治疗无效者。

4．近期发生心、脑血管意外不能耐受麻醉者。

5．合并未控制的传染性血液疾病和/或皮肤病疾病者。

（三）护理要点

1．全面评估患者的家庭及社会支持系统，为全程治疗打好基础。

2．根据伤口的不同需求进行针对性伤口治疗与护理。

3．预防针道感染，降低针道周围骨与软组织感染风险。

4．做好患者基础疾病的科学管理（如糖尿病、高血压、血栓性疾病等）。

5．营养支持，增加蛋白质的摄入量。

6．医护合作实施健康教育，增加患者对疾病知识的了解程度。

7．人文关怀，给予患者情感支持与精神支持。

临床典型案例1

【病例摘要】

患者，男性，31岁。因“右胫腓骨开放骨折术后23天创面愈合差，胫骨及软组织外露”入院。

现病史：患者于2020年12月15日早晨6时工作时被砸伤右小腿，当即感右小腿出血、疼痛伴活动受限。被送往当地医院，转运过程中患者出现昏迷，到达急诊室后意识恢复，X线片显示右胫腓骨开放粉碎性骨折。急诊行右胫腓骨粉碎性骨折清创＋胫骨外固定架安置＋腓骨髓内钉安置术（图6-3-1）。术后多次行创面坏死组织清创术，导致胫骨外露，软组织缺

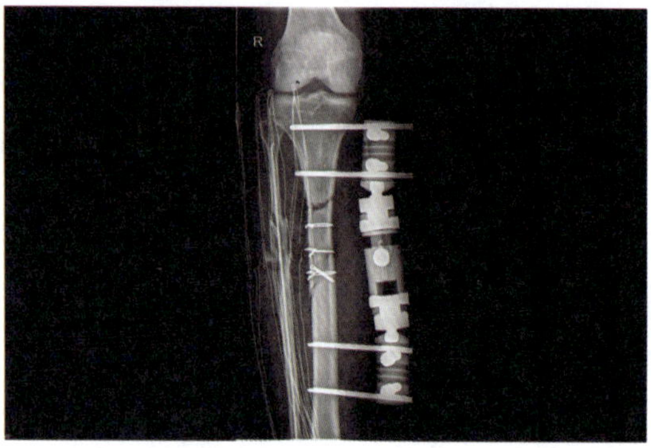

图6-3-1 X线检查（急诊术后）

失，创面愈合差。

既往史：否认传染病史，否认高血压史，否认糖尿病史，否认心脏病史，有输血史，否认药物和食物过敏史。

个人史：有吸烟史，每天吸20支，15年；有饮酒史，每天饮100 ml。

【案例分析与策略】

1. 创伤术后切口，历经反复多次清创，软组织缺失严重。骨外露，导致大段骨坏死，临床救治难度大。患者青壮年，家庭社会责任重，保肢意愿强烈。

2. 重点进行动、静脉血栓筛查，针对性进行预防与治疗。

3. 完善相关辅助检查，明确骨与软组织的感染范围，及时合理抗感染治疗。

4. 医护合作，制定清创—短缩—延长的分期矫形重建治疗方案。

5. 患者处于感染高消耗状态，注意全身感染控制及营养支持。

6. 搬移期间密切观察皮肤、神经、血管、骨骼的牵拉情况，谨防并发症的发生。

【辅助检查】

1. 实验室检查 外周血白细胞计数5.5×10^9/L，ESR117 mm/h，CRP 34.7 mg/L，PCT 0.11 ng/ml。

2. 影像学检查 双下肢静脉超声检查、下肢动脉血管造影、全身骨显像检查，如图6-3-2至图6-3-4所示。

检查项目：双下肢深静脉(股静脉/股浅静脉/股深静脉入口处/腘静脉/胫前后静脉/肌间静脉)

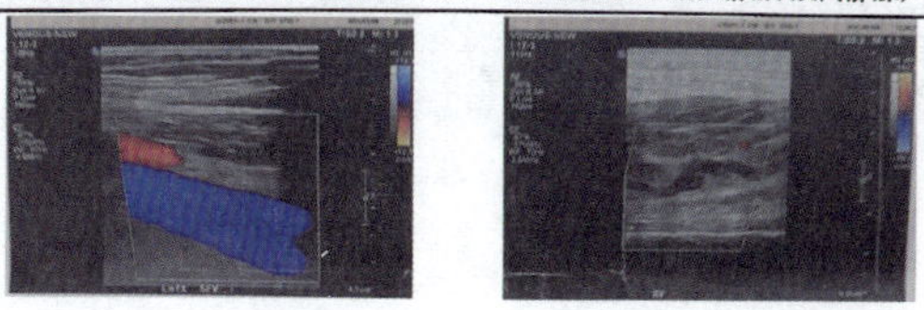

超声所见：

双侧股静脉、双侧股浅静脉、双侧股深静脉入口处、双侧腘静脉、右侧胫后静脉中上段、右侧腓静脉中上段、左侧胫前静脉及左侧胫后静脉走行正常，管腔清晰，腔内透声好。CDFI：上述血管血流充盈良好。

右侧胫前静脉、右侧胫后静脉下段、右侧腓静脉下段因辅料遮挡无法探查。

右侧小腿腓肠肌及比目鱼肌局部肌间静脉内径增宽，内被实性低回声完全充填，CDFI：其内未见明显血流信号。

超声提示：

右侧小腿局部肌间静脉血栓形成（完全型）
右侧胫前静脉、右侧胫后静脉下段及右侧腓静脉下段因辅料遮挡无法显示
请结合临床

图 6-3-2　双下肢静脉超声检查报告单

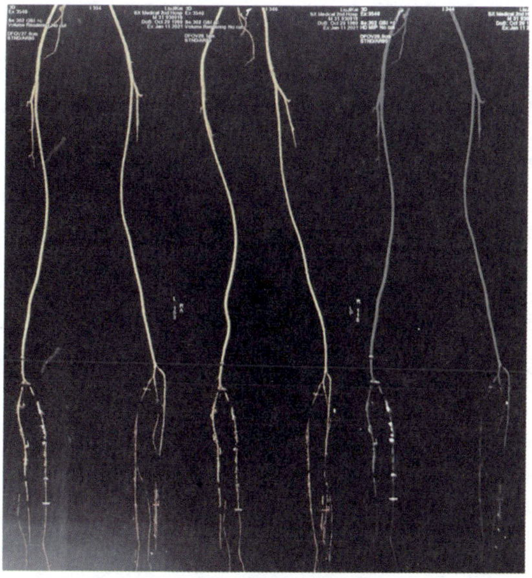

图 6-3-3　下肢动脉血管造影

注：右胫前动脉闭塞。

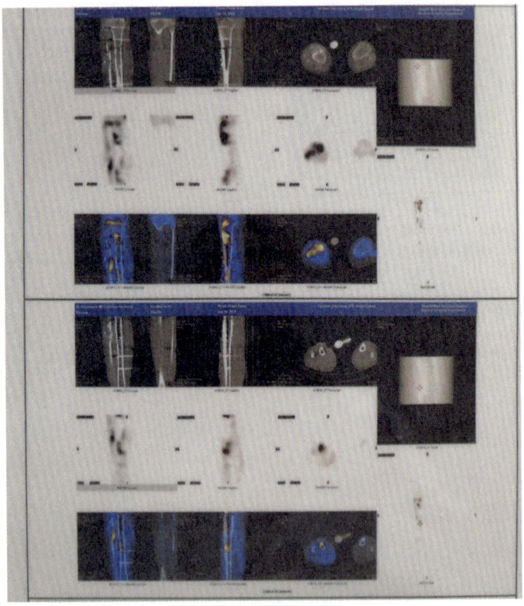

图6-3-4　全身骨显像检查

注：右胫腓骨中上段，骨质代谢异常、周围软组织缺损。

【治疗与护理过程】

患者体温38.3 ℃，右小腿前内侧可见外固定架安置妥（图6-3-5），右小腿前外侧可见11 cm×20 cm皮肤缺损，可见软组织及骨外露，内侧可见9 cm手术切口，右小腿压痛及叩击痛阳性，末梢感觉、血供尚可，足背动脉可触及（图6-3-6）。创面渗液较多（图6-3-7），积极给予创面治疗，去除游离骨块，开放引流（图6-3-8），选用具有抗菌、吸附渗液功能的敷料进行创面管理（图6-3-9，图6-3-10），根据渗液量决定换药频率。经创面治疗渗液明显减少（图6-3-11）。1周左右渗液得到控制（图6-3-12），创床准备完成（图6-3-13）。创面分泌物培养结果：肺炎克雷伯菌。治疗方案：先准备“创床”，再准备“骨床”，择期行病灶清除＋环形外固定架安置术（图6-3-14），术中利用抗生素骨水泥对组织空腔部分进行临时填充（图6-3-15），并在术后利用骨搬移术进行肢体的短缩治疗（图6-3-16）。随着肢体短缩，创面逐步缩小（图6-3-17）。在制订治疗计划后，患者出院之后进入专科门诊随访阶段。

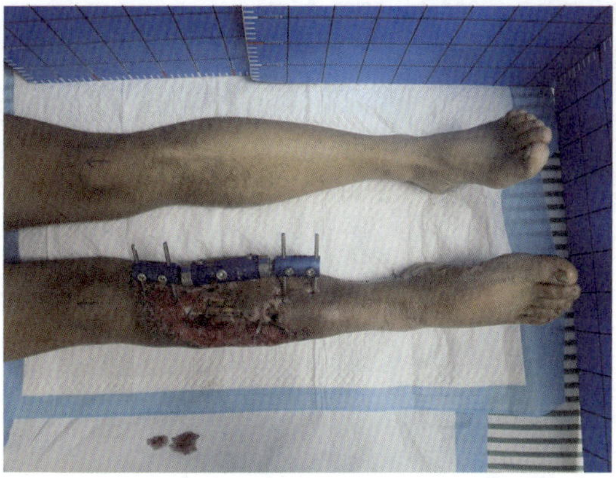

图6-3-5　患者入院时双下肢外观

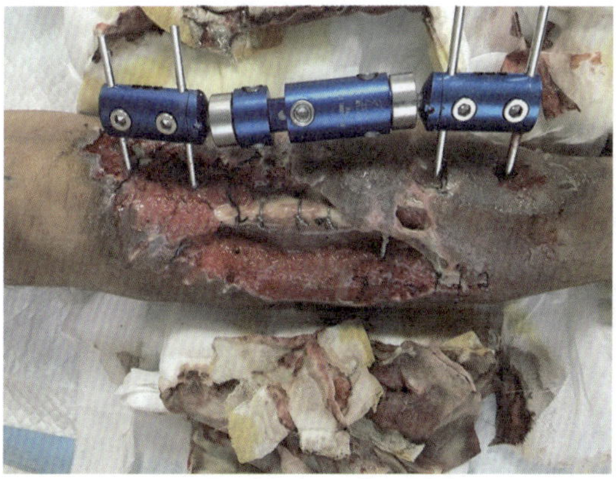

图6-3-6　患者入院时右小腿外观

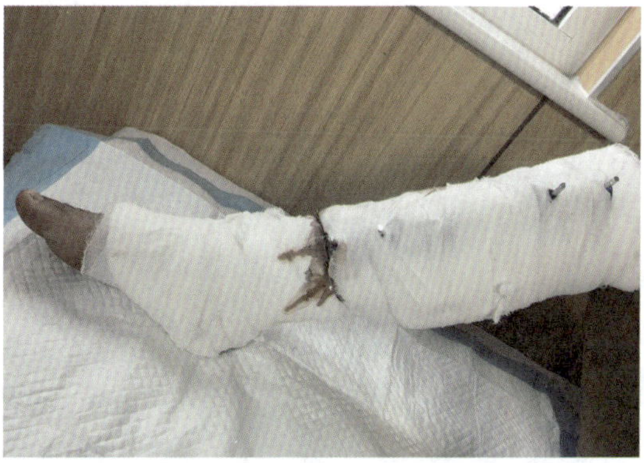

图6-3-7　创面渗液较多

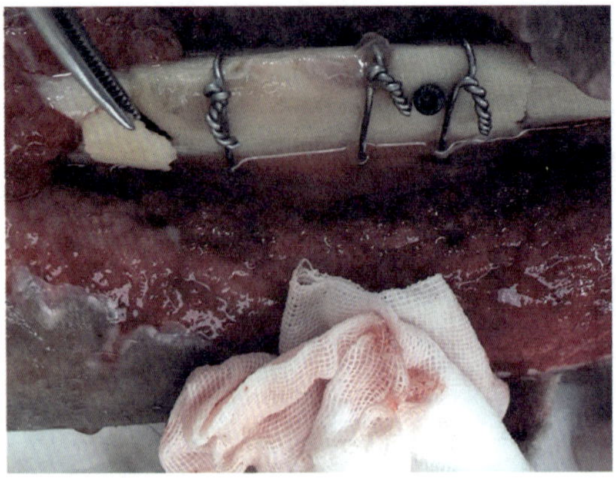

图6-3-8 去除游离骨块，引流髓腔残液

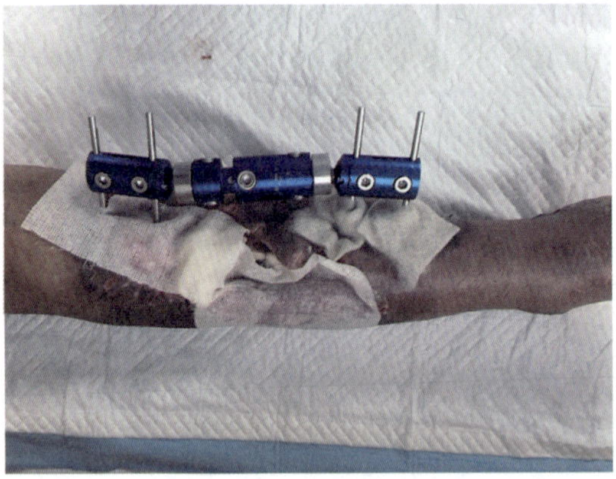

图6-3-9 应用抗菌敷料保护创面控制感染

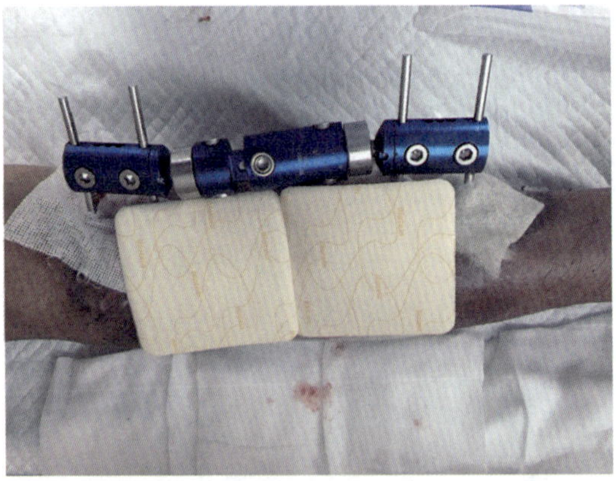

图6-3-10 新型敷料吸收渗液进行渗液管理

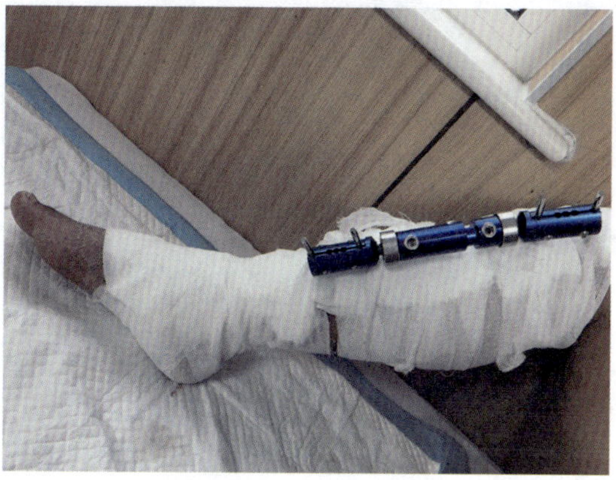

图6-3-11　创面渗液减少

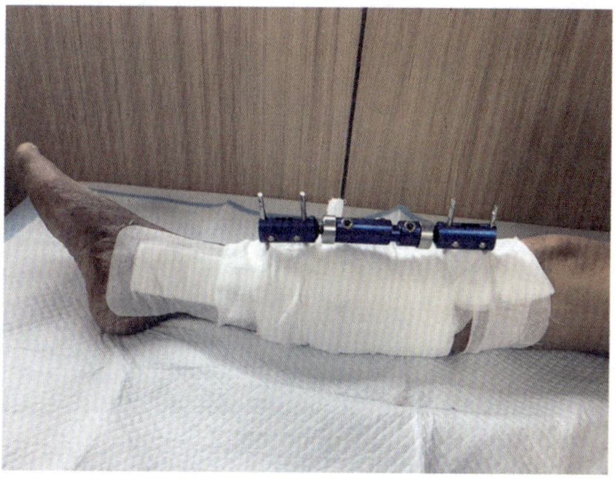

图6-3-12　创面渗液得到控制

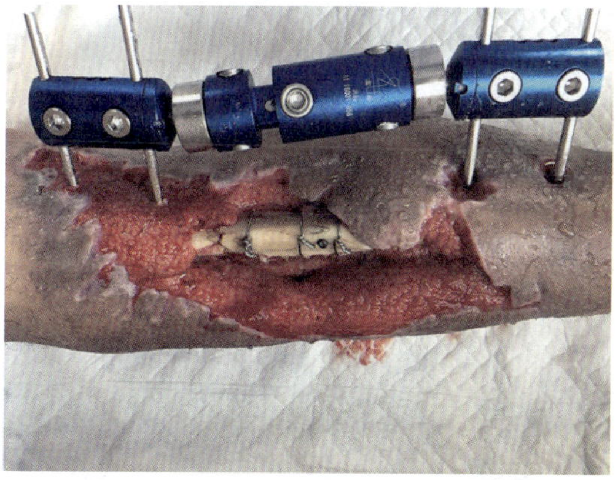

图6-3-13　“创床”准备完成

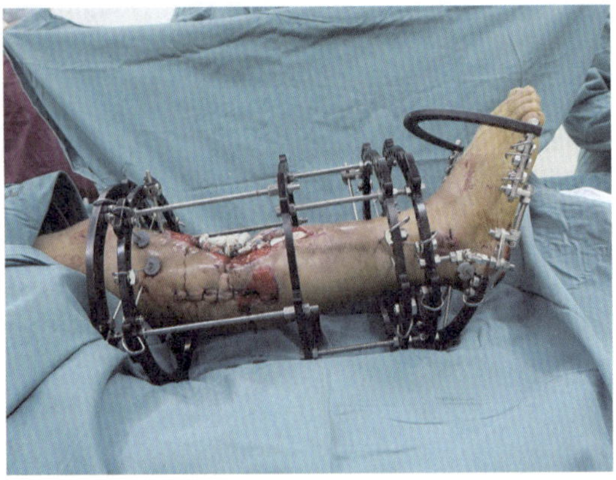

图6-3-14 行病灶清除＋外固定架安置术

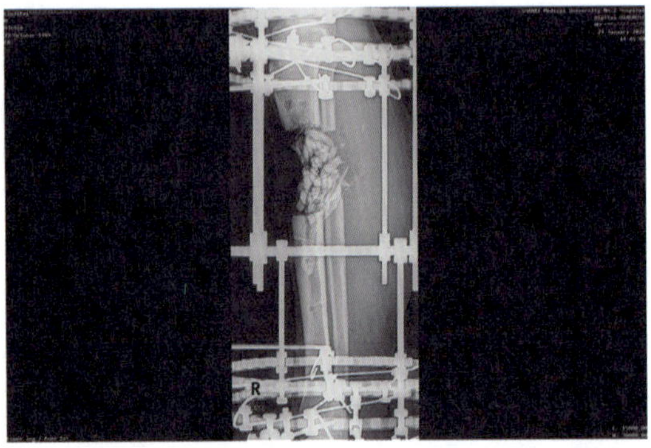

图6-3-15 抗生素骨水泥链珠填充空缺空间

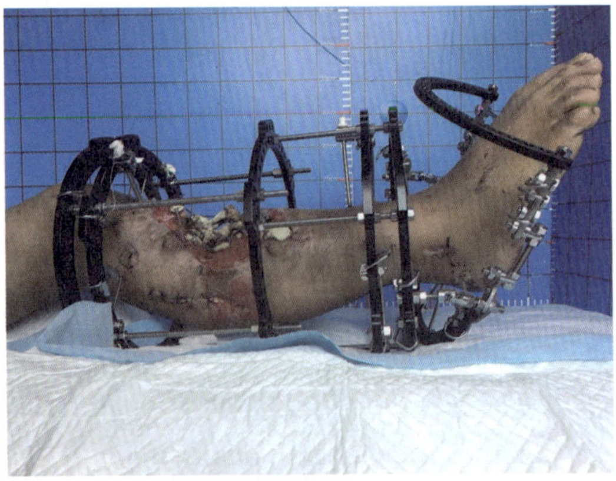

图6-3-16 骨搬移对肢体进行短缩治疗

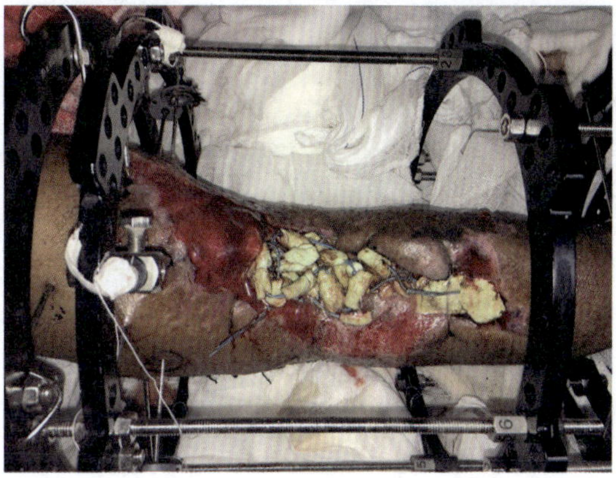

图6-3-17　随着肢体短缩，创面逐步缩小

【医护配合】

遵医嘱，根据搬移处方，指导患者进行肢体短缩治疗，其间定期门诊随访，监测伤口情况，视伤口回缩情况，将抗生素骨水泥逐步取出（图6-3-18）。搬移期间，严密观察肢体骨与软组织情况，谨防搬移并发症的发生，嘱患者尽早离床活动，有利于预防并发症及肢体功能锻炼。待创面修复，完成肢体短缩（图6-3-19、图6-3-20），评估感染指标，以及骨与软组织情况，择期再行截骨肢体延长矫形术（图6-3-21），之后遵循肢体延长术患者治疗路径即可（图6-3-22）。术后41周，患者肢体延长基本完成（图6-3-23），待下肢力线恢复，即结束骨搬移过程（图6-3-24、图6-3-25）。在逐步进行外固定架构型简化后，最终完成保肢及功能重建治疗（图6-3-26、图6-3-27）。

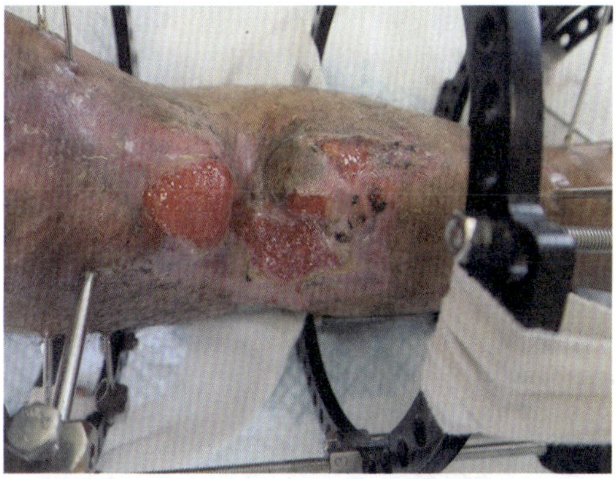

图6-3-18　取出骨水泥后创面外观（右下肢）

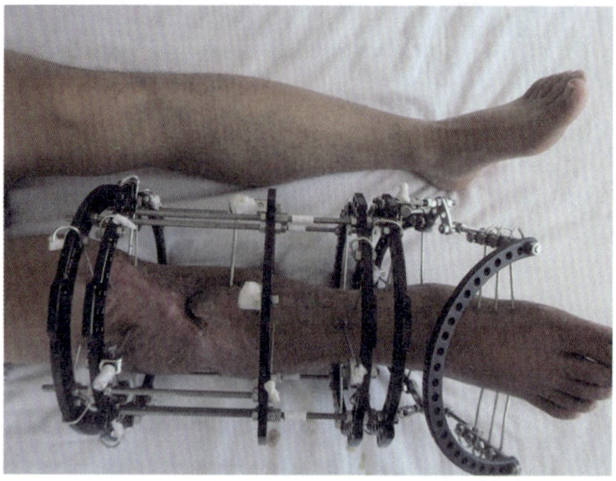

图6-3-19　创面愈合，完成肢体短缩

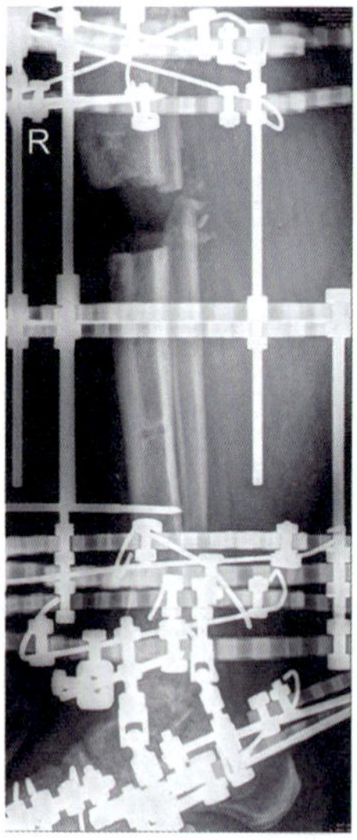

图6-3-20　右下肢X线片（短缩完成）

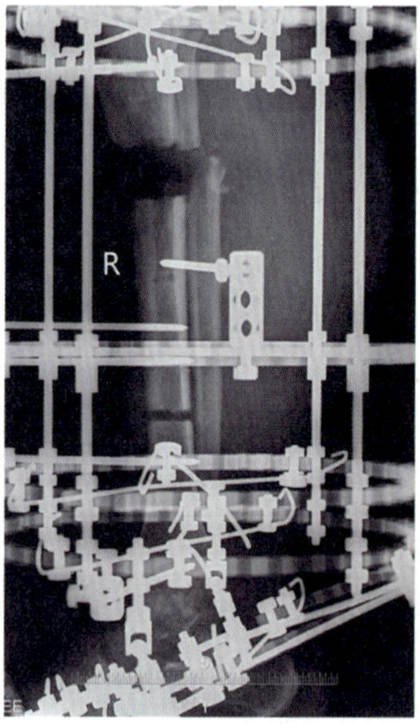

图6-3-21　右下肢X线片（二期截骨，开始延长）

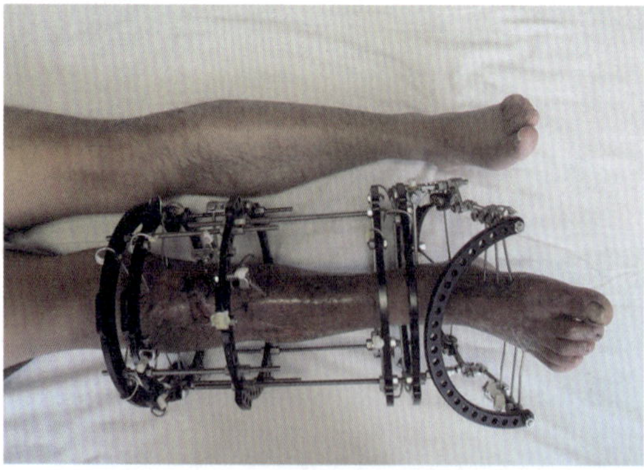

图6-3-22　肢体延长中

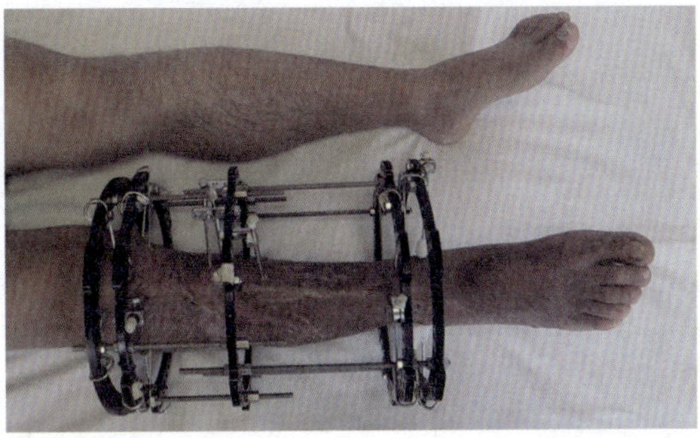

图6-3-23　术后41周双下肢外观（完成肢体延长）

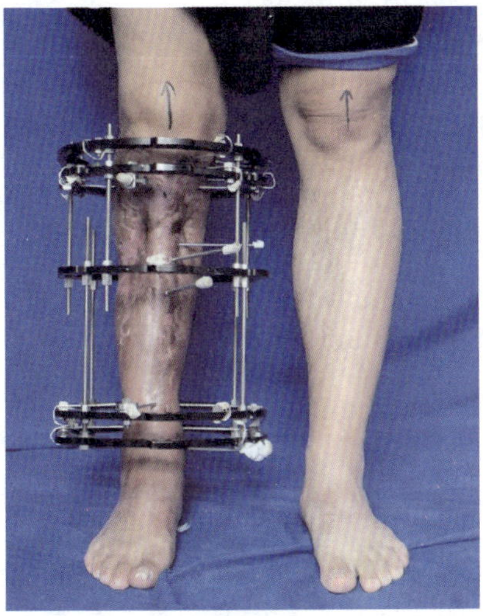

图6-3-24　术后下肢外观（下肢力线恢复）

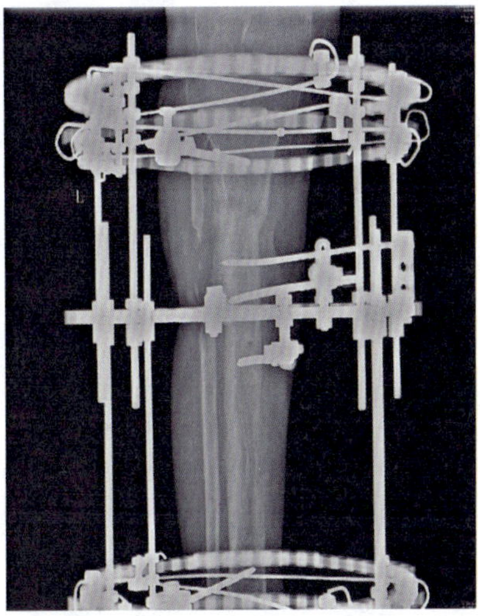

图6-3-25　骨搬移完成X线片

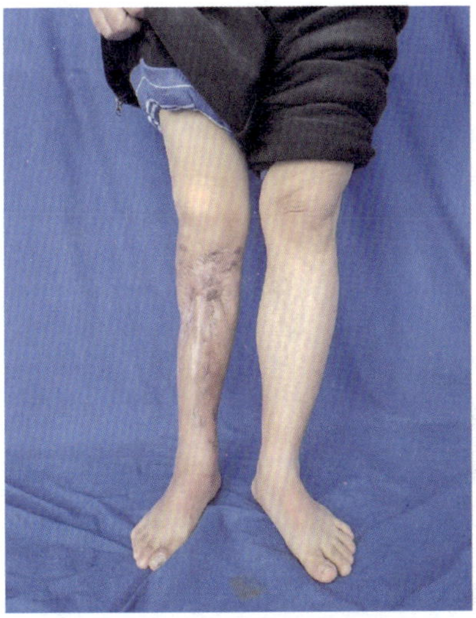

图6-3-26　治疗结束下肢外观

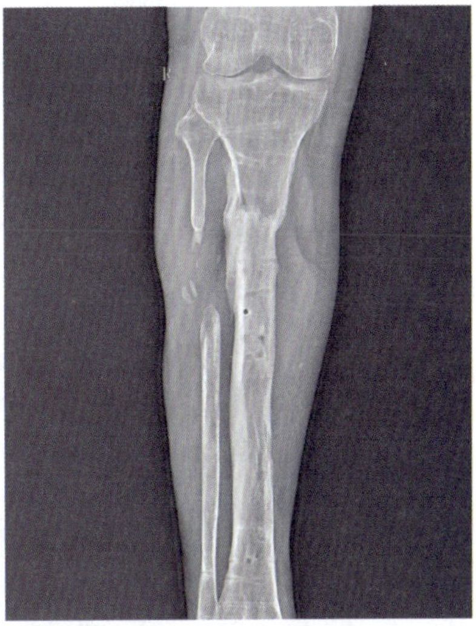

图6-3-27　拆除外固定架后X线片

【案例思考】

骨与软组织感染的治疗，是一项极为棘手的医疗难题。目前，有效控制骨与软组织的感染，并获得愈合是公认的治疗目的。传统的治疗方案一般是：先清创去除感染骨，再覆盖创面，最后植骨修复骨缺损，往往需要反复多次手术完成。且在治疗过程中，因感染骨去除不彻底，导致病程长而不能有效控制感染；或者因去除感染骨后骨缺损过大，不得已进行截肢治疗的现象屡见不鲜。

相比之下，本案例中，在创面治疗与骨搬移的密切配合下，“创床”与“骨床”的准备秉承：以最小的损伤剥离，收获最大的组织功能为原则。在缓慢骨搬移的过程中，持续牵张作用和定期的伤口治疗，对改善软组织血供甚至修复创面起关键作用。前期手术完成后，伤口由感染清创阶段，逐步走向肉芽填充及修复阶段，也意味着完成了由复杂伤口向简单伤口的转变。后续肢体短缩治疗，可以在较短时间内完成大面积软组织丢失后的伤口原位修复工作，在软组织损失严重的患者治疗中有明显优势。同时，也为二期肢体延长治疗，奠定良好软组织条件。

在此过程中，不仅患者承受较小创伤，完成了较长骨段的再生修复，而且还不限制患者的日常生活及自理能力，能够早期进行功能康复训练，达到保肢及恢复肢体功能良好的效果。

临床典型案例2

【病例摘要】

患者，男性，64岁。主因“多尿、多饮多食13年，左足破溃1个月”入院。

现病史：1个月前，患者做农活过程中误伤左足踇趾趾甲导致破溃疼痛，创面愈合困难，且进行性加重，累及左足踇趾，第2、3趾，伴疼痛及脓性分泌物，并逐渐发黑，创面中心皮肤温度33.6 ℃，胫骨远端皮肤温度35.4 ℃，伴双下肢肿胀（图6-3-28）。病情控制不佳，遂来院就诊。体温37.7 ℃，随机血糖20.3 mmol/L，阴囊水肿明显，双下肢凹陷性水肿。溃疡

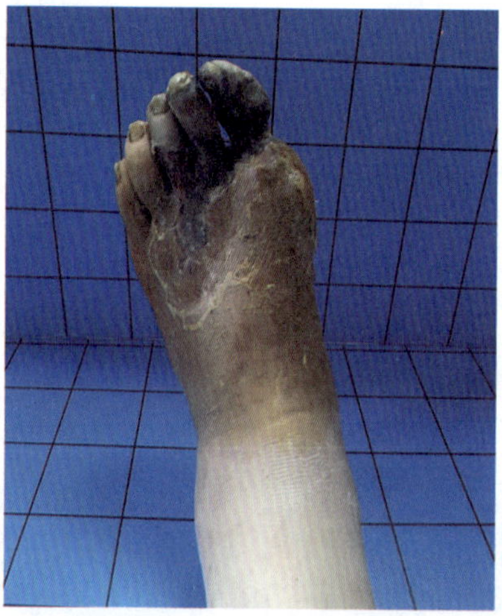

图6-3-28　首诊时足背照

创面分泌物培养结果为粪肠球菌、耐甲氧西林金黄色葡萄球菌。

既往史：患者糖尿病病史13年；糖尿病性视网膜病变5年。无食物和药物过敏史。

个人史：已戒烟戒酒10余年。

【案例分析与策略】

1. 及时完善辅助检查，评估手术适应证。

2. 积极控制局部感染病灶，足背皮肤行小切口引流术，畅通引流，最大限度挽救坏疽区域“间生态”的组织，缩小坏死皮肤范围，明确坏死区域皮肤界限。

3. 多学科协作调控血糖，补充白蛋白，根据细菌培养结果，使用敏感抗生素，达到控制全身感染的目的。

4. 拟定治疗方案。择期左足糖尿病足病灶清除＋左胫骨截骨＋左足趾骨截骨＋抗生素骨水泥置入＋左胫骨横向骨搬移术，以促进微循环网形成。

5. 微循环网监测指标。宏观手段：经皮不同部位皮肤温度监测；微观手段：局部超微血流成像技术监测。保障创面的氧合供应，保障创面顺利愈合。

6. 医-护配合进行功能锻炼、健康教育，医-工结合为患者定制辅具，做好足部护理，减少溃疡复发，达到最终保肢保功能的治疗目的。

【辅助检查】

1. 实验室检查 白细胞计数13.70×10^9/L，C反应蛋白73.80 mg/L，红细胞沉降率97 mm/h，降钙素原0.47 ng/ml，血红蛋白107.0 g/L，血清白蛋白19.40 g/L。

2. 影像学检查 患者足部有皮肤及足趾坏疽，行足部X线检查，DSA、超微血流成像技术（superb microvascular imaging，SMI）、ABI测定评估下肢骨与血管情况（图6-3-29～图6-3-31），术前左侧胫前动脉侧支显影不清（图6-3-32），左侧足背动脉可见一明显侧支（图6-3-33）。

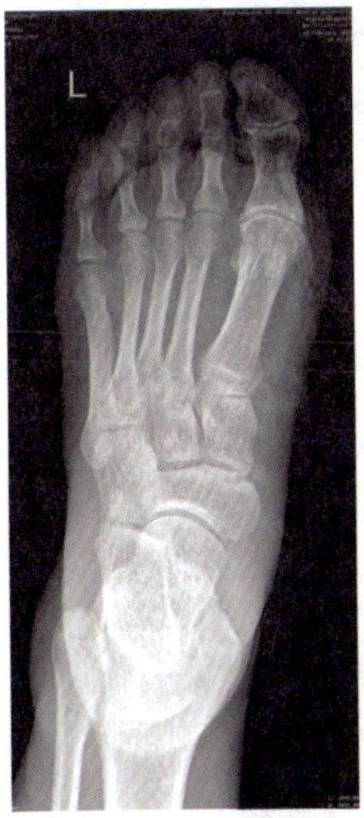

图6-3-29 左足X线片

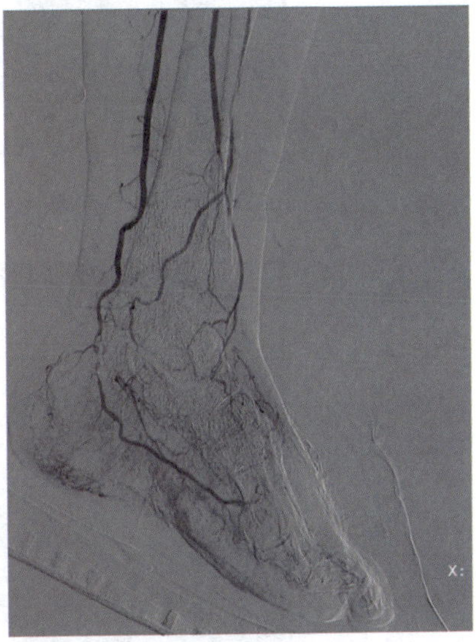

图6-3-30 左足数字减影血管造影

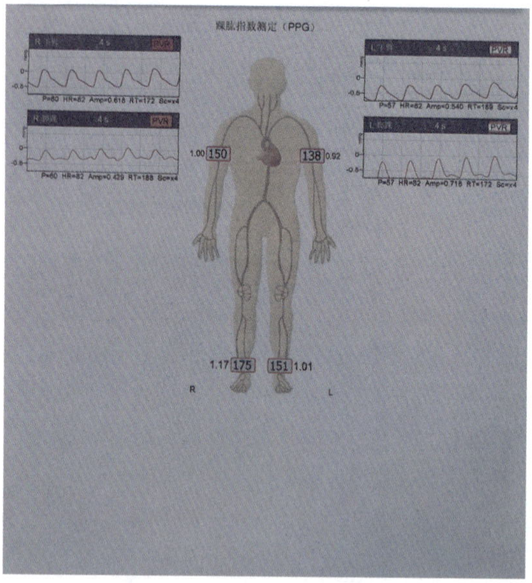

图6-3-31　踝肱指数测定

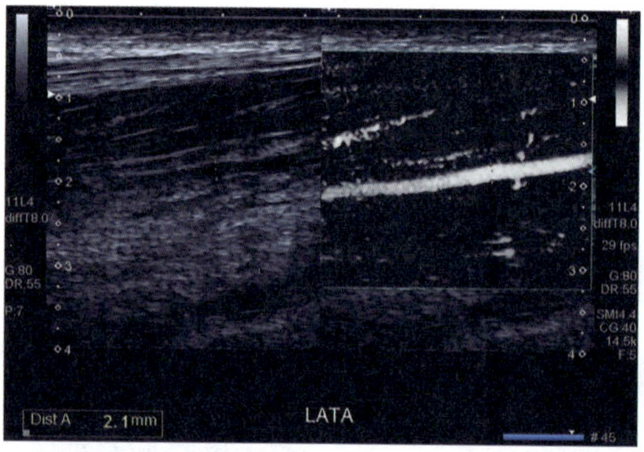

图6-3-32　术前左胫前动脉超微血流成像

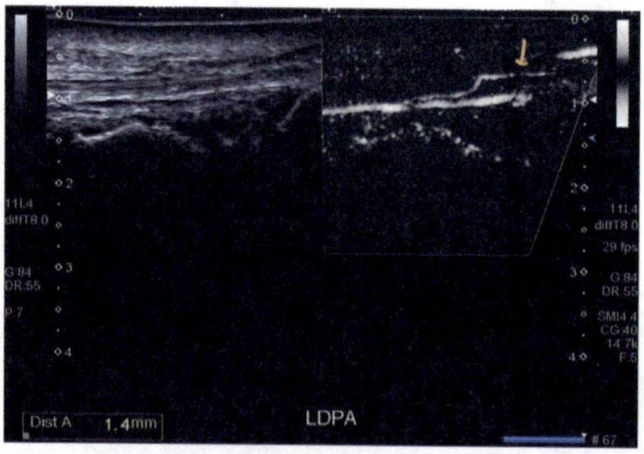

图6-3-33　术前左足背动脉超微血流成像

【治疗与护理过程】

术前间断小切口畅通引流，保护间生态组织（图6-3-34），治疗10天，患者感染病灶未扩散，机体调控至手术耐受范围（图6-3-35），择期行左足糖尿病足病灶清除＋左胫骨截骨＋左足趾骨截骨＋抗生素骨水泥置入＋左胫骨横向骨搬移术，促进术后创面组织再生修复（图6-3-36，图6-3-37）。术后在伤口治疗的同时，利用SMI和经皮不同部位温度监测技术，进行微循环网重建情况的监测，目的是对创面的组织灌注情况做出导向和指引。通过SMI监测可见术后1周（图6-3-38），左胫前动脉可见一明显侧支，左侧足背动脉可见一明显侧支（图6-3-39）。术后1个月，左侧胫前动脉侧支较之前更长，左侧足背动脉侧支较之前更长，且可见多级分支（图6-3-40）。与此同时，通过术后1周、2周、3周、4周、2个月、3个月的皮肤温度监测可见，创面中心处皮肤温度与胫骨远端处皮肤温度差异越来越小，且在术后4周后，温度差逐渐平衡（表6-3-1）。通过宏观与微观监测数据显示，在横向骨搬移术后4周左右，微循环网重建有显著成效，组织灌注得到改善。这对创面修复来说不仅解除了微循环衰竭的不利局面，而且还开启了组织灌注向好的积极信号。

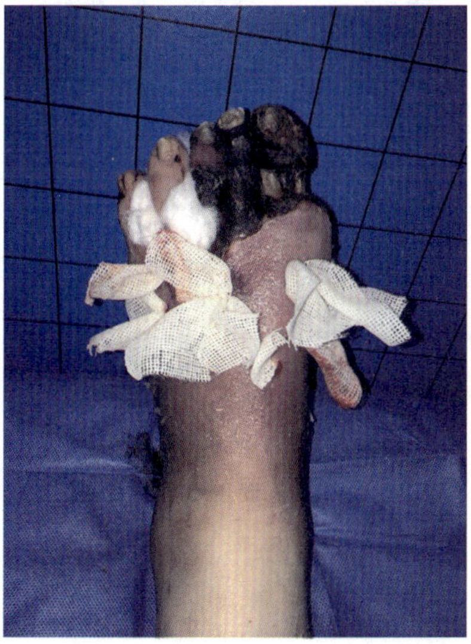

图6-3-34　间断小切口，切口间以磺胺嘧啶银油纱穿过，畅通引流

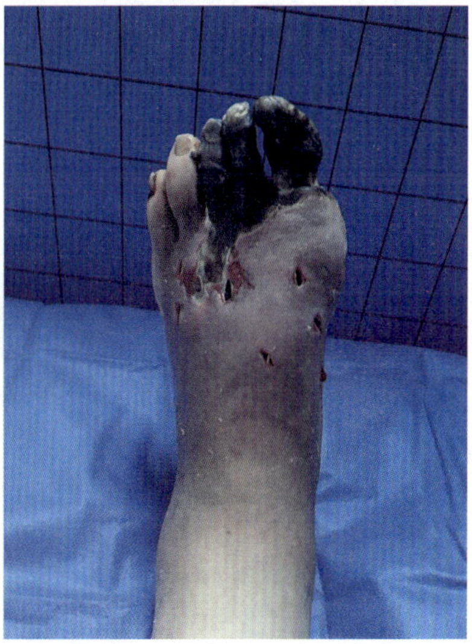

图6-3-35　经过10天治疗，患者感染病灶未扩散，机体调控至手术耐受范围

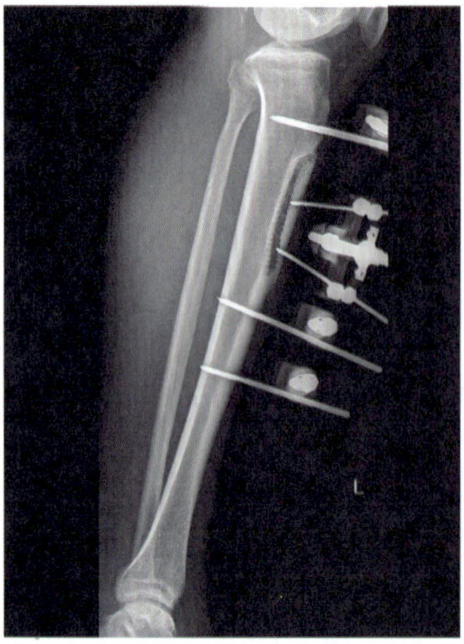

图6-3-36 胫骨横向骨搬移术

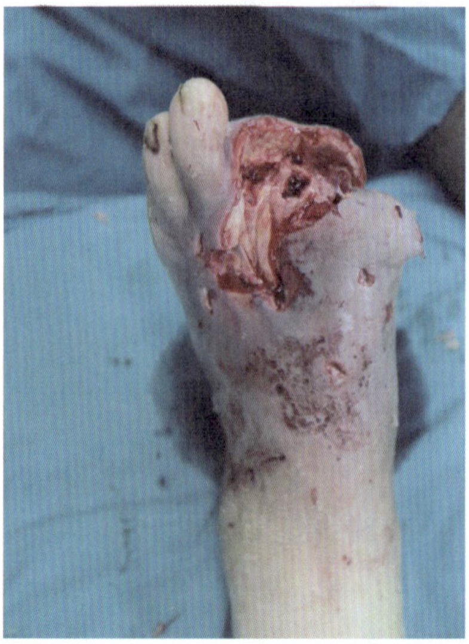

图6-3-37 手术清创，有限截趾

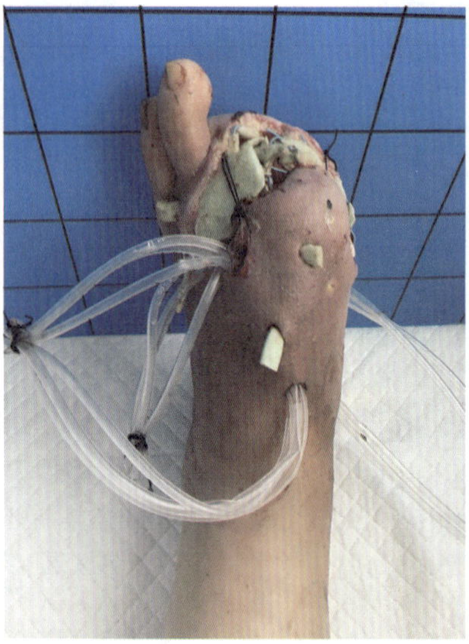

图6-3-38 术后1周

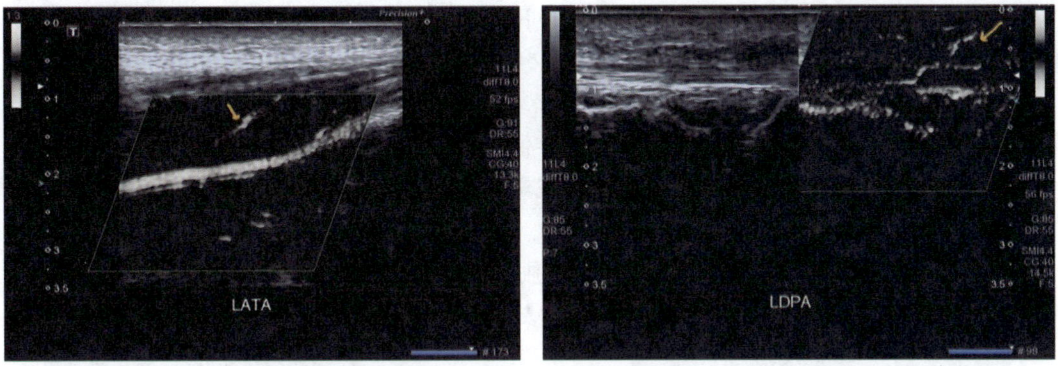

（a）左胫前动脉　　（b）左足背动脉

图6-3-39　术后1周，超微血流成像显示左胫前动脉可见一明显侧支，左侧足背动脉可见一明显侧支。

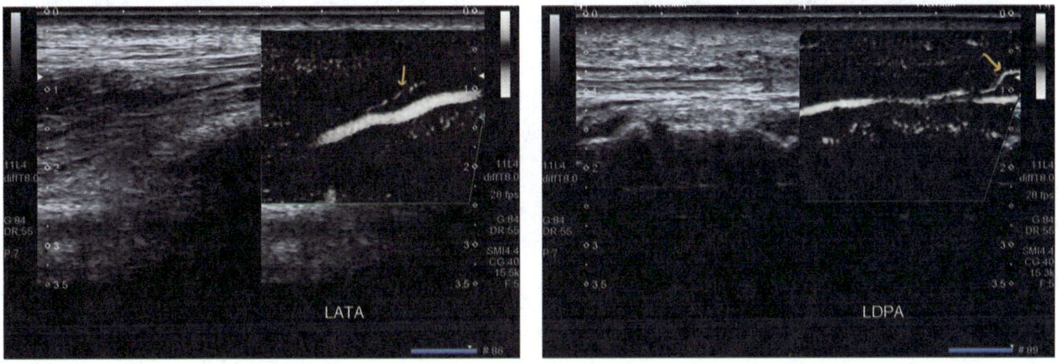

（a）左胫前动脉　　（b）左足背动脉

图6-3-40　术后1个月，超微血流成像显示左侧胫前动脉侧支较之前更长，左侧足背动脉侧支较之前更长，且可见多级分支

表6-3-1　经皮不同部位皮肤温度监测情况　　**单位：℃**

监测点位	术前	术后1周	术后2周	术后3周	术后4周	术后2个月	术后3个月
创面中心	33.6	33.8	34.2	35.5	36.3	36.5	36.6
胫骨远端	35.4	35.8	36.2	36.3	36.5	36.6	36.6

【医护配合】

遵医嘱术后72 h进行直腿抬高练习，术后1周开始屈膝屈髋练习。根据搬移处方，指导患者掌握搬移方向及频率，其间定期门诊随访，利用宏观及微观手段监测微循环网重建情况。

术后1周（图6-3-38），创面引流通畅，创面基底被抗生素骨水泥覆盖，足部感染无扩散迹象。

术后1个月（图6-3-41），去除骨水泥，创面基底有红色肉芽组织生长，“牛鼻子”引流通畅，磺胺嘧啶银油纱覆盖创面，保持湿润环境。

术后2个月（图6-3-42），创面面积明显缩小，撤除引流管。

术后4个月（图6-3-43），感染得到彻底控制，创面接近愈合。

经过4.5个月治疗，伤口最终愈合（图6-3-44），着浅色分趾袜（图6-3-45），定制减压鞋垫（图6-3-46）。

术后10个月随访（图6-3-47），患者恢复独立行走能力，日常活动不受限。

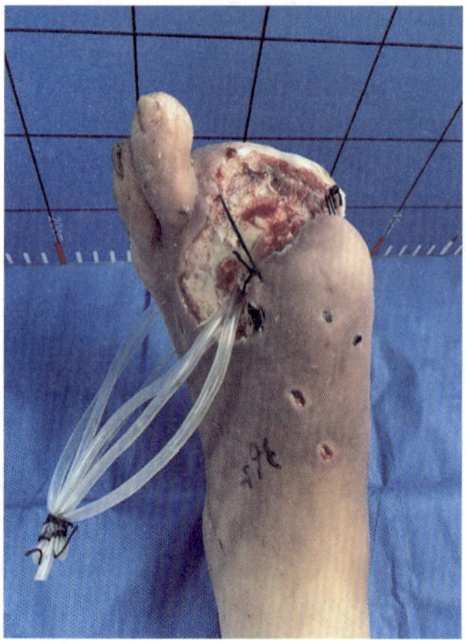

图6-3-41　术后1个月患者左足外观

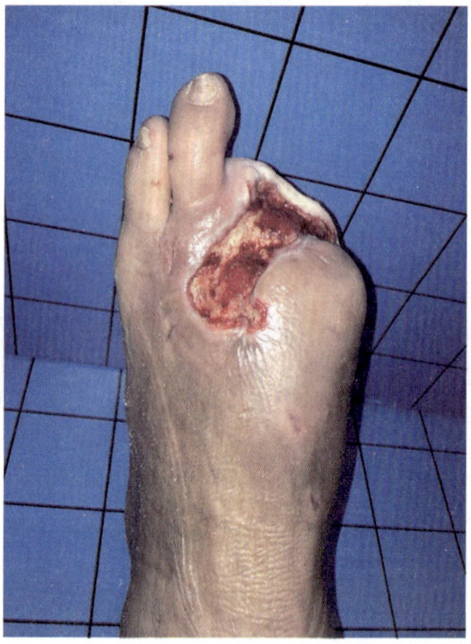

图6-3-42　术后2个月患者左足外观

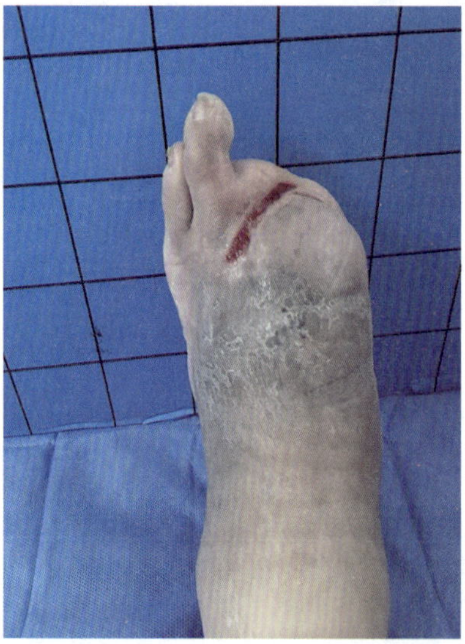

图6-3-43　术后4个月患者左足外观

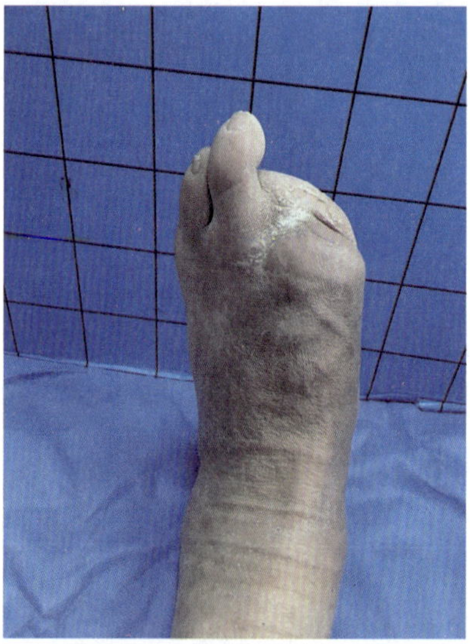

图6-3-44　术后4.5个月患者左足外观

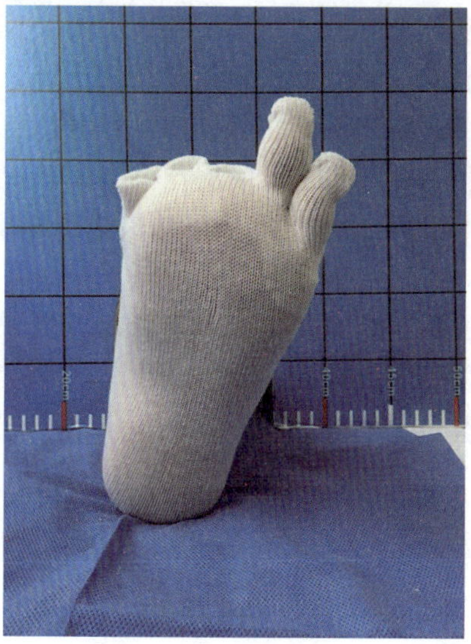

图6-3-45　着浅色分趾袜（术后4.5个月）

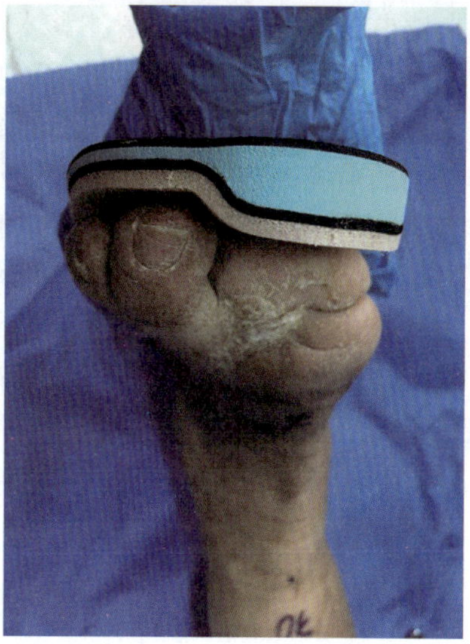

图6-3-46　定制减压鞋垫（术后4.5个月）

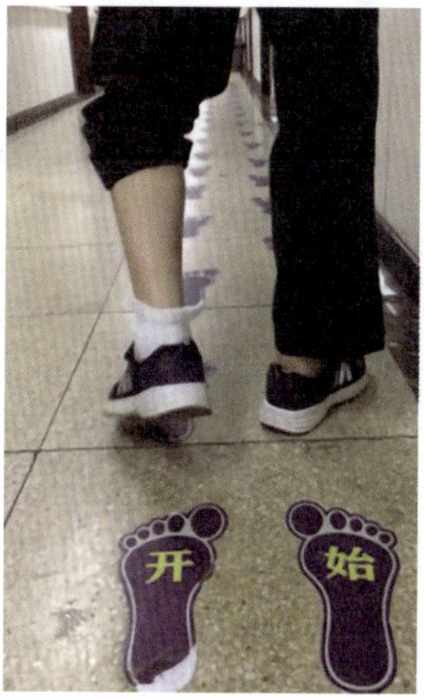

图6-3-47　患者术后10个月

注：患者恢复独立行走能力。

【案例思考】

胫骨横向骨搬移术，是张力-应力法则在中国本土化后的二次技术创新和内涵拓展，一直以来，众多学者致力于深入研究和探索其微循环网的生成迹象及治疗效果的监测。

笔者中心采用宏观-微观相结合的客观指标，监测微循环网重建情况。宏观指标采用经皮不同部位皮肤温度变化预测微循环重建进程。结果显示，随着微血管网的逐步生成，温度差越来越小，直至胫骨横向骨搬移术后4周，伤口中心温度与胫骨远端温度差异缩小直至达到平衡。宏观温度的变化预示微循环血管网侧支逐渐生成，血红蛋白含氧量持续上升，血管腔内血流日益充盈，进而使创面肉芽组织得以充分生长，最终不仅解除伤口缺血窘境，还加速伤口创面愈合速度。微观指标采用SMI观察细微血管芽生成、分布及管腔血流情况，准确、客观地评价胫骨横向骨搬移术后微小血管网的再生情况，从微观视角为该技术的治疗进程控制和预后效果判断提供了精确的科学证据。

相比于DSA技术只针对周围血管疾病，属侵入性操作，且费用高。笔者中心在糖尿病足患者创面修复的过程中，综合选择具有无创便捷、直观经济的客观监测技术手段，从宏观与微观角度判断和预测创面局部血流灌注情况，进行多点、多层次的科学观测，保证了创面的循环供应，为伤口创面愈合提供了坚实的基础。

第四节　骨水泥在创面修复中的应用

一、概述

软组织缺损会导致创伤部位组织损伤、周围组织活性降低或失活，但软组织具有较强的自我重建修复能力，一般轻微损伤能自愈；严重缺损且伴随感染时，若不及时治疗可致残甚至危及生命。促进软组织修复过程中抗感染治疗是软组织缺损治疗的重点，可采用抗生素骨水泥控制感染，利用其良好的持续性、稳定性和彻底性，能够最大限度地避免软组织粘连，利用其刺激肉芽生长的特性，促进软组织完成创面的修复。

二、作用机制

（一）骨水泥促进慢性伤口愈合的机制

骨水泥具有良好的组织生物相容性和生物惰性，同时能够成为抗生素的有效载体。

（二）抗生素骨水泥在治疗慢性感染创面中的作用

抗生素骨水泥的主要作用是采用医疗生物材料将患者缺损组织进行填塞，使抗生素在患者病灶处持续释放，发挥局部抗感染作用。这种方式能够通过局部填塞抗感染，避免口服抗生素治疗，具有局部杀菌作用，能够减轻药物的全身性影响，其作用主要包括以下5个方面。

1. 使用抗生素骨水泥，无论是浅层创面，还是病灶植入，通过局部持续释放抗生素，均可以发挥良好的抗菌作用，不会出现局部红肿等机体免疫反应。

2. 创面缺损处使用抗生素骨水泥，待创面稳定，可为创面皮瓣修复提供足够条件及准备时间。

3．抗生素骨水泥可以填塞皮肤软组织缺损大腔隙，局部释放抗菌药物，治疗效果安全可靠。

4．四肢开放性外伤有皮肤及软组织缺损伴肌腱、关节囊外露者，使用抗生素骨水泥，可局部形成诱导膜。诱导膜含有丰富的微血管和胶原纤维，是间充质干细胞的丰富来源，提高了成骨活性和新生血管活性，防止肌腱、关节囊糜烂。

5．与VSD技术相比，抗生素骨水泥在四肢开放性外伤伴有皮肤及软组织缺损治疗方面，使用时间更长，视患者病情需要，可将再次手术时间延迟至3～4周。

三、抗生素骨水泥在创面修复中的应用

（一）适应证

1．骨感染或骨缺损伴慢性软组织感染者。

2．骨不愈合或延迟愈合、骨延长等患者。

3．伤口创面污染或感染严重，有皮肤软组织缺损伴肌腱、关节囊及骨质外露者。

（二）禁忌证

1．存在对骨水泥成分或所添加抗生素严重过敏者。

2．全身感染严重且未得到有效控制者，如败血症处于严重进展阶段，此时使用抗生素骨水泥难以解决根本问题，还可能延误病情，属于禁忌证。

3．局部骨质存在严重的骨量丢失、骨质破坏非常严重者，已经无法为骨水泥提供基本的附着支撑条件，也不适合应用抗生素骨水泥进行相应治疗。

（三）护理要点

1．保持伤口清洁、干燥，按照无菌操作原则进行换药，避免外界病菌污染伤口。

2．注意观察伤口周围皮肤有无红肿、压痛加剧、皮温异常升高等表现，这可能是局部感染或炎症反应的征象。

3．注意确认骨水泥链珠的完整性，切勿残留或遗留于深部组织创面内。

临床典型案例

【病例摘要】

患者，男性，32岁。因“左足疼痛伴出血8月余，加重1个月”入院。

现病史：2008年因车祸导致全身多处损伤，行腰椎手术治疗，术后下肢感觉、肌力差，左足异位负重行走。2023年10月行走时左足突感疼痛，伴出血，不伴流脓等不适，就诊于当地医院，行外用药物治疗，疗效欠佳。2024年5月左足疼痛加重，就诊于笔者医院（图6-4-

1)，给予门诊伤口治疗。现为求进一步诊治，以“左足第5跖骨骨折”收住入院。患者自发病以来，精神、食欲、睡眠可，大小便正常，体重未见明显变化。

既往史：否认传染病史，否认高血压史，否认糖尿病史，否认心脏病史，有外伤史，否认输血史，有青霉素药物过敏史，否认食物过敏史。

【案例分析与策略】

1. 患者有腰部外伤史，下肢感觉、运动受损，导致足部异位负重，形成足部神经性溃疡。

2. 制定一期门诊控制局部感染方案，待创面愈合后（图6-4-2、图6-4-3），二期手术截骨矫正骨性异位着力点的治疗方案。

3. 术中截骨后骨性空腔利用抗生素骨水泥临时填充，以保证“骨床”不受细菌侵袭，之后利用膜诱导技术促进软组织生长，最终填充空腔，以完成“创床”的闭合。

4. 前期门诊的感染伤口治疗，是在为后期的截骨矫形手术准备一个良好的软组织条件。

【辅助检查】

针对患者病史，进行左足X线检查（图6-4-4），以及下肢肌电图检查（图6-4-5）。

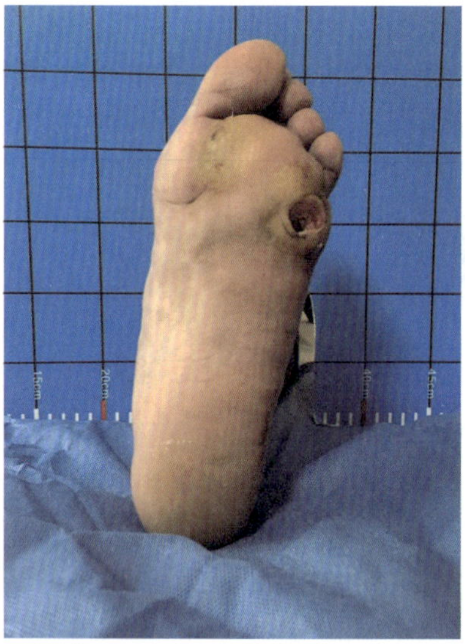

图6-4-1 门诊首诊伤口外观

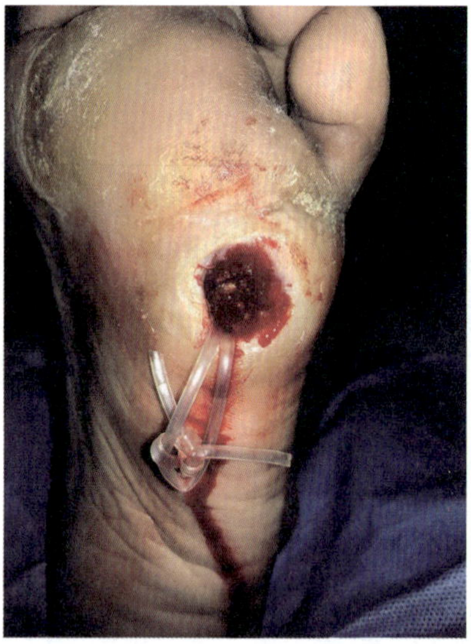

图6-4-2 伤口安置“牛鼻子”控制感染

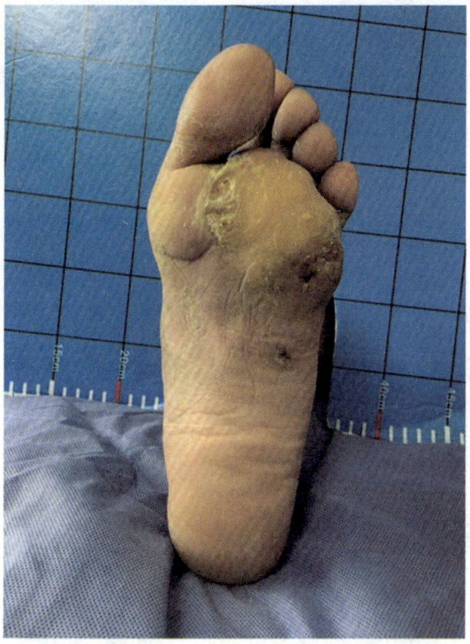

图6-4-3　术前创面愈合

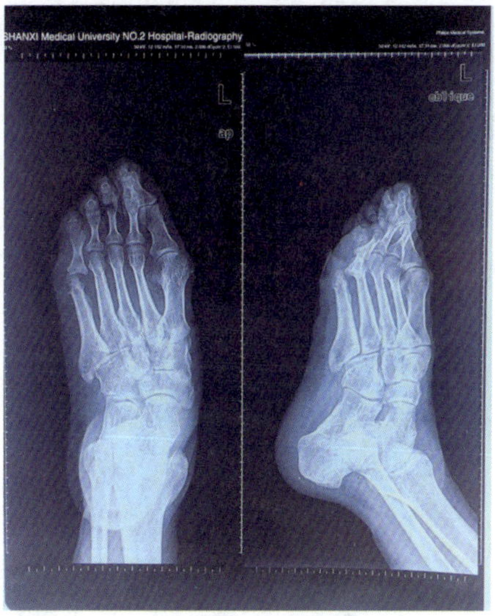

图6-4-4　患者左足X线片

注：左侧为正位，右侧为侧位。

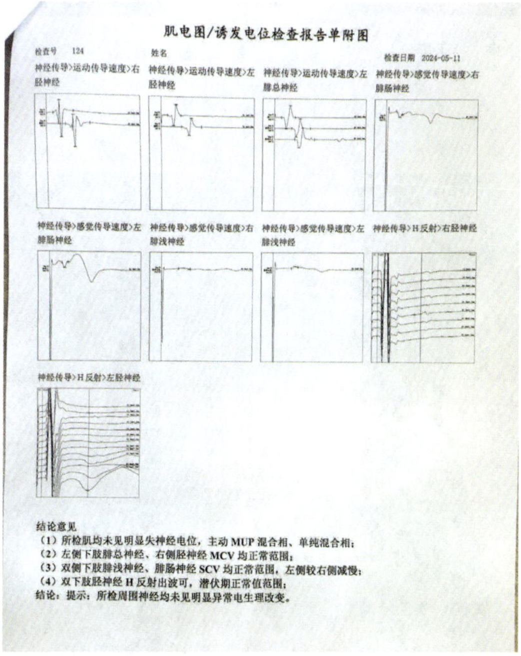

肌电图/诱发电位检查报告单附图

检查号　124　　姓名　　检查日期　2024-05-11

神经传导>运动传导速度>右胫神经

神经传导>运动传导速度>左胫神经

神经传导>运动传导速度>左腓总神经

神经传导>感觉传导速度>右腓肠神经

神经传导>感觉传导速度>左腓肠神经

神经传导>感觉传导速度>右腓浅神经

神经传导>感觉传导速度>左腓浅神经

神经传导>H反射>右胫神经

神经传导>H反射>左胫神经

结论意见

（1）所检肌均未见明显失神经电位，主动 MUP 混合相、单纯混合相；

（2）左侧下肢腓总神经、右侧胫神经 MCV 均正常范围；

（3）双侧下肢腓浅神经、腓肠神经 SCV 均正常范围，左侧较右侧减慢；

（4）双下肢胫神经 H 反射出波可，潜伏期正常值范围；

结论：提示：所检周围神经均未见明显异常电生理改变。

图6-4-5　下肢肌电图检查报告单

【治疗与护理过程】

完善术前相关检查后，在全身麻醉下行左第5跖骨截骨术+抗生素骨水泥填充术（图6-4-6～图6-4-8）。术后规律伤口治疗，术后3～4周视软组织填充情况逐步拔出抗生素骨水泥链珠，完全拔出后闭合切口。在拔除骨水泥的过程中，完成伤口空腔的填充（图6-4-9～图6-4-11）。

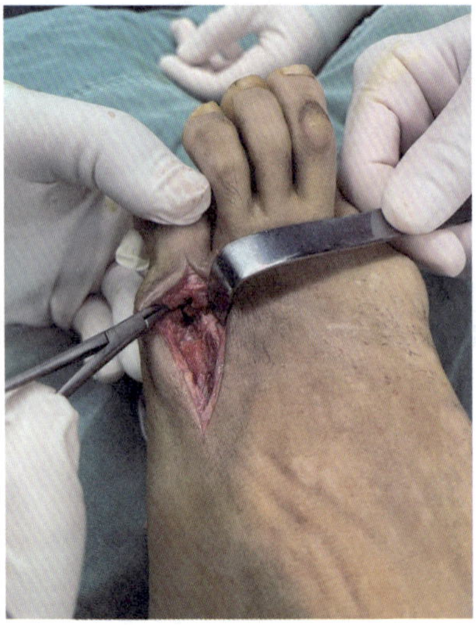

图6-4-6　抗生素骨水泥链珠

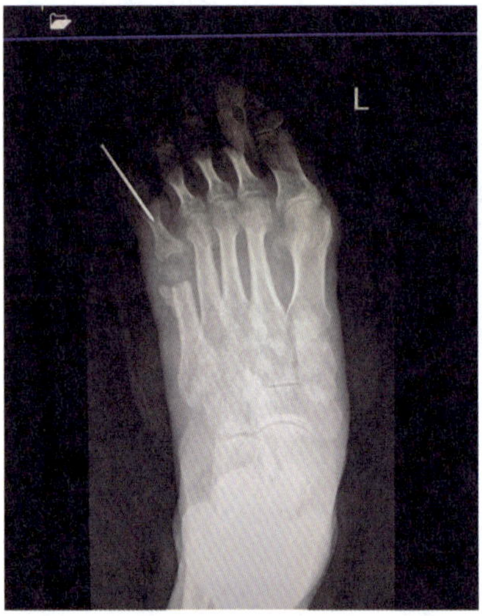

图6-4-7　截骨矫形术后左足X线片

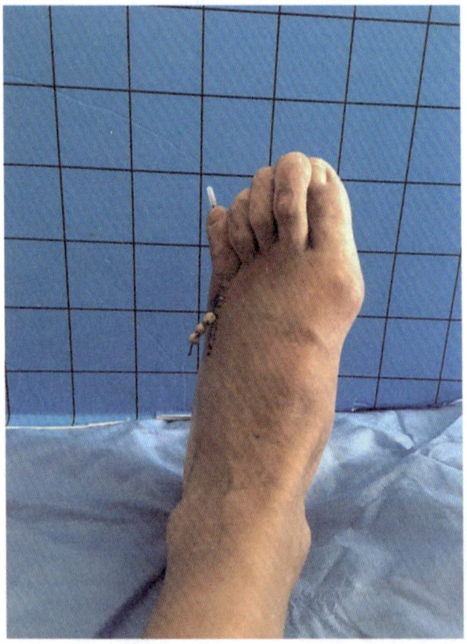

图6-4-8　术中骨水泥填充空腔

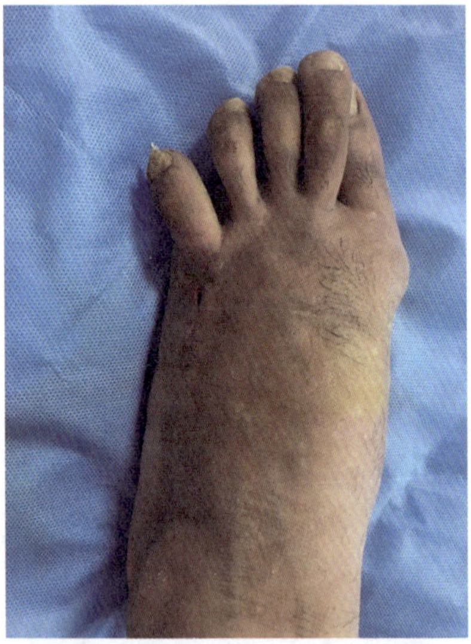

图6-4-9　术后6周患者左足外观

注：逐步拔出链珠，完成空腔的填充。

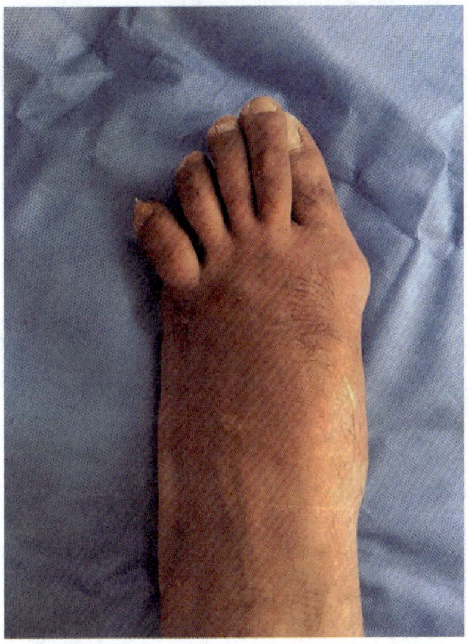

图6-4-10　术后8周患者左足外观（创面愈合）

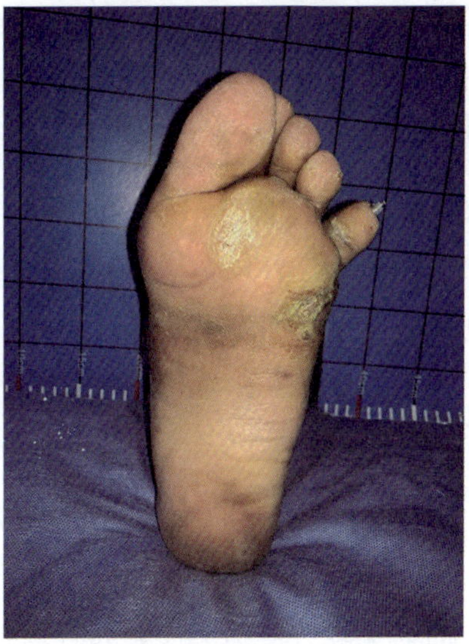

图6-4-11　术后3个月患者左足外观（足底溃疡未复发）

【案例思考】

这是1例典型的神经损伤后导致的压力性损伤，前期的门诊治疗完成表象的创面愈合，对于溃疡创面的治疗是“治标不治本”。溃疡发生最根本的原因是神经病变引起的异位骨性压迫。因此，后期的截骨矫形术是对不良压力源的根治。截骨后的空腔，临时用骨水泥填充，长远考虑需要软组织来完成填充。就患者远期康复而言，预防溃疡复发的最有效方法是佩戴3D打印的骨科辅具，如鞋垫、鞋等，这需要医务人员进行专业的宣教和告知。

第五节　皮瓣移植术围手术期的护理

一、概述

皮瓣移植术是一种重要的创面修复技术，其通过将带有血液供应的皮肤及其下附着的组织（即皮瓣）转移到皮肤及深层组织缺损区域，快速促进创面的愈合和功能恢复，缩短肉芽生长填充创面所需时间，防止创面慢性化。该技术广泛应用于皮肤肿瘤切除后的修复、烧伤、创伤及其他原因导致的皮肤及软组织缺损的治疗。

二、作用机制

皮瓣移植术的作用机制是能够提供一个具有活力的皮肤组织块，该组织块不仅包含皮肤本身，还包括皮肤下的血管、神经、脂肪等结构。这些结构共同维持皮瓣的生机与功能，使其能够在新的位置成活并发挥正常的生理功能。皮瓣移植可以有效地填补创面缺损，促进愈合，在一定程度上缩小瘢痕范围，并尽可能地恢复受损部位的功能和外观。

三、皮瓣的分类

皮瓣移植术是创面修复的重要手段，根据皮瓣的血流动力学特点、形成方式及供受区的关系，皮瓣可分为多种类型。了解这些类型及其特点、典型适应证和知名皮瓣举例，对于伤口专科护士至关重要。

（一）轴型皮瓣

轴型皮瓣是以知名血管（动脉或静脉）为蒂的皮瓣，其血供丰富，成活率高，且具有较强的抗感染能力。这类皮瓣转移或移植后，能够保持良好的血液循环，有助于创面的快速修复。穿支皮瓣是轴型皮瓣的一种，以管径细小的皮肤穿支供血，包括皮肤和皮下组织的一种小型轴型皮瓣，是在传统轴型皮瓣基础上的新发展，扩大了轴型皮瓣应用的范围。轴型皮瓣适用于各种需要皮瓣移植来修复皮肤缺损的创面，特别是当缺损面积较大或需要较大血运时。知名的轴型皮瓣，如股前外侧皮瓣，以旋股外侧动脉降支为蒂，具有血供丰富、面积大、位置隐蔽等优点，常用于修复四肢及躯干的大面积缺损；腓肠神经营养血管皮瓣，以腓肠神经的小隐静脉和伴行动脉为蒂，常用于修复小腿中下段及足踝部的缺损，同时能够保留一定的感觉功能。

（二）非轴型皮瓣

非轴型皮瓣没有明确的知名血管供血，皮瓣移位时必须保留一定宽度的皮肤蒂，称为随意皮瓣。此类皮瓣的血供主要包括：①皮瓣的早期仅靠蒂部的真皮下血管网供养；②真皮下血管网皮瓣的基部和创缘在术后第2天开始建立血运，包括真皮下血管网的血管相互吻合和新生毛细血管向皮瓣内长入2种方式，丰富皮瓣血供，提高皮瓣质量。

非轴型皮瓣的长宽比例是有限制的。在四肢与躯干部位，长宽之比以1.5∶1最安全，尽量不要＞2∶1。在头颈部，由于血液循环良好，长宽之比可略微增至（2.5～3.0）∶1，甚至在某些情况下可以达到4∶1（血供特别丰富部位）。然而，当长宽之比超过一定限度时，皮瓣远端可能会出现血供障碍或坏死。

与轴型皮瓣相比，非轴型皮瓣的移植后成活率低；术后需要较长时间来建立新的血供。非轴型皮瓣适用于缺损面积较小或周围皮肤血供较好的创面，如局部推进皮瓣、局部旋转皮瓣等。

（三）预构皮瓣

预构皮瓣是一种人为干预的设计方案，通过人工的方法，将知名血管或含知名血管的筋膜、大网膜等组织，移植于无知名血管的部位（或区域）的某一层次（常用的是皮下组织）；或者将游离皮片移植于含有轴型血管的筋膜或大网膜上，经过一段时期重新血管化后形成所需要的轴型皮瓣。适用于需要较大面积皮瓣移植但供区血管条件不佳的创面。预构皮瓣的手术过程复杂，需要多次手术，术后皮瓣的成活率和功能恢复可能受到多种因素的影响。

（四）静脉动脉化皮瓣

静脉动脉化皮瓣是将静脉血管作为动脉血管使用，通过手术将静脉血管与受区的动脉血管吻合，以提供皮瓣所需的血供。适用于动脉血管缺损或无法使用的创面。术后皮瓣的成活率和功能恢复可能受静脉血管血供不足的影响；存在静脉瓣膜阻碍血流的风险。

（五）静脉皮瓣

静脉皮瓣是从静脉供应动脉性或静脉性血液的一种非生理性皮瓣。皮瓣供区内只有轴心静脉，移植至受区后，轴心静脉的两端只与受区的静脉吻合。因此，其血供机制仅由静脉血为皮瓣提供营养物质。该类型摆脱了动脉血管分布区域对传统轴型皮瓣的供区与受区的限制。适用于动脉缺如或动脉血管无法使用的受区。由于血液不是由正常途径进入组织，皮瓣的成活率和组织质量可能受到影响；术后存在皮瓣淤血、水肿、颜色暗淡甚至坏死的风险。

（六）皮神经营养血管皮瓣

皮神经营养血管皮瓣是借助皮神经营养血管为成活基础的皮瓣，血供可靠而不牺牲肢体主要动脉，有重建感觉功能的条件。适用于需要皮瓣移植并希望保留或恢复感觉功能的创面，如桡神经浅支营养血管逆行岛状皮瓣、腓肠神经营养血管岛状皮瓣等。缺点是供区可能遗留瘢痕，影响美观；供区因皮神经切取而导致感觉缺乏或形成痛性神经瘤。

皮瓣的设计与制作严格基于缺损部位的具体情况，包括大小、形状、位置及周围组织条件，旨在确保皮瓣能完全覆盖缺损并稍有边缘用来融合。在移植过程中，无论是游离皮瓣还是需显微血管吻合的皮瓣，均需进行精确的血管吻合以确保充足的血液供应。同时，移植后的皮瓣需密切观察血供情况，及时处理可能出现的并发症，以保障其顺利成活。

四、皮瓣移植在创面修复中的应用

（一）适应证

皮瓣移植术适用于多种创面修复场景，包括但不限于以下几种情况。

1．皮肤肿瘤切除后，尤其是当肿瘤较大、位置较深或切除后遗留较大缺损时。

2．烧伤、烫伤、电击伤等造成的皮肤及软组织缺损。

3．外伤、手术等原因导致的皮肤及软组织缺损，尤其是需要同时修复深层组织（如肌腱、骨骼、血管、神经等）时。

4．慢性溃疡、糖尿病足等难以自行愈合的创面。

（二）禁忌证

皮瓣移植术具有广泛的应用前景，但并非所有创面都适合进行皮瓣移植。以下情况被视为皮瓣移植的禁忌证。

1. 患者存在严重的全身性疾病，如严重的心血管系统、呼吸系统、血液系统疾病等，无法耐受手术。

2. 创面或供皮区存在感染或炎症，需先进行抗感染治疗后再考虑手术。

3. 创面位置特殊，如位于放射线照射区域或存在血管、神经等解剖结构异常，导致皮瓣移植难以成活或效果不佳。

4. 创面或供皮区严重缺血无法纠正。

（三）护理要点

皮瓣移植术的围手术期护理对于皮瓣的成活和患者的康复至关重要。

1. 术前准备

（1）术前评估与检查：在进行皮瓣手术前，患者需接受全面的体格检查，包括但不限于肝肾功能、凝血功能等关键指标的检测，以及伤口的详细评估，旨在全面了解患者的身体状况和手术风险。术前医师会对患者进行供瓣区血管的探查，设计并用马克笔标记皮瓣位置，以便医师在手术过程中准确识别手术区域和皮瓣的设计。但患者的汗液或日常清洗的影响会使标记变得模糊，因此通常会在标记之上，涂抹碘酊固定，使标记的线条能更长时间地保留在皮肤上。此外，如果患者有高血压、糖尿病等基础疾病，需要在手术前进行控制和治疗，以降低手术风险。

（2）心理准备：由于患者可能对皮瓣手术不了解，加上创面缺损、久治不愈等情况，容易产生焦虑和恐惧心理。医护人员应与患者进行良好地沟通，解释手术的必要性、优点和可能出现的并发症，增强患者的信心，消除不良情绪。可教会患者通过深呼吸、冥想等方法缓解紧张情绪，术前1天保证充足的睡眠，以便手术顺利进行。

（3）皮肤准备：术前需对患者手术区域进行彻底的清洁和消毒，以降低感染的风险。同时，根据手术需要，可能需要剔除手术区域的毛发，避免毛发成为感染的源头。此外，还需特别注意保护供区血管，禁止在供区肢体侧做静脉穿刺、给药，以免对供区血管造成损伤，影响皮瓣的成活。

（4）术前锻炼：因皮瓣受区不能受压，患者应根据手术部位调整卧位和在床上翻身，以适应术后体位的变化。练习床上大小便，以适应术后床上排尿和排便，预防术后由于习惯改变而引起便秘和尿潴留。提高患者的术后适应能力和恢复速度，减少并发症的发生。

（5）其他准备：术前患者需按要求禁食、水，以防麻醉时胃内容物反流导致吸入性肺炎。禁烟很重要，吸烟可导致血管收缩痉挛，影响皮瓣成活及伤口愈合，增加感染风险及心脏病并发症的发生率。根据医师要求，停止某些药物的使用，如抗凝血药和非甾体抗炎药，这些药物可能会增加手术的出血风险。

2. 术后护理

（1）皮瓣的观察：皮瓣移植术后，对皮瓣的观察是评估其成活情况和及时发现并处理潜在问题的关键。皮瓣移植术后对皮瓣的观察应全面细致，包括颜色、温度、肿胀程度、毛细血管充盈时间及伤口情况等多个方面。一旦发现异常，应及时就医并采取相应的处理措施。

1）皮瓣颜色：术后应密切关注皮瓣的颜色变化。正常情况下，皮瓣的颜色应与周围健康皮肤相似，红润且富有光泽。如果发现皮瓣颜色变暗、发紫或发黑，可能提示局部血液回流不畅或动脉供血不足。此时，应立即通知医师，以便及时采取措施，如调整体位、加强保暖或给予改善血液循环的药物。同时，要避免过度挤压或压迫皮瓣，特别是皮瓣蒂部，以免影响其血液循环。

2）皮瓣温度：皮瓣的温度也是评估其成活情况的重要指标。术后应保持室温适宜，并特别注意皮瓣区的保暖。可以使用烤灯等加热设备，但使用时需保持适当距离，避免烫伤。同时，用无菌巾遮盖皮瓣，以减少热量散失。如果发现皮瓣温度明显降低，可能提示血液循环障碍，应立即采取措施，如增加保暖措施或调整烤灯距离，以确保皮瓣处于温暖环境。

3）皮瓣肿胀程度：术后皮瓣可能出现轻度水肿，这是正常现象。然而，如果肿胀严重，伴有张力性水疱，可能提示静脉回流受阻或感染。此时，应密切观察肿胀情况，定期测量肢体周长，以评估肿胀程度。同时，保持伤口清洁、干燥，避免感染。如果肿胀持续加重，应立即就医，以便采取适当的处理措施，如抬高患肢、给予利尿剂或进行伤口引流。

4）毛细血管充盈时间：毛细血管充盈时间是评估皮瓣血液循环状态的有效方法。可以轻轻按压皮瓣，观察其颜色变化。正常情况下，毛细血管充盈时间较短，即按压后迅速变红。如果发现毛细血管反应时间延长（超过3 s），可能表示血液循环不佳。此时，应立即通知医师，以便进行进一步的评估和处理。同时，避免过度按压或摩擦皮瓣，以免影响其血液循环。

5）伤口情况：术后应密切观察伤口情况，包括渗血、渗液、红、肿、热、痛等感染迹象。保持伤口清洁干燥，定期更换敷料，并使用适当的消毒剂进行伤口清洁。如果发现伤口出现感染迹象，应立即就医，必要时留取伤口渗液或组织进行细菌培养及药物敏感试验，以指导全身抗生素使用。局部可使用具有较好引流作用的抗菌敷料，如含银敷料、油纱类敷料及碘伏纱布等。

（2）体位管理：术后体位管理是指通过科学合理的体位安排与调整，以确保皮瓣移植术后患者皮瓣的血液循环畅通、减轻水肿与疼痛、预防并发症的发生，并促进患者早日康复的一系列措施。

1）保持皮瓣，特别是蒂部不受压的体位：这是术后体位管理的首要任务。皮瓣的蒂部有连接皮瓣与身体其他部分的主要血管，如果受到压迫，可能导致血液循环障碍，影响皮瓣的成活。因此，在术后体位安置时，应选择不会压迫皮瓣蒂部的姿势，如可在皮瓣下方垫上软枕或纱布，以保持皮瓣处于放松状态。同时，在翻身或移动患者时，要特别注意避免蒂部受到牵拉或压迫，确保皮瓣的血液循环。

2）抬高患肢，减轻水肿：为促进皮瓣的血液循环，减轻局部水肿，术后应将患肢抬高至适当高度，一般建议与心脏保持同一水平或略高于心脏。该体位有助于静脉和淋巴回流，减少血液在皮瓣区域的滞留。在抬高患肢时，可以使用软枕或绷带等辅助工具，确保患肢稳定且舒适。同时，要定期观察患肢的肿胀情况，如果肿胀持续加重或出现其他异常情况，应及时就医处理。

3）定时翻身避免压疮：术后长期卧床容易导致压力性损伤等并发症。因此，在体位管理中，须定时翻身，避免皮肤长时间受压。翻身时应轻柔缓慢，避免牵拉皮瓣或蒂部。同时，在翻身过程中，可以使用软垫或气垫等工具，减轻皮肤受压的程度。此外，还要保持床单的清洁和干燥，以减少摩擦和潮湿对皮肤的刺激，降低压力性损伤的发生风险。

4）循序渐进恢复活动，避免剧烈活动：术后下床活动是促进患者早日康复的重要环节。下床活动的时间和强度应根据皮瓣的具体情况和医嘱确定。在术后初期，患者应以卧床休息为主，避免过度活动。随着伤口的逐渐愈合和皮瓣成活稳定，可以根据医嘱逐渐增加下床活动的时间和强度。在下床活动时，需要采取正确的姿势和步态，避免剧烈运动和过度劳累，以免影响皮瓣的成活和伤口的愈合。同时，要密切观察患者的身体状况和皮瓣的变化情况，如果有异常，应及时就医处理。

（3）疼痛管理

1）疼痛的评估：疼痛评估是疼痛管理的第一步。医护人员需通过详细询问患者的疼痛感受，包括疼痛的部位、性质、强度及疼痛对日常活动的影响等。可结合数字等级评分法或视觉模拟评分法，对患者的疼痛程度进行量化评分。一般来说，轻度疼痛可以不必立即使用药物治疗，但可以通过调整体位、局部冷敷或热敷、放松心情等非药物方法来缓解。评分4分及4分以上时，需要进行处理。评估结果将作为判断病情和制定个性化疼痛管理方案的重要依据，确保疼痛管理措施的有效性和针对性。

2）药物治疗：应用镇痛药是皮瓣术后疼痛管理的重要手段。中度疼痛可以考虑使用镇痛药，如非甾体抗炎药（布洛芬）等。镇痛药具有抗炎、镇痛的双重作用，有助于缓解术后疼痛。疼痛程度较重的患者，应在医师指导下使用阿片类药物，但需注意避免成瘾和不良反应。同时，术后还需给予抗痉挛、抗血栓等药物治疗，以预防血管痉挛达到进一步缓解疼痛的目的。

3）体位调整：患者应避免患侧卧位，以免压迫皮瓣，导致疼痛加重。同时，应抬高患肢，利用重力作用促进静脉回流，减轻水肿和疼痛。在体位调整时，医护人员需确保患者舒适，避免过度牵拉或压迫皮瓣，以免影响其成活。

4）心理支持：疼痛通常伴随着焦虑、恐惧等负面情绪，这些情绪会进一步加重疼痛感受。因此，皮瓣术后应给予患者充分的心理支持。医护人员需耐心倾听患者的诉求和担忧，通过解释病情、提供康复指导等方式，帮助患者树立战胜疾病的信心，缓解焦虑情绪，从而减轻疼痛。

（4）其他

1）术后禁烟：烟草中的尼古丁能造成外周血管的强烈收缩，术后应严格禁烟及保持周围无烟环境，以免影响皮瓣成活。

2）保暖：病室温度应保持在25 ℃左右，同时可使用烤灯局部照射。烤灯功率一般为40 ～ 60 W，灯距在30 ～ 45 cm，注意用无菌巾遮盖灯罩和皮瓣，使之保暖，但也要避免烤灯距皮瓣过近导致烫伤。夏季可适当缩短照射时间或减少间歇照射。

3）饮食护理：术后应给予患者高蛋白、高热量、高维生素饮食，以增强抵抗力，促进组织修复。同时，应避免食用过于油腻、辛辣、刺激性食物，以免影响伤口愈合。

皮瓣修复围手术期的护理工作是一个系统而复杂的过程，需要护理人员具备扎实的专业知识和丰富的临床经验。通过不断完善和优化护理流程，为患者提供更加全面、细致、个性化的护理服务，有效提高皮瓣修复手术的成功率和患者的康复质量。

临床典型案例

【病例摘要】

患者，男性，50岁。主因“骶管囊肿切除术后伤口切口愈合不良”入院。患者因骶管囊肿于1年前行手术治疗，术后切口愈合不良，近1年来间断伤口换药，效果不佳，为进一步行手术治疗收入院。体格检查可见骶尾部直径0.2 cm伤口，深度3 cm，边缘瘢痕增生，周围皮肤可见色素沉着和色素脱失（图6-5-1）。诊断：手术切口愈合不良。

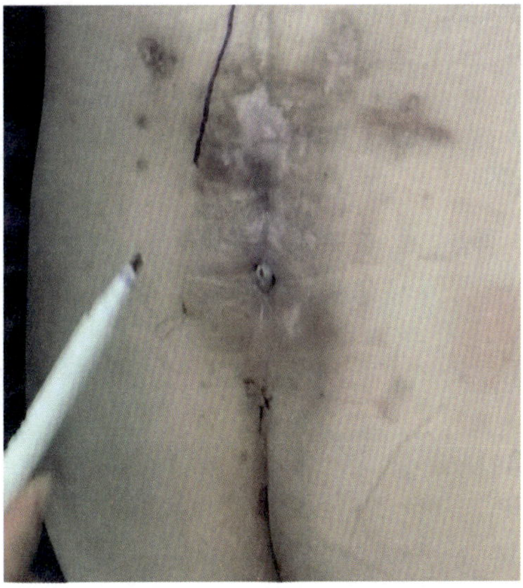

图6-5-1　入院时伤口外观

【案例分析与策略】

1. 全身影响因素与临床思维

（1）肥胖：患者身高180 cm，体重98 kg，BMI为30.24 kg/m^2。肥胖患者皮下脂肪较多，伤口周围组织的血液循环可能受到影响，导致伤口愈合延迟。同时，患者经骶尾部手术后感觉减退，平躺时骶尾受压。

（2）糖尿病：长期高血糖会抑制白细胞的功能，影响其对细菌的吞噬能力，增加伤口感染的风险。此外，高血糖还会导致微血管病变，影响伤口局部的血液循环，延缓伤口愈合。

（3）吸烟：患者吸烟，每天20根左右，吸烟会导致血管收缩，减少伤口局部的血液供应，影响伤口愈合。烟草中的尼古丁等有害物质还会抑制白细胞的功能，降低机体的免疫力，增加伤口感染的风险。

（4）手术因素：骶管囊肿切除手术范围较大、深度较深，对周围组织的损伤较重，术后伤口愈合的难度相对较大。手术过程中可能损伤周围的血管、神经等重要结构，影响伤口局部的血液循环和感觉功能，延缓伤口愈合。

（5）邻近部位：骶尾部邻近肛门，容易受到尿便污染，术后伤口感染的概率高。感染会导致炎症反应加剧，组织坏死，延缓伤口愈合。

（6）疼痛及用药：患者疼痛明显，严重时疼痛评分可达8分，长期使用非甾体抗炎药以及普瑞巴林300 mg，每天2次，间断使用哌替啶100 mg肌内注射。非甾体抗炎药可能会抑制前列腺素的合成，影响血管新生和肉芽组织形成。

2. 局部影响因素与临床思维

（1）伤口大小及组织：伤口直径约0.2 cm，环周瘢痕增生，深度约3 cm，中量黄色渗液，引流不畅，伤口内组织水肿。

（2）局部感染：伤口持续时间长、引流不畅，感染控制困难。此外，患者能够自由活动，但由于肥胖等原因，会阴部局部微环境差。细菌培养结果示大肠埃希菌。

（3）渗液管理：无法达到每天换药，感染性渗液无法及时移除，异味明显。

（4）伤口边缘：伤口长期存在无法闭合，伤口边缘瘢痕凸起，部分上皮内卷，无法完成上皮化。

（5）家庭支持系统：患者单身，无家属照顾。

【治疗及护理过程】

1. 手术治疗 长时间局部伤口处理效果不佳，引流不畅，考虑行外科手术清创及局部皮瓣覆盖闭合伤口。

2. 决策制定 局部伤口感染重，内部腔隙情况不明，考虑一期手术清除感染病灶后，进行创面密闭负压引流，1周后再次清创皮瓣移植覆盖创面。

3. 治疗实施 ①内分泌科。合理用药，控制血糖。②疼痛科。对患者进行疼痛评估，制订个性化疼痛管理计划，提高患者舒适度及生活质量。③行感染病灶切除，创面密闭负压引流置入术（图6-5-2、图6-5-3）。④入院1周后行局部旋转皮瓣移植覆盖创面（图6-5-4），继续闭合创面外行负压创面治疗，直至二期手术后1周，拆除负压，皮瓣成活良好，伤口愈合（图6-5-5）。

4. 注意事项

（1）体位护理：术后应尽量保持左右侧卧位或俯卧位，避免长时间压迫骶尾部，降低对修复部位特别是皮瓣蒂部的压力，促进血液循环，有利于皮瓣成活。至少每2小时变换体位1次，避免局部受压过久。

（2）皮瓣及伤口观察：本例患者皮瓣蒂部宽大，供血良好，且术后放置创面密闭负压，可间隔1周后拆除负压，再行观察伤口。如果皮瓣蒂部较窄，或皮瓣及伤口愈合负担较大，可在皮瓣上留出观察窗，以便及时发现皮瓣缺血或淤血，及时处理。也可不放置创面密闭负压，定期换药，以密切观察创面及皮瓣的颜色、温度、肿胀程度和毛细血管充盈情况。正常

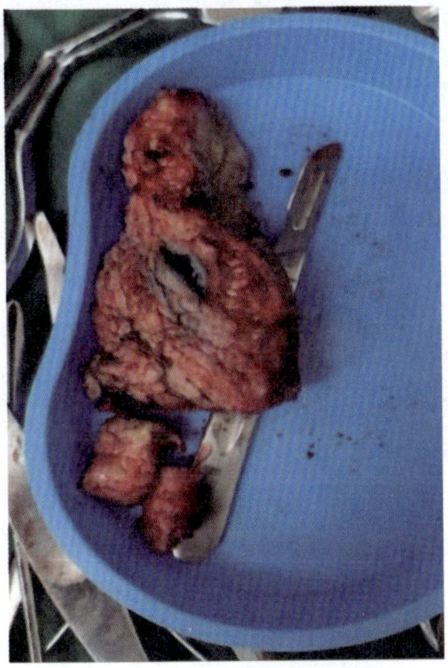

图6-5-2　第一次手术切除感染病灶

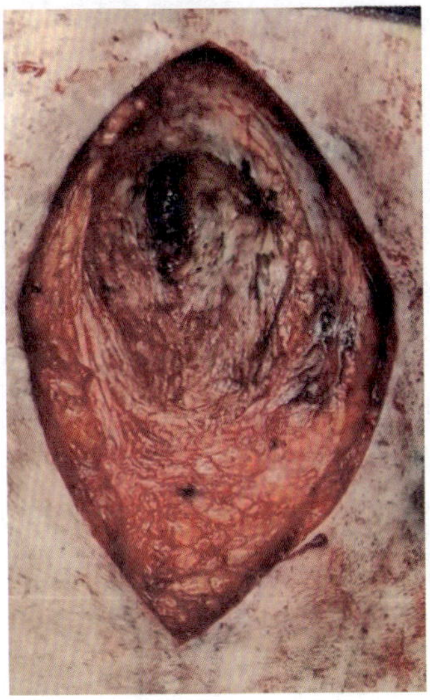

图6-5-3　置入密闭负压前的创面

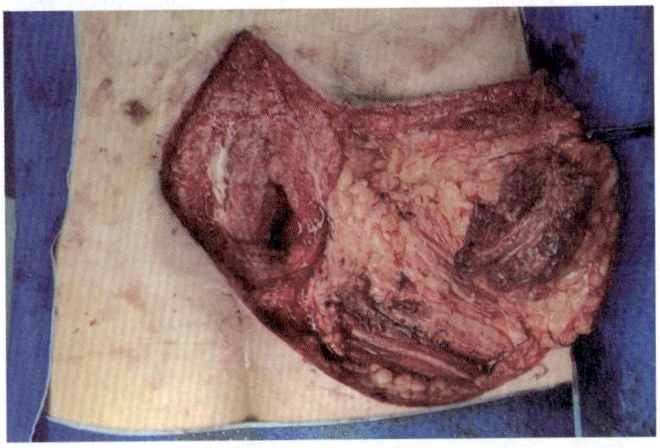

图6-5-4　入院后1周局部旋转皮瓣游离，覆盖创面

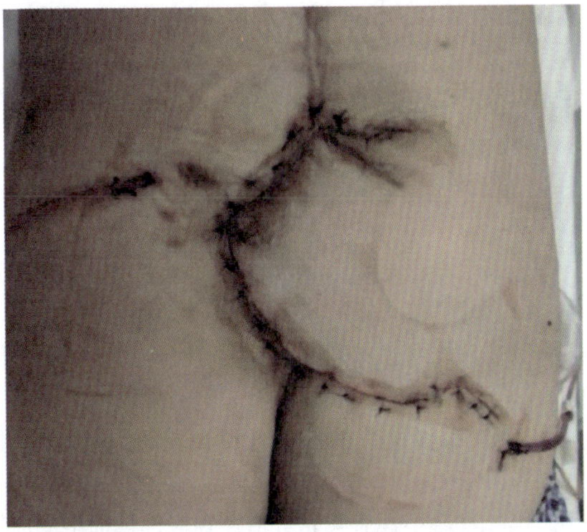

图6-5-5　二期手术后1周拆除创面负压，皮瓣成活良好，伤口愈合

皮瓣应色泽红润、温暖、肿胀适度，毛细血管充盈反应良好。若发现皮瓣颜色苍白或发紫、温度异常、肿胀明显或毛细血管充盈迟缓，可能是血液循环障碍的征兆，应及时通知医师进行处理。

（3）引流管护理：保持引流管通畅，防止引流管扭曲、折叠或堵塞。定期挤压引流管，观察引流液的颜色、性状和量。若引流液呈鲜红色且量多，可能是活动性出血；若引流液浑浊或有异味，可能是感染征象，需及时报告医师。

（4）疼痛管理：术后疼痛在所难免，患者可适当使用镇痛药缓解疼痛，但需遵医嘱，避免过量使用。同时，可通过分散注意力、深呼吸等方法减轻疼痛感。若疼痛持续加剧或难以忍受，应及时告知医护人员。

（5）饮食调理：术后应加强营养支持，多吃富含蛋白质、维生素和矿物质的食物，如瘦肉、鱼、蛋、奶、新鲜蔬菜和水果等，促进伤口愈合和机体恢复。避免辛辣、刺激性食物，以免影响伤口愈合或引起便秘。同时注意血糖管理。

（6）预防感染：保持伤口及周围皮肤清洁干燥，避免伤口接触污水或污物。伤口邻近骶尾部，若有排尿排便污染应及时清理，定期更换敷料，遵循无菌操作原则。遵医嘱使用抗生素预防感染，若出现发热、伤口红肿热痛等感染症状，应及时就医。

（7）功能锻炼：在医师指导下，适当进行肢体功能锻炼，如踝泵运动、股四头肌收缩等，促进血液循环，预防下肢深静脉血栓形成。但应避免剧烈运动或过度活动，以免影响皮瓣成活。

（8）心理调适：术后患者可能会因疼痛、活动受限等原因出现焦虑、抑郁等情绪，家属应给予患者充分的关心和支持，帮助患者保持积极乐观的心态，积极配合治疗和护理。

参考文献

［1］中国老年医学学会烧创伤分会．浓缩血小板制品在创面修复中应用的全国专家共识（2020版）［J］．中华烧伤杂志，2020，36（11）：993-1002．

［2］章程，王龚懋，柴益民．富血小板血浆治疗慢性难愈性创面研究进展［J］．国际骨科学杂志，2019，40（2）：100-103．

［3］WANG Z，FENG C，CHANG G，et al．The use of platelet-rich plasma in wound healing and vitiligo：a systematic review and meta-analysis［J］．Skin Res Technol，2023，29（9）：e13444．

［4］殷贤坤，范露，铁璐，等．富血小板血浆用于创面修复的研究进展［J］．医学研究与战创伤救治，2023，36（10）：1095-1099．

［5］邓旭辉，曾元临，江澜，等．富血小板血浆在创面修复临床应用中的研究进展［J］．中国医药，2021，16（11）：1757-1760．

［6］周谋，罗瑞献，黎海澜，等．《自体富血小板血浆制备技术专家共识》解读［J］．中国临床新医学，2022，15（8）：677-681．

［7］刘炎，何颖雨，刘磊，等．富血小板血浆的抑菌作用及其机制的研究进展［J］．临床血液学杂志，2023，36（6）：452-456．

［8］苏志学，刘广星，曾宏宇，等．富血小板血浆联合治疗在慢性创面中的应用及作用机制研究进展［J］．中国医药导报，2024，21（24）：49-52．

[9] SMITH O J，JELL G，MOSAHEBI A．The use of fat grafting and platelet-rich plasma for wound healing：a review of the current evidence [J]．Int Wound J，2019，16（1）：275-285.

[10] MARTINEZ-ZAPATA M J，MARTÍ-CARVAJAL A J，SOLÀ I，et al．Autologous platelet-rich plasma for treating chronic wounds [J]．Cochrane Database Syst Rev，2016，2016（5）：CD6899.

[11] 梅晓龙，万春友，徐卫国，等．Ilizarov骨搬移术后对合端延迟愈合的研究进展 [J]．中华骨与关节外科杂志，2021，14（6）：563-566.

[12] 王艺钦，阳富春．骨搬移技术的现状及研究进展 [J]．实用医学杂志，2020，36（2）：268-272.

[13] 贺国宇，张永红，王栋．Ilizarov技术治疗胫骨骨缺损的优势及改进策略 [J]．中国组织工程研究，2020，24（24）：3870-3876.

[14] 杨华清，曲龙．Ilizarov骨搬移技术 [J]．中国骨伤，2022，35（10）：903-907.

[15] THAKKU SIVAKUMAR D，MURRAY B，MOORE Z，et al．Can thermography predict diabetic foot ulcer risk in patients with diabetes mellitus? A systematic review [J]．J Tissue Viability，2024，33（4）：530-541.

[16] XIA Z，SATO A，HUGHES M A，et al．Stimulation of fibroblast growth in vitro by intermittent radiant warming [J]．Wound Repair Regen，2000，8（2）：138-144.

[17] LIU H，YAN X Y，LI G Q，et al．Evaluation of wound temperature monitoring at various anatomical sites in the management of patients with diabetic foot undergoing microcirculation reconstruction [J]．J Orthop Surg Res，2024，19（1）：776.

第七章

伤口护理科研

学习目标

【知识目标】

1. 掌握伤口护理个案书写的一般格式和具体要求。

2. 熟悉伤口循证护理实践的基本步骤，伤口科研中的文献检索、伦理原则和科研项目计划书的撰写申报内容。

3. 了解循证护理实践内容，伤口科研设计中的量性研究和质性研究，以及文献综述和荟萃分析。

【能力目标】

1. 能够阐述循证护理实践的相关知识，与临床伤口护理实践问题相结合。

2. 能够进行文献检索，书写伤口个案文章，并完成一定的科研设计及项目书的撰写。

【素质目标】

具有一定的科研思维和评判科研文章质量的能力。

第一节　伤口循证护理

一、循证护理

（一）定义

循证护理是指护理人员在制订护理计划时，将科学研究结论、临床经验和患者意愿相结合，以获取证据并指导临床护理决策的过程。

（二）循证护理实践的基本步骤

循证护理实践主要包括4个阶段：证据生成、证据综合、证据传播及证据应用。具体过程分为8个步骤：①明确问题；②系统的文献检索；③严格评价证据；④通过系统评价汇总证据；⑤传播证据；⑥引入证据；⑦应用证据；⑧评价证据应用后的效果。

1. 证据生成 通过研究结果、专业共识、临床经验和逻辑推理获取证据，其中，设计严谨的研究比个人观点或经验报道具有更高可信度。

2. 证据综合 通过系统评价寻找并确立证据。该阶段包括以下4个步骤：①明确问题；②系统检索文献；③评价文献质量；④汇总证据。

3. 证据传播 主要由4个步骤组成：①标注证据的等级或推荐意见；②将证据资源组织成相应易于传播并利于临床专业人员理解、应用的形式；③详细了解目标人群对证据的需求；④以最经济的方式传递证据和信息。

4. 证据应用 证据应用是指遵循证据改革护理实践活动，该阶段包括3个环节：①情景分析；②促进变革；③评价证据应用效果。

（三）循证护理问题的提出

循证护理问题应具备临床价值，并有可能通过循证让问题得到解答以用于指导临床实践，提高护理质量。在循证实践中，常通过系统评价构建证据（创证），同时开展证据应用（用证）。因此，根据目的不同，可将循证问题分为2类：基于创证的循证问题和基于用证的循证问题。

1. 基于创证的循证问题

（1）经典的PICOS问题在开展系统评价前应明确循证问题。一个理想的循证问题应包括下列5个要素：研究对象、干预类型或暴露类型、评价的结局和研究的设计类型。目前国际通用的模式为PICOS格式：①“P”为特定的人群，主要描述什么是目标人群，这类患者需要考虑的特征有哪些。②“I”为干预或暴露因素，主要描述哪些是需要考虑的干预措施或暴露因素，也可能是预后的因素或诊断试验。③“C”为对照组或另一种可用于比较的干预措施，主要描述要考虑什么样的比较或对照。当对2种干预措施的效果进行比较或与2种或2种以上的诊断测试进行比较时这个成分是非常必要的，但它在单纯的一个预后问题或是检查一种干预或诊断前后比较时则不适用。④“O”为结局，描述感兴趣的结局是什么，找出循证问题所需要的证据。⑤“S”为研究设计，其作用主要是可以限定研究设计的类型，可以更针对性地找出循证问题所需要获得的证据。

（2）基于质性研究的循证问题是护理学科领域需要用质性研究来回答的问题，也可以转化为结构化的循证问题。质性研究的问题一般是询问有关患者感觉、经历、体验和观点，涉及患者治疗和康复过程中的一些特殊体验和经历、某些影响健康的因素的意义等，常需要用描述性的语言文字来回答。质性研究领域的循证问题一般包括PICOS共4个方面：①P，患者或服务对象；②I，感兴趣的现象；③Co，具体情形；④S，质性研究的类型。

2. 基于用证的循证问题 在应用证据开展循证实践过程中，还应该提出结构化的循证问题，以准确检索到相应的证据资源。因此，以用证为目的的循证问题应重点考虑证据应用的目标人群、干预措施、应用证据的专业人员、证据应用的场所、证据应用的结局以及证据的类型等。应从证据金字塔上层开始检索证据资源。可以采用PIPOST构建循证问题。①P：证据应用的目标人群；②I：干预措施；③P：应用证据的专业人员；④O：结局（系统、实践者、患者）；⑤S：证据应用场所；⑥T：证据类型，例如临床实践指南、系统评价、证据总结。

（四）证据资源及检索方法

1. 常用证据资源的分类 目前，国内外关于循证资源最经典的分类为2009年的“6S”证据资源金字塔模型，每个“S”代表一种证据资源类型。从塔顶自上而下具体介绍如下。

（1）计算机决策支持系统：可以针对某个临床问题，从方法学和临床重要性进行评价、概括、总结相关和重要的研究证据，并通过电子病历系统与特定患者的情况自动联系，附有专家推荐意见，为医务人员提供实时基于证据的决策信息，是循证证据资源的最高等级。

（2）专题证据汇总：主要包括基于证据的临床实践指南和集束化照护方案。

（3）系统评价摘要/循证证据摘要：是指将系统评价按固定格式提炼的摘要，即系统评价摘要/证据总结。

（4）系统评价/证据综合：是一种针对有意义的医疗卫生保健问题（如各种临床问题，包括病因、诊断、治疗、预防和护理等），系统全面地收集国内外所有已发表或未正式发表的研究结果，遵循正确的文献质量评价原则，筛选出符合纳入标准的研究文章及相关资料，并对其进行定量和/或定性的分析、综合，最终得出可靠的结论。

（5）研究摘要：快速有效地传达原始研究成果的结构化总结。为了确保摘要的质量和可靠性，提取过程必须遵循严格的文献质量评估准则。这些准则涉及对重要原始研究的方法学严谨性和临床相关性进行细致评价，目的是筛选出高质量的研究文献。对重要的原始研究从方法学和临床重要性进行评价，以筛选出高质量的原始研究，并以结构式摘要的形式再次出版，同时附有专家推荐意见。

（6）原始研究：通过针对患者收集一手资料，进行有关病因、诊断、预防、治疗和护理等的研究。原始研究可能存在样本量不足、研究设计有缺陷导致偏倚风险的问题，故通过原始研究得到的证据，必须通过质量评价及综合考虑才能使用，不建议将未经评价的原始研究直接作为证据。

2. 常用证据资料的来源

（1）计算机决策支持系统资源来源：①BMJ Best Practice；②整合UpToDate的计算机决策支持系统；③美国Zyux Health公司的系列产品。

（2）常见专题证据汇总的资源：包括循证证据综合知识库和基于证据的临床实践指南的数据库及网站。常见的临床实践指南：①世界卫生组织；②国际指南协作网；③英国国家卫生与临床优化研究所；④苏格兰院际指南网；⑤美国国立指南库；⑥各种专业协会。

（3）系统评价摘要/循证证据提要的资料来源：①美国医师学会期刊俱乐部；②Cochrane疗效评价摘要文献库；③JBI CONNECT证据总结资料库。

（4）系统评价/证据合成的资料来源：①Cochrane系统；②JBI系统评价；③Campbell系统评价。

（5）研究摘要的资料来源：Cochrane临床对照试验中心注册数据库。

（6）原始研究的资料来源：①Medline；②Embase；③SinoMed；④CINAHL。

（7）临床试验注册平台：①世界卫生组织国际临床试验注册平台；②中国临床试验注册中心；③美国临床试验注册平台；④欧盟临床试验网站。

3. 国际循证机构的证据资源

（1）Cochrane协作网：①Cochrane方法学注册数据库；②Cochrane卫生技术评估数据库；③英国国家医疗服务体系经济学评价数据库。

（2）澳大利亚JBI循证卫生保健中心。

（3）Campbell协作网。

4. 基本的检索方法

（1）主题词检索：主题词又称“叙词”，能较确切地表达文献的主题概念，能指引标引者使用相同的标准术语描述同一主题概念。其主要有以下特点。①采用的词语有严格的规范，在主题词表中，可将多个相同概念、名词术语、同义词等用唯一的术语表达；②通过参照系统将非主题词变向为主题词；③通过主题词表的树状结构或主题词等级索引（范畴表）等提示主题词之间的相互关系（如等同、包含、分支等）以便查找主题词；④通过主题词检索的组配规划，如主题词之间的交叉组配或主题词与副主题词的限定组配，使检索更具专指性。采用主题词检索需要考虑以下因素：①不同数据库使用不同的主题词表；②确定与检索主题相匹配的医学主题词；③确定可对主题词进行扩展检索；④确定是否对主题词进行扩展检索。

（2）关键词检索：关键词是指出现在文献中的具有检索意义，并能表达文献主要内容的名词。由于关键词或文本词不受词表约束，故又称“自由词”。如果需要检索的临床问题在医学主题表中未找到相应的主题词，或者选择的检索系统没有主题词检索或主题词检索功能不完善，或者一些医药科技中新出现的专业术语尚未被医学主题词检索系统收录时，宜采用关键词或自由词检索，可使用从文献的标题、文摘或关键词中出现的词进行检索。采用关键词检索需要考虑以下因素：①注意筛选同义词；②注意词性变化和拼写差异；③注意缩写词。

5. 常见的检索运算符号 确定检索方法后通常需要进行检索式的构建。构建检索式应使用检索系统规定或允许的运算符，运算符在计算机检索中起重要作用，它用于连接已确定的检索词，构成检索式，达到扩大或缩小检索范围、提高检索效果的目的。

检索系统中常用以下逻辑运算符（布尔逻辑运算符）。

（1）AND（逻辑与）：具有概念交叉和限定关系的一种组配。在一个检索式中可有多个AND，检出的文献同时含有2个或多个检索词，常用来缩小检索范围，提高查准率。

（2）OR（逻辑或）：具有概念并列关系的一种组配。检索文献时可同时含有或只含有2个或多个检索词中的一个，使用OR运算符可扩大检索范围，提高文献查全率。

（3）NOT（逻辑非）：具有不包含某种概念关系的一种组配。使用NOT运算符可用来缩小检索范围，从检出文献中剔除部分文献，增强专指性，提高查准率。

（五）文献的评价

进行文献严格评价时，应依据科学、规范的评价标准，而非评价者的主观感觉、临床或研究经验判断。通常，文献严格评价的基本要素包括文献的内部真实性、重要性和适用性3个方面。

1. 内部真实性 内部真实性是指某个研究结果接近真值的程度，即研究结果受各种偏倚的影响程度。偏倚主要来源于以下5个方面。

（1）选择偏倚：是指各组的基线特征不同导致的系统差异，主要发生在选择和分配研究对象时，常见于病例对照研究、现况研究等流行病学研究类型。

（2）实施偏倚：是指除要验证的干预措施外，各组接受的其他措施不同所导致的系统差异，主要发生在干预实施过程中。

（3）测量偏倚：是指在测评结局指标时，测评方法不可信或各组采用的测评方法不一致造成的系统差异，尤其当结局指标是由测评者主观判断时。

（4）失访偏倚：是指各组因退出、失访、违背干预方案的人数或失访者的特征不同而造成的系统差异。

（5）报告偏倚：是指报告与未报告的结果之间存在的系统差异。

2. 重要性 重要性是指研究是否具有临床应用价值。在循证医学中，通常使用量化指标评价研究结果的临床意义，不同的研究问题评价指标不同。评价证据的临床重要性应重点关注证据所涉及临床问题是否明确、具体，所选择的评价指标是否正确等问题。

（1）用于病因或危险因素研究的指标：当研究问题是探讨病因及危险因素时，如果采用的是随机对照试验或队列研究，常用相对危险度评价研究结果的重要性；如果采用病例对照研究，则用比值比评价研究结果的重要性，包括相对危险度、比值比。

（2）用于防治措施效果研究的指标：如果研究问题是探讨某防治措施的效果，除用某特定临床结局的发生率（如治愈率、有效率、病死率、不良反应发生率）或某观测指标的均数和标准差评价防治措施的临床效果外，通常还使用绝对危险降低率、相对危险降低率、获得一例最佳效果需治疗的病例数等指标评价临床效果的差异度。

（3）用于诊断性试验的指标：对于诊断性试验，常用评价研究结果重要性的指标包括灵敏度、特异度、准确度、患病率、阳性预测值、阳性似然比等。其中，灵敏度和特异度是评价诊断性试验两个稳定而可靠的指标。

3. 适用性 适用性即研究的外部真实性，是指研究结果能否推广应用到研究对象以外的人群。在循证护理中，最佳证据的应用和推广必须结合患者的病情和接受程度、经济水平、医疗条件、社会环境等因素。外部真实性主要与研究对象的特征、干预措施的实施方法、研究背景、结局评估标准等密切相关。研究人群与其他人群的特征差异、社会环境、经济因素等均会影响证据的适用性。因此，评价证据的适用性时，应从以下4个方面来考虑：①是否与自己所护理的患者情况相符；②该证据在服务对象所处的医疗环境下是否可行；③该证据对服务对象可能产生的利弊权衡；④服务对象自身对使用该措施的意愿。

（六）证据的分级

常见的证据分级系统有CTFPHE、Sackett、AHCPR、NEEBGDP、CEBM、GRADE。目前国际通用的是GRADE证据分级。GRADE对证据质量进行分级的方法始于研究设计，它将随机对照（randomized controlled trial，RCT）试验定为高质量证据，观察性研究定为低质量证据，然后列出5个可能降低证据质量的因素及3个可能提高证据质量的因素，最后将每一结局相对应的证据质量评定为“高、中、低和极低”4个等级。

1. **高级证据**　非常确信真实的效应值接近效应估计：研究类型是RCT，质量升高两级的观察性研究；总分≥0分；表达符号/字母：⊕⊕⊕⊕/A。

2. **中级证据**　对效应估计值有中等程度的信心：真值有可能接近估计值，但仍存在两者大不相同的可能性；研究类型是质量降低一级的RCT，质量升高一级的观察性研究；总分是−1分；表达符号/字母：⊕⊕⊕⊕O/B。

3. **低级证据**　对效应估计值的确信程度有限：真值可能与估计值大小不同；研究类型是质量降低两级的RCT，观察性研究；总分是−2分；表达符号/字母：⊕⊕OO/C。

4. **极低级证据**　对效应估计值几乎没有信心：真值很可能与估计值大不相同；研究类型是质量降低三级的RCT，质量降低一级的观察性研究，系列病例观察，个案报道；总分≤−3分；表达符号/字母：⊕OOO/D。

（七）系统评价

1. **系统评价**　又称“系统综述”，是一种全新的文献综合方法，是指针对某一具体临床问题（如疾病的病因、诊断、治疗、预后、护理等），系统、全面地收集所有已发表或未发表的临床试验，采用临床流行病学严格评价文献的原则和方法，筛选出符合质量标准的文献，进行定性或定量合成，得出综合、可靠的结论。同时，随着新的临床研究结果的出现，系统评价要及时更新，随时提供最新的知识和信息作为临床实践研究的决策依据。

2. **系统评价的步骤**　①确立题目并注册；②制订系统评价系统计划书；③检索文献；④选择文献；⑤严格评价文献质量；⑥资料提取；⑦数据分析和结果描述；⑧解释系统评价的结果；⑨系统评价的改进与更新。

3. **Cochrane系统评价**　Cochrane系统评价是指Cochrane协作网内的系统评价员按照统一工作手册，在相应Cochrane评价组编辑部的指导和帮助下完成并发表在Cochrane图书馆的系统评价。

（八）荟萃分析

荟萃分析又称“汇总分析”，1976年由心理学家Glass首次命名，其定义目前尚未统一，多数专家认为，荟萃分析是一种统计分析方法，它将多个独立、目的相同、可以合成的临床研究综合起来进行定量分析。

1. **荟萃分析与系统评价的关系**　对量性研究的系统评价可分为定性评价和定量评价两种。如果系统评价中纳入的原始研究缺乏有效数据或异质性过大，则无法进行定量评价，只能得到定性描述的结果；如果符合定量分析的条件，此时可考虑进行定量评价，即荟萃分析。

2. **荟萃分析的目的和意义**　①提高统计分析效能；②分析多个同类研究的分歧和原因；③引出新见解；④节省研究经费；⑤有助于开展循证医学。

3. **荟萃分析的类型**

（1）常规荟萃分析：主要基于有对照组的直接比较的研究，最常见的是基于RCT的干预性荟萃分析。此外，还有预后研究、动物实验、病因研究、基因多态性等的荟萃分析。其余的原始研究类型还有队列研究、病例对照研究、群随机对照试验、自身对照试验等。

（2）其他类型荟萃分析

1）单组率的荟萃分析：是一种对只提供了一组人群的总人数和事件发生人数的研究进行的荟萃分析。

2）间接比较的荟萃分析：在临床实践中，经常会碰到没有直接比较的证据或需要从众多干预措施中选择对患者最佳的措施，此时，研究者通常会从RCT中寻找间接证据，这就形成了间接比较的荟萃分析或多种干预措施比较的荟萃分析。

3）累积荟萃分析：最早应用于1981年，是指将研究资料作为一个连续的统一体，按研究开展的时间顺序及时将新出现的研究纳入原有荟萃分析的一种方法。

二、伤口循证护理实践

伤口循证护理实践是一种基于最佳证据的护理方法，旨在为伤口患者提供最有效的护理。以下通过“提升感染性伤口的愈合率”为实例，说明伤口循证护理实践的过程。

（一）确立问题

伤口感染是指伤口的完整性破坏后，微生物侵入机体，在其中破坏、增殖，以致伤口出现炎症反应。伤口感染会延长患者的住院时间，降低患者的生活质量，加重医疗成本和经济负担，并使患者的死亡率升高。鉴于伤口感染的危害性，寻找有效的护理干预措施成为重要的临床问题。本例将以“提升感染性伤口愈合率”为目标，结合PICOS原则结构化临床问题。P：感染性伤口患者；I：使用银离子敷料联合负压引流进行治疗；C：采用银离子敷料、负压引流疗法或常规换药中一种方式进行治疗；O：伤口痊愈率；S：临床对照试验（随机或非随机）、观察性研究（队列设计或病例对照设计）。因此，循证问题是使用银离子敷料联合负压引流是否较单独使用银离子敷料、负压引流或常规换药提高伤口愈合率。将临床问题按PICOS的原则结构化后，就有利于进行系统的证据检索。

（二）检索证据

系统检索Cochrane图书馆、JBI循证卫生保健数据库、Medline、CINAHL、中国生物医学文献数据库等中、英文数据库，英文关键词为“Ag/silver/silver dressings/silver-releasing dressings/silver-impregnated dressings”“infect*wound/wound infect*/surgical wound infection/postoperative wound infection*”“Negative Pressure Wound Therap*/negative pressure/Suction Wound Closure Therap*/Topical Negative Pressure Therap*/Vacuum Assisted Closure*/Vacuum Sealing Drainage”，中文关键词为“银/银离子敷料/释银敷料/浸银敷料”“感染/伤口感染”“负压/负压伤口疗法/负压引流/真空辅助闭合/真空封闭引流”。并首先选择RCT进行检索，再扩大检索面，包括其他设计的研究（非随机对照试验、队列设计或病例对照设计等观察性研究等），获取相关研究的结果。

（三）对研究质量进行严格评价

通过系统性选择合适的质量评价工具，对初步纳入各项研究的研究设计、实施过程、结果报告等关键方面进行严格评估，排除标准包括：①无详细干预措施描述的研究；②纳入样本量不足的研究；③质量评价为低级别的文献等，以确保纳入研究的科学性和可靠性，从而为高质量的系统评价和荟萃分析奠定基础。

（四）综合证据

通过对纳入的研究进行分类、汇总，对具有同质性的多项干预性研究结果进行荟萃分析，对不能进行荟萃分析的同类研究进行定性总结和分析，形成“银离子敷料联合负压引流治疗感染性伤口的系统评价”。按照牛津大学循证医学中心或者JBI循证卫生保健中心的证据分级原则对“银离子敷料联合负压引流治疗感染性伤口的系统评价”中涉及的各条证据等级进行分级。

（五）传播证据

将结果编撰成1～2页“银离子敷料联合负压引流治疗感染性伤口的最佳实践报告”或“银离子敷料联合负压引流治疗感染性伤口的证据总结”，根据所在医院护理人员的特点、培训需求，设计教育培训项目，通过组织讲座、散发材料、利用网络等形式，将该最佳实践报告散发到有感染性伤口患者的医疗机构和医护人员中。

（六）情景分析，引入证据

在对证据的真实性和相关性进行评价后，护理人员在护理部质控小组的支持下组织伤口循证护理小组，根据所在医院的条件，结合自身的临床经验和患者需求评估上述证据中哪些证据可以应用到本医院感染性伤口治疗上。例如，在某三级医院中，由护理部组织伤口护理小组，结合本院感染性伤口患者的特点，筛选出适合的证据内容（如银离子敷料的适用标准及负压引流的适应证），并设计相应的操作流程和患者教育方案。

（七）应用证据，开展变革

循证小组达成集体共识，做出决定，引入相关内容，制定该医院“感染性伤口护理标准化流程”和“感染性伤口护理质量评价标准”。用新的“感染性伤口护理标准化流程”和“感染性伤口护理质量评价标准”替代已有的流程和标准，开展感染性伤口治疗的护理实践，优化流程，并应用新标准进行质量管理。其间需要反复召开团队会议进行护士培训，患者和照护者宣教，协调其中的矛盾和问题，反馈结果。

（八）评价证据实施结果

评价证据实施结果。通过严格的质量管理程序，动态随访实施后护理人员的工作程序是否符合实践指南要求，患者伤口愈合率是否提高。

总之，实施循证护理应找到科学的研究证据，并根据科学证据进行临床决策和临床变革，通过系统的管理促进证据的应用，动态监测证据应用后的效果。在这一过程中护理管理部门应关注实施某项护理措施时所处的具体情形，包括主流文化、人际关系和领导方式、管理方法，同时通过相应的促进因素，改变护理人员的态度、习惯、技能、思维方式和工作方法。

第二节 伤口科研设计

一、护理科研概述

（一）护理科研的定义

护理科研是指运用科学的方法，探索、回答和解决护理领域的问题，直接或间接地指导护理实践，以提升护理服务质量，促进患者健康水平提高的过程。护理科研可应用于诸多关键领域：①伤口护理效果的比较研究：针对不同伤口类型，全面对比各类护理方法在促进愈合速度、降低感染风险、改善瘢痕状况等方面的实际效果，为临床提供精准有效的伤口护理方案；②创新护理干预措施：紧密结合医学前沿与患者需求，积极探索创新护理干预模式，如智能化护理手段、多学科协同护理措施等，切实提升护理服务的质量与成效；③患者教育效果评价：系统评价各类患者教育方案，涵盖健康知识普及、治疗依从性提升及自我护理技能培养等方面，持续优化患者教育策略，助力患者康复。护理科研不仅是护理学科发展的基石，也是推动医疗卫生事业进步的重要力量。

（二）护理科研的分类

1. 量性研究 量性研究是指通过数字资料研究现象的因果关系，认为获得数字的研究可达到测量精确，能较客观地描述问题和现象，并用统计学方法分析资料和设对照组避免研究中的偏差。量性研究的优势在于其客观性、可靠性和可重复性，能够通过量化数据和统计分析揭示普遍规律，为决策提供科学依据，尤其适合评估干预措施的有效性，如压力性损伤预防方案的比较研究。常用的方法有实验性研究、类实验性研究和非实验性研究。

2. 实验性研究 随机、对照、干预是实验性研究必备的三项内容，满足这3项内容的研究称为实验性研究。其中干预是指研究者人为地给研究对象施加的某些护理措施等因素。对照即设立对照组，主要目的是排除干扰因素，控制无关变量的影响。设立实验组和对照组的无关变量一致，只有干预因素不同，结果的不同才可以归因于干预因素。随机，在实验性研究中随机包含两方面的因素，随机抽样和随机分组。随机的目的是使符合研究条件的研究对象公平地拥有进入研究或进入实验组的权利，这就要求研究者在抽样和分组中采用随机抽样的和随机分组的方法。例如，采用单纯随机抽样、系统抽样、整群抽样和分层抽样等方法进行抽样，而随机分组可以采用抽签、摸球、掷硬币或随机数字表、随机排列表法等将研究对象公平分配到实验组和对照组。实验性研究能解释自变量与因变量之间的因果关系，反映研究的科学性和客观性较高。

3. 类实验性研究 类实验性研究是指研究者不能完全控制研究对象的分组，即研究设计中一定有对研究对象的护理干预内容，但可能缺少按随机原则分组或没有设对照组，或者2个条件都不具备。类实验性研究结果虽对因果关系论述较弱，不如实验性研究可信度高，但类实验性研究结果能说明一定问题，在护理研究中比较实用。由于在研究对象为人的研究中，很难进行完全的实验性研究，特别要达到随机分组比较困难，故选择类实验性研究的可行性较高。

4. 非实验性研究 研究者未对研究对象施加任何的干预措施，仅直接收集相关信息进行描述，如描述性研究、相关性研究及比较性研究均属于非实验性研究，其结果虽不能解释因果关系，但却是实验性研究的重要基础。

（1）描述性研究：描述性研究是目前护理领域应用最多的一种方法，在特定的时间，特定的人群和范围内，收集并描述人群中的有关变量（因素）及疾病或健康状况的分布情况；同时推测发生的原因，建立进一步研究假设，也可明确高危人群或建立某些人体生理指标的参考范围。描述性研究主要包括横断面研究和纵向研究。

1）横断面研究：横断面研究通过对特定时点和特定范围内人群中的疾病或健康状况和有关因素的分布状况的资料收集、描述，从而为进一步的研究提供病因线索。又称“现患率研究”或“现况研究”。

A.应用范围：描述群体中事件发生率、疾病的患病率与感染率；发现高危人群，为疾病防治提供依据；描述疾病分布时间、空间和人群分布特征，从中寻找病因线索；比较患病率/治愈率的前后差异，评价医疗防治措施的效果。

B.调查方法：根据研究对象的范围分为普查和抽样调查。

a.普查：又称“全面调查”，将组成总体的所有观察对象进行调查，没有抽样过程，普查工作多在全国或较大范围内进行，因此需要消耗大量的人力、物力、财力。普查的目的主要包括早诊断、早发现、早治疗，提高治愈率、减少伤残，提高生活质量，如直肠癌的普查；掌握某种疾病或危险因素的分布情况，为制定有效防治措施提供决策依据，如糖尿病、高血压等；了解人群生长或生长发育情况，如中国成年人身高情况调查；建立反映人体正常生理生化指标的正常范围，如中国人体重指数。

b.抽样调查：从总体中随机抽取一定数量具有代表性的观察单位组成样本，用样本结果估计总体中患病率或某些特征的情况。根据调查的不同目的、需要选择合理的抽样方法。由于抽样调查范围远远小于普查范围，且容易集中人力、物力、财力，因此一般较为常用。

2）纵向研究：又称“随访研究”，在不同时间对同一人群的疾病、健康状况和某些因素进行定期随访，了解这些因素随时间的动态变化，即在不同时间对这一类人群进行多次横断面研究。例如，对中国成年高血压患者进行随访观察，同时了解其服药习惯、饮食习惯、运动频率等，观察其发展为冠心病、高血压肾病的可能性。

（2）分析性研究：分析性研究是选择一个特定的人群，对由描述性研究提出的病因或流行因素的假设进行的分析检验，是检验或验证科研假设的一类研究方法。分析性研究属于观察法，暴露因素不是人为干预和随机分配，而是在研究前已客观存在，分析性研究必须设立对照组，其中，队列研究和客观对照研究属于常见的分析性研究。

1）队列研究：队列研究是指将某一特定人群按是否暴露于某可疑因素或暴露程度分为不同的亚组，追踪观察2组或多组成员结局（如疾病）发生的情况，比较各组之间结局发生率的差异，从而判定这些因素与该结局之间有无因果关联及关联程度的一种观察性研究方法。依据研究对象进入队列时间及终止观察时间，队列研究分为前瞻性队列研究、回顾性队列研究和双向性队列研究。

2）病例对照研究：病例对照研究属于回顾性研究，是指按照有无研究的疾病或某种卫生事件，将研究对象分为病例组和对照组，分别追溯其既往（发病或出现某种卫生事件前）某些因素的暴露情况，并进行比较，以推测疾病因素之间有无关联及关联强度的一种观察性研究。是一种回顾性、由果及因的研究方法，也是分析流行病学方法中最基本、重要的研究类型之一。

主要用途：①对病因不明疾病进行可疑因素广泛探索；②通过描述性研究或探索性病例对照研究初步产生了病因假设后，可以通过精良的病例对照研究验证假说；③以发生某种临床结局者为病例组，未发生该结局者作为对照组，进行病例对照研究，分析产生不同结局的有关因素，从而采取有效措施，改善疾病预后。

（三）质性研究

质性研究是指研究者凭借研究对象的主观资料和研究者进入当事人的处境中参与分析资料，找出人类生活过程中不同层次的共同特性和内涵，用文字描述报告结果。常用的方法有现象学研究、扎根理论研究（根基理论研究）、人种学研究、个案研究、行动研究等。质性研究通过非量化手段收集文字、图像等资料，注重对现象的深入理解和解释，适用于探索复杂的社会文化背景和个体经验。而量性研究通过量化手段收集和分析数据，强调客观性、可重复性和普遍性，适用于验证假设和揭示规律。质性研究可为量性研究提供理论基础和假设，量性研究可为质性研究提供数据支持和验证，两者结合能更全面地回答护理领域的问题。

1. 现象学研究 现象学研究是一种系统且严格的研究方法，专注于描述和深度分析个体在日常生活中的真实经历和体验。研究目的是描述人类生活经历的固有特性和本质。研究者首先进入现场，认识和研究事物时，要抛弃自己思维中原有的各种理论框架，不要将预先设定的观点对事情作出判断，而是以一种对现象高度的敏感性全身心地投入现场中使现象不断地显现自身之所是。

2. 扎根理论研究 扎根理论研究是指在一系列系统而又灵活的准则基础上，收集和分析事实资料，并扎根在事实资料中建构理论框架的研究方法。这些准则包括编码、持续比较、备忘录及开放性的视角等。该研究方法是由芝加哥大学的Barney Glaser和哥伦比亚大学的Anselm Strauss于1967年在专著《扎根理论之发现：质性研究的策略》中提出。扎根是指研究的结果根植于所收集的事实资料基础之上；理论是指将一组提炼的概念、类属及其关系进行阐述，形成理论框架，用于描述、解释或预测某一领域的现象。扎根理论研究方法关注研究对象的真实体验和世界观，它本身不是一种理论，而是在生动、丰富的原始资料基础上发展新的理论。研究者在研究开始之前一般没有理论假设直接从实际观察入手，从原始资料中归纳出经验概括，然后上升到理论。这是一种由下往上，从个例至一般建立实质理论的方法。扎根理论需要有经验证据的支持，但是其主要特点不在于其经验性，而是从经验事实中抽象出新的概念和思想。在哲学思想上，扎根理论方法基于后实证主义的范式，强调对目前已经建构的理论进行论证。

扎根理论研究从方法上采用一般的研究方法论，结合资料的收集和分析，使用系统性应用方法形成一个关于某领域的归纳性推论。扎根理论研究程序包括：①开放性和选择性编码；②持续比较；③理论采样；④理论饱和；⑤理论性编码；⑥备忘录和手工整理备忘录。张姮等以老年慢性病患者赋权理论构建为例，阐述了扎根理论在发展护理理论中的应用步骤及策略。他们强调理论衍生于详尽、真实的第一手资料，研究需要通过对原始资料的三级编码、持续比较、备忘录分析等，逐步提升概念、升华类属、展现核心类属，直至理论框架形成。

3. 人种学研究　人种学研究致力于以共享文化的群体为研究对象进行资料的收集和分析。整个研究过程就是对一个人群的文化或亚文化以其生活方式的系统观察、描述、记录及分析，最终达到对已有的社会文化理论进行检验，甚至提出新的理论。

在人种学研究中，对研究者的要求与现象学研究不尽相同。研究者要暂时放弃自己明确个人见解与信仰，然后融入研究对象的群体，切身体会研究对象的真实习惯、礼仪，甚至风俗。而对于研究对象，则可大可小，大到一个种族，小到一个护理单位或一群护士，这取决于研究者的研究课题。

人种学研究提出了一个独特的概念，即关键信息提供者。该类人对研究群体的文化应该知之甚多，是可以被称为“长老”的人物。通过他们了解到的资料具有可信度的保证。对关键信息提供者进行采访，可以为研究者提供新的想法，甚至达到人种学研究的最终目的——文化的理解与发展。

人种学研究方法是人类学研究的主要研究方法，在护理领域中的应用虽然时间不长但有着独特的地方，因为它为护理研究者提供了一个发展的角度了解护理与卫生保健。

二、护理科研的基本步骤

（一）选题

科研选题的4项原则，即科学性原则、创新性原则、实用性原则、可行性原则。

1. 科学性原则　选题必须建立在充分的文献调研和临床实践基础上，确保研究问题具有明确的科学背景和理论依据。同时，研究方法和技术手段应科学可靠，能够客观反映研究对象的本质和规律

2. 创新性原则　选题应具有一定的新颖性和独创性，能够填补学科领域的空白或推动学科的发展。在选题过程中，应关注学科前沿和热点问题，结合临床实践提出新的研究思路和方法。创新可以是研究领域的新问题，或者在已有问题上的新方法、新技术或新理论。

3. 实用性原则　选题应紧密结合临床实践，解决护理工作中的实际问题，应具有明确的实际应用价值，能够为临床护理提供新的理论支持和实践指导。同时，研究成果应具有可推广性和可复制性，能够在更广泛的范围内发挥作用。例如，选题应解决特定的护理问题，

具有理论意义或应用价值，具有社会效益和经济效益；能够运用于护理实践，解决护理工作中的实际问题，具有推广应用价值。

4. 可行性原则 选题应充分考虑研究条件、研究时间和研究经费等实际情况，确保研究能够顺利进行并取得预期成果。在选题过程中，应充分评估研究风险和挑战，制订合理的研究计划和实施方案。研究者应具备完成和实施课题的条件，选题要适合自身的知识、能力和素质，适合特定的科研条件。

（二）文献检索

1. 意义 在护理科研领域，文献检索是推动学科发展、提升研究质量、促进学术交流与合作的核心工具。通过文献检索，护理人员不仅能够获取最新的科研信息，紧跟护理领域的前沿动态，还能够验证和完善研究假设，确保研究的创新性和科学性。文献检索时可利用布尔逻辑运算符，例如，使用“AND”限定关键词组合，“OR”扩展检索范围，“NOT”排除无关内容，使护理人员能够全面了解已有研究成果和研究方法，避免重复劳动，优化研究设计，提高研究效率和质量。文献检索能够帮助护理人员发现自己研究空白和潜在的研究方向，为护理科研的创新和发展提供新的思路和灵感。

2. 常见的文献检索数据库

（1）中国期刊全文数据库（Chinese Journal Full-text Database，CJFD）：是中国最大的学术资源整合平台，由清华大学和清华同方发起，始建于1999年，旨在实现全社会知识资源传播共享与增值利用。它涵盖自然科学、工程技术、人文社会科学等多个领域的期刊、博硕论文、报纸、会议、年鉴、工具书、中外标准、科技成果、专利等多种文献类型，累计中外文文献量逾5亿篇，形成了全面的学术资源体系。CJFD提供了强大的检索功能，包括框式检索、高级检索、知识元检索、引文检索等，并支持多种检索途径和方式。此外，它还具备可视化分析、参考文献导出、出版物影响因子查询等特色功能，为科研人员提供全面的学术支持。

（2）维普数据库：是重庆维普资讯有限公司开发的大型综合性文献服务网，于1989年成立，现已发展成为全球著名的中文信息服务网站，提供包括中文科技期刊数据库、外文科技期刊数据库、中国科技经济新闻数据库等在内的多种文献资源，支持快速检索、传统检索、分类检索、高级检索、期刊导航等多种检索方式，是科研人员获取学术资源的重要平台。

（3）中国生物医学文献数据库：中国生物医学文献（Chinese Biomedical Literature Database）数据库，简称“CBM”数据库，是中国知网（China National Knowledge Infrastructure，CNKI）旗下的一个子数据库，由中国医学科学院医学信息研究所负责建设和维护，致力于收录和提供生物医学领域的中文文献资源，涵盖了生物医学研究的各个领域，包括临床医学、药理学、生物化学、分子生物学、遗传学等，为研究人员提供了丰富的学术资源和便捷的检索服务。

（4）万方数据库：是由万方数据公司开发和运营的大型综合性学术文献数据库，涵盖自然科学、社会科学、工程技术、医学、农业等多个学科领域，提供期刊、会议纪要、论文、学术成果、学术会议论文等多种类型的学术资源，支持关键词、作者、机构等多种检索方式，是中国较大的学术文献数据库。

（5）PubMed数据库：是由美国国家生物技术信息中心（National Center for Biotechnology

Information，NCBI）开发并维护的免费生物医学文献检索系统，它基于MEDLINE数据库及其他相关数据库，提供生物医学和健康科学领域的文献搜索服务，涵盖了医学、护理学、牙科学、兽医学、卫生保健和基础医学等多个学科，是全球科研人员获取生物医学文献的重要工具。

（三）研究计划的制订

1. 意义和目的

（1）研究计划通过明确研究目标、细化任务分工及时间节点，帮助研究者从整体上系统性地规划研究的各个部分，并评估研究课题的可行性和科学性。

（2）研究计划有助于研究者对研究进度的精确把控，研究者可利用项目管理工具（如甘特图或项目管理软件）直观地追踪进度，发现潜在瓶颈，控制研究顺利、按时完成。

（3）研究计划的制订促进了资源的有效配置与优化，确保研究过程中所需的人力、物力、财力等资源得到合理分配，提高了研究的效率与成本效益。例如，在研究中，研究计划可通过对设备使用时间的合理安排，避免实验设备的闲置或冲突，从而优化实验室资源利用效率。

（4）研究计划还为研究过程中的沟通与协作提供了框架，无论是团队内部成员间的信息交流，还是与外部合作伙伴或资助方的协调，均能依据研究计划进行，增强研究的透明度与合作效率。

2. 研究计划的内容

（1）确立研究目的：研究目的是该研究的内在核心，阐述该研究有何重要性及意义、本研究拟解决什么问题、本研究为何而开展等多个问题。研究目的应基于系统文献综述或领域现状，明确尚未解决的科学问题或临床需求。

（2）确定研究对象：根据研究设计的要求选择研究对象，并确定样本大小和抽样方法。研究对象的选择应符合研究设计要求，明确纳入标准（如年龄、性别、病种）和排除标准（如存在合并症或未完成随访）。抽样方法包括简单随机抽样、分层抽样或整群抽样等，需根据研究目标和资源条件选择合适的方法。对于样本量的选择，绝大多数医学研究都是从目标研究总体中抽取一部分个体样本为代表进行研究，制订研究计划时要考虑样本量的大小不同的研究目的和方法，所需要的样本量的计算公式通常不一样。在临床研究中，考虑样本量的大小必须注意以下4点。①利用以往的研究数据或现况确定样本量，如疾病的罹患率或干预措施的有效率高，样本量可少，反之，样本量要足够大；②视研究分组的情况，分组越多，样本量就越大，反之亦然；③如果有两组之间比较，要看试验组和对照组的均衡性如何，均衡性越好，所需样本量就越小；④对试验组和对照组差异显著性的期望程度会影响样本量大小。若期望两组间差异具有显著性意义，所需样本量通常较大；若对两组间差异显著性要求较低，即允许两组间存在一定程度的差异而不追求高度显著性，此时样本量可适当减小。

（3）选择研究方法：选取适合的研究方法才能实现正确研究目的，常用的研究方法可分为观察性研究、实验性研究、理论与方法研究3类。一项课题可以使用一种研究方法，也可以同时使用几种研究方法。

（4）确定观察指标：研究因素作用于研究对象后所显示出的结果称为效应，效应通过具体的观察指标来体现。如果观察指标选择不当，所取得的研究结果就缺乏科学性。观察性研究适用于疾病分布的描述或风险因素分析，如队列研究探讨压力性损伤的危险因素；实验性研究用于验证干预措施的效果，如RCT；理论与方法研究则聚焦于新护理理论或方法的开发。观察指标需与研究目的紧密相关，具有可操作性和可靠性。例如，在护理干预效果研究中，可选愈合时间、感染率或疼痛评分作为指标。

（5）确定数据收集方法：根据研究设计和方法，确定数据收集的方法，可能包括观察、访谈、问卷调查、实验操作等。观察法直观易操作，但受主观影响较大；问卷调查标准化程度高，但可能存在响应率低的情况；实验操作可提供高质量数据，但成本较高。

（6）制订数据分析计划：对收集到的数据进行分析和处理的计划，包括采用的统计分析方法、数据分析软件等，以检验研究假设。常用的统计分析方法包括t检验（比较两组均值）、卡方检验（分析分类变量之间的关系）、线性回归（探索因果关系）等。

（7）明确研究进度和期限：制订计划时，需依研究目的、内容、样本量及项目要求定总期限。并在总期限内，根据内容、步骤及条件明确具体进度。

（8）制订研究经费的预算：研究经费是课题实施的必要条件，需根据课题性质合理预算，包括设备购置、材料印刷、劳务、交通、论文发表等费用。预算表示例如下（表7-2-1）。

表7-2-1 预算表

项目	金额/元	比例/%
数据采集	20 000	30
实验设备购置	30 000	45
差旅费用	10 000	15
论文发表	5000	10

（9）明确研究组织工作：现代医学研究常涉及多学科合作，课题组织工作至关重要。负责人需根据任务、成员能力及条件，明确分工，组织有序，确保成果共享。

（四）课题的实施

1. 按照制定方案实施 按照设计方案实施实验是科研过程中至关重要的一步，尤其对于基础或临床护理科学研究而言，实施必要的动物实验或临床观察是获得科学数据并得出可靠结论的基础。在科研过程中，实验通过精心设计，结合研究目的，利用各种实验仪器、材料及实验对象，探索事物的客观规律，验证假设，并积累有价值的研究数据。与此同时，观察作为另一重要手段，通过有意识地对自然现象进行系统考察，旨在揭示现象背后的内在原因及其规律性。无论是实验还是观察，其核心作用都是收集科学事实，为科研提供实证依据，推动理论的验证和发展。在整个科研过程中，按照方案实施实验和观察，不仅能够确保结果的科学性和可靠性，还为后续论文写作和成果发表提供重要的数据支持和理论依据。

2. 收集资料 数据收集是科研实施中决定结论科学性与有效性的关键环节。首先，资料收集工作必须保证样本具备代表性，严格依据研究设计里的纳入标准与排除标准挑选样本。在具体的资料收集过程中，建议使用经过验证的标准化工具，诸如问卷、访谈大纲及临床观察表等，以此在数据采集时最大限度地降低人为干扰与偏差，进而确保数据的一致性与准确性。其次，在开展数据收集活动时，所有研究参与者均需签署知情同意书，以此明确其参与的自愿原则及在研究过程中所享有的权益保障。在此期间，也要确保研究遵循伦理标准，切实保护参与者的隐私及数据安全。再次，数据收集过程中，研究负责人需要定期对数据的收集状况予以检查，确保数据收集能够按时完成，且数据质量得以保障。一旦发现任何问题，必须及时予以纠正，防止出现数据遗漏或质量偏差等情况，从而为整个科研课题的顺利推进奠定坚实的数据基础。

3. 整理分析　科研资料主要包括：①计量资料，以数字形式表示的变量，如患者体温、血压等；②计数资料，分类变量的频数统计，如不同性别患者的数量；③等级资料，按序列分级但无严格数量关系的数据，如疼痛评分（轻、中、重）。统计学分析定量资料和定性资料时，选用的方法和计算公式均不同。分析整理资料多用计算的方法，还可用统计图和表格归纳研究结果。研究问题的目的在于认识客观规律，试验只在少数受试者身上（样本）进行，而结论却要推至研究对象的全体（总体）。由于生物的变异性大，个体差异普遍存在，故研究资料需通过统计学方法进行分析，并找出规律性的答案，得出有意义的结论。数据统计方法是临床研究工作中必不可少的工具，源于概率统计学。在科研工作中，根据各种公式计算求得P值，用于分析和判断研究结果，使其具有科学性。

（五）科研成果的转化

1. 概念　护理科研成果转化即护理科研成果的推广应用，是指有目的地将技术上先进、适用、成熟的，生产和服务上可行的，经济上合理的，具有科学、社会和经济价值的护理科技成果，通过示范、培训、指导、咨询、交流、宣传、展览实施，以及技术转让、许可证贸易等，向经济建设和社会发展领域扩散转移，扩大其应用范围的活动。护理研究成果转化是以转化医学为理论基础，以推动学科发展，改善护理服务质量为目的，整合循证护理和护理研究应用方法的新型交叉领域。护理科研成果只有被转化，才能实现科研的最终目的。通过成果转化，可以取得社会效益与经济效益，并可提高护理质量与学术水平。

2. 科研成果转化的形式与途径　按成果的性质及转化范围，其交流、转化的主要形式与途径有以下5种。

（1）科学理论成果：主要采用学术报告、刊物发表、出版科学专著等方法进行交流、推广。

（2）新技术、新工艺、新方法类成果：为保证推广和转让的此类成果能顺利应用，研究单位可针对性地举办各种技术讲习班、培训班。

（3）实物性成果：如具有特殊用途的试剂、材料、元件、仪器、设备等，以及生产单位还不能大批生产的某些精度要求高、技术先进的大型仪器设备等科研成果，可以通过具有一定的研制能力的科研单位，将其进行小批量试制、生产，使科研成果尽快转化。

（4）科研成果的交流：学术交流是科学劳动社会化的产物，是科技工作者的信息流通。它能使知识广泛地在社会上传播。学术委员会或学术团体举办的讲座会、座谈会、报告会将成果以论文的形式发表在刊物上，均可以达到互相渗透、互相启发的目的。

（5）科研成果转化的法律保障：我国对科研成果转化非常重视，有相关的法律、法规作为保障包括《中华人民共和国促进科技成果转化法》《关于促进科技成果转化的若干规定》《关于以高新技术成果出资入股若干问题的规定》《关于以高技术成果出资入股若干问题的规定》《国家科学技术奖励条例》等。

三、研究中的伦理原则

（一）研究中基本的伦理原则

《贝尔蒙报告》强调研究中应遵循3项基本伦理原则，即有益的原则、尊重人的尊严的原则和公正的原则。

1. 有益的原则 即研究者有责任将研究对象的伤害降至最低，以获得最大益处。研究者需评估研究结果对患者健康结局的潜在影响，并通过成本效益分析明确益处的大小。

2. 尊重人的尊严的原则 即在研究过程中研究对象有自主决定的权利和充分认知的权利。

（1）自主决定权：是指研究对象有权利决定是否自愿参加研究、有权利提出问题、拒绝提供信息及有权利随时退出研究。自主决定权还包括免于受到研究者的强迫。

（2）充分认知的权利：是指研究开始时研究者要将研究的内容、研究对象有权拒绝参加、研究对象的责任和可能的危险及获益等信息完全地告知研究对象，使其做出是否自愿参加研究的决定。

3. 公正的原则 是指研究对象有被公平对待的权利和隐私权。

（1）公平对待的权利：包括公平选择研究对象，强调研究者有责任去保护那些已经无法保护自己的个体（例如终末期患者）以保证他们没有被利用。另外，公平对待还强调研究者不能忽视或歧视某些人群以剥夺他们可能从研究中受益的权利。

另外，公平对待的权利还包括研究者对于拒绝参加研究或中途退出的人员应公平对待、履行所做的许诺（如对研究对象给予一定的补偿），对于来自不同背景或文化的研究对象，应尊重他们的信仰、习惯及生活方式，研究对象的疑问可随时得到研究者的回答，研究对象自始至终享有公平对待等。

（2）隐私权：多数与人相关的研究均会触及研究对象的个人生活，研究者应意识到除非是必须触及，否则尽量不要过多地涉及个人隐私，即研究对象的隐私应该受到保护，研究对象有权利要求他们的信息不被外泄。

（二）研究中伦理原则的贯彻实施

1. 风险/益处评估 风险/益处评估是指研究者评估研究对象在研究中的获益与可能受到的伤害比。风险评估可利用矩阵分析法，将风险事件按严重程度和发生概率分级，以制定应急处理措施。研究者应将评估结果告知研究对象并让其作出是否参加研究的决定。总原则是研究对象得到的危害不能超过其得到的益处。在量性研究中，研究的每个细节均可以先设定好，因此研究者可以先进行风险/益处评估。而在质性研究中，风险/益处评估与资料收集可同期进行，故研究者需要在整个研究中保持敏感性，及时发现潜在的危险。

2. 知情同意　知情同意是指研究对象获得了足够的与研究相关的信息，而且理解这些信息，并且有能力同意或者拒绝参加研究。完整的知情同意书包括研究目的、资料类型研究过程、每次与研究对象接触的时间及总次数、资助人的情况、研究对象的选择，为何被选到、样本量、潜在的危险（包括躯体的、心理的、社会的以及经济的）、潜在的获益、参与研究的补偿、对于保密的承诺、自愿的原则、中途退出研究的权利及联络信息。

3. 保密程序　最安全的方法是使用匿名，这样研究对象与资料之间无法直接对应，例如，在发放问卷时无须写上名字，或者研究者查阅医院记录时，有关患者的识别信息，如姓名、身份证号码等均被删除也是一种匿名的形式。如果在某些情况下，匿名是不可能的，那么应该启动相应的保密措施。

4. 保护弱势群体　弱势群体是指那些不具备签署知情同意的人，或者是在某些情况下更易受到危害者（如孕妇）。一般来说，只有在研究所带来的风险/益处比很低或没有其他选择（如研究儿童的发展时，研究对象必须是儿童）的情况下才能纳入弱势群体。护理研究中常见的弱势群体包括儿童、精神或情感障碍患者、患有严重疾病或有躯体残疾者、终末期患者、住院患者或囚犯、孕妇。

四、科研项目计划书的撰写和申报

（一）研究计划书的格式和基本内容

1. 概念　研究计划书是指用于确定研究方案中的主要要素的书面计划，如研究的选题、目的、研究框架、研究设计、研究方法和步骤，技术路线图及研究的进度，经费预算和预期成果。研究计划书是研究者将选题和研究设计方案以恰当的语言和方式传达给评审专家的一个文本，也是研究者的研究行动指南和实施方案。针对学位论文而言，研究计划书通常称为开题报告。研究生在开始学位研究课题之前需要提交开题报告，只有通过了开题答辩才允许进入下一阶段的研究工作。已经获得批准立项的课题，在开展正式课题研究之前，以召开课题论证会的形式，邀请相关领域的专家对整个研究计划进行论证和把关，然后根据专家的意见和建议补充与修改研究计划书中的某些环节，增加课题的严谨性，提高课题的水平和质量。以获取研究经费支持为目的的研究计划书，通常称为基金申请书、课题申请书或项目申请书。

2. 研究计划书的目的和作用

（1）目的：研究计划书的目的是系统阐明研究的科学性和可行性，展示研究者的创新思路，并为评审专家或资助方提供决策依据。

（2）作用

1）沟通工具：研究计划书用于将研究信息传递给评审专家、资助机构或合作单位。

2）研究指导：作为研究者开展研究工作的行动指南，确保研究过程严谨有序。

3）合同依据：获批后的研究计划书是研究者与资助方或研究机构之间的契约性文件。

3. 研究计划书的撰写思路　撰写研究计划书前需明确以下关键思路。包括以下3个方面。

（1）形成符合逻辑的研究设想是指提出一个有学术研究价值的科学问题，并提出解决这个科学问题的方法和思路。包括：①选题是什么？立题依据是什么？为什么要研究这个问题？②研究方案是什么？并提出恰当的研究设计方法。

（2）确定研究计划书的深度，不同级别的研究计划书，所需提供的信息量及其深度不同。包括：①遵循指南；②决定描述每个研究步骤所需的信息量；③内容详细、简明、重点突出和引人入胜。

（3）确定关键点。包括：①研究问题的背景和重要性；②研究目的；③研究设计；④实施步骤，包括资料收集和分析计划、人员、时间安排、预算等。

（二）科学基金

1. 科学基金的概念与分类 科学基金是为支持科学研究活动设立的专项资金，其目的是促进科研创新、推动学科发展。科学基金通常由科研管理机构、政府或非营利组织设立，并明确优先资助领域，以引导研究方向。通常，国内外各级科研管理机构、基金组织、专业组织、政府、医疗卫生机构均设有相应的科学基金，明确优先资助的研究领域，以引导科研选题的方向。在我国，根据基金的来源，可以将其划分为国家级、部委级和地方级科学基金。

2. 基金申请书的撰写 撰写基金申请书与撰写研究计划书的要求是一样的。首先，需要特别强调的是，申请人必须严格遵循基金申请指南的要求，否则在基金申请的形式审查阶段就会被淘汰。其次，选题决定了基金申请的成败。选题是指提出一个有学术价值、自己又有能力解决的科学问题。鼓励针对科学问题开展深入的基础研究，尤其强调研究的原创性；对获得较好前期研究结果的项目，鼓励开展持续深入的系列研究工作；避免无创新性思想而盲目追求使用高新技术和跟踪热点问题的项目申请；避免简单的观察性、描述性的项目申请。

以下将以国家自然科学基金的面上基金为例，列出基金申请书的主要组成部分和撰写说明。

（1）信息表格：包括基本信息、项目组主要参与者、资金预算表，填写时应按操作提示在指定的位置选择或按要求输入正确信息。

1）项目基本信息：包括项目名称、资助类别及申请代码等。①项目名称。即申请课题的名称，标题或题目。标题是信息的集中点，要求能准确反映申请书的内容，提供有价值的信息，做到内容具体、简洁、鲜明、确切，符合逻辑，有新意的关键词要出现在标题中。②资助类别。选择最适合申请人申报的面上项目、青年科学基金项目或地区科学基金项目等。③申请代码。申请人需要认真查询一级申请代码并选择相应的二级申请代码。医学科学部共设31个一级申请代码（H01-H31）及相应的二级申请代码。准确填写相关学科代码，有助于寻找到合适的同行评议专家。申请内容涉及多个学科时，需要比较各相关学科的项目指南，找出与研究重点相近的学科。

2）中英文关键词及摘要：①关键词要求尽可能准确、全面，能够突出文章的重点内容。关键词的另外一个重要功能是用于匹配基金申请书的函审（通信评审）专家，以保证做到同行评审。基金申请书的函审专家每年都会在函审之前在专家库中完成自己专长的学科方向和关键词的填报或更新。如果项目申请者所提炼出的关键词能够确切地反映申请书的主要内容和特色，那么该申请书将有望到达熟知该学科进展的小同行函审专家手中，这对于正确评价申请书的内容和质量，以及判断课题的重要性具有非常关键的作用。②摘要是标书的内容提要，限400字以内。要求采用结构式摘要，用简明扼要的文字说明研究方法、内容、目标及科学意义等关键信息，以显示申请者的科研功底和素养。摘要的撰写格式，例如，“采用……方法（手段）进行……研究，探索/证明……问题，对阐明机制/揭示……规律有重要意义，为……奠定基础/提供……思路。”

3）项目组主要参与者：按照要求填写项目组主要成员的详细信息。

4）资金预算表：是预算核定、执行、监督检查和财务验收的重要依据。项目申请人应按照《国家自然科学基金资助项目资金管理办法》《国家自然科学基金项目资金预算表编制说明》的有关规定，根据“目标相关性、政策相符性、经济合理性”的基本原则，结合项目研究工作的实际需要，合理申请资金，保证信息真实、准确，认真填写资金预算表，并给出资金预算说明。

（2）立项依据和研究内容

1）项目的立项依据：申请者须阐明拟开展本项研究工作的充足理由及理论和学术意义。参考文献宜充分，需显示国内外关键性的研究工作，同时注意文献的时效性（经典文献除外）。

2）项目的研究内容、研究目标，以及拟解决的关键科学问题（此部分为重点阐述内容）：①研究内容是标书的重中之重。它是研究目标的具体体现与分解，是研究题目的细化与解释。需要阐明本项目研究什么具体科学问题。②研究目标是为了实现研究目的而确定的具体研究内容，是一些清楚而简明的陈述。③拟解决的关键科学问题，需要仔细分析和提炼对达到预期目标有重要影响的某些研究内容、因素，或者必须掌握的关键技术或研究手段。

3）拟采取的研究方案及可行性分析（包括研究方法、技术路线、实验手段、关键技术等说明）：①研究方法应该包括研究设计、研究方法、研究阶段、研究步骤、研究内容、研究场所研究对象、样本量计算、干预措施、测量工具和观察指标、资料分析方法、预期结果等重要内容。重视研究内容，研究方案及所采用的技术路线是否能验证所提出的科学问题或假说，注重科学性、可行性和逻辑性。要求研究内容适当，研究方案翔实，技术路线清晰，预期结果明确。②技术路线要求能够清楚地概括研究方案中的关键步骤和重要指标。③可行性分析需从学术思想角度、研究队伍和研究条件3个方面进行介绍和分析，上述3个方面优势的综合，才是取得成功的关键。

4）本项目的特色和创新之处：阐述拟开展研究的特色和学术思想的新颖性，科学、严谨地分析研究内容的创新性。

5）年度研究计划及预期研究结果

（3）研究基础与工作条件

1）研究基础：与本项目相关的研究工作积累和已取得的研究工作成绩。详细论述与本项目申请直接相关的前期工作基础，如果是对前一资助项目的延展，需要阐释深入研究的科学问题和创新点；前期已经发表的工作，需要列出发表论文；尚未发表的工作应提供相关实验资料，如实验数据、图表、照片等。

2）工作条件：包括已具备的实验条件，尚缺少的实验条件和拟解决的途径，包括利用国家实验室、国家重点实验室和部门重点实验室等研究基地的计划与落实情况。

3）正在承担的与本项目相关的科研项目情况：申请人和项目组主要参与者正在承担的与本项目相关的科研项目情况，包括国家自然科学基金的项目和国家其他科技计划项目，需要注明项目的名称和编号、经费来源、起止年月、与本项目的关系及负责的内容等。

4）完成国家自然科学基金项目情况：对申请人负责的前一个已结题科学基金项目（项目名称及批准号）完成情况、后续研究进展及与本申请项目的关系加以详细说明。另附该已结题项目研究工作总结摘要（限500字以内）和相关成果的详细目录。

（4）个人简历

1）申请人简历：保证提供的信息和申请书内容准确可靠，本着科学、求真的态度，按照有关要求认真撰写。注意如实填报申请人和主要参与者的个人简历（教育简历和工作简历，写到年和月，注意时间衔接）各类项目资助情况以及发表学术论文情况。

2）主要参与者简历：根据基金模板要求，如实填写参与者简历。

（5）附件：根据基金要求，提供相应的附件材料。

第三节　伤口护理综述

一、文献综述的概念

文献综述简称“综述”(review)，是一类最常见的论文形式，主要分为叙述性综述和系统性综述。需要注意的是，荟萃分析并非与前两者并列的文献综述类型，它是系统综述中用于定量分析的一种统计学方法，通过对多个同类研究结果进行综合定量分析，得出更具说服力的结论，为研究提供更有力的证据支持。综述是作者在广泛阅读和深入分析某领域一定时期内发表的原始文献基础上，系统梳理和评价该领域国内外学术发展动态、前沿理念的综合文献。因其是在一次文献和二次文献的基础上加工而成，因此又称“三次文献”。由于被纳入的原始文献的局限性，以及作者的科研水平和临床经验的局限性，综述中所阐述的观点和认识只能作为参考。读者需要实事求是地分析和验证其观点，因此，综述与其他文章类型来比证据级别相对较低。

二、伤口护理综述的意义及现况

伤口护理综述是通过分析伤口护理领域的科研文献，总结其最新进展和发展趋势，为理论创新和临床实践提供支持。阅读和分析伤口护理相关科研文章后形成综述，有利于了解目前伤口护理的新进展和新技术。具有以下几个重要的意义。

（一）提高伤口专科护理人员的理论水平和科研能力

综述的撰写必须是在阅读大量国内外文献的基础上进行的，是医疗工作者提升理论水平的有效途径。通过阅读国内外文献，伤口专科护士可以从病理生理角度理解伤口的形成过程，愈合过程及愈合过程中的影响因素。进而与临床症状和体征进行对照，通过归纳总结，更好地把控伤口进展的每一个细节，极大地丰富自身的理论水平。与此同时，学习优秀文献的写作方法、设计思路、表达和分析逻辑，从而提升伤口专科护士的科研能力。

（二）提升临床诊治水平和管理能力

阅读伤口领域的文献，有利于为面临的临床问题找到新的或有益的解决方案，为阐明临床问题提供理论基础。通过理论与实践的转换，加以分析整理，形成具有新理念和新方案的综述文章，可以进一步为其他同行带来借鉴的资源，继而推动整个学科的发展。除临床问题外，临床管理也是一个较大的话题，这些问题的思考和解决同样有助于提升作者的管理能力。

（三）信息迭代和交流的需要

随着人们对于科研的关注不断提高，越来越多的临床工作者开始发表文献。如果要求所有人都博览群书，阅读大量行业文献，是难以做到的。文献综述给大家提供了一个了解行业现况的便捷途径，帮助读者对行业知识进行迭代更新，同时也可以传播自己的治疗理念，为行业交流提供路径。

关于伤口的研究种类繁多，涉及不同的学科和领域。因此，关于伤口的综述也包含各个学科。

三、伤口护理综述的类型

综述分为叙述性综述、评述性综述和系统综述。伤口护理的综述也包括上述3种。本节通过回顾综述这类文献的特点、分类、适用人群等知识，结合伤口护理的科研特点，着重介绍系统综述和伤口护理相关知识。

（一）叙述性综述

叙述性综述是最常见和常用的文献综述，主要以综合文献资料为主，加以客观的评价。此类综述对所检索的文献进行全面分析，包括数据、观点、研究方法，继而进行总结、归纳，全面陈述所选择主题的起源、发展和研究趋势。叙述性综述对于科研课题的确定、科研计划的制定有重要的参考价值。与系统综述不同，叙述性综述不需要严格的文献筛选标准，更多依赖作者的专业判断和分析能力。

（二）评述性综述

评述性综述主要以评述为主，通过对文献的仔细阅读，评价出其合理、具有启发意义或引导性的观点，对学科发展和促进起积极作用。评述性综述通常要求作者具有丰富临床经验及较高的学术地位，通常由领域内资深研究者撰写，需要作者具备丰富的专业知识和敏锐的批判性思维。

（三）系统综述

系统综述是一种基于明确研究问题，严格检索和筛选文献，利用规范的分析方法对相关研究进行综合评价的文献综述方法。与之不同，荟萃分析是一种定量化的统计方法，用于整合系统综述中的数据。

高质量的系统综述需遵循国际公认的指南（如PRISMA或Cochrane 手册），以确保文献筛选、数据提取和分析的科学性。Cochrane手册将系统综述定义为“收集所有符合预先设定的纳入标准的研究证据，并进行整理评价，以回答某一具体的研究问题。”该手册中共罗列了5种系统综述方法，即干预措施效果评价、诊断测试准确性评价、预后评价、评论概述、方法论综述。因此，在进行伤口护理系统综述时也可以按照上述类型进行有目的的综述研究。由于伤口种类繁多，大多数现有的伤口护理系统综述按照伤口的类型进行分类，如Wong等进行了关于屏障膜或敷料预防乳腺癌急性放射性皮炎的系统评价，并得出屏障膜或敷料可以有效预防乳腺癌的急性放射性皮炎，建议在未来的研究中可以将其与乳膏制剂进行比较研究的结论。张静等进行了红光及红外光辅助治疗糖尿病足溃疡的疗效和安全性的系统综述，得出了该治疗方式对伤口护理有益的结论。这2篇文献均可以归类于干预措施效果评价类的系统综述。同时也可以看出，伤口护理综述范围较广，在进行相关研究时需要聚焦于某一类伤口的某一个点进行。系统综述是文献综述中的一种，而荟萃分析是系统综述的一种统计学方法，是将文献定量分析的一种统计学手段。因此，不能将荟萃分析等同于系统综述。综述、系统综述、荟萃分析三者的关系见图7-3-1。

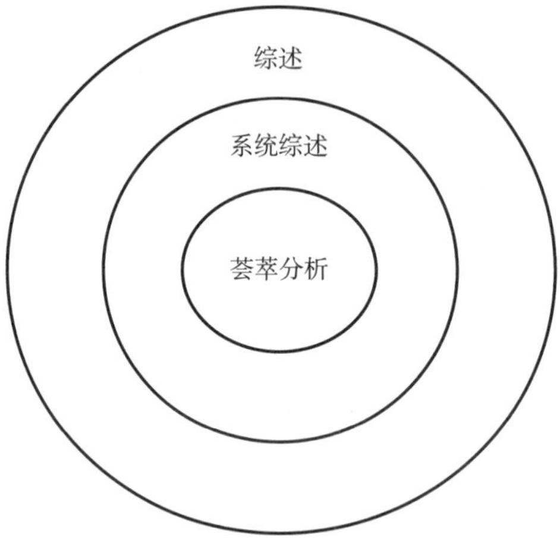

图7-3-1 综述、系统综述与荟萃分析三者之间的关系

四、伤口护理系统综述的写作步骤和要求

（一）系统综述的步骤

系统综述必须严格遵守一定的程序。一般包含以下步骤：提出临床问题、文献检索、文献筛选、数据提取、研究偏倚风险评估、异质性评价、合并效应量、发表偏倚的检验和校正、亚组分析和敏感性分析等。但在Cochrane手册中，首先要准备Cochrane程序要求的相关材料。

第一步是向Cochrane协作网不同疾病专业综述小组（Cochrane Review Group，CRG）注册系统综述提案。注册过程可确保：①综述范围合理；②避免与其他Cochrane综述重复；③审核作者团队的资质与经验。CRG编辑团队将评估每份提案的适用性、该主题对CRG的重要性，以及该主题相对于其支持审核的资源的重要性。CRG开展优先级设置活动，以确定他们认为是高优先级的主题领域和特定审核问题。这些活动通常包括与利益相关者（包括消费者、临床专家和政策决策者）的磋商。鉴于为已注册审阅的作者团队提供了积极支持，CRG可能无法接受其优先级之外的主题注册。若提案不符合CRG的优先级，作者可考虑独立完成综述并投稿至其他期刊。

第二步是确定综述的标题，以干预性综述为例，标题应当简明扼要地说明要审查的干预措施及干预措施所针对的问题。其遵循的结构见表7-3-1。

表7-3-1 Cochrane干预性综述的标题结构

场景	结构	举例
基本结构	[健康问题]的[干预措施]	急性支气管炎的抗生素治疗
比较2种有效的干预措施	[干预A]与[干预B]的[健康问题]对比	宫颈上皮内瘤变立即治疗与延迟治疗
明确提及被研究的人群类型或干预靶点	[参与者组/靶点]中[健康问题]的[干预措施]	吸入一氧化氮治疗早产儿呼吸衰竭
没有具体说明特定的健康问题，或干预是否打算影响各种问题	[干预措施]在或为[参与者组/靶点]	计划住院分娩与计划家庭分娩早产儿预防性使用合成表面活性剂
有时有必要说明干预措施是为预防、治疗或预防和治疗健康问题	[干预措施]预防及/或治疗[健康问题]	防止儿童溺水的泳池围栏 阿莫地喹用于治疗疟疾 维生素C用于预防和治疗普通感冒

第三步是形成一个书面方案，提前说明系统综述使用的范围和方法，以协助规划和降低系统综述过程中的偏倚风险，具体的内容见图7-3-2。在准备上述工作的同时，还应建立完善的作者团队。一个系统综述的完成应包括与课题相关的临床和方法学人员，以及利益相关者。最后，就是系统综述所需要的资源。最重要的是作者自己的时间，还有数据库的检索、其他图书馆资源、对纳入结果的统计支持、设备（计算机等）、其他用品（互联网、打

标题
协议

- 背景
- 目标
- 方法
- 为本综述选择研究的标准
- 检索研究的检索方法
- 资料收集与分析

附录
信息

- 作者
- 作者的贡献
- 支持来源
- 利益声明
- 确认

引用

- 其他参考资料*

图表

图7-3-2 Cochrane系统综述书面方案的内容

印、电话费等)、差旅费。这里特地指出Cochrane系统综述所用的软件是Review Manager(RevMan),在检索过程中通常需要使用软件管理参考文献,可以使用包括Covidence和EPPI-Reviewer在内的系统综述工具来协助筛选检索结果。统计软件(如Stata、R和Comprehensive Meta-Analysis)可用于执行RevMan中不可用的统计分析。在审核过程的后期,GRADEpro GDT可用于创建"结果摘要"表。由于软件的使用有个人倾向,作者可以根据自己的实际情况进行选择。

(二)荟萃分析

在医学研究中,同一问题常因研究设计、受试群体、干扰因素等差异,产生结果不一致甚至相互矛盾的现象。如何整合这些研究并得出更为权威的结论,是当前研究领域的重要挑战之一。要得到更为准确和被认可的结论,可以通过2种方式解决。一种是通过严谨设计的大型随机对照试验;另一种是通过对这些研究及其结果进行综合分析和再评价。荟萃分析就属于后者。最初,荟萃分析被用于教育学、心理学等社会学领域。荟萃分析是通过搜集某一综合问题的相关研究,应用一定的统计学方法将众多目的相同而结果独立的研究结果得出一个量化的合并效应结论,或者得到同类研究为什么会有不同结果的有关原因提示,具有较强的科学性和可重复性,常用于临床试验、诊断试验和流行病学研究等方面的综合评价。荟萃分析于20世纪80年代末传入中国,中文译为荟萃分析、二次分析、汇总分析、集成分析等,其核心优势在于提高研究结论的统计效能、减少个体研究中的偏倚,并为制定临床实践指南提供可靠依据。

荟萃分析的基本步骤可以参考《卫生保健领域系统评价及荟萃分析的制作》（*Systematic Reviews in Health Care：Meta-Analysis in Context*）和《考克兰干预措施系统评价手册》（*Cochrane Handbook for Systematic Reviews of Interventions*）中关于荟萃分析的介绍，其基本步骤见表7-3-2。可以看出，两者有差异，但基本一致。

表7-3-2　荟萃分析的基本步骤

步骤	《考克兰干预措施系统评价手册》	《卫生保健领域系统评价及荟萃分析的制作》
1	提出要评价的问题	提出要评价的问题
2	制定纳入排除标准	确定纳入和排除标准
3	制定检索策略并进行检索	查找研究-制定检索策略
4	筛选文献和收集资料	选择文献
5	评估纳入研究的偏倚风险	评估文献质量
6	分析数据并进行荟萃分析	提取数据
7	解决报告偏倚	分析和表达结果
8	陈述结果和制作结果摘要表格	解释结果
9	解释结果与得出结论	—
10	完善和更新	—

注：—. 无内容。

1. 提出问题　提出评价问题的基础可以是临床观察，也可以是对现有文献的阅读，通常是目前被大家关注的重点和热门话题。这里也可以选择应用较为广泛的工具——PICOS，它是Cochrane总结的一种涵盖各项问题的合格标准。以文章“*Effectiveness of silver and iodine dressings on wound healing：a systematic review and Meta- analysis*”为例，具体内容见表7-3-3。

表7-3-3　PICOS原则的具体应用

字母	对应问题	示例
P（population）	需要什么样的研究对象	伤口患者
I（intervention）	采取什么样的干预措施	使用敷料
C（control）	对照组采取什么样的干预措施	碘或银离子敷料
O（outcomes）	对应的结局指标有哪些	愈合时间、愈合速度、疼痛、渗液量和抗感染效果
S（study）	采用什么样的研究设计	银和碘相关的随机对照研究

2. 纳入排除标准的确定　文献检索前，需要按照一定的纳入、排除标准筛选本研究所需要的文献。纳入、排除标准见表7-3-4。

表7-3-4 荟萃分析文献纳入标准和排除标准

纳入标准	排除标准
研究假设和研究方法相似	重复报告
研究开展或发表年限明确	存在研究设计缺陷，质量差
样本大小明确	数据不完整，结局效应不明确
样本选择和诊断及其分期明确，干预和对照措施确定	统计学方法错误且无法修正，无法提供可以转化为*OR*（*RR*、*HR*）及其95% *CI*，计量资料无法提供均数和标准差
研究中可提供*OR*（*RR*、*HR*）及其95% *CI*，或者可以转化得到；计量资料提供均数和标准差	—

注：*OR*.比值比；*RR*.相对危险度；*HR*.风险比；95%*CI*. 95%置信区间；—.无内容。

3. 文献检索 检索要求尽可能查全、查准，Cochrane推荐至少检索PubMed、Embase和Cochrane图书馆3个数据库，但实际操作中往往选择的数据库较多，常用的包括中国知网、万方、维普等中文数据库。

4. 评价文献质量 主要是评估所纳入的文献是否存在偏倚及其影响程度，评价工具比较多，不同类型的荟萃分析评价工具不同。观察性研究荟萃分析常用Newscastle-Ottawa量表；随机对照试验荟萃分析使用Jade量表、Cochrane风险评估工具；诊断性研究荟萃分析使用QUADAS-2量表。

5. 提取数据 包括基本信息、研究特征等。

6. 数据分析 统计分析主要包括以下4种。①效应指标的选择。由于效应指标的差异，荟萃分析的合并效应量（效应尺度）也不同。计量资料所对应的效应尺度通常是均数之差、相关系数等；分类数据对应的效应尺度有*OR*、*RR*和率差。②异质性检验。评估不同研究结果间的异质性，即研究结果差异是否超出随机误差的预期，可以使用Q统计量或I^2统计量等方法量化异质性。③效应尺度的参数估计和图示。④效应尺度的假设检验。常用的荟萃分析软件包括Revman、Stata、R语言等。

7. 解决报告偏倚 进行敏感性分析以检查荟萃分析结果对单个研究的依赖程度，并评估潜在的发表偏倚或其他类型的偏倚。这有助于识别哪些结果是稳健的，哪些可能由于数据不足或偏倚而不稳定。

8. 陈述结果和制作结果摘要表格 表格是陈述研究结果的一种形式，需要包含文献名称、效应量估计值、每篇文献的样本量、文献在计算中的权重、异质性检验指标等。除表格外，呈现结果的方式还有图片，最常见到的图片类型包括森林图和漏斗图。

9. 解释结果并得出结论 分析合成结果，评估异质性，探讨可能的原因，并对结果进行解释。在解释结果时，需要考虑研究的局限性、数据的可获得性和完整性等因素。

10. 完善和更新 定期搜索和更新相关领域的最新研究，确保荟萃分析结果的时效性和准确性。将新研究的数据和结果纳入分析，以更新和完善荟萃分析的结论。

五、系统综述的挑战

进行系统综述的环境不断变化，曾经的挑战和新产生的挑战不断引发讨论、研究和创新。一个完整、高质量的系统综述需要的时间通常是在原始研究出版后2年以后，这对于作者团队和决策者而言是一个巨大的障碍。因此，更加快速的审查方法正在迅速发展。①严谨性与时效性之间存在一定矛盾，需通过技术手段（如协作工具、自动化审查）平衡二者。在提高效率的情况下，保持综述的时效性。一些综述正在向“活”的系统综述模式发展，更新频率增高，甚至持续更新。这样的挑战是在各个领域都存在的，伤口护理领域也不例外。②研究人员需持续关注新兴方法和技术，并将其应用于伤口护理领域系统综述，以推动该领域发展，及时传递前沿研究成果，这既有助于推动学科发展，又能确保及时转化前沿研究成果。

第四节　伤口护理个案

一、个案报告的科研价值

个案报告又称“案例报告”或“病例报告”，是一种以特殊病例或现象为基础的文献形式，通过记录患者的诊断、治疗和疾病进展，总结成功经验或失败教训，反映临床实践中的独特发现。通常包括患者的一般情况、诊断、疾病情况、治疗方式及其他相关因素等。案例报告具有重要的医学价值，不仅有助于医务人员学习新的治疗方式或某个因素与疾病的相关性，还有助于了解一些新疾病、罕见病或常见病的不常见表现形式。

个案报告的典型特征包括以下4个方面。①真实：确保报道的病例数据可靠且基于实际观察；②简洁：文献内容结构清晰，重点突出，避免冗余叙述；③新颖：关注临床中少见或未被充分研究的现象；④教育性：通过病例分析为读者提供启发，推动学术交流和知识传播。

目前，国家和各级机构对于科研越来越重视，许多学者认为个案报告价值不高，因为就循证医学证据等级而言，个案报告的证据级别最低。但这并不能代表个案报告没有科研价值，许多著名的期刊仍然会接受质量较高的个案报告，如著名的*New England Journal of Medicine*、*Lancet*、*British Medical Journal*等医学期刊均设置了个案报告专栏，虽然接收稿件的数量仍较少，但高质量的个案报告是被学术界所承认和接受的。个案报告的应用价值包括以下4点。

（一）发现罕见病、新病种和治疗不良反应的重要途径

罕见病监测的重要手段之一就是个案报告。个案报告为读者提供了罕见病患者的详细信

息，包括症状体征、疾病史、家族史、治疗经过等，这些信息有助于医护人员或科研人员对疾病有更加深入地了解。通过多个病例的积累，医务人员可以识别罕见病的早期症状，从而做到早诊断、早治疗。同时，个案报告得到公众的阅读会增加其对于罕见病的认识，促进社会对罕见病患者的关注和关爱。除罕见病外，新发疾病通常也是通过个案报告被人们知晓，例如，获得性免疫缺陷综合征在非洲中部已经存在上百年了，但只有当其被报道时才被人认识，卡波西肉瘤的案例报告发现了人类获得性免疫缺陷综合征；妊娠早期服用“反应停”会导致新生儿短肢畸形；1817年一篇题为《震颤性麻痹》的文章使帕金森病的被人们认知。

（二）探索疾病致病机制和疗效的常用方法之一

个案报告可以详细地将患者的临床表现、疾病病史、病情进展、实验室检查等进行描述，不仅能够阐明疾病在个体中的发病机制，提出病因探索的线索，还可以评价治疗效果。同时，个案报告还涉及患者的遗传背景和暴露环境，帮助解析多因素病因。在新疗法和新药物不良反应的识别当中也具有一定的价值，可以为临床试验和大规模研究提供预警。

（三）为临床工作者提供疾病症状和体征的介绍

以川崎病的发现为例，1961年1月，日本千叶县的川崎富作医师治疗的1例4岁3个月的男孩，其临床表现为发热、双眼发红，口唇干裂、出血，口腔黏膜充血和皮疹，舌头呈现出草莓样病变，双侧颈部淋巴结肿大等类似于猩红热的症状和体征。但按照猩红热的治疗方案并未取得良好疗效，最终，患儿病情自行好转且后续未见其他后遗症。此后，川崎医师在4年内积累了50例这样的案例，将其命名为“儿童急性皮肤黏膜淋巴结综合征”，并详细阐述了该疾病的临床表现、病因分析和分类，将文章发表到医学杂志上。这篇案例报告成为川崎病历史上的里程碑，引起了全世界医学工作者的重视，将该病作为一种独立病种进行研究。1980—1981年美国的纽约市和洛杉矶市卡波西肉瘤和肺孢子菌肺炎的个案报告被美国国家疾控中心所关注，并最终通过研究确定了人类免疫缺陷病毒（human immunodeficiency virus，HIV）感染的病因。

综上所述，个案报告虽然被循证医学证据作为低级别证据，但其学术价值仍不容忽视。伤口作为一种常见，但并没有被充分研究的疾病，在学科建设的初期，通过个案报告的形式提高大众的认识，引起专业人员的关注是符合新病种或罕见病研究的轨迹的。伤口专科护理人员应当详细观察和阐述目前所遇到的伤口个案的特征，积累治疗经验的同时，总结不同伤口的症状和体征，为各类伤口的不断研究提供基础。

（四）伤口个案报告的目的及意义

尽管伤口是医学研究中的传统话题，但长期是作为某些疾病的并发症被研究的，未能被独立视为一个学科进行系统探讨且目前在国内外的高等教育中尚未涉及该类问题的独立课程。但随着老龄化形势的不断严峻，社会各界对于伤口问题的不断重视，该类问题逐渐受到全世界医疗护理人员的重视。以我国为例，由付小兵院士、李校堃院士、韩春茂院士等医学前辈组成的团队，正在努力将伤口作为一个独立的专业进行学科建设。2019年国家卫生健康委医政司发布了《国家卫生健康委办公厅关于加强体表慢性难愈合创面（溃疡）诊疗管理工作的通知》(国卫办医函〔2019〕865号),就慢性难愈性创面诊疗管理工作的特点,创面修复科的建设,创面修复诊疗能力和规范水平的提升等问题进行了详细阐述,标志着伤口治疗独立学科建设的大势所趋。

目前伤口治疗学科的发展有以下几个特点:①教育体系不完善。国内外高等教育均未开设伤口治疗的专业课程,大多数关于伤口治疗的教育集中在各种学会、教育基金会和医院的继续教育中,如受国际造口治疗师协会支持的造口治疗师学校、受欧洲伤口治疗师协会支持的伤口治疗师学校对护士进行了伤口专科的大多数培训。根据《伤口护理教育现状报告》,超过70%的伤口专科护士通过非正式教育途径(如短期培训、学会认证)获取相关知识,表明教育体系的规范化和系统化尚需加强。②专科医师的缺失。由于高等教育的缺失,目前没有专职从事伤口治疗专业的医师,大多数从事伤口专科的医师都是以兼职的形式进行工作,包括血管科医师、整形科医师、骨科医师和烧伤科医师等。③地区发展不均衡。以北上广为首的一线城市加大了对于伤口治疗的投入,很多医院设置了独立的创面修复科和门诊,建立了相应的诊疗流程和机制。但发展较慢的西北地区,还未形成这一趋势。④治疗理念落后。以湿性愈合理论为例,许多医护人员还认为伤口一定要"结痂",且"结痂就是愈合"。

在这样的背景下,如何普及伤口治疗理念,推动各地区伤口治疗的发展,吸引更多专科人员从事伤口治疗工作等成为现阶段伤口专科建设的一个重要任务,而伤口个案报告则成为解决这一问题的重要方法。

首先,在伤口高等教育不完善的情况下,通过案例大赛、案例报告的形式可以促进专科护士或医师对于伤口治疗现状的了解,增加其与伤口专家的交流机会,接受更加先进的伤口治疗理念并进行思考,达到继续教育的目的。以造口治疗师培养为例,造口治疗师资质必须在提交完善的个案报告并得到专家的审核通过后才可以被授予。专科人员在培养的过程中不仅能够将各类伤口的专科知识得以完善,还在伤口治疗的原则、注意事项和技巧方面都得到了锤炼。

其次,个案报告被医师评价时,可以从医疗的角度更好地完善专科人员的治疗理念,同时也会增加医师对于伤口专科的关注,为专职伤口医师的出现创造条件。

再次,在国内各项大的案例比赛中,不同地区的护理人员和医务人员充分交流,促进了同行之间的交流,将新的治疗理念、方案进行了普及,从而缩小了地区之间的差距。

最后,成功的案例在得到认可时,也会引起其他专科医护人员的关注,会促进新的理念、材料、学科交叉的形成和普及。

二、伤口护理个案报告的特点

(一)范围广

相较于某一具体疾病,伤口的定义更加广泛,按照愈合进程可以分为急性伤口和慢性伤口。慢性伤口通常包括压力性损伤、糖尿病足、下肢动静脉溃疡、结核溃疡、感染性溃疡、免疫性溃疡、术后延期愈合伤口等。因此,伤口个案报告的范围更加广泛,任何类型伤口均可以成为个案报告的选择。同时,分类不仅为伤口护理提供了结构化框架,还便于护理人员根据伤口类型制定针对性的护理方案，提高护理效果。

（二）以原发疾病为背景

伤口护理个案报告需以伤口为核心，同时需结合原发病背景（如糖尿病、血管疾病等）进行综合分析。以原发病为背景的伤口个案报告才是完整的。在报告过程中，通过分析原发疾病与伤口发展的关联，可以为伤口管理提供更全面的临床依据。例如，报告1例糖尿病足溃疡伤口的治疗，必然要对该患者的糖尿病情况进行详细地阐述，包括糖尿病疾病本身、并发症情况、血糖控制情况等。在此基础上，再将所要描述伤口的诊断依据、鉴别诊断、发展过程等描述清楚。

（三）更加注重医护合作

在传统外科或内科治疗中，医师的技术和治疗方案通常占主导地位，而伤口护理的成功更依赖于医护间的密切合作。护理人员需在伤口床准备、局部处理、全身护理等方面发挥核心作用，同时，结合医师的全身治疗和外科干预，实现综合对伤口的管理。

（四）以图文报告为主

伤口的变化通过检验指标的阐述不能直观体现治疗效果，不同伤口的症状、体征，结合伤口护理过程中的照片、视频等影像资料可以更加直观地告诉读者伤口的变化。在此基础上，结合必要的文字、表格和数据，既将患者的全身情况得以说明，又可以将伤口情况得以展示。因此，对于照片资料的留取有较高的要求。个案报告中展示的照片必须有患者的一般信息、时间、诊断等必要的信息，且要求角度、光线、高度等均要尽可能一致。在展示患者照片或视频时，需严格保护患者隐私，避免暴露识别性信息，并确保取得患者知情同意。

（五）体现连续性和完整性

伤口护理个案报告需要选择一个护理过程完整、连续的典型案例。一般选择从接诊到愈合或发生明显变化的护理过程，因为此过程能体现治疗的有效性，能说明医护人员在诊治该伤口时对伤口变化的宏观把控。相反，失败但具有重要启发意义的个案报告也具有参考价值。

三、伤口护理个案报告的基本格式和要求

（一）基本格式

伤口护理个案报告还未形成固定的格式，大多数个案报告遵循一般论文的基本格式，即标题、摘要、关键词、背景、患者一般资料、护理过程、结果、结论等。在此过程中，需要体现护理过程和讨论，但上述各项的具体内容并无明确的要求。2013年，有研究对此提出了具体的要求，并形成了个案报告的指导文件，具体内容见表7-4-1。从表7-4-1中可以看出，以往的个案报告中基本包括指南中所列的内容，但“患者视角”和“知情同意”2个项目是缺失的。同时，在书写摘要时许多现有文章还是以“目的、方法、结果、结论”的结构

书写，但个案报告可以将需要报告的案例精练地总结为表7-4-1中所述的几个问题进行展现，这可能会更加有利于增加文章的可读性。

表7-4-1　CARE中个案报告的条目及具体要求

条目名称	条目序号	简述
题目	1	标题中应出现病例报告（或病例研究）字样及最感兴趣的现象（如症状、诊断、检查、干预措施）
关键词	2	用2～5个词概括本案例的关键要素
摘要	3	导言：这个案例增加了什么？ 案例介绍： 患者的主要症状 主要临床发现 主要诊断和干预措施 主要结局 结论：从这一案例中可以得到哪些主要启示？
介绍	4	参考相关医学文献，简要介绍该病例的背景情况
患者信息	5	人口统计学信息（如年龄、性别、种族、职业） 患者的主要症状（主诉） 病史、家族史和社会心理史：尽可能包括饮食、生活方式和遗传信息，以及相关合并症的详细情况，包括过去的干预措施及其结果
临床发现	6	描述相关的体格检查结果
时间表	7	描述本案中的重要日期和时间（表格或图表）
诊断性评估	8	诊断方法（如体格检查、实验室检查、影像学检查、问卷调查） 诊断方面的挑战（如经济、语言/文化） 诊断推理，包括考虑的其他诊断 预后特征（如分期）
治疗干预	9	干预类型（如药物、手术、预防、自我护理等） 干预措施的实施（如剂量、强度、持续时间） 干预措施的变化（说明理由）
后续行动和成果	10	总结所有随访的临床过程，包括 临床医师和患者评估的结果 重要的后续检测结果（阳性或阴性） 干预的依从性和耐受性（以及如何进行评估） 不良和意外事件
讨论	11	处理该病例的优势和局限性 相关医学文献 得出结论的理由（包括对因果关系的评估） 本案例报告的主要启示
患者视角	12	患者应尽可能分享自己的观点或经历
知情同意	13	患者是否知情同意？如有要求，请提供

注：CARE.病例报告指南（Case REport guideline）。

当然，该表格仅是一个参考，个案报告并非一定要按照上述内容叙述，其重点在于能否将想要说明的临床问题表达清楚。以*Endoscopy*杂志收录的题为*Endoscopic ultrasound-guided retrieval of a migrated plastic stent from a pelvic abscess*的文章为例，该文章介绍了1例55岁的日本男子因肝脏脓肿继发盆腔脓肿，塑料支架移入盆腔脓肿腔，随后采用细内镜取出支架的过程。文章用简短的篇幅介绍了该类并发症的应对措施，为同行在遇到此类问题时提供了重要参考。又如在张媛媛等报道的《1例药液外渗致慢性难愈性创面形成患者的中西医结合护理》中，将该输液外渗伤口的处理充分结合铜砭刮痧和火龙罐综合灸，为输液外渗伤口的中西医结合处理提供了参考。

总而言之，目前伤口个案报告并未形成固定的格式，可以以上述指南为参考，也可以按国内外认可度高的杂志稿约要求进行书写。当然，期望伤口领域的专家能够形成类似于国内关于放疗个案报告指南的具体文件，有利于推动伤口个案报告标准化的建立，并提高其质量。

（二）要求

对于伤口个案报告而言，除上述大的条目外，具体的每一项均有相关的要求，在此进行简单陈述，仅供参考。

1. 题目 题目应当尽可能简洁，用有限的字数表达出所要叙述伤口的问题。如“1例Wagner4级糖尿病足患者伤口的护理个案报告”，能够清晰地表达出所要描述的伤口是糖尿病足，并且分级为Wagner4级。但如果写成“1例糖尿病足患者的护理个案报告”，既不能明确是处理该糖尿病足的伤口还是其他问题，又不能让读者知道伤口的分级。

2. 关键词 关键词的选择很重要，需要用2～5个词汇突出和强调文章的重点和核心问题。关键词大概率会在题目和摘要中频繁出现，拟选择的关键词应当以题目为基础，从摘要中提炼若干最能代表文章内容、方法、结果的词。关键词大多数情况下是名词，个别情况下可以选择动词，可以是词或词组。关键词应首选主题词。主题词是特别为文献的标引和检索而从自然语言词汇中挑出来并加以规范的名词术语（单词或词组）。英文关键词的标引尽可能采用NLM编辑最新版的*Index Medicus*中《医学主题词表》（*Medical Subject Headings*，MeSH）中的规范主题词。中文文章的关键词标引应尽量采用《汉语主题词表》和《中国中医药主题词表》中规范的名词术语。在选择好关键词后，关键词之间用分号间隔，最后一个关键词不用标点符号。

3. 摘要 摘要有描述性摘要、信息型摘要和机构化摘要，对于个案报告而言，通常选择描述性摘要或信息型摘要。伤口护理个案报告首先会在摘要中描述所选择案例的严重程度、愈合困难的原因、采用的不同于以往的新的治疗方案和最终的结局。最后增加对于该案例的治疗体会和讨论。摘要的字数不能太多，一般要求在200字左右。当然，不同期刊的要求可能具有差异，可以根据具体要求书写。

4. 介绍 又称“背景”，主要描写所选择伤口的流行病学特征、危害及国内外同行目前的处理方案。在此基础上，引出选择该案例的原因和目的。

5. 患者信息 对于所选案例患者的基本信息进行详细的介绍，包括患者的一般人口学资料、主诉、现病史、既往史和家族史等。不能暴露患者的隐私，主诉应当是对于伤口的主诉，而不是其住院治疗时相关科室的主诉。现病史是描述与伤口相关的病史，包括损伤原因、治疗经过、有无进行必要的检查、检验等。

6. **相关的临床检查或检验** 这一部分可以合并到患者的基本信息中，也可以单独进行描述。如果发现与患者伤口相关的特殊检查、检验结果，对于案例结果有巨大影响的发现等。

7. **时间轴** 案例报告必须呈现出一定的顺序和连续性，尤其对于慢性伤口而言，治疗的过程可能会持续数月之久。从接诊后开始描述，一直到案例报告结束，应当按照真实的时间顺序展现案例。在个案比赛或幻灯片中可以将时间轴作为汇报的主线。

8. **诊断性评估** 伤口护理个案的评估要体现整体评估和局部评估，也要体现评估的连续性和倾向性。即首次评估进行全面的全身评估和局部评估，后续每一节点的展现应体现以局部评估为主，明显的全身变化为辅的倾向性。首次全身评估和局部评估主要为能够做出准确的伤口诊断提供证据。后续每一节点的评估既能体现伤口的变化，又能体现治疗随着变化的调整。在局部评估中一般使用伤口三角评估、“TIME”原则等经典的理论。

9. **治疗干预** 这一部分通常会在评估后进行描述，主要描述伤口处理的方案。着重描述清创的方式、选择的内外层敷料、伤口处理频次及做出选择的理由。

10. **结果** 对于伤口护理个案而言，最终的结果可以是恶化，也可以是好转或愈合。

11. **讨论** 是个案汇报的精髓，既能体现治疗思路和理由，又可以提出新的治疗经验和重要的参考价值，还可以将治疗中的困难进行罗列，对将来的研究方向进行展望。

12. **参考文献** 选择近5年内的参考文献，一般要求中、英文文献同时存在，能够选择高质量的文献更好。文献条目一般要求在10篇以上。参考文献的格式，需要根据不同的期刊要求进行。目前，在国内通常参考的是国家发布的GB/T 7714—2015《信息与文献 参考文献著录规则》。

参考文献

[1] POWERS J G，HIGHAM C，BROUSSARD K，et al. Wound healing and treating wounds：chronic wound care and management [J]. J Am Acad Dermatol，2016，74（4）：607-626.
[2] 汤一帆，赵静，胡馨予，等. 成人不可分期压力性损伤患者伤口护理循证实践 [J]. 护理管理杂志，2023，23（3）：168-173.
[3] 卢芳，冯毕龙. 伤口的分类及处理原则 [J]. 中国临床护理，2010，2（4）：365-367.
[4] 唐云云，曾冬阳，李娟，等. 1例腹部术后切口裂开合并脂肪液化行伤口拉合的循证护理 [J]. 循证护理，2022，8（4）：565-568.
[5] 蔡明瑾，高静，柏丁兮，等. 肠造口坏死预防与护理的最佳证据总结 [J]. 中华护理教育，2023，20（1）：93-98.
[6] 左红霞. 临床护理问题的构建模型/工具 [J]. 护理学杂志，2015，30（20）：18-22.
[7] 孙皓，时景璞. 循证医学中PICO模型的扩展及其在定性研究中的应用 [J]. 中国循证医学杂志，2014，14（5）：505-508.
[8] 左红霞，牛玉明，程艳丽. 循证护理证据资源的检索 [J]. 循证护理，2015，1（4）：145-151.
[9] 王新玲，林静，陈彬. 循证医学外文检索与构建检索策略的方法 [J]. 中国循证心血管医学杂志，

2016，8（2）：142-143.
[10] 唐琪，靳英辉，孙文茜，等. 2012年—2015年国内护理领域系统评价及Meta分析的方法学质量评价[J]. 护理研究，2016，30（28）：3578-3581.
[11] 杨楠，肖淑君，周奇，等. GRADE在网状Meta分析中应用的基本原理和方法介绍[J]. 中国循证医学杂志，2016，16（5）：598-603.
[12] MUNN Z，PORRITT K，LOCKWOOD C，et al. Establishing confidence in the output of qualitative research synthesis：the ConQual approach[J]. BMC Med Res Methodol，2014，14：108.
[13] 周凌寒，康丽萍，康良琦，等. 银离子敷料联合负压引流治疗感染性伤口的系统评价[J]. 中华护理教育，2021，18（11）：1032-1039.
[14] 李晓惠，吕久余. 护理科研概述[J]. 现代护理，2004，10（5）：489-490.
[15] 肖顺贞. 护理研究[M]. 北京：人民卫生出版社，2008.
[16] 胡雁. 护理研究的选题[J]. 国外医学（护理学分册），2004，23（8）：383-385.
[17] 韩世范，程金莲. 护理科学研究[M]. 北京：人民卫生出版社，2010.
[18] 李铮，刘宇. 护理学研究方法[M]. 北京：人民卫生出版社，2018.
[19] 李卓娅，龚非力. 医学科研课题的设计、申报与实施[M]. 北京：人民卫生出版社，2008.
[20] 孙继红，吴瑛. 护理科研 STEPBY STEP[M]. 北京：人民军医出版社，2010.
[21] 刘可，颜君，张美芬. 质性研究和量性研究的区别[J]. 中华护理杂志，2003，38（1）：68-69.
[22] 沈红兵，齐秀英. 流行病学[M]. 北京：人民卫生出版社，2018.
[23] 许国魏，魏晟. 现场流行病学[M]. 北京：人民卫生出版社，2017.
[24] 孙颖浩，贺佳. 临床研究设计与实践[M]. 北京：人民卫生出版社，2017.
[25] 游顶云，韩丽媛. 实用临床流行病学研究设计[M]. 北京：人民卫生出版社，2021.
[26] 杨士保. 医学科学研究与设计[M]. 北京：人民卫生出版社，2015.
[27] 吴移谋，王毅. 医学科研思维与方法[M]. 北京：人民卫生出版社，2016.
[28] 罗云梅，曾智，何文博，等. 我国成人高血压的流行病学现状及趋势[J]. 中国胸心血管外科临床杂志，2024，31（6）：922-928.
[29] 关丽征，时雨萌. 病例对照研究在医学科研中的理论、设计和实践[J]. 北京医学，2020，42（7）：660-663.
[30] 姚江月，高琦. 横断面调查在医学科研中的理论、设计和实践[J]. 北京医学，2020，42（6）：543-548.
[31] 张姮. 老年慢性病人健康赋权理论框架的构建[D]. 上海：第二军医大学，2012.
[32] WONG H，LEE S F，CAINI S，et al. Barrier films or dressings for the prevention of acute radiation dermatitis in breast cancer：a systematic review and network meta-analysis[J]. Breast Cancer Res Treat，2024，207（3）：477-496.
[33] ZHANG J，ZHAO Y N，ZHAO X W，et al. Efficacy and safety of red and infrared light in the adjunctive treatment on diabetic foot ulcers：a systematic review and meta-analysis[J]. Complement Ther Clin Pract，2024，57：101906.
[34] WANG M S，LUO X F，XIAO X J，et al. CARE-radiology statement explanation and elaboration：reporting guideline for radiological case reports[J]. BMJ Evid Based Med，2024，29（6）：399-408.
[35] SOGA K，SUZUKI Y，HAYAKAWA F，et al. Endoscopic ultrasound-guided retrieval of a migrated plastic stent from a pelvic abscess[J]. Endoscopy，2024，56（S 01）：E870-E871.
[36] 张媛媛，龙秀红，吕婵，等. 1例药液外渗致慢性难愈性创面形成患者的中西医结合护理[J]. 中华护理杂志，2024，59（7）：808-811.

[37] 金志超. 医学研究中的系统综述与meta分析 [J]. 上海预防医学，2023，35（7）：724-727.
[38] GRAPSA J. How to write your first clinical case report [J]. JACC Case Rep，2022，4（21）：1456-1458.
[39] 颜虹. 医学统计学 [M]. 北京：人民卫生出版社，2016.
[40] GAGNIER J J，KIENLE G，ALTMAN D G，et al. The CARE guidelines：consensus-based clinical case reporting guideline development [J]. BMJ Case Rep，2013，2013：bcr2013201554..
[41] 黄民主. 临床流行病学 [M]. 北京：高等教育出版社，2008.
[42] EGGER M，SMITH G D，ALTMAN D G. Systematic reviews in health care：meta-analysis in context [M]. Blackwell：BMJ Books，2001.

第八章

伤口专科护理管理

学习目标

【知识目标】

1. 掌握伤口专科护理人才培养的核心能力要求。
2. 熟悉伤口专科人才培训体系的构成。
3. 了解伤口患者依从性的管理策略及其在伤口护理中的重要性。

【能力目标】

1. 能够根据伤口治疗门诊的设置规范，评估和优化现有门诊的运行效率和护理质量。
2. 能够运用伤口患者依从性的监测方法，对患者的依从行为进行有效管理和干预。

【素质目标】

1. 具有关注伤口患者心理感受和尊重伤口患者隐私的态度和行为。
2. 强化感染控制意识，贯彻在伤口护理中的感控要求，确保患者安全。

第一节　伤口治疗门诊的设置规范

随着医疗技术的进步和人口老龄化趋势的加剧，伤口护理需求日益增长，特别是在慢性伤口和复杂创伤的处理上。为满足这一需求，医疗机构必须建立和维护规范的伤口治疗门诊，以提供专业、高效的护理服务。规范的伤口治疗门诊不仅能够提升患者护理质量，保障患者安全，还能促进伤口护理领域的专业发展和技术创新。

整体来讲，国内伤口治疗门诊的发展呈现出不均衡的状态，不同地区和级别的医疗机构在伤口治疗门诊的建设和管理上存在差异。尽管大型医院可能已经建立了较为完善的伤口治疗门诊，但基层医疗机构仍在发展中。专业伤口治疗护理人才相对缺乏，尤其是基层医疗机构。同时，随着医疗技术的迅速发展，伤口治疗门诊需要不断更新设备和治疗方法以保持先进性。管理水平的参差不齐和患者需求的增长也对医疗机构提出了更高的要求。政策支持和行业规范的出台正在促进伤口治疗门诊的规范化建设和发展，以应对这些挑战。

伤口治疗门诊规范设置能够提升专科护理的同质化，确保所有患者在不同时间和地点都能接受同质化、标准化的伤口护理服务。这需要通过实施标准化流程、专业培训、质量控制、政策和指南的制定、患者教育、多学科合作及持续改进等措施来实现，旨在提高患者满意度，减少治疗差异，提高护理效率，并最终改善患者的治疗结果和生活质量。此外，规范的伤口治疗门诊能够提高工作效率，优化资源配置，促进创面护理专业人才的培养和发展，支持教育和研究工作，从而推动创面治疗技术的研究和创新。规范设置还有助于提升医疗机构的专业形象，吸引更多的患者和专业人才，满足日益增长的医疗需求。

一、常见伤口治疗门诊运行模式

在探讨伤口治疗门诊的有效管理与服务提供时，了解不同的运行模式对于优化患者护理和提高工作效率至关重要。以下是常见的伤口治疗门诊运行模式，它们各自具有独特的优势和适用场景。

1. 医师完全主导模式　医师负责伤口治疗门诊的整体运行，包括伤口的评估、治疗计划的制订、执行及后续的跟踪。护士和其他人员在医师的指导下仅负责诊疗运行和辅助工作。

2. 护士主导模式　又称“专科护理门诊模式”，是指伤口专科护士负责门诊的运行，并在伤口治疗评估、护理计划的制订和实施中扮演核心角色，医师属于或不属于该护理单元，提供必要的医疗支持和干预。该模式沿用国外造口治疗师工作模式，同时涉及造口、伤口、失禁，甚至PICC维护等治疗操作，也可承担院内专科会诊工作。

3. 医护合作模式　又称“医护一体化伤口治疗门诊模式”，医师和护士共同参与伤口治疗的决策过程，形成互补的合作关系。医师负责医疗决策，而护士则负责实施治疗计划和提供日常护理。医护一体化的伤口治疗门诊模式是一种充分发挥医师和护士专业价值、实现资源合理配置的有效工作方式，也为医护人员提供了持续教育和专业发展的机会。因此，医护一体化模式被认为是当前的主流模式，能够满足患者需求，推动医疗服务质量的持续提升。

4. 多学科团队合作模式　集中了医师、伤口治疗师、营养师、物理治疗师等专业人员的智慧和技能，共同为患者提供全面的伤口护理。这种模式下，每个团队成员根据自己的专业背景，参与患者的评估、治疗计划制订和执行，以及后续护理。通过紧密合作，团队能够为患者提供个性化的治疗方案，促进伤口愈合，改善预后。此模式强调团队间的沟通与协调，确保患者得到连贯、高效的医疗服务，提升治疗效果。这种模式是未来伤口护理发展的重要方向。

二、伤口治疗门诊基本要求

（一）服务范围及内容

伤口治疗门诊的服务范围需基于本中心的伤口处理能力，为急、慢性伤口患者提供全面的医疗护理服务，伤口类型可包括但不限于烧烫伤、创伤性溃疡、压力性损伤、糖尿病足等。服务内容从整体评估和伤口局部评估开始，涵盖诊断、治疗策略的制定、治疗措施的选择与实施，效果评价、患者随访及健康教育等各个环节，确保患者得到连贯、细致的护理。

（二）护理人员配置

伤口治疗门诊的护理人员配置要求严谨，以确保高质量的护理服务。具体要求包括至少配备1名具备本科及以上学历、主管护师及以上职称的伤口专科护士担任护理主管，负责行政管理和专业指导，且该主管需具备至少2年在伤口治疗门诊工作的经验。此外，根据日常门诊量的波动，门诊将合理配置伤口专科护士的数量，从而确保每位患者都能获得充分的关注和护理。

（三）分区设置

伤口治疗门诊应至少设置候诊区、分诊区和伤口治疗室。其中，清洁伤口治疗室与污染、感染伤口治疗室应分开，以降低交叉感染的风险。医护通道与患者通道也应分开，以优化工作流程并保护患者隐私。此外，伤口治疗室内应明确划分办公区、物料储存区、治疗准备区、伤口治疗处置区和污物处置区，以符合WS/T 311—2023《医院隔离技术标准》的要求。物料储存区应分区存放无菌物品和清洁物品，并按照有效期由近及远有序存放，确保物品管理的高效性和安全性。为了支持健康教育、会议、科研和远程咨询，还宜设置多功能区域，并配备远程视频系统，以促进知识的传播和交流。这样的分区设置有助于提高伤口治疗门诊的工作效率和患者满意度，同时降低感染的风险，提升服务质量。

（四）基本设施

在构建创面治疗门诊时，确保基本设施的完善是提供高质量医疗服务和保障患者安全的关键。以下是根据中国研究型医院协会发布的T/CRHA 068—2024《伤口治疗门诊设置要求》提出的必需基本要求，构建功能齐全、高效的伤口治疗环境。

1. 空间与布局 诊疗床间距应保持不小于0.8 m，以确保患者享有充足的个人空间和隐私。每张床的平均建筑面积不少于3 m^2，为医疗操作提供必要的空间。此外，门宽至少应为1 m，以便于患者和医疗设备的顺畅通行。

2. 办公与存储设施 办公区域应配备必要的阅片装置、电脑和打印机等设备，以支持日常的医疗文档处理和信息管理。每张诊疗床旁需配备1台移动换药车和换药凳或椅，换药车应具备分层存放无菌和清洁物品的储存功能，便于医护人员高效地进行伤口护理。

3. 感染控制与卫生设施 为有效控制感染和维护个人卫生，伤口治疗室应配备手卫生设备，并在污染物品处置区设置双池双水龙头，以便医护人员和污物处理时分别使用。此外，非接触式洗手装置的设置需符合WS/T 313—2019《医务人员手卫生规范》，以进一步加强感染控制措施。

4. 医疗设备与急救设施 伤口治疗室应配备管道氧和吸氧装置，以及负压吸引管道和附属负压装置，以满足特定治疗需求。同时，为了应对紧急情况，应配备急救车、除颤仪等必要的急救设施。

5. 环境与安全设施　为了保持室内空气质量，应安装有效的通风系统，并配备紫外线灯或空气消毒器，以符合WS/T 591—2018《医疗机构门急诊医院感染管理规范》的要求。这些环境与安全设施有助于创造一个清洁、安全的医疗环境，保护患者和医护人员的健康。

（五）物品配置

在伤口治疗门诊的高效运营中，配备适当的物品是提供专业护理的基础。以下是伤口治疗门诊所需的关键物品配置。

1. 伤口评估与测量物品　伤口专科护士在进行伤口评估和管理时，需要一系列专业的评估工具。包括皮尺、伤口测量尺、体重秤、棉拭子及红外线皮温计等，这些工具有助于对伤口的大小、深度和严重程度进行准确测量，以及对患者的整体状况进行评估。同时建议配备1台数码照相机统一拍摄伤口照片，以便储存和查询。

2. 清洗与消毒物品　为了保持伤口清洁和预防感染，伤口治疗室应配备0.9%氯化钠注射液、过氧化氢溶液等清洗液，以及符合WS/T367—2023《医疗机构消毒技术标准》要求的消毒液，如碘伏、乙醇、季铵盐类及氯己定等。这些物品应储存在干燥、阴凉、避光的环境中。同时，应有清晰的标签标明产品信息，并分类存放以避免交叉污染。

3. 敷料与包扎物品　伤口处理需要各种类型的敷料，包括传统的纱布、凡士林纱布、棉垫，以及新型功能型敷料，如水凝胶、薄膜敷料、水胶体敷料、泡沫敷料、藻酸盐敷料、亲水纤维敷料、含银敷料和瘢痕预防敷料等。应定期检查敷料的有效期，确保使用前均为合格产品，使用后及时补充库存，以保证连续性和及时性。此外，敷料的包装应保持完整，标签清晰，易于识别和取用，以提高工作效率和确保患者安全。

4. 治疗与辅助设备　除基本的敷料外，伤口治疗室还可根据技术和病种需要，配备伤口清创治疗设备，如超声波清洗机，以及小型手术设备，如电刀、电极板等。此外，糖尿病足等特定类型的伤口，还应配备周围血管筛查设备和周围神经病变筛查工具，以提供更专业的治疗和护理。需要压力治疗的患者，伤口治疗室应配备短延展/长延展压力绷带等物品。这些物品对于改善血液循环，促进伤口愈合具有重要作用，特别是在处理下肢静脉性溃疡等伤口时。

综上所述，伤口治疗门诊的物品配置应全面考虑各类敷料与包扎物品的特性和储存要求，以确保在提供伤口护理时能够满足不同患者的需求，保障治疗的连续性和有效性。

（六）专科管理制度建设

在伤口治疗门诊的高效运作中，专科管理制度的建设是确保护理质量和患者安全的核心。以下是构建有效专科管理制度的关键要素，它们对于提升医疗服务的标准化和系统化至关重要。

1. 患者就诊档案管理　建立和维护详尽的患者就诊档案是专科管理制度建设的基石。患者就诊档案包括收集和整理患者的基本信息、疾病信息、评估单、处理策略等，需确保信息的准确性、完整性和延续性，同时严格遵守隐私保护规定，采用标准化记录格式，并考虑电子化管理以提高效率。此外，应定期对档案管理进行审计和监控，确保符合医疗质量和安全标准。

2. 创口评估及记录规范 制定统一的伤口评估及记录规范是提高护理质量的关键。确立伤口评估的标准流程、记录格式和伤口图片采集规范，遵循标准化流程，详细记录伤口特征和治疗措施，并使用专业术语以确保记录的准确性和一致性。同时，应定期更新评估规范，以反映最新的临床实践，并确保所有记录可被安全存储和保密。

3. 知情同意与操作规程 制定侵入性操作（如清创）的知情同意书和操作规程，确保患者充分了解治疗的风险和收益，并明确同意。同时，明确操作流程和并发症处理制度，保障治疗的安全性和有效性。

4. 护理技术操作流程 建立伤口护理技术操作流程，包括伤口清洗、敷料更换、细菌培养采集、疼痛管理等，确保护理操作的标准化和规范化。制定护理技术操作流程时，需确保流程遵循专业标准、明确易懂，并强调患者安全；同时，定期对医护人员进行培训，监督流程执行情况，并根据反馈进行持续改进，以提升护理质量和患者满意度。

5. 质量控制与敏感指标 制定伤口护理质量敏感指标，如伤口愈合率、伤口面积缩小率等，定期监测和评估护理质量。通过这些指标，可以及时发现问题，采取改进措施，持续提升护理服务水平。

6. 转诊制度与流程 建立与其他科室、基层社区、家庭护理的转诊指征、流程及策略，确保患者能够在不同护理阶段获得连贯的医疗服务，这有助于优化资源配置，提高整体医疗服务效率。

专科管理制度建设是确保伤口治疗门诊高效、安全运作的关键，通过制定和执行一系列标准化流程和政策，可以提升护理质量，保障患者安全，并促进伤口治疗的持续改进。这些制度不仅为伤口专科护士提供了明确的工作指导，也为患者提供了更加专业和个性化的护理服务。

第二节　院内伤口专业组的组建与运行

一、院内伤口专业组的目标与定位

院内伤口专业组的目标是通过提供高质量的专业护理服务，预防和控制感染，教育与培训护理人员，促进多学科合作，开展研究与创新，以及进行质量控制与改进，以提高伤口愈合率，减少并发症的发生，提升患者满意度，并降低整体医疗成本。

院内伤口专业组定位为医院内伤口护理专科人才的组织，负责提供专业护理服务，传播伤口护理知识和技能，监控和提升护理质量，促进多学科间的协作，推动护理实践的研究与创新，以及优化资源配置，以实现患者护理的最优化和医院资源的有效利用。

二、院内伤口专业组的工作内容

院内伤口专业组作为医院层面的专业协调机构，不仅直接参与患者的伤口治疗与护理工作，更承担着统筹资源、推进专科护理进展、提升专科影响力的重要职责。虽然其成员在日常工作中深入病房，从事具体的临床伤口治疗与护理，但专业组本身是在病房层级之上建立的，旨在通过跨科室、跨专业的合作，实现伤口治疗与护理的专业化、标准化和高效化。以下是院内伤口专业组的主要工作内容。

（一）资源协调与整合

1. 跨部门合作 伤口专业组需与医院内的外科、急诊科、烧伤科、皮肤科等相关科室建立紧密的合作关系，确保在需要时能够快速调配资源，为患者提供及时、有效的伤口治疗。

2. 人力资源调配 根据临床需求，合理调配伤口治疗师、护士等专业人员，确保每个患者都能得到专业的伤口护理服务。

（二）推进专科护理发展

1. 制定专业标准 依据国内外最新的伤口治疗指南和研究成果，制定或更新医院内部的伤口治疗与护理标准，确保临床工作的规范性和科学性。

2. 培训与教育 定期组织伤口治疗与护理的专业培训，提升医护人员的专业技能和知识水平，推动专科护理的持续发展。

3. 科研与学术交流 鼓励和支持专业组成员参与科研项目，与国内外同行进行学术交流，引进和推广先进的伤口治疗技术。

（三）专业质量控制与评估

1. 建立质量控制体系 构建完善的伤口治疗与护理质量控制体系，定期对临床工作进行质量评估，确保治疗与护理的有效性和安全性。

2. 数据分析与反馈 收集和分析伤口治疗与护理的相关数据，如伤口愈合率、感染率等，为临床决策提供科学依据，并及时向临床团队反馈质量控制结果。

3. 持续改进 根据质量控制的评估结果，及时调整和优化伤口治疗与护理流程，推动专科护理质量的持续提升。

（四）提升专科影响力

1. 临床示范与指导 通过临床示范、病例分享等方式，向其他科室展示伤口治疗与护理的专业性和有效性，提升专科在医院内部的影响力。

2. 患者教育与宣传 针对院内需求，进行专科知识的循证及更新，加强对患者及其家属的伤口护理知识教育，提高他们对伤口治疗的认知度和满意度，同时利用医院宣传渠道，扩大专科的社会影响力。

3. 参与医院管理 积极参与医院的管理决策，为医院的整体发展贡献专科智慧和力量，推动医院伤口治疗与护理水平的全面提升。

（五）协调资源完成专业学会及业内相关工作

1. 参与专业学术活动 组织或参与国内外伤口治疗与护理领域的专业学术会议、研讨会等活动，与同行交流经验，分享研究成果。

2. 承担学会任务 作为医院代表，承担专业学会分配的任务，如参与制定行业标准、参与专业学会组织的科研项目等。

3. 拓展专业影响力 通过发表专业论文、参与学术会议演讲、接受媒体采访等方式，提升医院伤口治疗与护理专业的知名度和影响力。

综上所述，院内伤口专业组的工作内容涵盖资源协调、专科护理进展推进、专业质量控制与评估、专科影响力提升及协调资源完成专业学会及业内的专业相关工作等多个方面。通过专业组的努力，可以推动医院伤口治疗与护理工作的专业化、标准化和高效化，为患者提供更加优质的医疗服务，同时提升医院在伤口治疗与护理领域的专业地位和影响力。

三、院内伤口专业组的角色架构

院内伤口专业组的角色架构是一个由组长领导、核心成员支持、专科护士执行、病房联络员协调及多学科团队合作的多层级、跨专业网络，共同致力于提供高效、全面的伤口护理服务。

（一）组长（负责人）

负责伤口专业组的整体规划、管理和质量控制，确保团队目标的实现和护理标准的执行。

（二）核心组

参与伤口专业组工作的设计与组织，协助组长进行临床指导和质量监督，参与制定护理政策和流程。

（三）专科护士

直接为患者提供专业的伤口护理服务，包括伤口评估、处理和记录，并教育患者及家属。在组长和核心组的领导下，完成专业组的各项工作。

（四）病房联络员

负责伤口专业组内外的沟通协调，确保信息流通和任务执行。特别是在没有伤口专科护士的病房，在专科护士指导下进行简单的伤口护理服务。对病房护士进行培训和问题反馈。

（五）多学科团队成员

包括各专科医师和相关专业人士，共同参与慢性伤口患者的治疗和护理。

总而言之，院内伤口专业组的架构应体现多层级执行体系、多学科协同等特点，以保证护理服务的全面性和高效性。这种架构确保了从顶层决策到基层执行的每个环节都有明确的职责和目标，同时促进了不同专业领域的知识和技能的整合，以提供最优化的伤口治疗方案。

四、院内伤口专业组的资源配置

院内伤口专业组作为医院内伤口护理的核心力量，其资源配置直接关系到伤口护理的质量与效率。合理的资源配置不仅能够提升伤口护理的专业性，还能优化资源利用，提高患者满意度。以下将从人员配置、教育培训资源、信息技术支持资源、科研及学术资源及绩效以及奖励资源等方面阐述院内伤口专业组的资源配置策略。

（一）人员配置

在人员配置上，院内伤口专业组遵循抓重点、广覆盖的模式。由经验丰富的伤口专科护士和治疗师组成核心组，在重症监护病房、外科、骨科等伤口高发科室重点培养伤口治疗师，负责复杂伤口的评估、治疗与护理。而在其他科室，则配置联络员，他们通常是科室内的资深护士，负责协调与伤口专业组的沟通与合作，确保伤口患者得到及时、专业的护理。这种配置既保证了重点科室的专业力量，又实现了全院伤口护理的无缝衔接。

（二）教育培训资源

教育培训资源是提升伤口专业组整体专业能力的重要途径。医院应为伤口专科护士和治疗师提供系统的培训课程，涵盖伤口评估、治疗、护理及质量管理等方面。此外，医院还定期邀请国内外伤口护理领域的专家举办讲座和研讨，为伤口专业组成员提供最新的行业动态和技术支持。

（三）信息技术支持资源

信息技术支持资源能够为伤口专业组提供高效的信息管理工具。医院应建立电子病历系统和伤口护理数据库，实现伤口护理记录的电子化和数据化。信息系统应能够高效收集并分析院内伤口数据，特别是压力性损伤的情况，为伤口专业组提供精准的管理支持和决策依据。同时，它还应具备预警功能，助力医护人员及时干预，有效预防和控制压力性损伤的发生。

（四）科研及学术资源

科研及学术资源是推动伤口护理专业发展的重要动力。医院应为伤口专业组提供科研项目经费支持，鼓励其开展伤口治疗与护理相关的研究。同时，应支持机构间建立合作关系，共同开展科研项目，打造和提供学术交流的平台，为伤口专业组成员提供广阔的学术视野和合作机会。

（五）绩效及奖励资源

为了激励伤口专业组成员的积极性和创新精神，医院还应建立完善的绩效及奖励机制。一方面，医院通过定期的绩效考核，对伤口专业组成员的工作表现、专业能力、患者满意度等方面进行全面评估，确保团队成员的工作质量和效率。另一方面，医院可设立多种奖励措施，如年度优秀伤口专科护士奖、科研项目成果奖等，对在伤口护理、科研创新、患者教育等方面取得突出成绩的团队成员给予物质和精神上的奖励。这些奖励不仅体现了医院对伤口专业组成员的认可和尊重，也进一步激发了他们的工作热情和创造力，为伤口护理专业的发展注入了新的活力。

综上所述，院内伤口专业组的资源配置是一个系统工程，需要综合考虑人员、教育、信息、科研和绩效奖励等多个方面。通过合理的资源配置和科学的管理，可以进一步提升伤口护理的专业性和效率，为患者提供更加优质、高效的伤口护理服务。同时，这也将推动医院伤口护理专业的发展，提升医院的整体竞争力和影响力。在未来的发展中，医院将继续优化伤口专业组的资源配置，不断提升伤口护理的水平和质量，为患者带来更好的治疗效果和体验。

五、院内伤口专业组解决临床问题的运作流程

院内伤口专业组作为专科护士的集合体，首要任务是致力于全面推动和提升全院的伤口护理质量，其基本运作流程如下。

（一）需求分析与目标设定

伤口专业组首先需要对全院伤口护理的需求进行深入分析，包括了解患者群体的特点、伤口类型的分布情况、护理资源的现状及医护人员的专业能力等。基于这些需求分析，伤口专业组会设定明确的质量提升目标和改进计划。这些目标通常涵盖伤口护理的各个方面，如降低感染率、提高愈合率、缩短住院天数等。同时，制订详细的改进计划，明确各阶段的任务和时间节点，确保目标的实现。

（二）资源整合与配置

在明确需求和目标后，伤口专业组开始整合全院伤口护理相关的资源，包括人力资源的调配，如增加伤口专科护士的数量和分布，确保各科室都有专业的伤口护理支持；物料技术资源的引入，如引入和传播最新的伤口护理理念和方法，提升护理效果。通过合理的资源整合与配置，伤口专业组为全院伤口护理工作的顺利开展提供坚实的保障。

（三）标准制定与培训

为了确保全院伤口护理工作的规范性和一致性，伤口专业组应定期制定或更新全院的伤

口护理标准和指南。这些标准应涵盖伤口评估、清洁、包扎、换药等各个环节，确保每个步骤均符合最新的科学研究和临床实践。同时，伤口专业组还会定期组织全院范围内的伤口护理培训课程，邀请专家进行授课，提升医护人员的伤口护理知识和技能。通过系统的培训和考核，确保每位医护人员均能熟练掌握最新的伤口护理技术和方法。

（四）临床支持与咨询

伤口专业组不仅制定标准和培训，还为临床科室提供伤口护理的专业支持和咨询服务，包括定期巡诊、了解各科室伤口护理的实际情况、发现潜在问题并提供针对性的指导和建议。当临床科室遇到复杂伤口护理难题时，伤口专业组会组织专家进行会诊，制定个性化的护理方案。此外，伤口专业组还应建立紧急响应机制，确保在紧急情况下能够迅速提供支持和帮助。

（五）质量监控与评估

为确保全院伤口护理质量的持续提升，伤口专业组应建立完善的质量监控与评估体系，包括定期收集和分析伤口护理数据，如伤口愈合率、感染率、患者满意度等，评估各科室伤口护理的质量。对于发现的问题，伤口专业组应及时进行反馈和处理，制定改进措施并跟踪实施效果。同时，伤口专业组还应定期组织质量分析会议，分享经验教训，探讨改进措施，形成持续改进的良性循环。

通过以上运作流程的实施，院内伤口专业组能够有效推动全院伤口护理质量的提升，为患者提供更加安全、有效、高质量的护理服务。

六、院内伤口专业组举行伤口相关继续教育项目的运作流程

随着医疗技术的快速发展和患者需求的多样化，对医护人员的伤口护理知识和技能提出了更高要求。为此，院内伤口专业组策划了伤口相关继续教育项目，旨在通过专业培训，提升医护人员的伤口护理能力，为患者提供更优质的护理服务。院内伤口专业组举行伤口相关继续教育项目的运作流程如下。

（一）项目策划与准备阶段

1. 需求调研与分析　在项目启动之初，院内伤口专业组首先应开展全面的需求调研工作。可以设计并发放问卷给医护人员，了解他们对伤口护理知识的具体需求，如伤口评估、处理技术、新型敷料的使用等。同时，通过座谈会、一对一访谈等形式，深入了解医护人员在实际工作中遇到的难题和挑战。此外，还可与患者及其家属进行沟通，收集他们对伤口护理服务的期望和反馈，确保培训内容更加贴近患者实际需求。通过对这些信息的整理和分析，专业组能够更准确地把握培训的重点和方向。

2. 目标设定与内容规划　在明确需求的基础上，核心组应设定具体的培训目标。这些目标可能包括提高医护人员对特定伤口类型的识别和处理能力、掌握最新的伤口护理技术和产品使用、提升伤口护理的整体质量等。专业组应根据目标规划课程大纲，包括基础理论、

实践技能、案例分析等多个模块，确保理论与实践相结合。

3. 课程设计与专家邀请 课程设计是项目成功的关键。伤口专业组可邀请院内外伤口护理领域的专家担任讲师，确保教学内容的前沿性和权威性。同时，注重采用多媒体教学、互动讨论、角色扮演等多种教学方法，使课程内容更加生动有趣，易于理解。此外，还可根据学员的需求和反馈，不断调整和优化课程设计，确保培训效果最大化。

4. 项目申报及审批 新项目通常在每年7月15日至9月30日申报（备案项目及国家级基地项目可能延期至次年1月31日，具体时间以通知为准），所有国家级继续医学教育项目均须通过“国家级CME项目网上申报及信息反馈系统”（https：//cmegsb.cma.org.cn）进行在线填报，并由上级部门建立申报用户后提交；项目需经专家评审，评审结果分两批公布，第一批于每年12月底公布新申报项目，第二批于次年3月底前公布备案项目及国家级基地项目。

5. 资源筹备与场地安排 为了确保项目的顺利进行，伤口专业组应提前筹备所需的教学材料、设备和耗材。包括教材、PPT、视频资料、模拟病例等。同时，根据培训规模和学员需求，确定合适的培训地点，并提前与场地管理人员沟通，确保场地设施完善，满足教学和实操需求。此外，还应安排必要的医疗设备、耗材等，以供实操课程使用，确保学员能够充分实践所学技能。

（二）项目实施阶段

1. 招生与宣传 在项目启动前，伤口专业组可通过院内公告、邮件通知、社交媒体等多种渠道，广泛宣传继续教育项目的相关信息，包括项目的背景、目标、内容、讲师阵容、报名方式等。同时，明确报名截止日期和报名方式，确保信息传达准确，吸引更多医护人员报名参加。通过有效宣传，提高项目的知名度和影响力。

2. 会议签到与注册 会议签到是确保每位参会者顺利入场的关键步骤，通常采用电子签到系统或纸质签到表，以快速、准确地记录参会者的到达情况。同时，在签到处准备会议相关的资料包，包括会议议程、参会指南、笔和笔记本等，便于参会者了解会议安排并做好记录。

3. 会议主持与进程管理 会议主持人在会议开场时简要介绍会议目的、议程安排及参会嘉宾，为会议定下基调。在会议进行中，主持人需严格把控时间，确保各项议程有序进行，引导讨论并适时调整会议节奏，防止会议偏离主题或超时。

4. 会议服务与支持 为确保参会者的舒适度和会议的高效运行，会议期间宜提供茶歇、午餐等餐饮服务，以及必要的茶水、咖啡供应。同时，宜配备专业技术人员负责会议设备的调试和维护，确保投影仪、音响等设备正常运行，及时应对并解决技术问题。

5. 会议互动与交流 会议不仅是信息的单向传递，更是观点的碰撞与交流的舞台。可设置提问环节、小组讨论等，鼓励参会者积极参与，分享见解，促进信息的深入交流与共享，增强会议的互动性和实效性。

6. 会场秩序维护 会场秩序是会议顺利进行的基础，通过设置会场入口检查、安保人员等方式，防止无关人员进入会场，同时在会议进行期间维持会场内的安静与秩序，确保会议的高效与专注。

（三）项目总结与反馈阶段

1. **收集反馈与意见**　在项目结束后，伤口专业组可通过问卷调查、小组讨论等方式，收集学员对项目的反馈意见，包括课程内容、教学方法、组织安排、讲师表现等多个方面。同时，可邀请专家对培训效果进行评价，提出改进建议。

2. **项目总结与反馈**　伤口专业组需撰写总结文件，包括执行情况报告、学分证书申领及学员调查表等，并提交审核。审核通过后，可领取学分证书并发放给学员，学员可通过网站查询并打印。

3. **持续改进**　根据项目执行和意见反馈，伤口专业组应制定改进措施，如优化课程设计、调整教学方法、加强实操训练等。这些措施旨在解决项目中存在的问题和不足，提高培训质量和效果。同时，将改进措施应用于下一次继续教育项目的策划与实施中，形成持续改进的良性循环。通过不断优化和创新，使项目更加符合医护人员的需求和期望。

展望未来，院内伤口专业组应不断优化资源配置，提升伤口护理的专业性和效率。同时，加强与其他科室和专业的合作与交流，推动多学科协作的深入发展。此外，还应积极探索新的伤口治疗技术和方法，为患者提供更加优质、高效的医疗服务，为医院的整体发展和患者的健康福祉作出贡献。

第三节　伤口患者依从性的管理

一、伤口患者依从性的重要性及管理现状

在伤口护理领域，患者的依从性是指患者遵循医疗建议和护理指导的程度。依从性是影响伤口愈合和治疗结果的关键因素之一。

依从性在伤口护理中的重要性不容忽视，它是确保患者遵循医疗建议和护理指导的关键因素，直接影响治疗效果和患者的健康结局。研究表明，良好的依从性可以显著提高伤口愈合率，减少并发症的发生，降低再入院率，从而提高患者的生活质量。一项针对糖尿病患者的研究显示，严格遵循医嘱进行血糖控制和伤口护理的患者，其伤口愈合速度比不遵循医嘱的患者快了约2.5倍。此外，依从性对于预防伤口感染也至关重要，不遵循抗生素治疗和适当护理程序的患者，感染风险增加3倍以上。

在慢性伤口管理中，依从性问题尤为突出。例如，压力性损伤患者如果不遵循翻身和皮肤护理的指导，可能会导致伤口恶化，住院时间延长，医疗成本增加。在国内外的研究中，依从性被认为是影响伤口愈合速度和质量的主要因素之一。一项在中国进行的研究通过教育干预提高患者对伤口护理的认识后，患者的依从性显著提高，伤口愈合率也随之升高。这些研究结果强调了在伤口护理中提高患者依从性的重要性，并指出通过有效的教育和沟通可以显著提高患者的依从性。

因此，医疗专业人员、患者及照顾者需要认识到提高患者依从性的重要性，并采取相应的策略，如提供个性化的教育、简化治疗方案、提供心理支持和多学科合作，以确保患者能够遵循医嘱，从而获得最佳的治疗效果。

二、伤口护理中患者依从行为的表现

在慢性伤口管理中，患者的关键依从行为表现如下。

（一）遵循医嘱和药物治疗

患者必须严格按照医嘱使用药物，包括抗生素、镇痛药和抗炎药。研究表明，药物治疗的不依从性会显著增加慢性伤口感染的风险和治疗成本。慢性伤口患者的医嘱不仅包括用药，也包括一些治疗相关指导，如压力性损伤患者的体位改变、支撑面选择，糖尿病足患者的局部减压，静脉性溃疡及淋巴水肿等情况的压力治疗等，这些治疗措施的实施虽然会带来一些不便，但对于患者的伤口愈合至关重要，患者应依照执行。因此，患者需要理解并遵循医嘱，以确保药物疗效和减少并发症的发生。

（二）定期换药和伤口护理

定期更换伤口敷料对于维持伤口清洁和适宜的湿润环境至关重要，且有助于促进伤口愈合。有条件的患者可以学习正确的伤口护理技术，包括清洁、敷料更换和观察伤口变化。

（三）生活方式的调整

对于慢性伤口患者，调整饮食和生活习惯极为重要。良好的营养摄入能够促进伤口愈合，而控制血糖、戒烟和限制酒精摄入则有助于降低感染风险、改善血液循环，并减轻炎症反应。这些健康习惯不仅能加速伤口恢复，还能提升患者的整体生活质量，降低其他慢性疾病的风险。患者需要调整饮食和生活习惯，如戒烟、限制酒精摄入、控制血糖，以促进伤口愈合。

（四）复诊和监测

定期复诊和监测伤口变化，能够确保治疗的连续性和有效性。定期复诊可以让医师及时评估伤口愈合的进展，调整治疗方案，预防潜在的并发症。监测血糖水平和伤口状况有助于及时发现感染迹象，从而采取相应措施。这种连续的医疗关注对于优化治疗效果、加速愈合过程和提高患者的生活质量至关重要。

（五）自我监测和紧急情况处理

自我监测和紧急情况处理能帮助患者及时发现伤口恶化的迹象，如红肿、分泌物增多等，从而迅速采取干预措施，以降低感染的风险，避免并发症发生，确保治疗的及时性和有效性。在居家护理中，患者应依照医护人员的指导，识别并妥善处理紧急情况，以及时发现问题并及时处理。

（六）心理和情绪管理

慢性伤口的治疗可能会持续较长时间，患者可能会经历焦虑和抑郁。因此，患者需要采取积极应对策略，如参与支持小组或心理咨询，以提高治疗依从性和生活质量。

综上所述，患者的依从行为在慢性伤口管理中起核心作用。通过教育、沟通和心理支持，医疗专业人员可以帮助患者理解和遵循这些关键行为，从而提高治疗的成功率和患者的生活质量。

三、影响伤口患者依从性的因素

影响伤口患者依从性的因素多种多样，包括健康素养、疼痛管理、治疗方案的复杂性、社会经济状况及心理支持等，这些因素共同作用于患者的治疗配合度，对伤口愈合过程产生重要影响。

（一）健康素养和知识水平

患者的健康知识水平和对治疗方案的理解直接影响其依从性。研究表明，通过教育干预提高患者对疾病和治疗的认识，可以显著提高依从性。Margolis等的研究发现，糖尿病患者对疾病认识程度的提高与其足部溃疡的依从性改善相关联。因此，提供针对性的健康教育是提高患者依从性的关键策略。

（二）疼痛管理

疼痛控制是影响患者依从性的重要因素。如果疼痛管理不当，患者可能会因为疼痛而拒绝进行必要的伤口护理。有效的疼痛管理能够减轻患者的痛苦，鼓励他们遵循护理指导，从而提高依从性。McCaffery和Beebe强调了疼痛管理在临床实践中的重要性，并指出未控制的疼痛是患者不遵循医嘱的主要原因之一。

（三）治疗方案的复杂性

治疗方案的复杂性也会影响患者的依从性。当治疗方案过于复杂或难以遵循时，患者可能会感到困惑或沮丧，导致依从性降低。Cramer的系统评价显示，药物治疗方案的复杂性是患者不依从的主要原因之一。简化治疗方案，使患者易于理解和遵循，是提高依从性的有效手段。

（四）社会经济状况和心理支持

经济困难和缺乏医疗保险可能限制患者获得必要治疗的能力，从而影响依从性。同时，抑郁和焦虑等心理状态也可能导致患者不遵循治疗方案。提供心理支持和增强家庭支持可以显著提高患者的依从性。DiMatteo等的研究表明，抑郁和焦虑情绪与患者依从性的降低有关。

综上所述，提高慢性伤口患者的依从性需要综合考虑健康教育、疼痛管理、治疗方案的简化、经济支持和心理干预等多个方面。通过这些措施，可以有效地提高患者的依从性，从而改善治疗效果和患者的生活质量。

四、伤口患者依从性的监测方法

监测伤口患者的依从性涉及一系列综合方法，包括直接观察、药物监测、患者自我报告、伤口愈合评估、依从性量表、电子监测设备及多源反馈，上述方法共同为伤口治疗师/伤口专科护士提供了全面评估患者依从性的途径。

（一）药物依从性监测

通过药盒计数、药物血浓度水平或电子药盒记录评估患者是否按时服用药物。上述方法可以提供客观的依从性数据，有助于伤口治疗师识别和解决用药问题。Cramer等的系统评价表明，药物治疗方案的复杂性是患者不依从的主要原因之一，通过电子监测设备可以显著提高患者对药物治疗的依从性。

（二）患者自我报告

通过问卷或访谈让患者自我报告其依从性行为。这种方法易于实施，但可能受到患者记忆偏差或社会期望的影响。尽管如此，自我报告仍然是评估依从性的常用方法，尤其是在缺乏其他监测手段时。

（三）伤口愈合评估

定期评估伤口的愈合进程，包括伤口大小、深度和感染迹象。伤口愈合的速度和质量可以间接反映患者的依从性。让患者对伤口进展有所认知，可以反馈并激励患者的依从行为，并增加患者对整个治疗过程的参与度。Margolis等的研究发现，糖尿病患者对疾病认识程度的提高与其足部溃疡的依从性改善相关联。

（四）依从性测评量表

依从性测评量表是一系列标准化工具，用于评估患者对医疗治疗方案的遵循程度，包括用药依从性、治疗依从性等，可作为依从性监测的量化参考。

1. 用药依从性量表 莫里斯基用药依从性量表（Morisky medication adherence scale，MMAS-8）是Morisky等在2008年开发的自我报告量表，用以识别影响患者用药依从性的心理社会因素，帮助医疗专业人员设计针对性干预措施。MMAS-8包含8个问题，且简单易用，适用于多种慢性疾病患者。药物态度调查量表（drug attitude inventory，DAI）是由Horne开发，以探索患者（特别是在慢性病治疗中）对药物的态度如何影响他们的用药行为，包括他们对药物效果和不良反应的信念。这个量表可以间接反映患者的依从性。

2. 治疗依从性量表 治疗依从性问卷（treatment adherence questionnaire，TAQ）是由Tang等开发的，以评估高血压患者对治疗的依从性，被广泛应用于其他疾病领域。TAQ是一个灵活的问卷，可以定制以适应不同的治疗和疾病状态。TAQ能评估患者对特定治疗方案的依从性。

（五）电子监测设备

使用电子药盒、可穿戴设备或移动应用程序记录患者的依从行为。这些技术可以提供客观的数据，帮助护士了解患者的依从模式，并及时调整护理计划。

（六）多源反馈

收集来自患者家属、护理人员和其他医疗专业人员的反馈，以获得关于患者依从性的全面视角。这种方法可以帮助护士从不同角度理解患者的行为，并提供更加个性化的护理建议。

通过综合运用上述监测方法，伤口专科护士可以准确评估患者的依从性，并据此调整护理计划，提高治疗效果。此外，通过家庭访视和多源反馈，护士可以更全面地了解患者在家中的护理情况，从而提供更加个性化的护理建议。

五、提高患者依从性的策略

提高患者对伤口治疗的依从性策略包括强化教育与沟通、优化治疗方案、疼痛管理与心理支持、增强社会和文化支持、使用提醒和监测工具及经济支持与保险教育等多个层面的综合干预。

（一）强化教育与沟通

教育是提高依从性的基础。通过使用易懂的语言和视觉辅助工具，确保患者理解伤口治疗的重要性和具体步骤。有效沟通能够增强患者对治疗计划的理解和接受度，从而提高依从性。

（二）优化治疗方案

简化治疗方案，减少复杂性，使其更容易遵循。调整治疗时间表以适应患者的日常生活和偏好，可以提高患者的依从性。一项研究发现，通过简化治疗方案，糖尿病患者的血糖控制得到了改善。

（三）疼痛管理和心理支持

有效控制疼痛和提供心理支持对于提高依从性至关重要。定期评估疼痛的程度，并根据需要调整疼痛管理策略。同时，识别并处理可能影响依从性的心理问题，如抑郁和焦虑。

（四）增强社会和文化支持

鼓励家庭成员和朋友参与患者的治疗过程，并为患者提供社区资源，如支持小组和家庭护理服务。理解和尊重患者的文化背景和信仰，将其纳入治疗计划，可以提高患者的接受度和依从性。

（五）使用提醒和监测工具

利用日历、应用程序或药盒提醒患者按时进行治疗，并定期监测患者的依从性。这些工具可以帮助患者记住治疗计划，减少忘记服药或错过治疗的情况。

（六）经济支持与保险教育

为经济困难的患者提供经济援助或低成本的治疗选项，并帮助患者了解保险覆盖范围和财务援助计划。减轻经济负担可以显著提高患者的依从性。

依从性管理是一个动态的过程，需要护士、患者及医疗团队之间的持续互动和合作。通过建立信任的医患关系，尊重患者的个体差异，以及提供个性化的护理计划，更好地满足患者的需求，促进其积极参与治疗。此外，随着技术的进步，电子监测设备和移动健康应用为依从性管理提供了新的工具，使护理更加精准和高效。

总之，依从性管理是伤口护理成功的关键要素之一，它要求专科护士不断学习和适应，以患者为中心，提供全面、细致和具有同情心的护理。通过这些努力，帮助患者克服治疗过程中的障碍，实现最佳的治疗效果，促进伤口愈合，最终提高患者的整体健康和福祉。

第四节　伤口专科护理人才培养

一、伤口专科护理人才的核心能力要求

伤口专科人才的核心能力包括广泛的专业技能、批判性思维、沟通协作及终身学习的能力，这些能力共同构成了他们在提供高质量伤口护理中不可或缺的基石。不仅要求护士具备深厚的专业知识和临床技能，还要求他们在循证实践、患者教育、团队合作和伦理决策方面展现出卓越的能力。

（一）临床评估与决策能力

伤口专科护理人才的临床评估与决策能力是其专业实践的核心，包括对伤口的全面评估、诊断和治疗计划的制订。伤口专科护理人才必须能够识别伤口的类型和阶段，评估伤口愈合的进展，以及监测潜在的感染和并发症。Langer等的研究强调了专科护士在临床判断中的重要性，并指出伤口专科护士对慢性伤口的准确评估直接影响治疗决策和患者预后。王朝霞等的研究表明，伤口专科护士需要具备基于证据的评估技能，以确保提供最合适的护理方案。这些能力要求伤口专科护士不仅要有扎实的医学知识，还要有敏锐的观察力和决策能力，以实现伤口的有效管理和促进患者恢复。

（二）专业知识与技能

伤口专科护理人才的专业知识与技能涵盖对伤口生理学、病理学的理解，以及各种伤口

治疗技术的应用能力，包括掌握不同类型的伤口护理方法，如湿性愈合、负压治疗、清创术及伤口敷料的选择和应用等。Gray等的研究表明，专科护士在应用湿性愈合等先进伤口护理技术方面具有专业技能，这些技术已被证明能加速伤口愈合并减少并发症的发生。徐泽俊的研究表明，伤口专科护士必须熟练运用各种伤口治疗技术，包括对慢性伤口和急性伤口的处理。这些研究都强调了伤口专科护理人才在专业知识与技能方面的重要性，以及他们在提升患者护理质量中的关键作用。

（三）沟通与教育能力

伤口专科护理人才的沟通与教育能力是其胜任力的重要组成部分，包括与患者及其家属的有效沟通，以提供必要的个性化健康教育和心理支持。伤口专科护士需要解释伤口护理的重要性，教授自我护理技巧，并帮助患者理解治疗方案。Gray等的研究强调了专科护士在提高患者对护理计划的理解和依从性方面的作用，这对于提高治疗效果至关重要。李建萍等的研究表明，伤口专科护士在与患者沟通和教育方面扮演着重要角色，他们需要具备将复杂的医疗信息转化为患者能够理解的语言的能力。此外，王朝霞等在通过德尔菲法构建的伤口专科护士培训课程中，也强调了沟通与教育能力的重要性，认为这是提升患者护理质量的关键。这些研究表明，无论是在国内还是国际上，伤口专科护理人才的沟通与教育能力均是其专业实践中不可或缺的一部分。

（四）循证实践能力

伤口专科护理人才的循证实践能力是指他们在临床护理中运用最佳可用证据指导决策的能力，包括对最新研究成果的评估、应用临床指南及基于证据的实践。Colwell等的研究强调了专科护士在实施循证护理中的作用，他们通过评估和应用最新的临床指南优化伤口护理实践。王朝霞等的研究表明，循证实践在伤口专科护士培训中十分重要，并指出专科护士需要掌握如何检索和评估医学文献，以及如何将这些证据转化为临床实践。此外，Apelqvist等的研究表明，团队合作能显著提高慢性伤口患者的治疗效果和生活质量，这也需要专科护士具备循证实践能力，以确保团队提供的是最新的、基于证据的护理。这些研究共同强调了伤口专科护理人才在循证实践方面的能力对于提升患者护理质量的重要性。

（五）质量管理与改进

伤口专科护理人才的质量管理与改进能力包括对伤口护理服务的持续监控、评估和优化，以及识别和实施改进措施，以提高护理质量，减少医疗错误，并提升患者满意度。Kerr和MacAskill的研究表明，专科护士在监测和改进伤口护理质量中扮演关键角色，他们的工作有助于提高护理实践的标准。韦迪等在构建伤口造口失禁专科护士培训体系的研究中强调了质量管理与改进的重要性，并指出专科护士需掌握如何通过数据收集和分析识别护理服务中的不足，制定相应的改进策略。这些研究共同表明，伤口专科护理人才在质量管理与改进方面的能力对于提升整体护理质量具有重要作用。

（六）团队合作与协调能力

伤口专科护理人才的团队合作与协调能力要求护士在多学科团队中有效沟通和协作，从而确保患者获得全面和连续的护理服务。团队合作与协调能力包括与医师、其他护士、物理治疗师等专业人员共享信息、协调护理计划，并共同解决临床问题。Apelqvist等的研究强调了团队合作在提高慢性伤口患者治疗效果和生活质量方面的重要性。徐泽俊的研究表明，伤口专科护士在多学科团队中发挥着关键作用，他们需要具备协调不同专业人员、整合资源，以提供最佳护理的能力。这些研究表明，无论是在国内还是国际上，伤口专科护理人才的团队合作与协调能力对于实现患者护理目标和提升护理质量至关重要。

（七）伦理与法律意识

伤口专科护理人才的伦理与法律意识能力要求他们在临床实践中严格遵守护理伦理和相关法律法规。这包括尊重患者自主权、保护患者隐私、确保护理实践中的公正性和诚信。此外，护士还需了解与伤口护理相关的法律问题，如患者同意、文档记录和医疗事故处理。皇家护理学院在其指南中强调了护士在维护患者权益和遵守护理法规方面的责任，指出高级实践护士应在伦理和法律框架内工作，以保障患者安全和提升护理质量。蒋琪霞等的研究表明，伤口专科护士在遵守伦理和法律方面的重要性，他们需要在临床决策中体现伦理原则，并在护理实践中遵循相关法律法规。这些文献共同强调了伤口专科护理人才在伦理与法律意识方面的能力对于确保患者权益和提升护理专业形象的重要性。

（八）自我发展与终身学习

伤口专科护理人才的自我发展与终身学习能力是指他们不断更新专业知识、技能和态度，以适应快速变化的医疗环境和提升护理质量的能力，包括参与继续教育、专业培训、学术会议，以及通过研究和实践来提高专业素养。根据美国伤口、造口和失禁护理协会（Wound，Ostomy and Continence Nurses Society，WOCN Society，以下简称“WOCN协会”）的教育标准，专科护士需要定期更新知识，以跟上伤口护理领域的发展。王朝霞等的研究表明，伤口专科护士需要具备终身学习的能力，以确保他们的护理实践是基于最新的科学证据和临床指南。这些研究强调了自我发展与终身学习在伤口专科护理人才职业发展中的重要性，确保他们能够提供最先进、最优质的护理服务。

综上所述，伤口专科护理人才的核心能力不仅包括深厚的专业知识和精湛的技术技能，还包括沟通教育、循证实践、质量管理、团队合作、伦理法律意识及自我发展与终身学习等多方面的能力。伤口专科护理人才能力的综合体现，不仅确保了伤口护理的高效和安全，也是推动护理专业发展和提升患者护理质量的关键。随着医疗技术的不断进步和护理实践的日益复杂化，伤口专科护理人才的持续学习和自我完善将变得尤为重要，以确保他们能够不断适应新的挑战，为患者提供最优质的护理服务。

二、伤口专科人才培训体系

伤口治疗师培训体系是一个多维度、国际化的专业教育框架，旨在通过综合理论学习和实践技能训练，培养具备高级伤口护理知识和技能的专业护理人才。

（一）国际造口治疗师教育项目

国际造口治疗师文凭课程，起源于中国首个培养造口治疗师的学校，遵循世界造口治疗师协会（World Council of Enterostomal Therapists，WCET）的造口治疗师教育项目（Enterostomal Therapis Nursing Education Program，ETNEP）要求，旨在培养具有专业理论知识和临床实践能力的造口治疗师。课程内容涵盖造口护理、伤口护理、失禁护理及专业发展，采用模拟教学、动物实验、情景教学等多种教学形式，由国际知名医疗专家、资深教授和资深造口/伤口治疗师组成的强大师资团队授课。临床实践环节由资深全职造口治疗师“一带二”带教，确保学员能够掌握造口、伤口及失禁患者的专科护理技能。完成课程并通过考核的学员将获得WCET颁发的“造口治疗师证书”和相关学校颁发的“造口治疗师文凭证书”。目前，已在湖南省、山东省、安徽省、四川省、江西省，以及广州市、北京市、南京市、上海市、温州市、西安市、天津市、郑州市、沈阳市、重庆市、武汉市等地开办了造口治疗师学校。这些课程为最初从事伤口处理的专科护士提供专业的培训，确保他们在造口、伤口及失禁护理领域的专业能力和服务质量。

（二）欧洲伤口管理协会认证伤口治疗师培训课程

EWMA认证的伤口治疗师培训课程旨在培养从事伤口护理的专科护士，提高临床护士在评估、实施、评价伤口及其相关问题的水平。课程均含有理论学习和临床实践，总时长6～9周。理论课程内容包括伤口基础知识、伤口评估、伤口处理技术、伤口各论、综合治疗、伤口护理进展及专业实践能力培养等方面。目前已在吉林省及南京市、天津市、北京市、深圳市、武汉市、广州市、西安市、太原市、郑州市、济南市和大连市等地开办了国际伤口治疗师学校。EWMA认证的伤口治疗师培训体系为专注于伤口护理的专科护士提供了更为精准和深入的学习路径。

（三）中国和德国慢性伤口协会伤口治疗师培训课程

是由中国培训机构、德国慢性伤口协会（Initiative Chronic Wounds，ICW）和国际质量监督体系（Technischer Überwachungs-Verein，TÜV）合作举办，简称“中德ICW培训班”。欧洲伤口管理协会为ICW的培训课程提供认证。目标是培养具有国际视野的从事慢性疑难伤口治疗与护理的伤口治疗专业人才，提高其对现代伤口治疗理论及各类伤口的评估、处理、评价等技巧的认知及运用能力。课程同样包括理论学习和临床实践部分。四川省及北京市、广州市、上海市等地已开设相关课程。该课程的特点是培训机构与考核机构分开，可对培训质量进行客观把控。中德ICW培训班获得的证书有效期为5年，期满且修满ICW认可的继续教育学分后可更新。

（四）各级护理学会伤口造口失禁专科护士培训课程

中华护理学会自2019年开始开办伤口造口失禁专科护士培训课程，旨在培养造口护理、伤口护理、失禁护理的专科护士，以提高临床护士评估、处理、评价造口、伤口及失禁问题的水平。课程内容包括通科课程和专科课程两部分。其中，理论课程包括通科课程24学时，专科课程128学时，均为网络课程，临床实践9周。经理论考试及临床考核成绩合格者，颁发中华护理学会“伤口造口失禁专科护士培训合格证书”。各级护理学会也纷纷开设伤口造口失禁专科护士培训课程，均以国际造口治疗师学校课程体系为蓝本，涵盖理论课程和临床实践，以笔试加个案汇报考核为主，或者包含综述撰写考核。该体系是符合国内专科护士培训认证要求的课程体系。

总体来说，国内的伤口造口失禁护理培训起源于WCET通过结对计划支持下，由香港造口协会帮扶建立的早期造口治疗师学校。造口治疗师培训体系的建立和发展，不仅填补了国内在造口专科护理领域的空白，而且为国内培养了一批具有国际认证资质的造口治疗师，推动了国内造口、伤口、失禁护理专业的发展。后续的伤口专科护士培训课程及各级护理学会伤口造口失禁专科护士培训课程的培训模式基本沿用了国际造口治疗师培训体系的主要特点，培训讲师也以资深造口治疗师为主，确保了教学质量和专业水平。这些课程体系均强调了临床实践在知识学习和应用中的重要作用，强调提供丰富的实践机会，并且通过毕业后的不断实践，锻造具备扎实的伤口护理知识和技能的专业护理人才。

三、教学方法及策略

在伤口专科护理人员的培训中，采用多样化的教学方法与策略是增强培训效果的关键。常用的教学方法如下。

（一）交互式教学法

通过小组讨论、文献循证、敷料工作坊、案例疗效比较等交互式教学方式，带领学员从病例评估入手，再到伤口专科护理措施拟订、实施。该方法能有效调动专科护士学习的积极性，巩固掌握所学伤口治疗专科理论知识，提升专科护理技能。交互式教学法需要更多的时间和资源来准备和实施，对教师的引导和协调能力要求较高。

（二）案例分析教学法

通过分析具体的伤口护理案例，提高学员的问题解决能力，加深对伤口护理知识的理解。该方法能够有效提高护士对知识的理解程度，并提升了护士对职业的认同感，但需要提前准备实际临床案例，对案例的选择和准备有较高要求。

（三）团队基础学习

团队基础学习（team-based learning，TBL）以团队为基础，通过团队合作解决问题，促进学习者团队协作精神。TBL教学注重人的创造性、灵活性与实践特点，适合成人教学模式。该方法需要额外的时间来培养团队合作能力，对团队成员的参与度和合作精神要求较高。

（四）问题基础学习

问题基础学习（problem-based learning,PBL）基于现实世界的以学生为中心的教育方式，学生围绕问题独立收集资料，发现问题、解决问题。PBL有助于培养学生自主学习能力和创新能力，提高学习兴趣和主动性，但需要学生具备较强的自我管理和自我学习能力，对教师的引导和监督要求较高。

（五）混合式教学法

该方法可结合线上和线下教学，线上通过微信等媒介进行自测和学习，线下通过案例教学法进行实践，引导学生主动学习，巩固基本知识，提高带教效率，激发学生实习热情，提高综合素质。混合式教学法需要良好的技术支持和网络平台，对线上教学内容的质量和互动性有较高要求。

上述教学方法各有优势和局限，应结合伤口专科护理人员的实际需求和教学环境，灵活选择和组合使用，以达到最佳的培训效果。

四、职业成长与发展路径

伤口专科护理人才的职业成长和发展路径是一个多元化和逐步深化的过程，涉及从基础护理到高级专业实践的各个层面。

（一）初级阶段

注重基础护理与技能培养，护士通过基础护理工作积累经验，掌握基本的护理技能和伤口护理的基本概念。这一阶段的重点是建立坚实的基础，为未来的专业发展打下基石。通常对应院内专科护士培养阶段。

（二）专业培训与认证

注重深化专业知识，护士通过参加国际、国内认可的伤口护理培训课程，如上述专科护士培训或认证体系，深化专业知识。这些课程帮助护士获得专业认证，提升其在特定领域的专业能力。

（三）中级阶段

获得认证后，护士开始担任伤口专科护士，负责具体的伤口评估和护理工作。这一阶段的护士需要不断更新知识，注重专业实践，参与继续教育，提升专业技能。

（四）高级阶段

随着经验的积累，伤口专科护士可以晋升为临床护理专家或护理管理者，参与医院的伤口护理政策制定、质量控制和教育培训等工作，拓展专科实践范围，提升本专科在院内院外影响力。

（五）跨学科合作与领导角色

伤口专科护理人才参与多学科团队合作，与医师、营养师等专业人员共同制定患者的综合护理方案。同时，他们也可能承担教育者、研究者、专业拓展者的职责，成为护理团队乃至行业的领导者。

随着人口老龄化和慢性疾病患者数量的增加，伤口护理市场需求持续增长，为伤口专科护理人才提供了广阔的发展空间。技术的革新与护理理念的深化将推动行业向更高水平发展，智能化和远程医疗的深度融合将成为未来的重要趋势。伤口专科护理人才的职业成长路径是一个国际化、专业化、多元化发展的过程，涉及临床实践、教育、科研、管理等多个方面，为专科护理人才提供了丰富的职业发展机会和广阔的发展空间。通过不断学习、实践和提升，专科护士将在全球医疗领域中发挥越来越重要的作用。

参考文献

[1] CARMICHAEL K，HUGHES J，STYCHE T．Impact of a wound management system on budget optimisation，formulary compliance and variations in care [J]．Br J Community Nurs，2021，26（5）：246-250.

[2] STEVENSON E M，CODA A，BOURKE M D J．Investigating low rates of compliance to graduated compression therapy for chronic venous insufficiency：a systematic review [J]．Int Wound J，2024，21（4）：e14833.

[3] PALADUGU P，KUMAR R，ONG J，et al．Virtual reality-enhanced rehabilitation for improving musculoskeletal function and recovery after trauma [J]．J Orthop Surg Res，2025，20（1）：404.

[4] CALLENDER LF，JOHNSON A L，PIGNATARO R M．Patient-centered education in wound management：improving outcomes and adherence [J]．Adv Skin Wound Care，2021，34（8）：403-410.

[5] 卫平莲，刘安诺．虚拟现实技术联合小丑照护在门诊伤口换药患儿中的应用 [J]．军事护理，2023，40（4）：28-31.

[6] 吴玉洁，吴利平，冷虹瑶，等．门急诊儿童伤口换药疼痛管理现状调查 [J]．中国护理管理，2021，21（4）：612-616